U0275366

本草纲目全本图典

【第六册】

典藏版

原　著　李时珍
顾　问　肖培根
主　编　陈士林
分册主编　林余霖　谢　宇　严　洁
副主编　谢军成　裴　华　张　鹏　王　庆　张　鹤

人民卫生出版社

图书在版编目（CIP）数据

《本草纲目》全本图典. 第六册 / 陈士林主编. —— 北京：人民卫生出版社，2018
ISBN 978-7-117-26555-3

Ⅰ. ①本… Ⅱ. ①陈… Ⅲ. ①《本草纲目》－图解
Ⅳ. ①R281.3-64

中国版本图书馆 CIP 数据核字（2018）第 099175 号

人卫智网	**www.ipmph.com**	**医学教育、学术、考试、健康，购书智慧智能综合服务平台**
人卫官网	**www.pmph.com**	**人卫官方资讯发布平台**

《本草纲目》全本图典（第六册）

主　　编：陈士林
出版发行：人民卫生出版社（中继线 010-59780011）
地　　址：北京市朝阳区潘家园南里 19 号
邮　　编：100021
E - mail：pmph @ pmph.com
购书热线：010-59787592　010-59787584　010-65264830
印　　刷：北京盛通印刷股份有限公司
经　　销：新华书店
开　　本：889 × 1194　1/16　　**印张**：18
字　　数：425 千字
版　　次：2018 年 7 月第 1 版　2018 年 7 月第 1 版第 1 次印刷
标准书号：ISBN 978-7-117-26555-3
定　　价：640.00 元
打击盗版举报电话：010-59787491　E-mail：WQ @ pmph.com
（凡属印装质量问题请与本社市场营销中心联系退换）

『本草纲目』全本图典 典藏版

凡　　例

一、本套书以明代李时珍著《本草纲目》（金陵版胡承龙刻本）为底本，以金陵版排印本（王育杰整理，人民卫生出版社，2016年）及金陵版美国国会图书馆藏全帙本为校本，按原著的分卷和排序进行内容编排，即按序列、主治、水部、火部、土部、金石部、草部、谷部、菜部、果部、木部、服器部、虫部、鳞部、介部、禽部、兽部、人部的顺序进行编排，共分20册。

二、本套书中“释名”“主治”“附方”等部分所引书名多为简称，如：《本草纲目》简称《纲目》,《名医别录》简称《别录》,《神农本草经》简称《本经》,《日华子诸家本草》简称《日华》,《肘后备急方》简称《肘后方》，等等。

三、人名书名相同的名称，如吴普之类，有时作人名，有时又作书名，情况较复杂，为统一起见，本次编写均按原著一律不加书名号。

四、原著《本草纲目》中的部分中草药名称，与中医药学名词审定委员会公布名称不一致的，为了保持原著风貌，均保留为原著形式，不另作修改。

五、本套书为保持原著风貌，对原著之服器部和人部的内容全文收录，但基本不配图。

六、本套书依托原著的原始记载，根据作者们多年野外工作经验和鉴定研究成果，结合现有考证文献，对《纲目》收载的药物进行了全面的本草考证，梳理了古今药物传承关系，并确定了各药物的基原和相应物种的拉丁学名；对于多基原的药物均进行了综合分析，对于部分尚未能准确确定物种者也有表述。同时，基于现代化、且普遍应用的DNA条形码鉴定体系，在介绍常用中药材之《药典》收载情况的同时附上其基原物种的通用基因碱基序列。由此古今结合、图文并茂，丰富阅读鉴赏感受，并提升其实用参考和珍藏价值。

七、本套书结合现实应用情况附有大量实地拍摄的原动植物（及矿物等）和药材（及饮片）原色图片，方便读者认药和用药。

八、部分药物尚未能解释科学内涵，或者疗效有待证实、原料及制作工艺失传，以及其他因素，故无考证内容及附图，但仍收载《纲目》原始内容，有待后来者研究、发现。

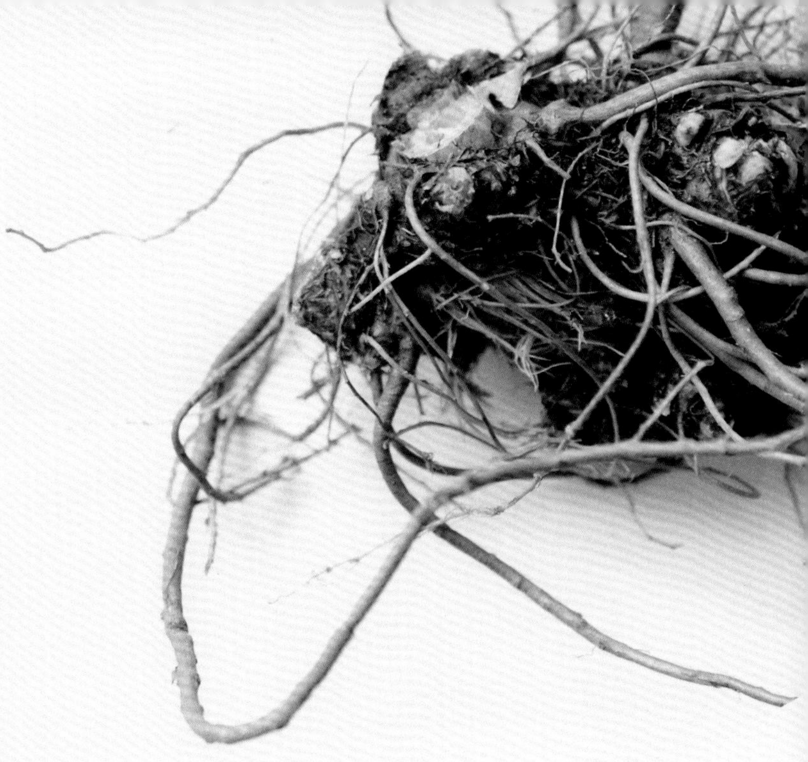

目录

本草纲目草部第十四卷

草之三芳草类五十六种

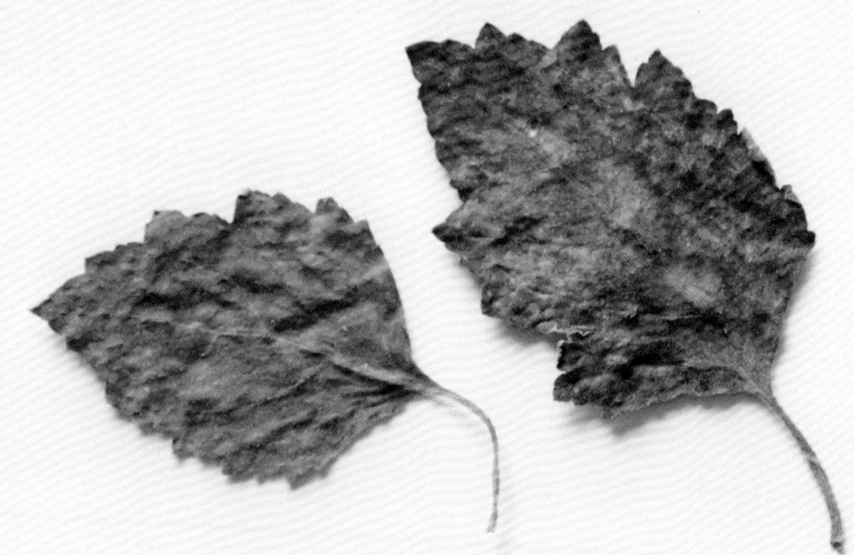

本草纲目

草部第十四卷

草之三芳草类五十六种

当归

《本经》中品

‖ **基原** ‖

据《纲目彩图》《草药大典》《纲目图鉴》《中药图鉴》等综合分析考证，本品为伞形科植物当归 *Angelica sinensis* (Oliv.) Diels。分布于四川、贵州、湖北、陕西、甘肃等地。《药典》收载当归药材为伞形科植物当归的干燥根；秋末采挖，除去须根和泥沙，待水分稍蒸发后，捆成小把，上棚，用烟火慢慢熏干。《药典》四部收载当归尾为伞形科植物当归的干燥支根。

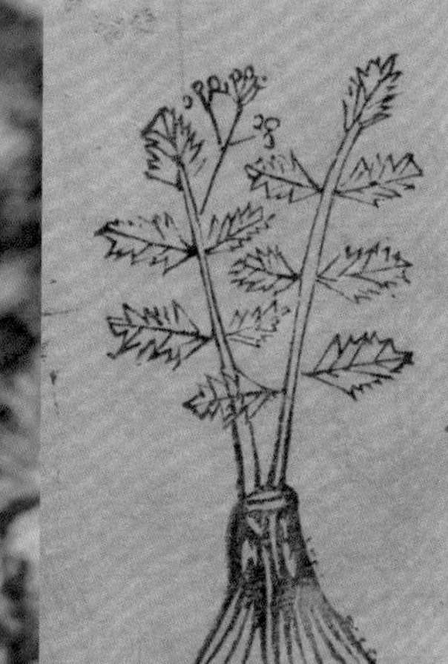

△当归（*Angelica sinensis*）

‖ **释名** ‖

乾归本经**山蕲**尔雅**白蕲**尔雅**文无**纲目。[颂曰] 按尔雅：薜，山蕲。又云：薜，白蕲。薜音百。蕲即古芹字。郭璞注云：当归也，似芹而粗大。许慎说文云：生山中者名薜，一名山蕲。然则当归，芹类也。在平地者名芹，生山中粗大者名当归也。[宗奭曰] 今川蜀皆以畦种，尤肥好多脂，不以平地、山中为等差也。[时珍曰] 当归本非芹类，特以花叶似芹，故得芹名。古人娶妻为嗣续也，当归调血为女人要药，有思夫之意，故有当归之名，正与唐诗胡麻好种无人种，正是归时又不归之旨相同。崔豹古今注云：古人相赠以芍药，相招以文无。文无一名当归，芍药一名将离故也。[承曰] 当归治妊妇产后恶血上冲，仓卒取效。气血昏乱者，服之即定。能使气血各有所归，恐当归之名必因此出也。

‖ **集解** ‖

[别录曰] 当归生陇西川谷，二月、八月采根阴干。[弘景曰] 今陇西四阳黑水当归，多肉少枝气香，名马尾当归。西川北部当归，多根枝而细。历阳所出者，色白而气味薄，不相似，呼为草当归，缺少时亦用之。[恭曰] 今出当州、宕州、翼州、松州，以宕州者最胜。有二种：一种似大叶芎藭者，名马尾当归，今人多用；一种似细叶芎藭者，名蚕头当归，即陶称历阳者，不堪用，茎叶并卑下于芎藭。[颂曰] 今川蜀、陕西诸郡及江宁府、滁州皆有之，以蜀中者为胜。春生苗，绿叶有三瓣。七八月开花似莳萝，浅紫色，根黑黄色，以肉厚而不枯者为胜。[时珍曰] 今陕、蜀、秦州、汶州诸处人多栽莳为货。以秦归头圆尾多色紫气香肥润者，名马尾归，最胜他处；头大尾粗色白坚枯者，为镵头归，止宜入发散药尔。韩悉言：川产者力刚而善攻，秦产者力柔而善补，是矣。

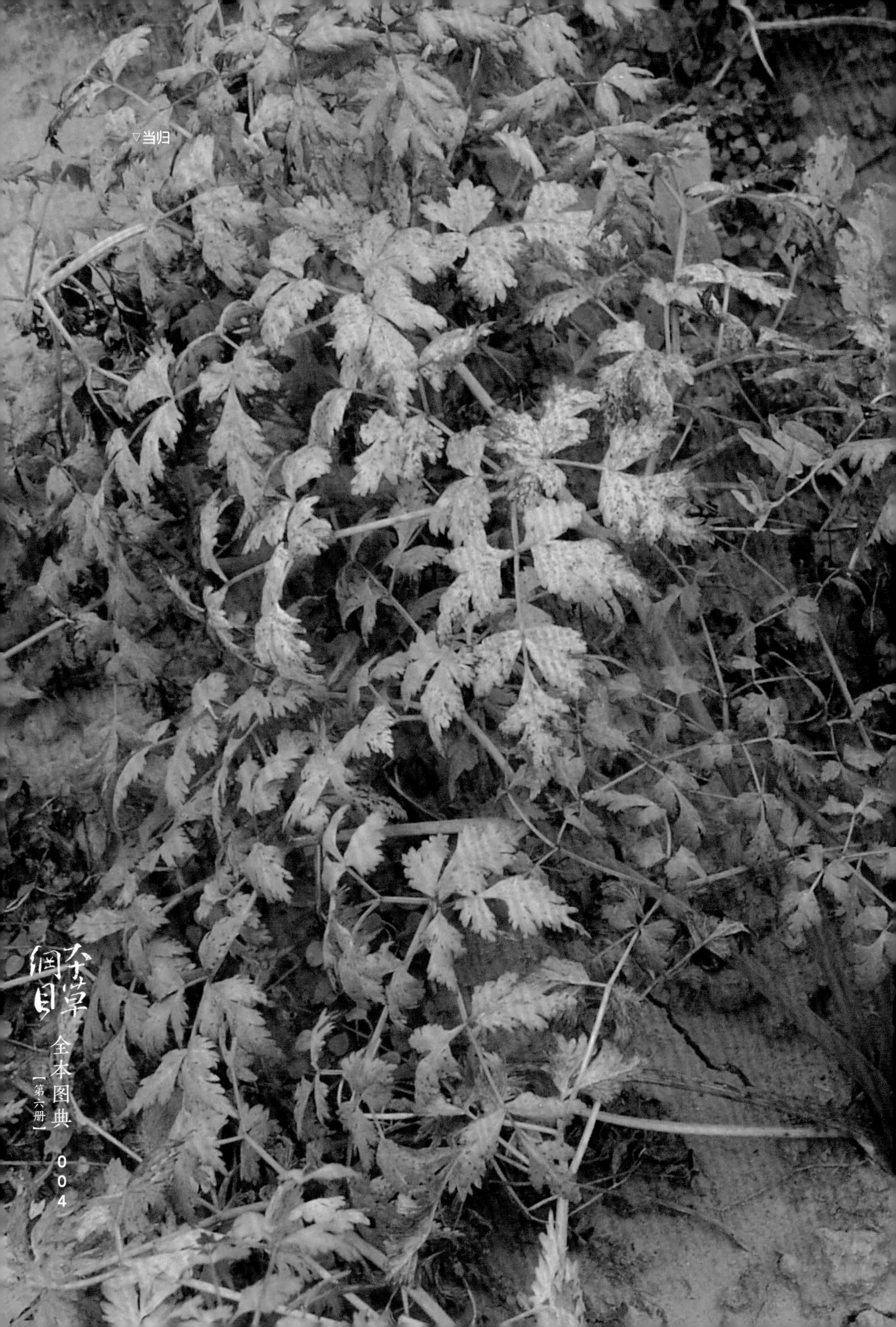
▽当归

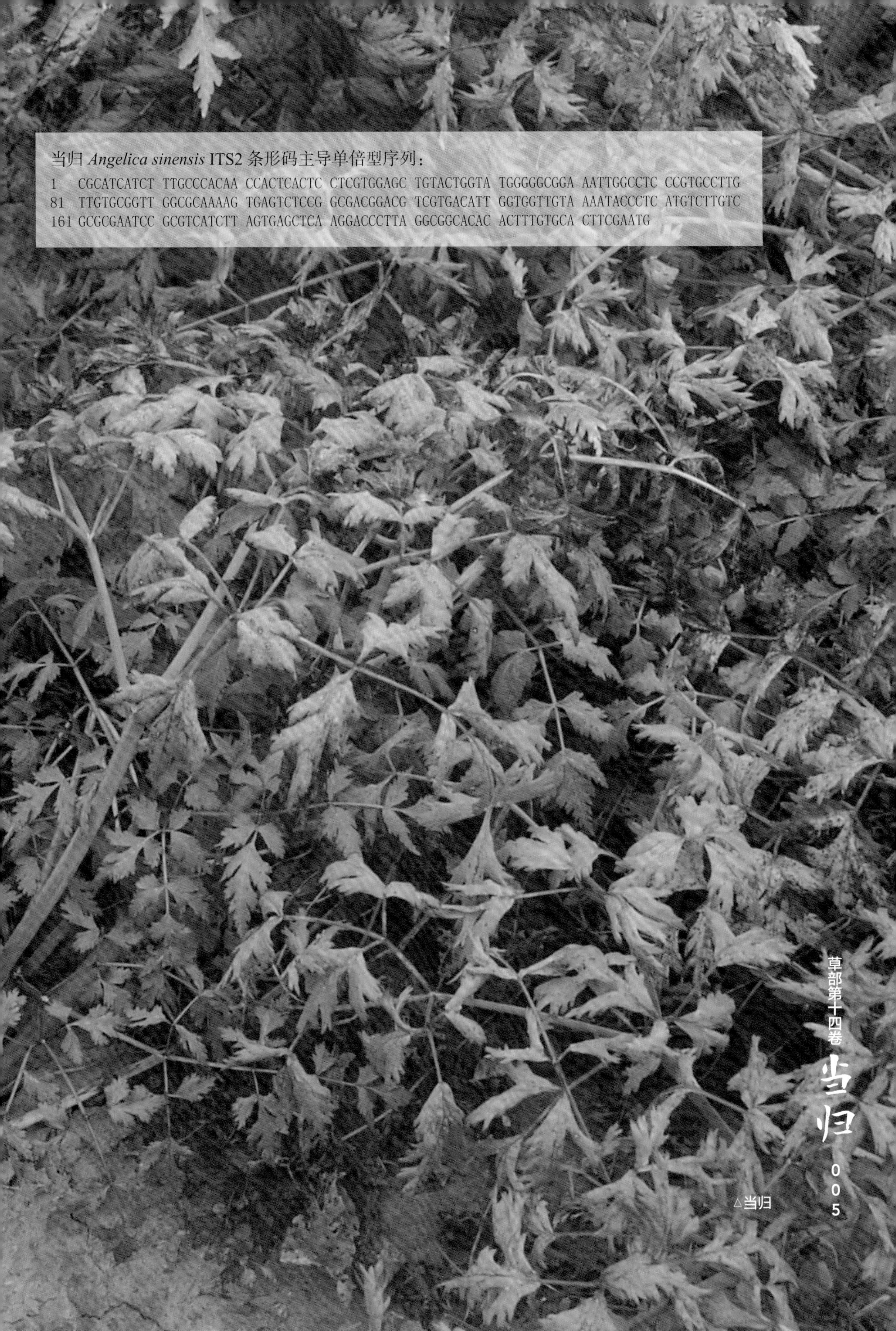

当归 *Angelica sinensis* ITS2 条形码主导单倍型序列：

1 CGCATCATCT TTGCCCACAA CCACTCACTC CTCGTGGAGC TGTACTGGTA TGGGGGCGGA AATTGGCCTC CCGTGCCTTG
81 TTGTGCGGTT GGCGCAAAAG TGAGTCTCCG GCGACGGACG TCGTGACATT GGTGGTTGTA AAATACCCTC ATGTCTTGTC
161 GCGCGAATCC GCGTCATCTT AGTGAGCTCA AGGACCCTTA GGCGGCACAC ACTTTGTGCA CTTCGAATG

△当归

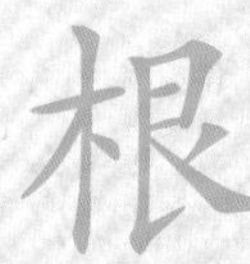

‖ **修治** ‖

[敩曰] 凡用去芦头，以酒浸一宿入药。止血破血，头、尾效各不同。若要破血，即使头一节硬实处。若要止痛止血，即用尾。若一并用，服食无效，不如不使，惟单使妙也。[元素曰] 头止血，尾破血，身和血，全用即一破一止也。先以水洗净土。治上酒浸，治外酒洗过，或火干、日干入药。[杲曰] 头止血而上行，身养血而中守，梢破血而下流，全活血而不走。[时珍曰] 雷、张二氏所说头尾功效各异。凡物之根，身半已上，气脉上行，法乎天；身半已下，气脉下行，法乎地。人身法象天地，则治上当用头，治中当用身，治下当用尾，通治则全用，乃一定之理也。当以张氏之说为优。凡晒干乘热纸封瓮收之，不蛀。

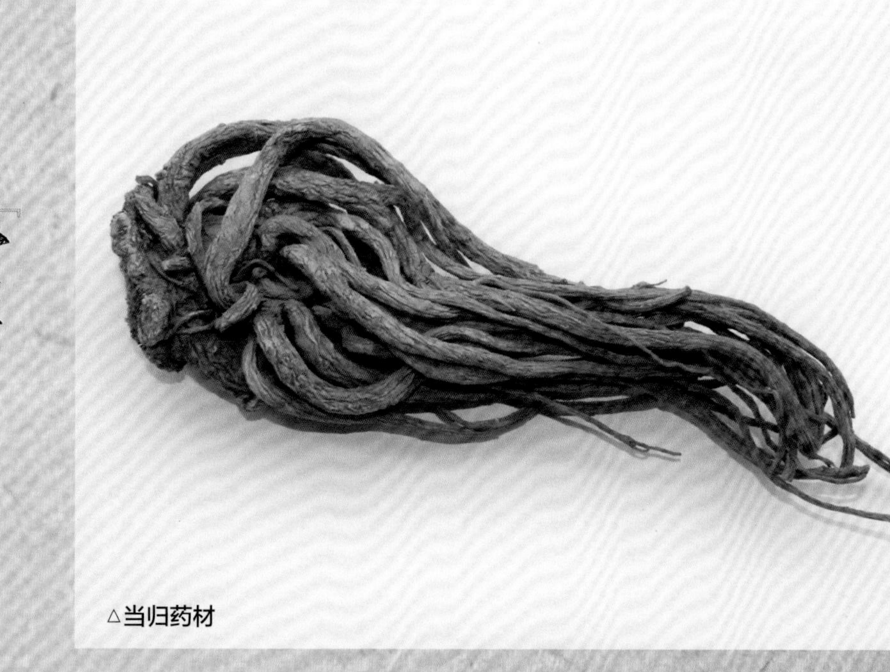

△当归药材

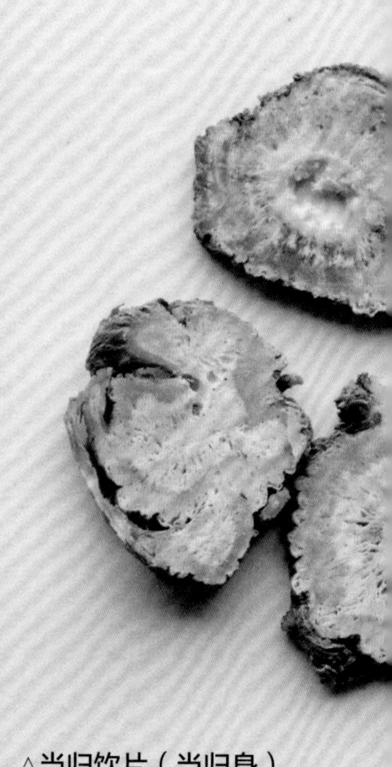

△当归饮片（当归身）

‖ **气味** ‖

苦，温，无毒。[别录曰] 辛，大温。[普曰] 神农、黄帝、桐君、扁鹊：甘，无毒。岐伯、雷公：辛，无毒。李当之：小温。[杲曰] 甘、辛、温，无毒。气厚味薄，可升可降，阳中微阴，入手少阴、足太阴、厥阴经血分。[之才曰] 恶蔄茹、湿面，畏菖蒲、海藻、牡蒙、生姜，制雄黄。

‖ **主治** ‖

咳逆上气，温疟寒热，洗洗在皮肤中，妇人漏下绝子，诸恶疮疡金疮，煮汁饮之。本经。**温中止痛，除客血内塞，中风痓汗不出，湿痹中恶，客气虚冷，补五脏，生肌肉。**别录。**止呕逆，虚劳寒热，下痢腹痛齿痛，女人沥血腰痛，崩中，补诸不足。**甄权。**治一切风、一切气，补一切劳，破恶血，养新血，及癥癖，肠胃冷。**大明。**治头痛，心腹诸痛，润肠胃筋骨皮肤，治痈疽，排脓止痛，和血补血。**时珍。**主痿癖嗜卧，足下热而痛。冲脉为病，气逆里急。带脉为病，腹痛，腰溶溶如坐水中。**好古。

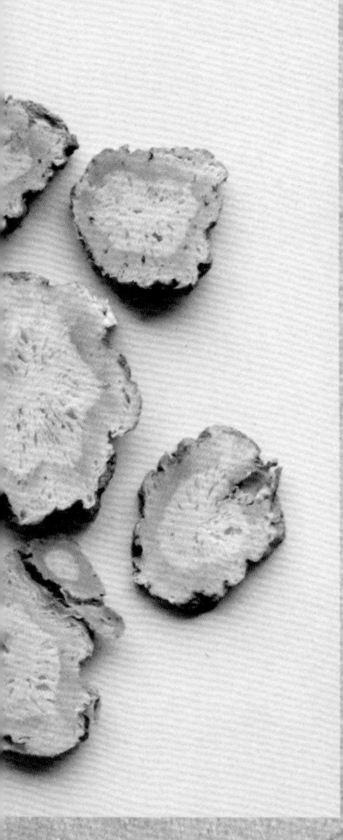

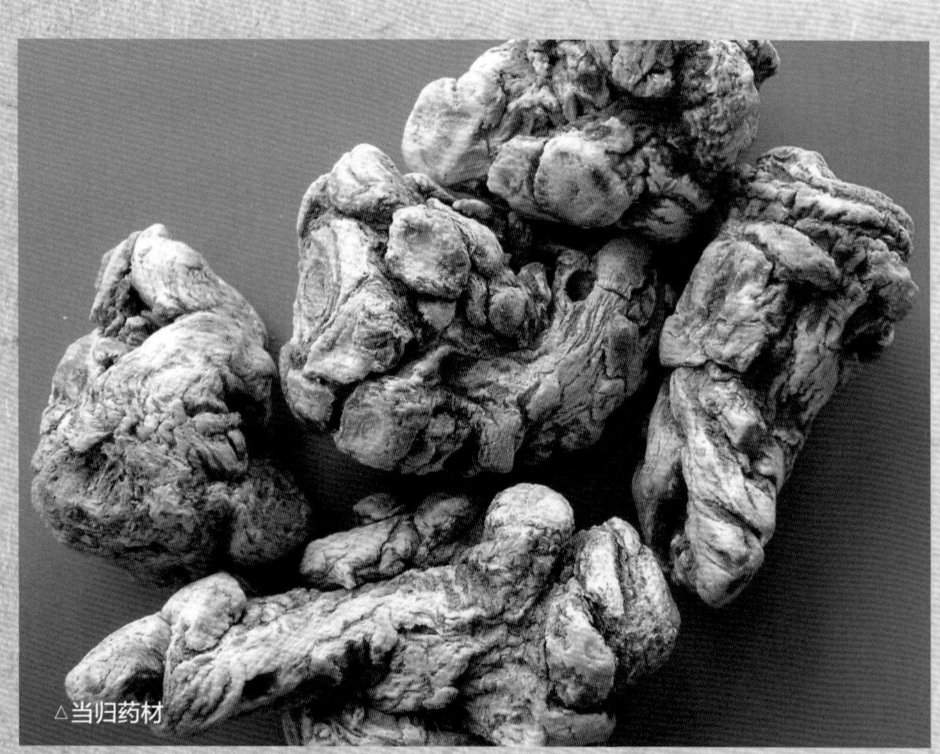

△当归药材

‖ **发明** ‖

[权曰] 患人虚冷者，加而用之。[承曰] 世俗多谓惟能治血，而金匮、外台、千金诸方皆为大补不足、决取立效之药。古方用治妇人产后恶血上冲，取效无急于此。凡气血昏乱者，服之即定。可以补虚，备产后要药也。[宗奭曰] 药性论补女子诸不足一说，尽当归之用矣。[成无己曰] 脉者，血之府，诸血皆属心。凡通脉者，必先补心益血。故张仲景治手足厥寒、脉细欲绝者，用当归之苦温以助心血。[元素曰] 其用有三：一心经本药，二和血，三治诸病夜甚。凡血受病，必须用之。血壅而不流则痛，当归之甘温能和血，辛温能散内寒，苦温能助心散寒，使气血各有所归。[好古曰] 入手少阴，以其心生血也；入足太阴，以其脾裹血也；入足厥阴，以其肝藏血也。头能破血，身能养血，尾能行血。全用，同人参、黄芪，则补气而生血；同牵牛、大黄则行气而破血。从桂、附、茱萸则热，从大黄、芒消则寒。佐使分定，用者当知。酒蒸治头痛，诸痛皆属木，故以血药主之。[机曰] 治头痛，酒煮服清，取其浮而上也。治心痛，酒调末服，取其浊而半沉半浮也。治小便出血，用酒煎服。取其沉入下极也。自有高低之分如此。王海藏言当归血药，如何治胸中咳逆上气？按当归其味辛散，乃血中气药也，况咳逆上气，有阴虚阳无所附者，故用血药补阴，则血和而气降矣。[韩悉曰] 当归主血分之病。川产力刚可攻，秦产力柔宜补。凡用，本病宜酒制，有痰以姜制，导血归源之理。血虚以人参、石脂为佐，血热以生地黄、条芩为佐，不绝生化之源。血积配以大黄。要之，血药不容舍当归。故古方四物汤以为君，芍药为臣，地黄为佐，芎䓖为使也。

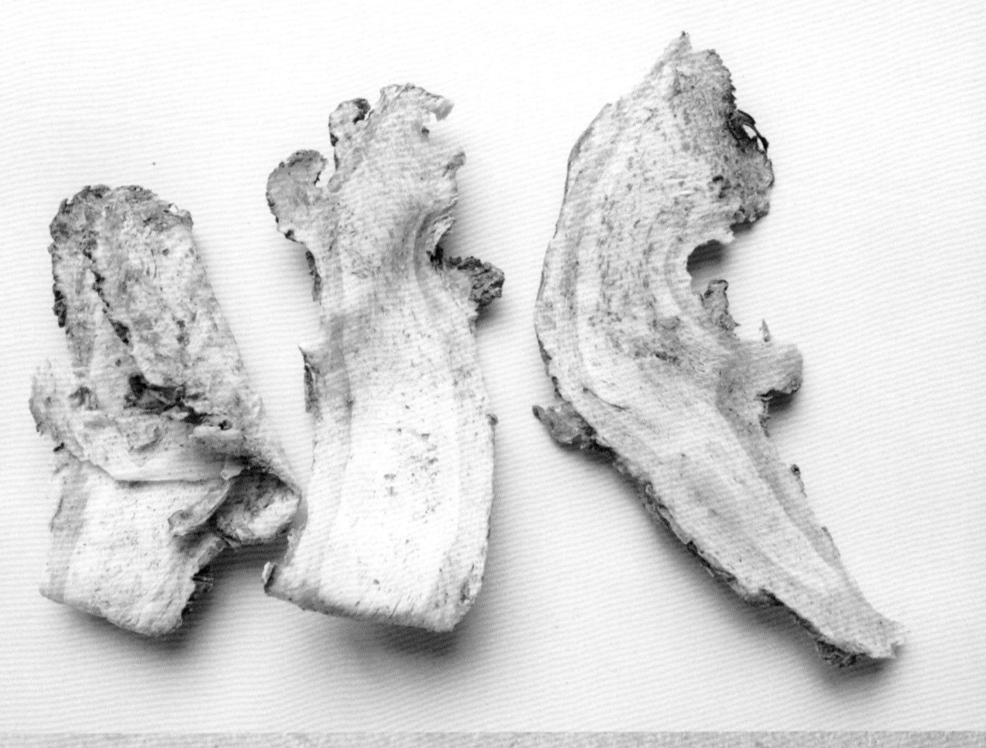

△当归饮片

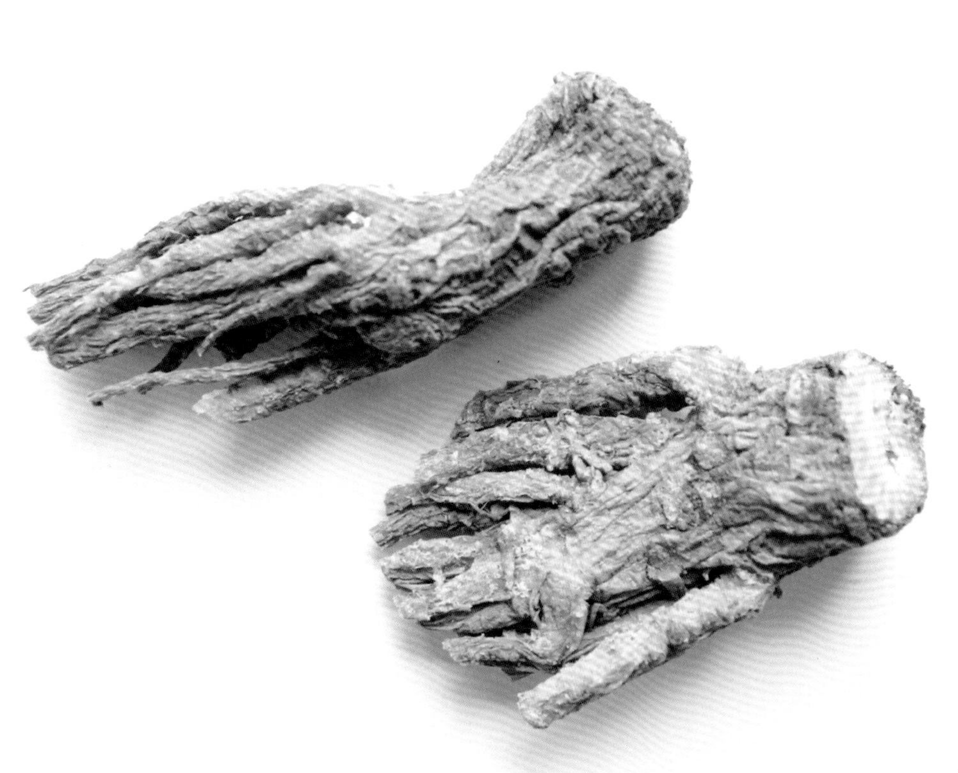

△当归头药材

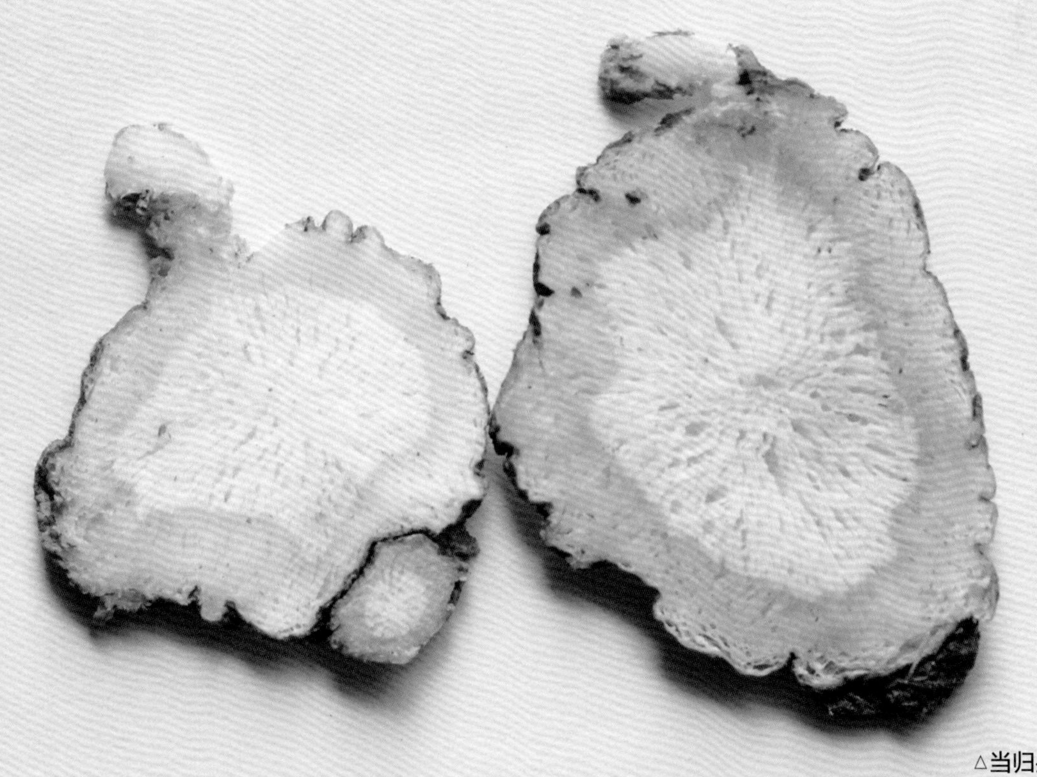

△当归头饮片

‖ **附方** ‖

旧八，新一十九。**血虚发热**当归补血汤：治肌热躁热，困渴引饮，目赤面红，昼夜不息，其脉洪大而虚，重按全无力，此血虚之候也。得于饥困劳役，证象白虎，但脉不长实为异耳。若误服白虎汤即死，宜此主之。当归身酒洗二钱，绵黄芪蜜炙一两，作一服。水二钟，煎一钟，空心温服，日再服。东垣兰室秘藏。**失血眩运**凡伤胎去血，产后去血，崩中去血，金疮去血，拔牙去血，一切去血过多，心烦眩运，闷绝不省人事。当归二两，芎䓖一两，每用五钱，水七分，酒三分，煎七分，热服，日再。妇人良方。**衄血不止**当归焙，研末，每服一钱，米饮调下。圣济总录。**小便出血**当归四两，剉，酒三升，煮取一升，顿服。肘后。**头痛欲裂**当归二两，酒一升，煮取六合，饮之，日再服。外台秘要方。**内虚目暗**补气养血。用当归生晒六两，附子火炮一两，为末，炼蜜丸梧子大。每服三十丸，温酒下，名六一丸。圣济总录。**心下痛刺**当归为末，酒服方寸匕。必效方。**手臂疼痛**当归三两切，酒浸三日，温饮之。饮尽，别以三两再浸，以瘥为度。事林广记。**温疟不止**当归一两，水煎饮，日一服。圣济总录。**久痢不止**当归二两，吴茱萸一两，同炒香，去萸不用，为末，蜜丸梧子大。每服三十丸，米饮下，名胜金丸。普济方。**大便不通**当归、白芷等分，为末。每服二钱，米汤下。圣济总录。**妇人百病**诸虚不足者。当归四两，地黄二两，为末，蜜丸梧子大。每食前，米饮下十五丸。太医支法存方。**月经逆行**从口鼻出。先以京墨磨汁服，止之。次用当归尾、红花各三钱，水一钟半，煎八分，温服，其经即通。简便方。**室女经闭**当归尾、没药各一钱，为末，红花浸酒，面北饮之，一日

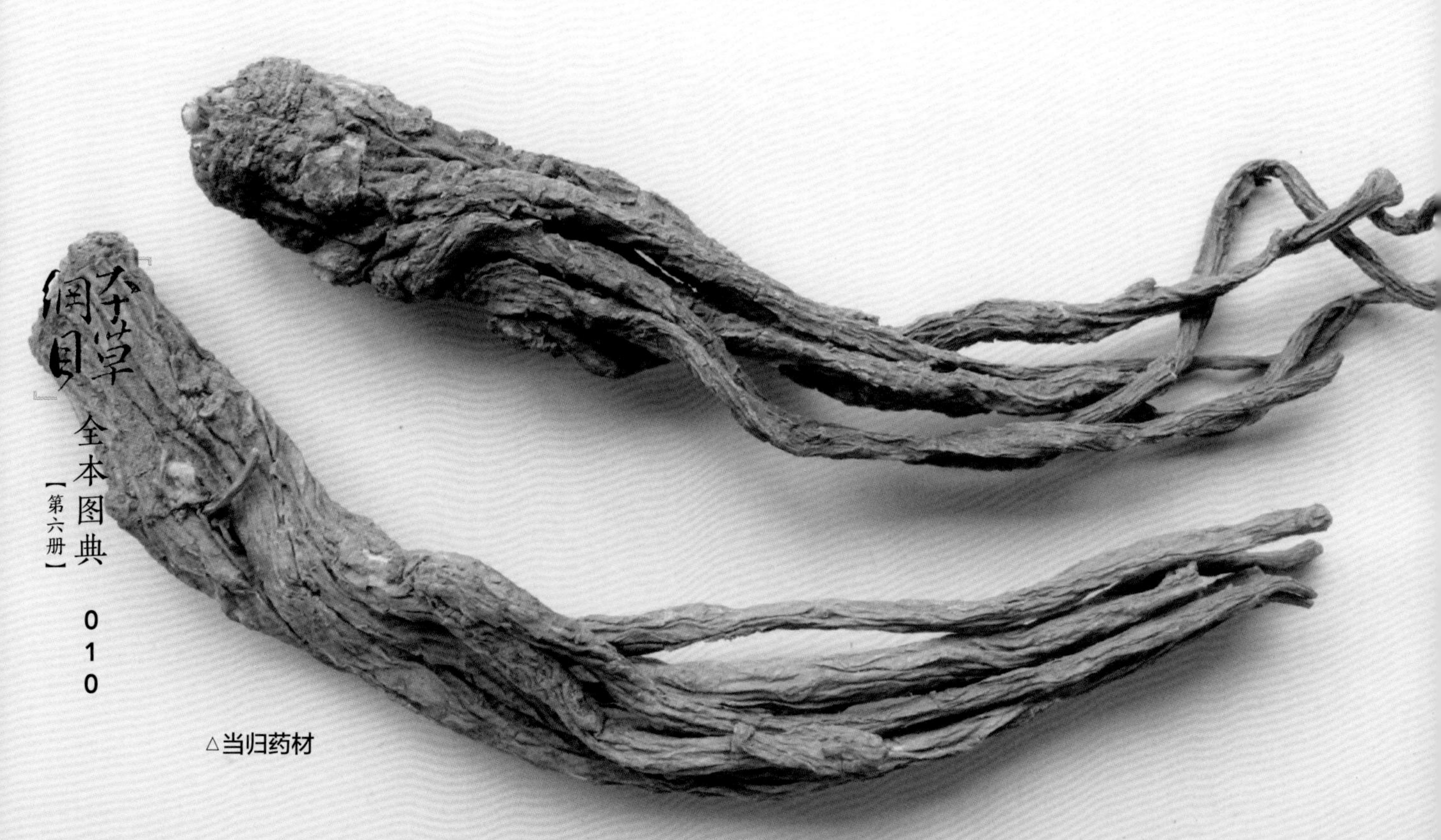

△当归药材

一服。普济方。**妇人血气**脐下气胀，月经不利，血气上攻欲呕，不得睡。当归四钱，干漆烧存性二钱，为末，炼蜜丸梧子大。每服十五丸，温酒下。永类方。**堕胎下血**不止。当归焙一两，葱白一握，每服五钱，酒一盏半，煎八分，温服。圣济总录。**妊娠胎动**神妙佛手散：治妇人妊娠伤动，或子死腹中，血下疼痛，口噤欲死，服此探之，不损则痛止，已损便立下，此乃徐王神验方也。当归二两，芎䓖一两，为粗末，每服三钱，水一盏，煎令泣泣欲干，投酒一盏，再煎一沸，温服，或灌之，如人行五里，再服，不过三五服便效。张文仲备急方。**产难胎死**横生倒生。用当归三两，芎䓖一两，为末，先以大黑豆炒焦，入流水一盏，童便一盏，煎至一盏，分为二服，未效再服。妇人良方。**倒产子死**不出。当归末，酒服方寸匕。子母秘录。**产后血胀**腹痛引胁。当归二钱，干姜炮五分，为末，每服三钱，水一盏，煎八分，入盐、酢少许，热服。妇人良方。**产后腹痛**如绞。当归末五钱，白蜜一合，水一盏，煎一盏，分为二服，未效再服。妇人良方。**产后自汗**壮热气短，腰脚痛不可转。当归三钱，黄芪合芍药酒炒各二钱，生姜五片，水一盏半，煎七分，温服。和剂局方。**产后中风**不省人事，口吐涎沫，手足瘛疭。当归、荆芥穗等分，为末，每服二钱，水一盏，酒少许，童尿少许，煎七分，灌之。下咽即有生意，神效。圣惠方。**小儿胎寒**好啼，昼夜不止，因此成痫。当归末一小豆大，以乳汁灌之，日夜三四度。肘后方。**小儿脐湿**不早治，成脐风。或肿赤，或出水。用当归末傅之。一方入麝香少许，一方用胡粉等分，试之最验。若愈后因尿入复作，再傅即愈。圣惠方。**汤火伤疮**焮赤溃烂，用此生肌，拔热止痛。当归、黄蜡各一两，麻油四两，以油煎当归焦黄，去滓，纳蜡搅成膏，出火毒，摊贴之。和剂局方。**白黄色枯**舌缩，恍惚若语乱者死。当归、白术二两，水煎，入生苄汁、蜜和服。三十六黄方。

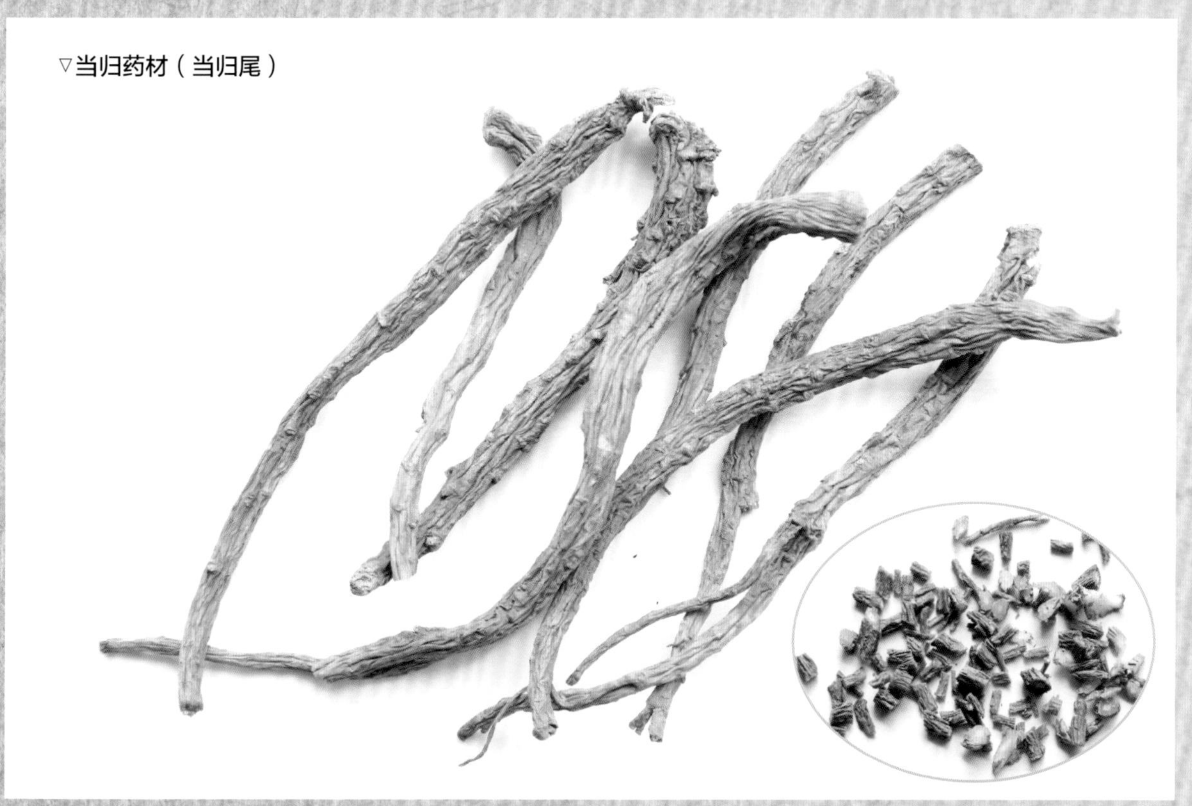
▽当归药材（当归尾）

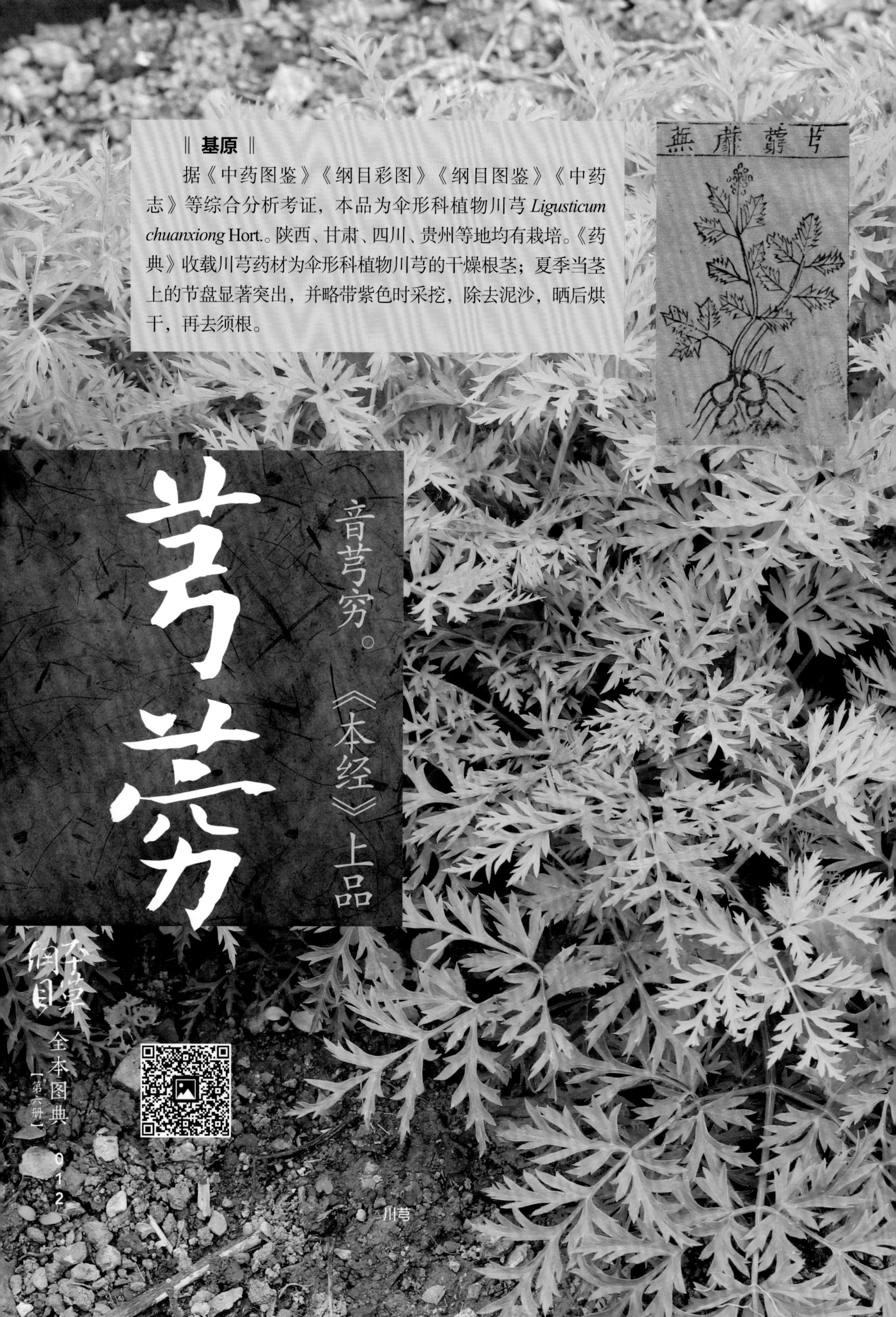

△川芎

芎䓖

音芎穷。《本经》上品

‖ **基原** ‖

据《中药图鉴》《纲目彩图》《纲目图鉴》《中药志》等综合分析考证，本品为伞形科植物川芎 *Ligusticum chuanxiong* Hort.。陕西、甘肃、四川、贵州等地均有栽培。《药典》收载川芎药材为伞形科植物川芎的干燥根茎；夏季当茎上的节盘显著突出，并略带紫色时采挖，除去泥沙，晒后烘干，再去须根。

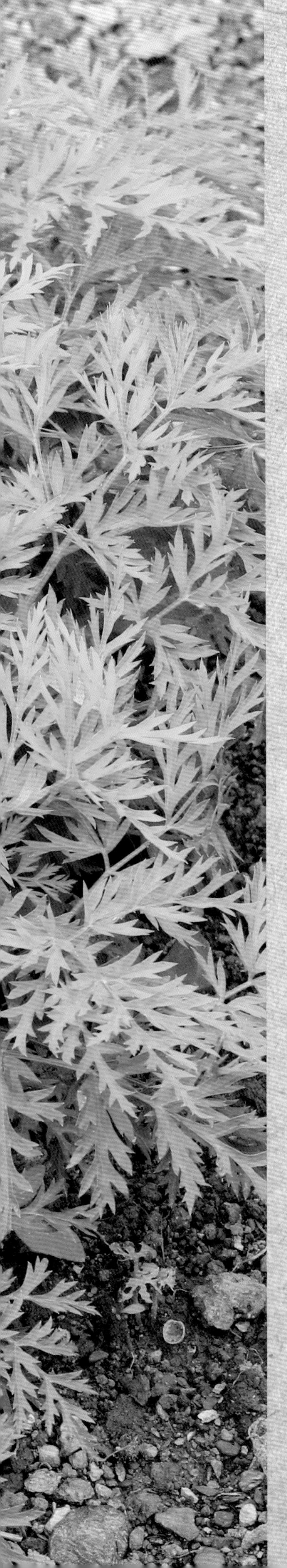

‖ **释名** ‖

胡䓖别录**川芎**纲目**香果**别录**山鞠穷**纲目。[时珍曰] 芎本作营，名义未详。或云：人头穹窿穷高，天之象也。此药上行，专治头脑诸疾，故有芎䓖之名。以胡戎者为佳，故曰胡䓖。古人因其根节状如马衔，谓之马衔芎䓖；后世因其状如雀脑，谓之雀脑芎；其出关中者，呼为京芎，亦曰西芎；出蜀中者，为川芎；出天台者，为台芎；出江南者，为抚芎，皆因地而名也。左传：楚人谓萧人曰：有麦曲乎？有山鞠穷乎？河鱼腹疾奈何？二物皆御湿，故以谕之。丹溪朱氏治六郁越鞠丸中用越桃、鞠穷，故以命名，金光明经谓之阇莫迦。

‖ **集解** ‖

[别录曰] 芎䓖叶名蘼芜，生武功川谷、斜谷西岭，三月、四月采根暴干。[普曰] 芎䓖或生胡无桃山阴，或泰山。叶细香，青黑文，赤如藁本，冬夏丛生，五月花赤，七月实黑，附端两叶。三月采根，有节如马衔。[弘景曰] 武功、斜谷西岭，俱近长安。今出历阳，处处亦有，人家多种之。叶似蛇床而香，节大茎细，状如马衔，谓之马衔芎䓖。蜀中亦有而细。[恭曰] 今出秦州，其历阳出者不复用。其人间种者，形块大，重实多脂。山中采者，瘦细。味苦、辛。以九月、十月采之为佳，若三月、四月虚恶非时也。[颂曰] 关陕、川蜀、江东山中多有之，而以蜀川者为胜。四五月生叶，似水芹、胡荽、蛇床辈，作丛而茎细。其叶倍香，江东、蜀人采叶作饮。七八月开碎白花，如蛇床子花。根坚瘦，黄黑色。关中出者形块重实，作雀脑状者为雀脑芎，最有力。[时珍曰] 蜀地少寒，人多栽莳，深秋茎叶亦不萎也。清明后宿根生苗，分其枝横埋之，则节节生根。八月根下始结芎䓖，乃可掘取，蒸暴货之。救荒本草云：叶似芹而微细窄，有丫叉，又似白芷，叶亦细，又似胡荽叶而微壮，一种似蛇床叶而亦粗。嫩叶可煠食。[宗奭曰] 凡用，以川中大块，里色白，不油，嚼之微辛甘者佳。他种不入药，止可为末。煎汤沐浴而已。

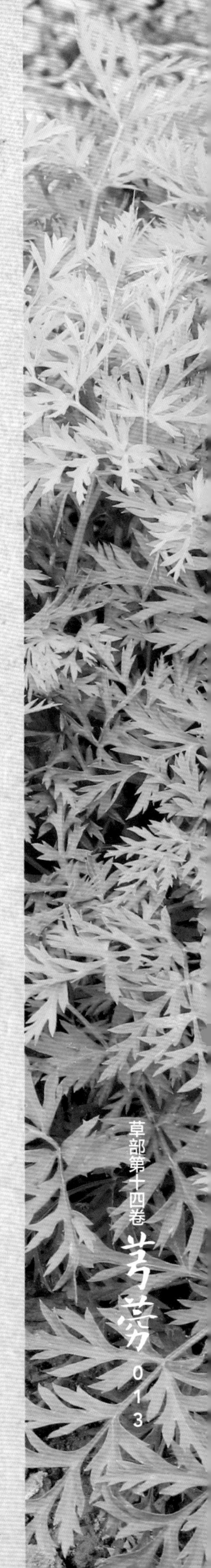

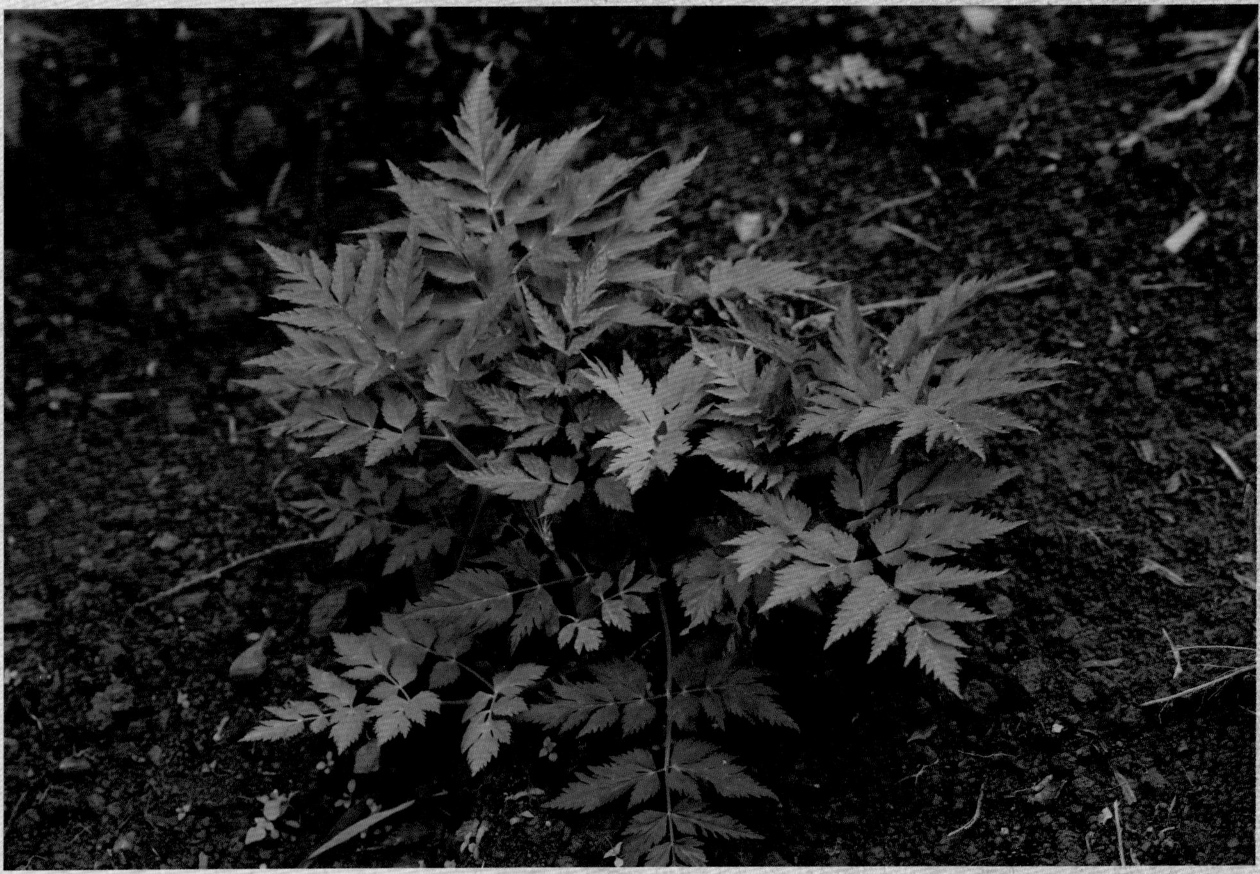

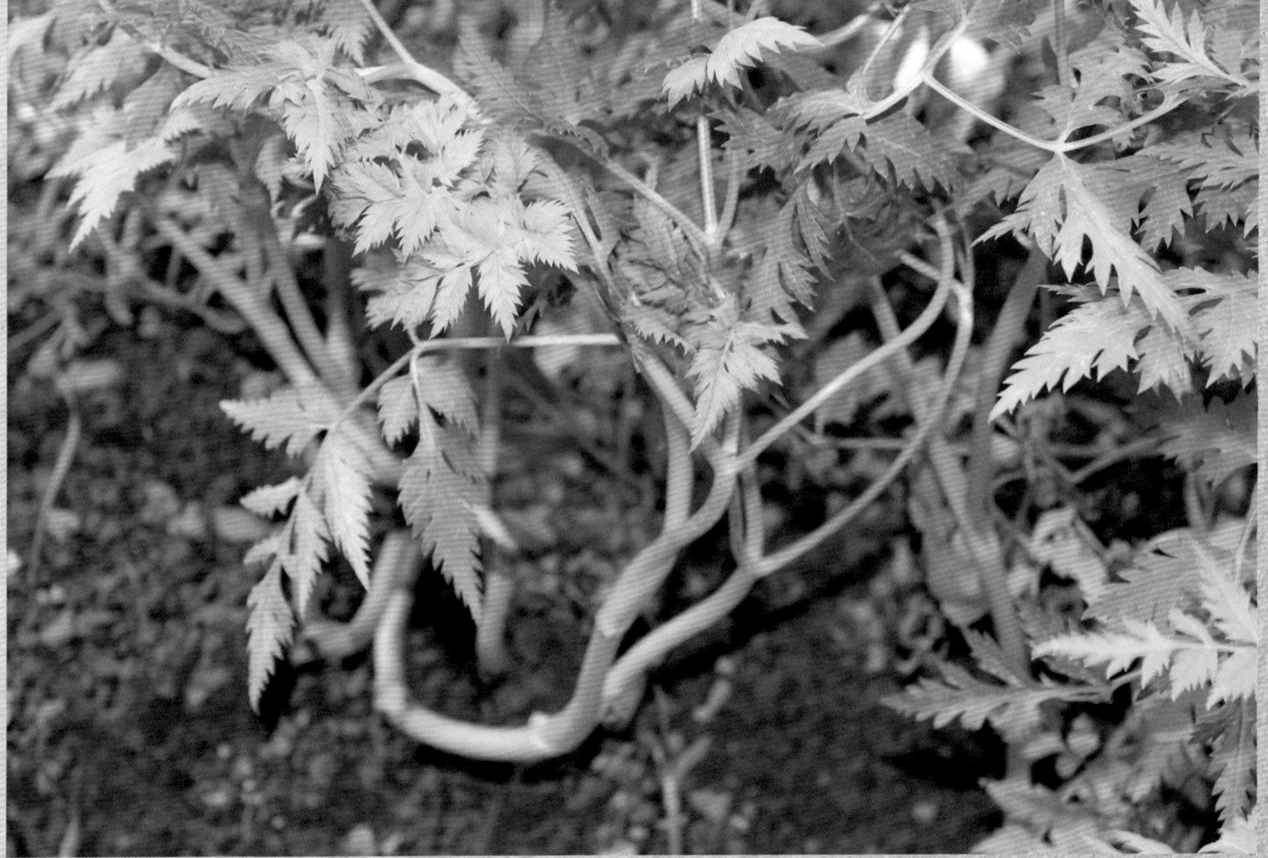

川芎 *Ligusticum chuanxiong psbA-trnH* 条形码主导单倍型序列：

1 GACCGGGTTT TAGTATATAC GAGTTTTTTG AAATAAAAAA AGCAATACCG CCCTCTTGTT CTATCAAGAG GCAAGAGGGC
81 GGTATTGCTT TTTTTTTATA TTTCAGACTG TTTTAGATAA ACAAATATTT TTGAATGATC AAAAAGGAAT CCTTTGAAAT
161 AAAAATAAAT AAAATAAAAT TGGCG

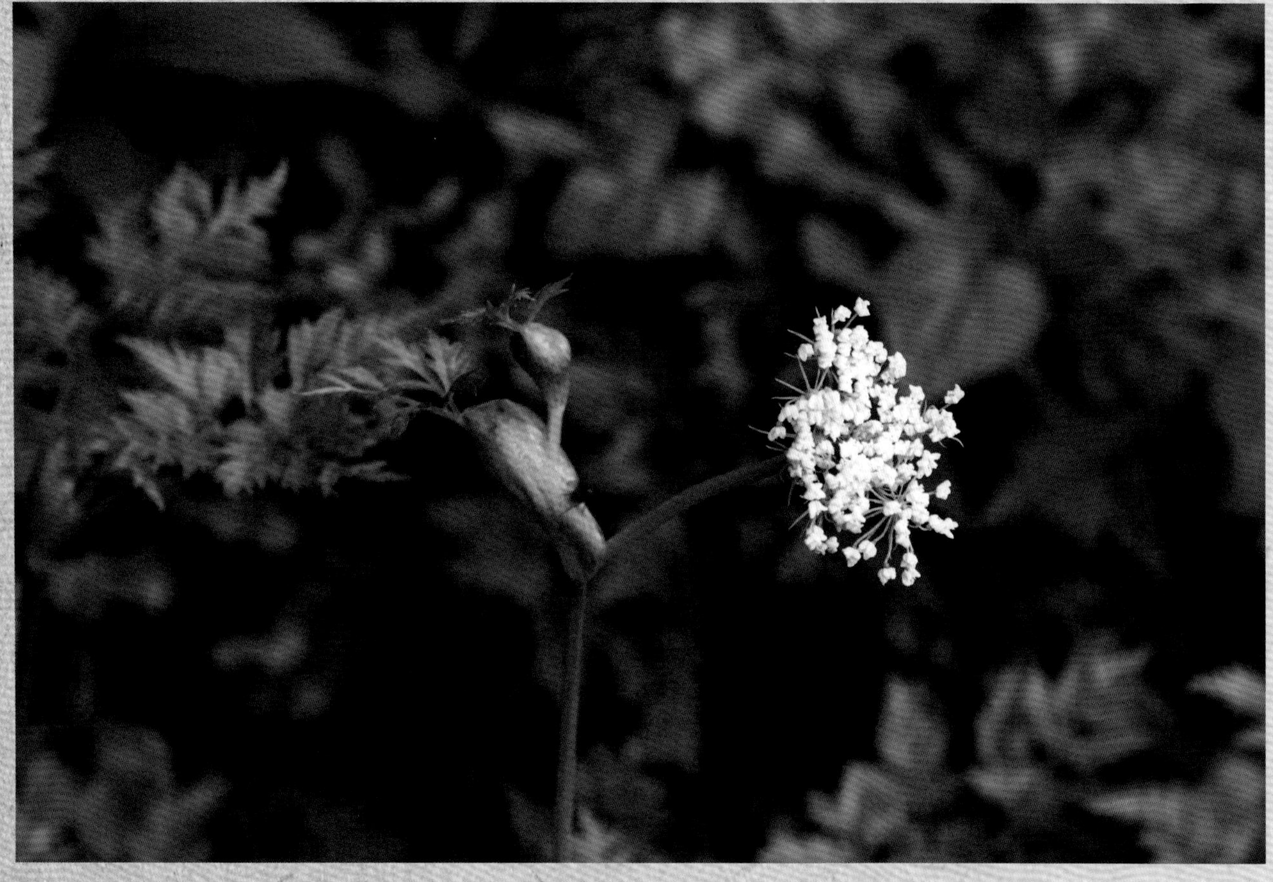

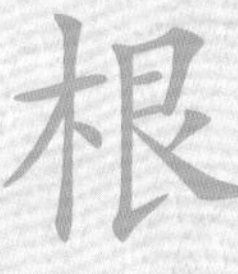

‖ **气味** ‖

辛，温，无毒。[普曰] 神农、黄帝、岐伯、雷公：辛，无毒。扁鹊：酸，无毒。李当之：生温，熟寒。[元素曰] 性温，味辛、苦，气厚味薄，浮而升，阳也。少阳本经引经药，入手、足厥阴气分。[之才曰] 白芷为之使，畏黄连，伏雌黄。得细辛，疗金疮止痛。得牡蛎，疗头风吐逆。

‖ **主治** ‖

中风入脑头痛，寒痹筋挛缓急，金疮，妇人血闭无子。本经。**除脑中冷动，面上游风去来，目泪出，多涕唾，忽忽如醉，诸寒冷气，心腹坚痛，中恶卒急肿痛，胁风痛，温中内寒。**别录。**腰脚软弱，半身不遂。胞衣不下。**甄权。**一切风，一切气，一切劳损，一切血。补五劳，壮筋骨，调众脉，破癥结宿血，养新血，吐血鼻血溺血，脑痈发背，瘰疬瘿赘，痔瘘疮疥，长肉排脓，消瘀血。**大明。**搜肝气，补肝血，润肝燥，补风虚。**好古。**燥湿，止泻痢，行气开郁。**时珍。**蜜和大丸，夜服，治风痰殊效。**苏颂。**齿根出血，含之多瘥。**弘景。

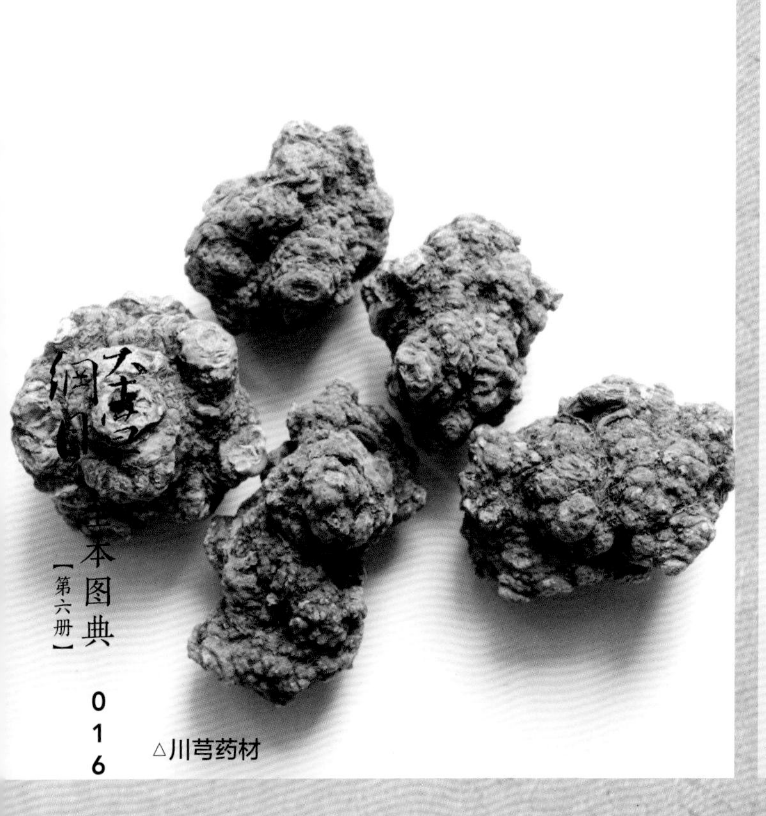

△川芎药材

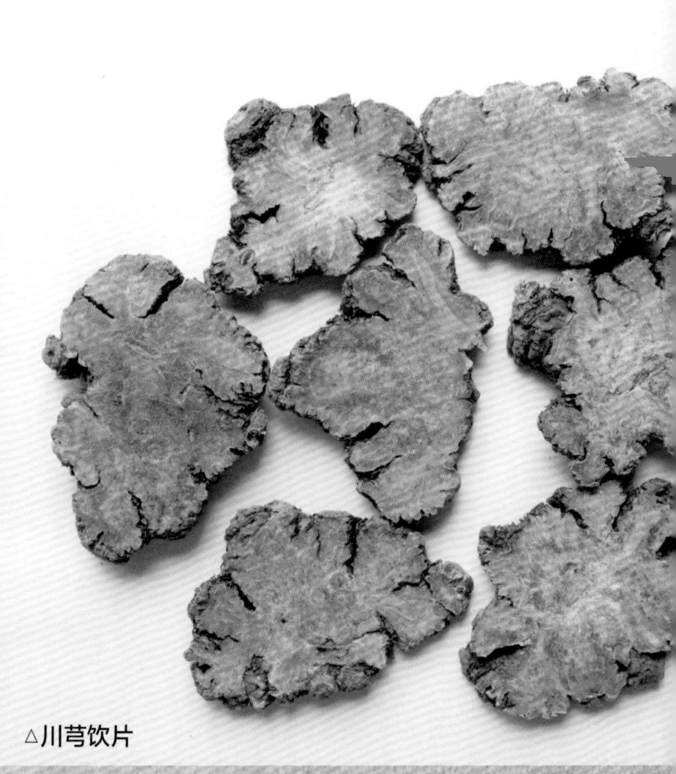

△川芎饮片

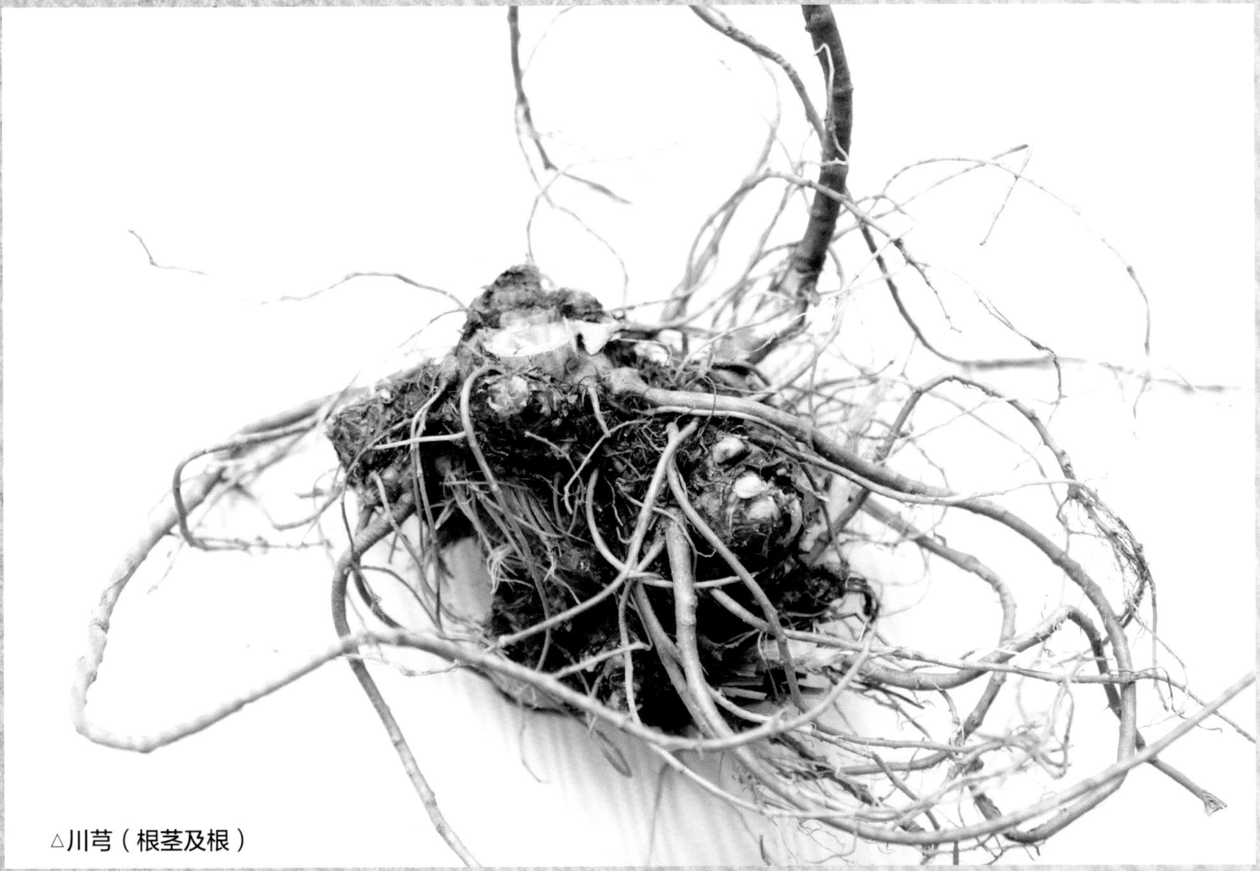

△川芎（根茎及根）

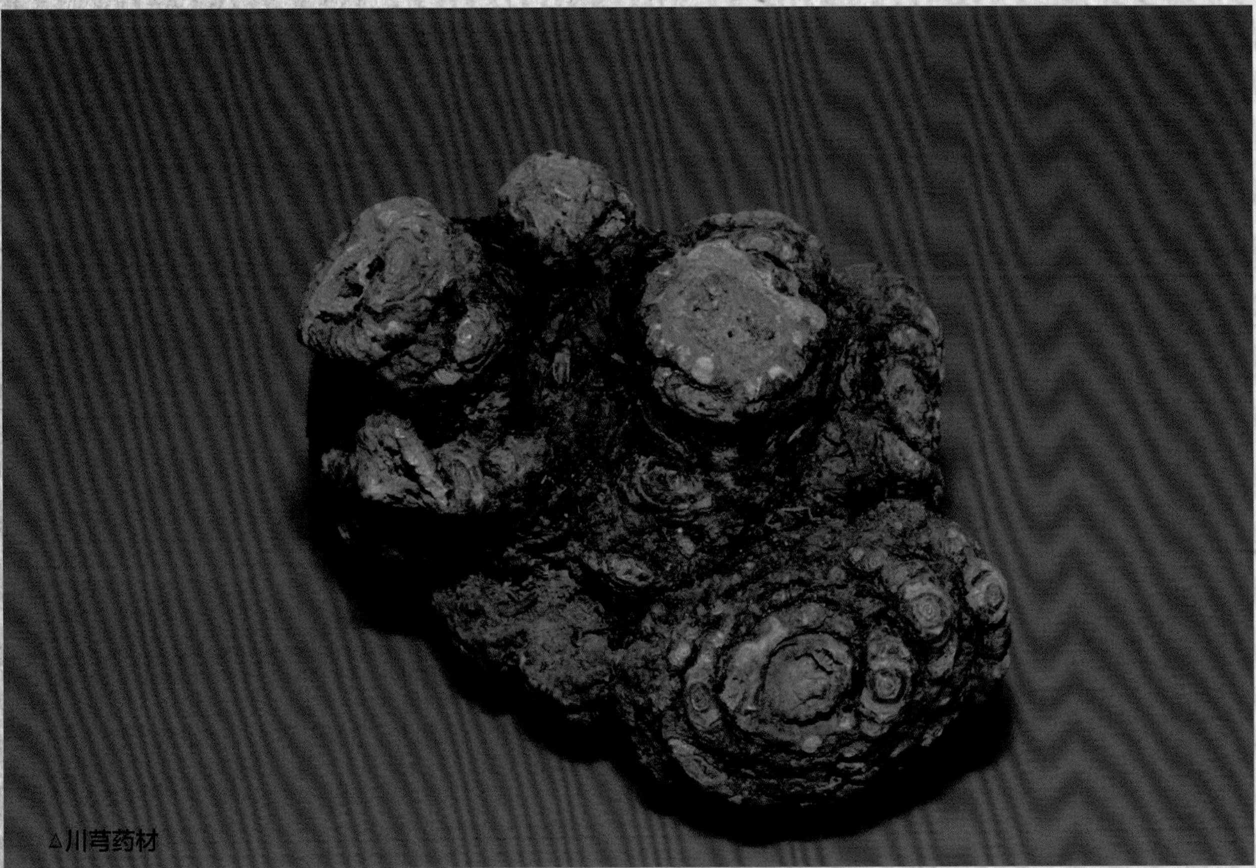

△川芎药材

‖ **发明** ‖

[宗奭曰] 今人用此最多，头面风不可缺也。然须以他药佐之。[元素曰] 川芎上行头目，下行血海，故清神及四物汤皆用之。能散肝经之风，治少阳厥阴经头痛，及血虚头痛之圣药也。其用有四：为少阳引经，一也；诸经头痛，二也；助清阳之气，三也；去湿气在头，四也。[杲曰] 头痛必用川芎。如不愈，加各引经药：太阳羌活，阳明白芷，少阳柴胡，太阴苍术，厥阴吴茱萸，少阴细辛，是也。[震亨曰] 郁在中焦，须抚芎开提其气以升之，气升则郁自降。故抚芎总解诸郁，直达三焦，为通阴阳气血之使。[时珍曰] 芎䓖，血中气药也。肝苦急，以辛补之，故血虚者宜之。辛以散之，故气郁者宜之。左传言麦曲、鞠穷御湿，治河鱼腹疾。予治湿泻每加二味，其应如响也。血痢已通而痛不止者，乃阴亏气郁，药中加芎为佐。气行血调，其病立止。此皆医学妙旨，圆机之士，始可语之。[宗奭曰] 沈括笔谈云：一族子旧服芎䓖，医郑叔熊见之云：芎䓖不可久服，多令人暴死。后族子果无疾而卒。又朝士张子通之妻，病脑风，服芎䓖甚久，一旦暴亡。皆目见者。此皆单服既久，则走散真气。若使他药佐使，又不久服，中病便已，则焉能至此哉？[虞抟曰] 骨蒸多汗，及气弱之人，不可久服。其性辛散，令真气走泄，而阴愈虚也。[时珍曰] 五味入胃，各归其本脏。久服则增气偏胜，必有偏绝，故有暴夭之患。若药具五味，备四气，君臣佐使配合得宜，岂有此害哉？如芎䓖，肝经药也，若单服既久，则辛喜归肺，肺气偏胜，金来贼木，肝必受邪，久则偏绝，岂不夭亡，故医者贵在格物也。

‖ **附方** ‖

旧七，新一十七。**生犀丸**宋真宗赐高相国，去痰清目，进饮食，生犀丸：用川芎十两，紧小者，粟米泔浸二日换，切片子，日干为末，分作两

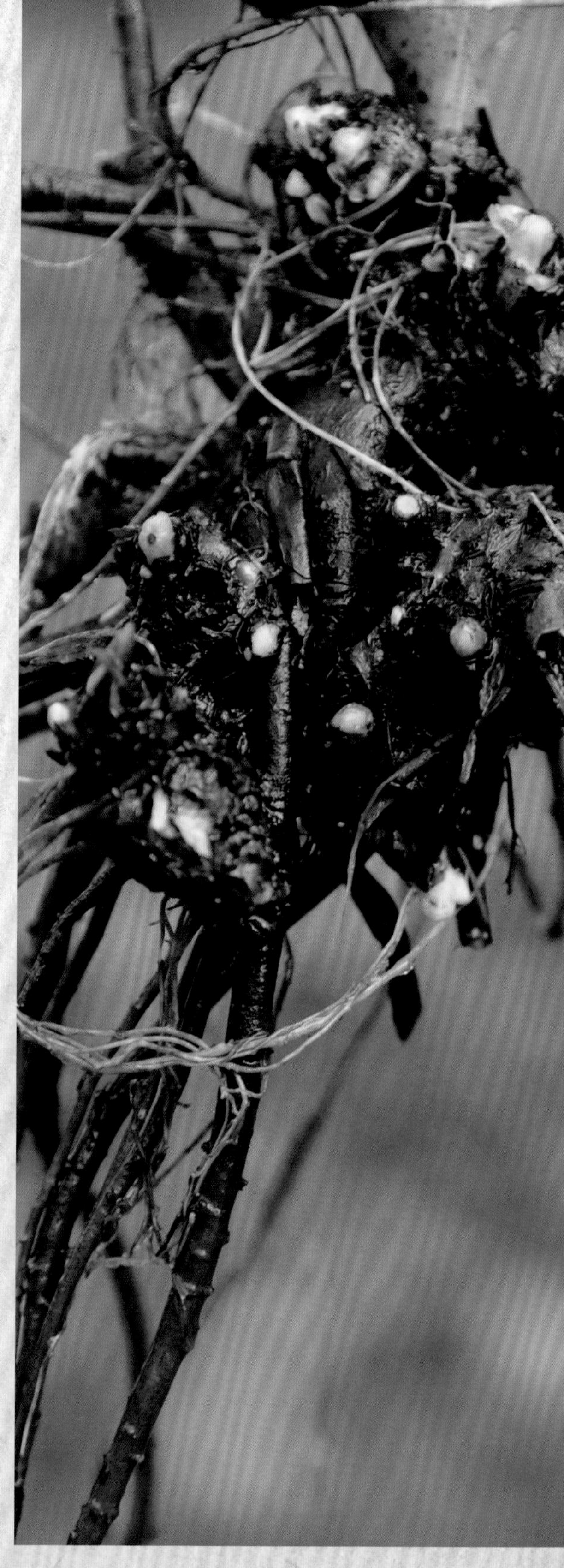

料。每料入麝、脑各一分，生犀半两，重汤煮，蜜和丸小弹子大。茶、酒嚼下一丸。痰，加朱砂半两。膈痰，加牛黄一分，水飞铁粉一分。头目昏，加细辛一分。口眼㖞斜，加炮天南星一分。御药院方。**气虚头痛**真川芎䓖为末。腊茶调服二钱，甚捷。曾有妇人产后头痛，一服即愈。集简方。**气厥头痛**妇人气盛头痛，及产后头痛。川芎䓖、天台乌药等分，为末。每服二钱，葱茶调下。御药院方加白术，水煎服。**风热头痛**川芎䓖一钱，茶叶二钱，水一钟，煎五分，食前热服。简便方。**头风化痰**川芎洗切，晒干为末，炼蜜丸如小弹子大。不拘时嚼一丸，茶清下。经验后方。**偏头风痛**京芎细剉，浸酒日饮之。斗门方。**风热上冲**头目运眩，或胸中不利。川芎、槐子各一两，为末。每服三钱，用茶清调下。胸中不利，以水煎服。张洁古保命集。**首风旋运**及偏正头疼，多汗恶风，胸膈痰饮。川芎䓖一斤，天麻四两，为末，炼蜜丸如弹子大。每嚼一丸，茶清下。刘河间宣明方。**失血眩运**方见当归下。**一切心痛**大芎一个，为末。烧酒服之。一个住一年，两个住二年。孙氏集效方。**经闭验胎**经水三个月不行，验胎法：川芎生为末，空心煎艾汤服一匙。腹内微动者是有胎，不动者非也。灵苑方。**损动胎气**因跌扑举重，损胎不安，或子死腹中者，芎䓖为末。酒服方寸匕，须臾一二服，立出。十全方。**崩中下血**昼夜不止。千金方用芎䓖一两，清酒一大盏，煎取五分，徐徐进之。圣惠：加生地黄汁二合，同煎。**酒癖胁胀**时复呕吐，腹有水声。川芎䓖、三棱炮各一两，为末。每服二钱，葱白汤下。圣济总录。**小儿脑热**好闭目，或太阳痛，或目赤肿。川芎䓖、薄荷、朴消各二钱，为末。以少许吹鼻中。全幼心鉴。**齿败口臭**水煎芎䓖含之。广济方。**牙齿疼痛**大川芎䓖一个，入旧糟内藏一月，取焙，入细辛同研末，揩牙。本事方。**诸疮肿痛**抚芎煅研，入轻粉，麻油调涂。普济方。**产后乳悬**妇人产后，两乳忽长，细小如肠，垂过小肚，痛不可忍，危亡须臾，名曰乳悬。将芎䓖、当归各一斤：以半斤剉散，于瓦石器内，用水浓煎，不拘多少频服；仍以一斤半剉块，于病人桌下烧烟，令将口鼻吸烟。用尽未愈，再作一料。仍以蓖麻子一粒，贴其顶心。夏子益奇疾方。

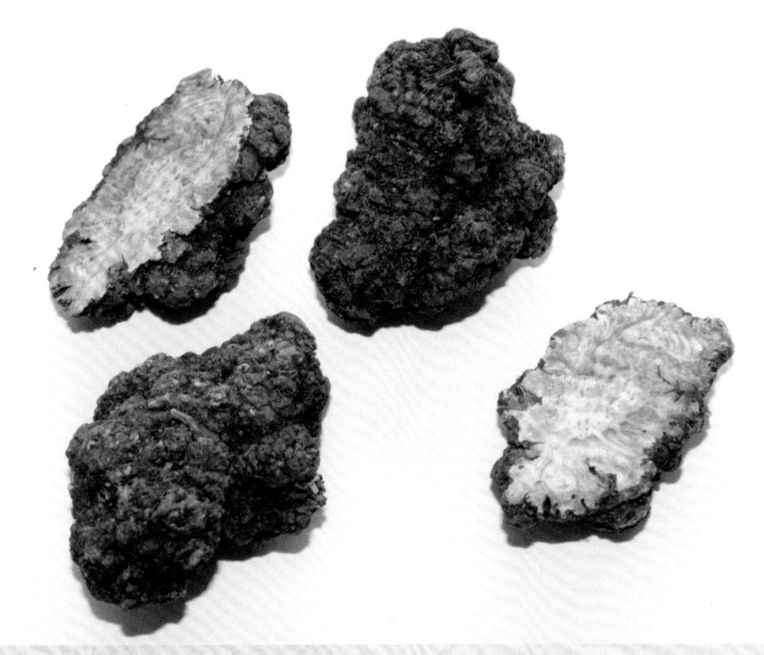

△川芎药材

蘼芜

《本经》上品

‖ **基原** ‖

据《纲目彩图》《纲目图鉴》《大辞典》《中华本草》等综合分析考证，本品为伞科形植物川芎（*Ligusticum chuanxiong Hort.*）的幼苗。分布参见本卷“芎䓖”项下。

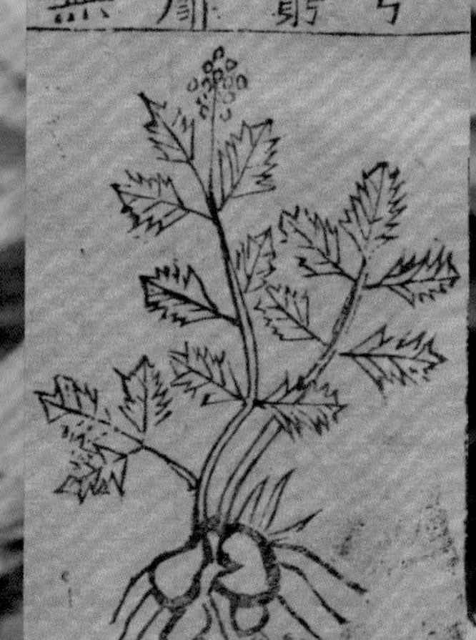

△川芎（*Ligusticum chuanxiong*）幼苗

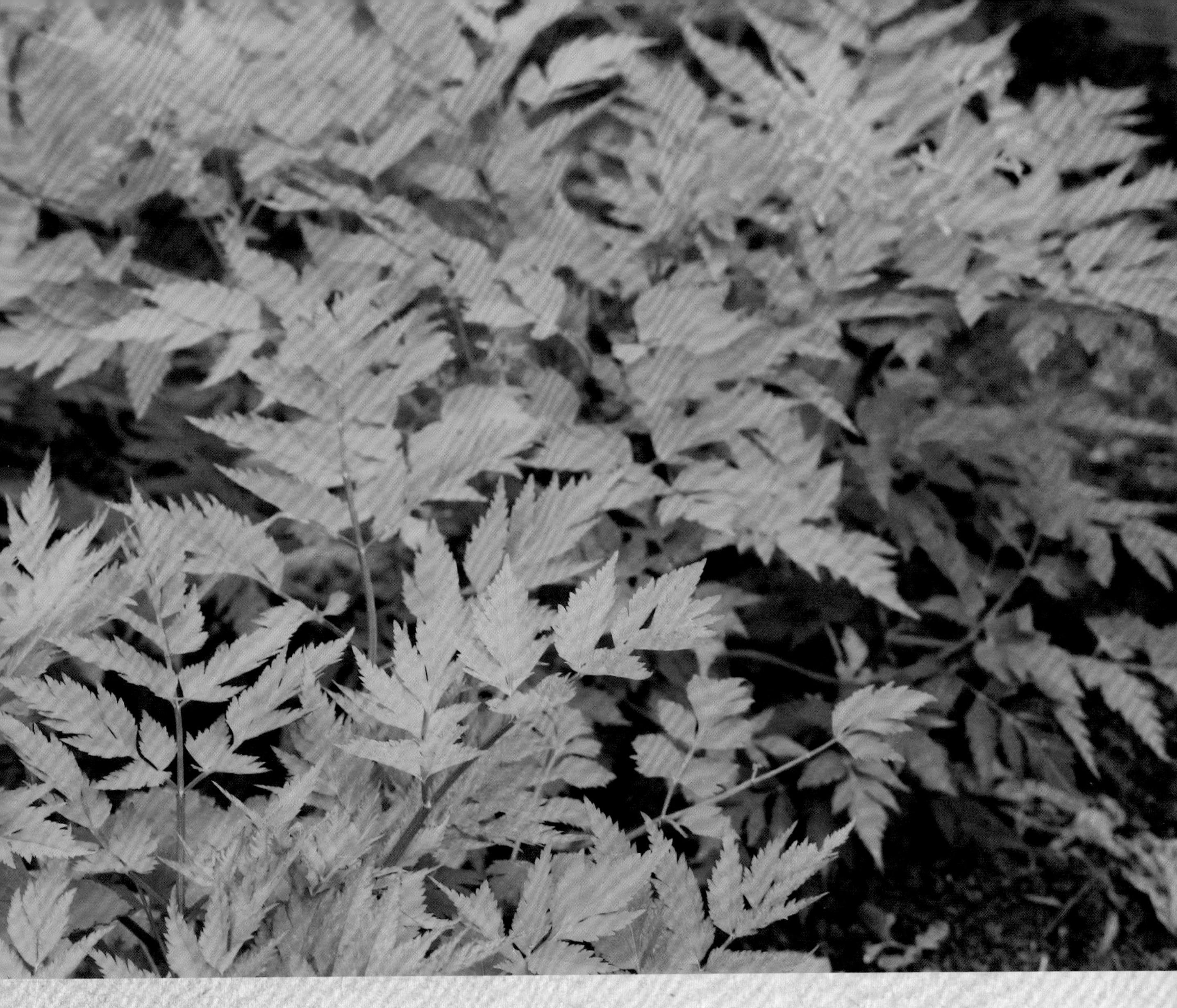

‖ 释名 ‖

薇芜别录**蕲茝**尔雅**江蓠**别录。[颂曰]蕲茝，古芹芷字也。[时珍曰]蘼芜，一作麋芜，其茎叶靡弱而繁芜，故以名之。当归名蕲，白芷名蓠。其叶似当归，其香似白芷，故有蕲茝、江蓠之名。王逸云，蓠草生江中，故曰江蓠，是也。余见下。

‖ 集解 ‖

[别录曰] 芎䓖叶名蘼芜。又曰：蘼芜，一名江蓠，芎䓖苗也。生雍州川泽及冤句，四月、五月采叶暴干。[弘景曰] 今出历阳，处处人家多种之。叶似蛇床而香，骚人借以为譬，方药稀用。[恭曰] 此有二种：一种似芹叶，一种似蛇床，香气相似，用亦不殊。[时珍曰] 别录言，蘼芜一名江蓠，芎䓖苗也，而司马相如子虚赋，称芎䓖、菖蒲，江蓠、蘼芜；上林赋云：被以江蓠，揉以蘼芜。似非一物，何耶？盖嫩苗未结根时，则为蘼芜；既结根后，乃为芎䓖。大叶似芹者为江蓠，细叶似蛇床者

为蘼芜。如此分别，自明白矣。淮南子云：乱人者，若芎䓖之与藁本，蛇床之与蘼芜。亦指细叶者言也。广志云：蘼芜香草，可藏衣中。管子云：五沃之土生蘼芜。郭璞赞云：蘼芜香草，乱之蛇床。不损其事，自烈以芳。又海中苔发，亦名江蓠，与此同名耳。

‖ 气味 ‖

辛，温，无毒。

‖ 主治 ‖

咳逆，定惊气，辟邪恶，除蛊毒鬼疰，去三虫。久服通神。本经。**主身中老风，头中久风、风眩。**别录。**作饮，止泄泻。**苏颂。

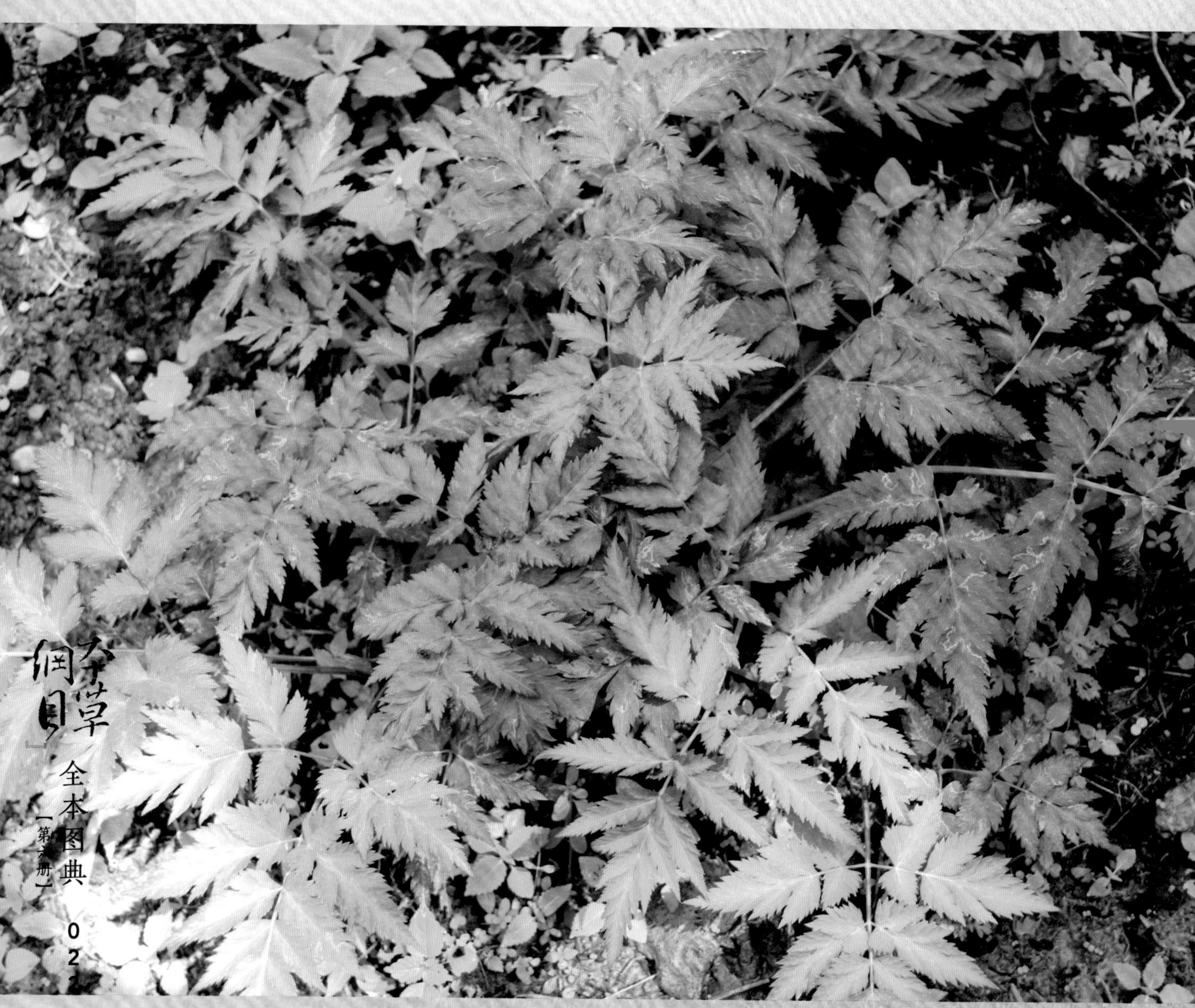

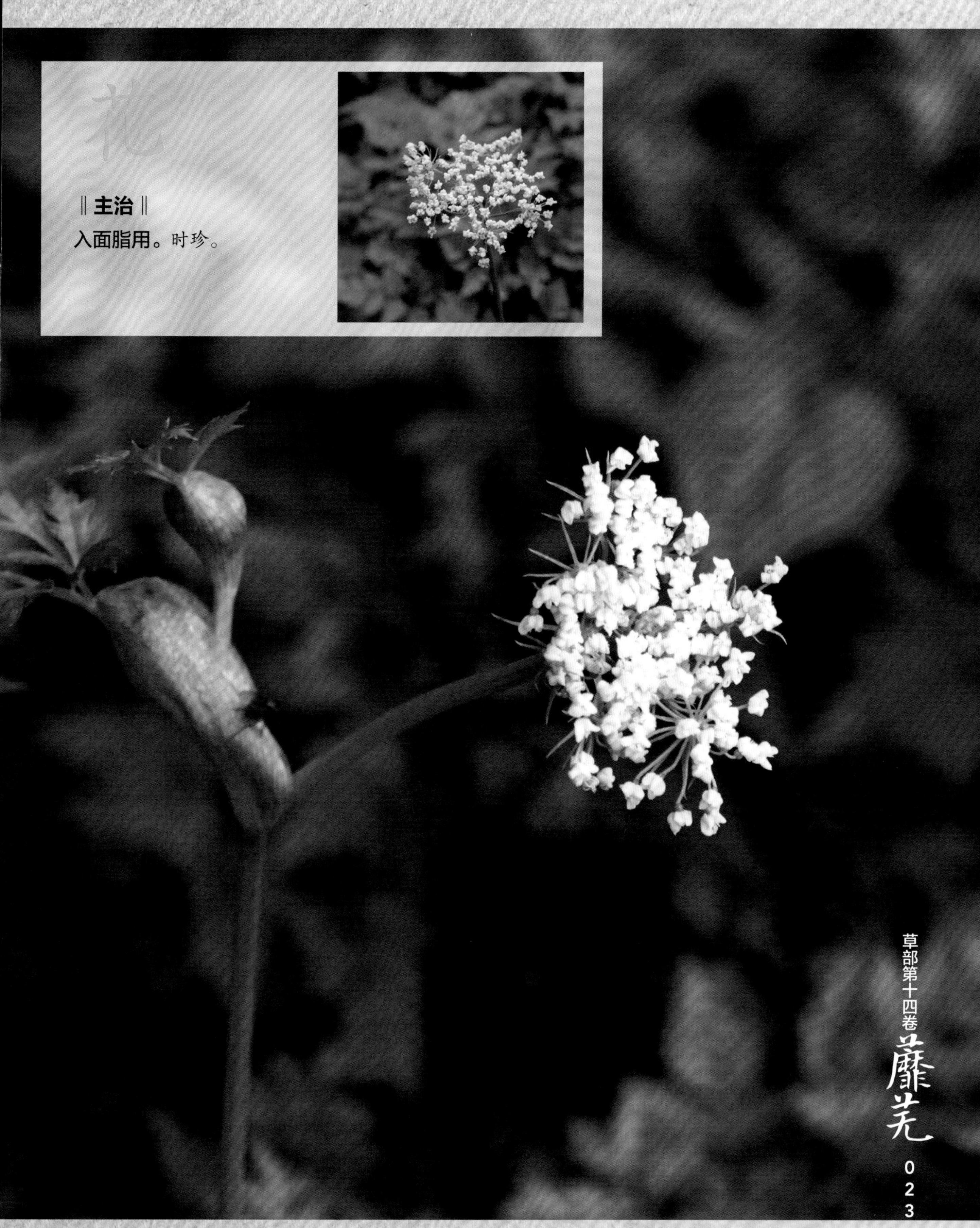

‖ **主治** ‖

入面脂用。时珍。

‖ **基原** ‖

据《纲目图鉴》《纲目彩图》《药典图鉴》《大辞典》等综合分析考证，本品为伞形科植物蛇床 *Cnidium monnieri* (L.) Cuss.。分布遍及全国各地。《药典》收载蛇床子药材为伞形科植物蛇床的干燥成熟果实；夏、秋二季果实成熟时采收，除去杂质，晒干。

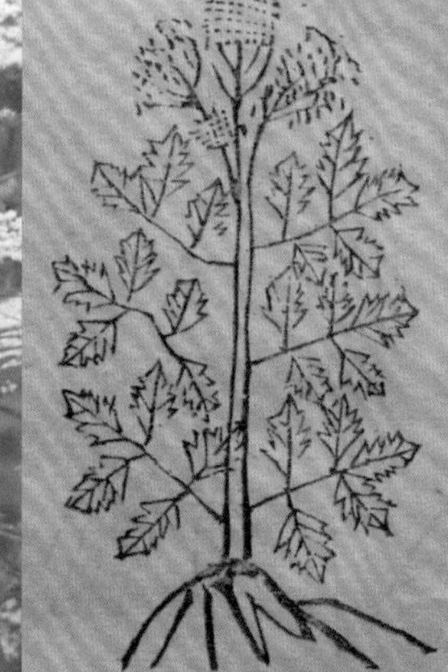

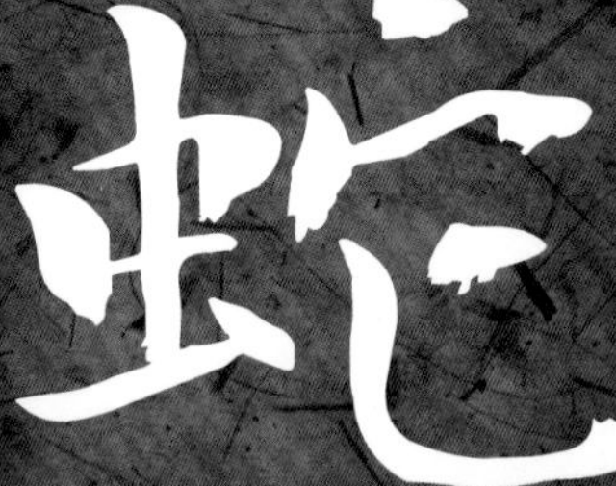

蛇床

《本经》上品

△蛇床（*Cnidium monnieri*）

‖ **释名** ‖

蛇粟本经**蛇米**本经**虺床**尔雅**马床**广雅**墙蘼**别录。又名思益、绳毒、枣棘。[时珍曰] 蛇虺喜卧于下食其子，故有蛇床、蛇粟诸名。其叶似蘼芜，故曰墙蘼。尔雅云：盱，虺床也。

‖ **集解** ‖

[别录曰] 蛇床生临淄川谷及田野，五月采实阴干。[弘景曰] 田野墟落甚多，花叶正似蘼芜。[保升曰] 叶似小叶芎䓖，花白，子如黍粒，黄白色，生下湿地，所在皆有。以扬州、襄州者为良。[颂曰] 三月生苗，高三二尺，叶青碎，作丛似蒿枝。每枝上有花头百余，结同一窠，似马芹类。四五月乃开白花，又似伞状。子黄褐色，如黍米，至轻虚。[时珍曰] 其花如碎米攒簇，其子两片合成，似莳萝子而细。亦有细棱，凡花实似蛇床者，当归、芎䓖、水芹、藁本、胡萝卜是也。

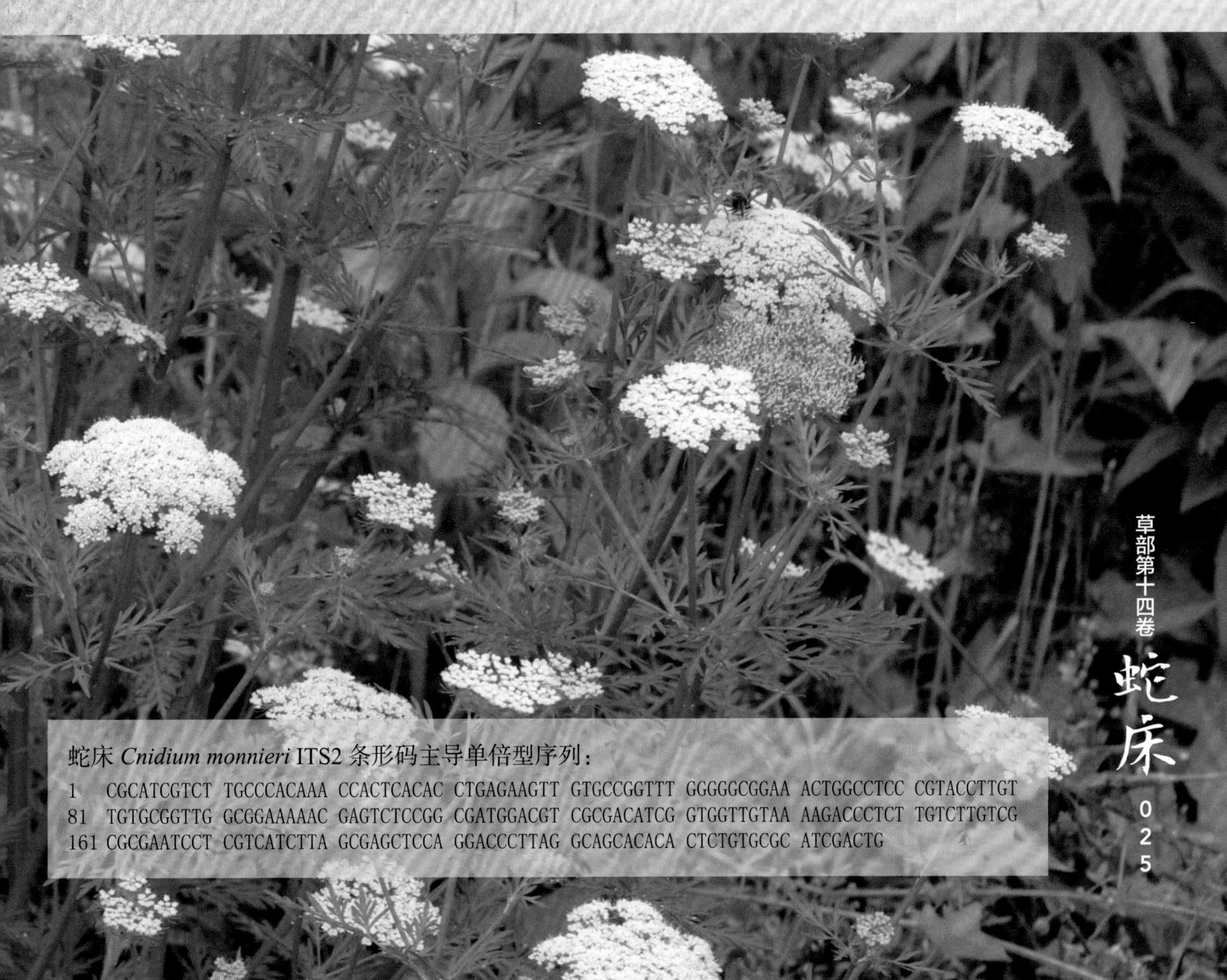

蛇床 *Cnidium monnieri* ITS2 条形码主导单倍型序列：

```
1   CGCATCGTCT TGCCCACAAA CCACTCACAC CTGAGAAGTT GTGCCGGTTT GGGGGCGGAA ACTGGCCTCC CGTACCTTGT
81  TGTGCGGTTG GCGGAAAAAC GAGTCTCCGG CGATGGACGT CGCGACATCG GTGGTTGTAA AAGACCCTCT TGTCTTGTCG
161 CGCGAATCCT CGTCATCTTA GCGAGCTCCA GGACCCTTAG GCAGCACACA CTCTGTGCGC ATCGACTG
```

子

‖**修治**‖

[敩曰] 凡使，须用浓蓝汁并百部草根自然汁，同浸一伏时，漉出日干。却用生地黄汁相拌蒸之，从巳至亥，取出日干用。[大明曰] 凡服食，即挼去皮壳，取仁微炒杀毒，即不辣也。作汤洗浴，则生用之。

‖**气味**‖

苦，平，无毒。[别录曰] 辛、甘，无毒。[权曰] 有小毒。[之才曰] 恶牡丹、贝母、巴豆。伏硫黄。

‖**主治**‖

男子阴痿湿痒，妇人阴中肿痛，除痹气，利关节，癫痫恶疮。久服轻身，好颜色。本经。**温中下气，令妇人子脏热，男子阴强。久服令人有子。**别录。**治男子女人虚湿痹，毒风（瘰）痛，去男子腰痛，浴男子阴，去风冷，大益阳事。**甄权。**暖丈夫阳气、女人阴气，治腰胯酸疼，四肢顽痹，缩小便，去阴汗湿癣齿痛，赤白带下，小儿惊痫，扑损瘀血，煎汤浴大风身痒。**大明。

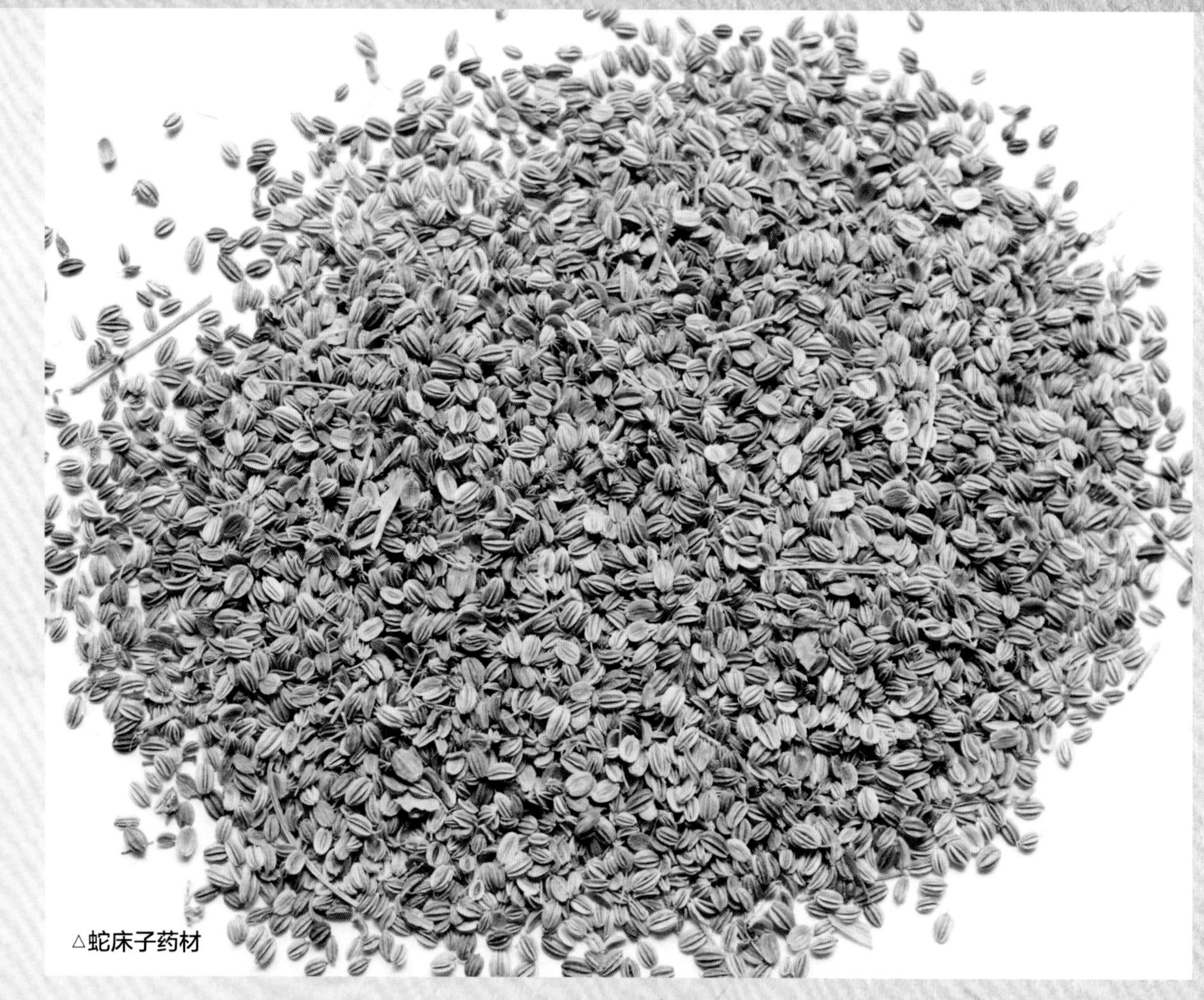

△蛇床子药材

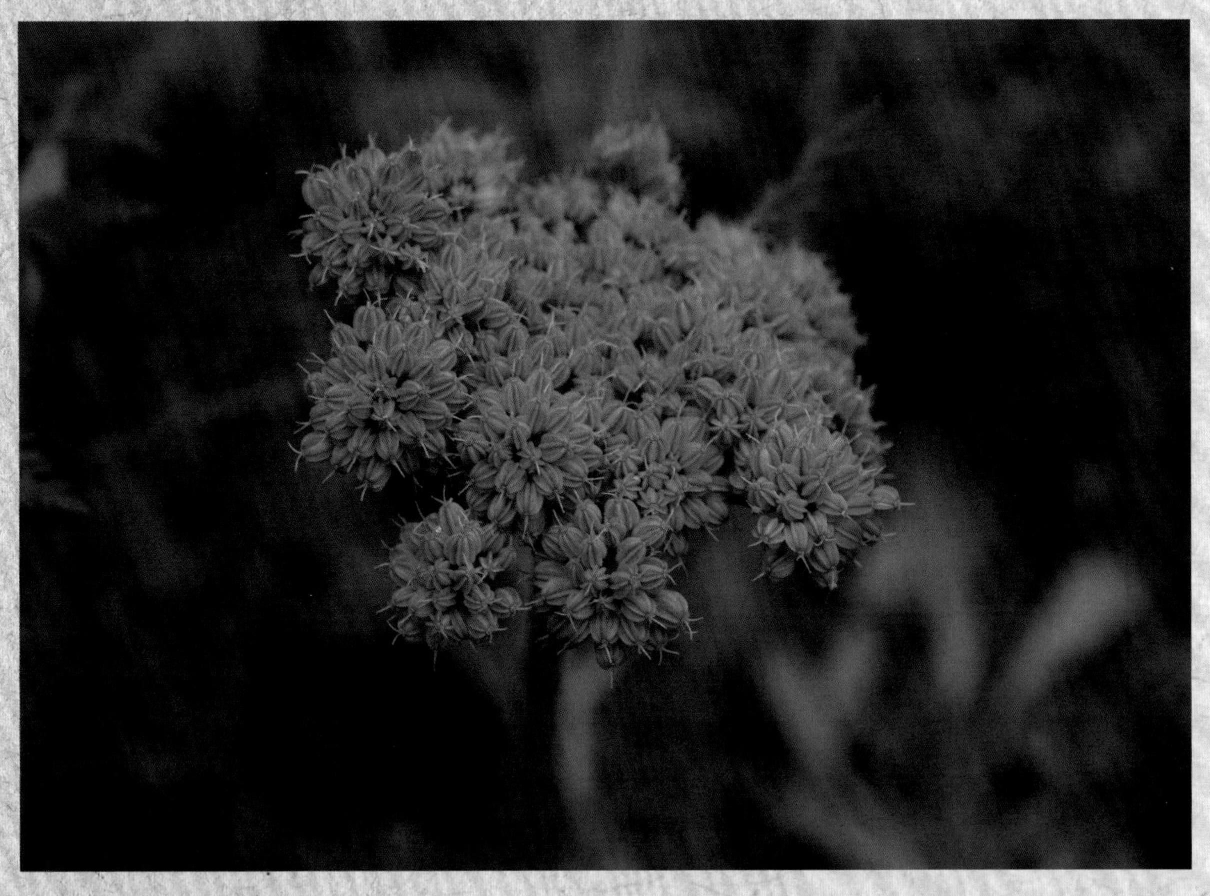

‖ **发明** ‖

[敩曰] 此药令人阳气盛数，号曰鬼考也。[时珍曰] 蛇床乃右肾命门、少阳三焦气分之药，神农列之上品，不独辅助男子，而又有益妇人。世人舍此而求补药于远域，岂非贱目贵耳乎？

‖ **附方** ‖

旧三，新十一。**阳事不起**蛇床子、五味子、菟丝子等分，为末，蜜丸梧子大。每服三十丸，温酒下，日三服。千金方。**赤白带下**月水不来。用蛇床子、枯白矾等分，为末。醋面糊丸弹子大，胭脂为衣，绵裹纳入阴户。如热极，再换，日一次。儒门事亲方。**子宫寒冷**温中坐药，蛇床子散：取蛇床子仁为末，入粉少许。和匀如枣大，绵裹纳之，自然温也。金匮玉函方。**妇人阴痒**蛇床子一两，白矾二钱，煎汤频洗。集简方。**产后阴脱**绢盛蛇床子，蒸热熨之。又法：蛇床子五两，乌梅十四个，煎水，日洗五六次。千金方。**妇人阴痛**方同上。**男子阴肿**胀痛。蛇床子末，鸡子黄调傅之。永类方。**大肠脱肛**蛇床子、甘草各一两，为末。每服一钱，白汤下，日三服。并以蛇床末傅之。经验方。**痔疮肿痛**不可忍。蛇床子煎汤熏洗。简便方。**小儿癣疮**蛇床子杵末，和猪脂涂之。千金方。**小儿甜疮**头面耳边连引，流水极痒，久久不愈者。蛇床子一两，轻粉三钱，为细末，油调搽之。普济方。**耳内湿疮**蛇床子、黄连各一钱，轻粉一字，为末吹之。全幼心鉴。**风虫牙痛**千金用蛇床子、烛烬，同研，涂之。集简方用蛇床子煎汤，乘热漱数次，立止。**冬月喉痹**肿痛，不可下药者。蛇床子烧烟于瓶中，口含瓶嘴吸烟，其痰自出。圣惠方。

藁本

《本经》中品

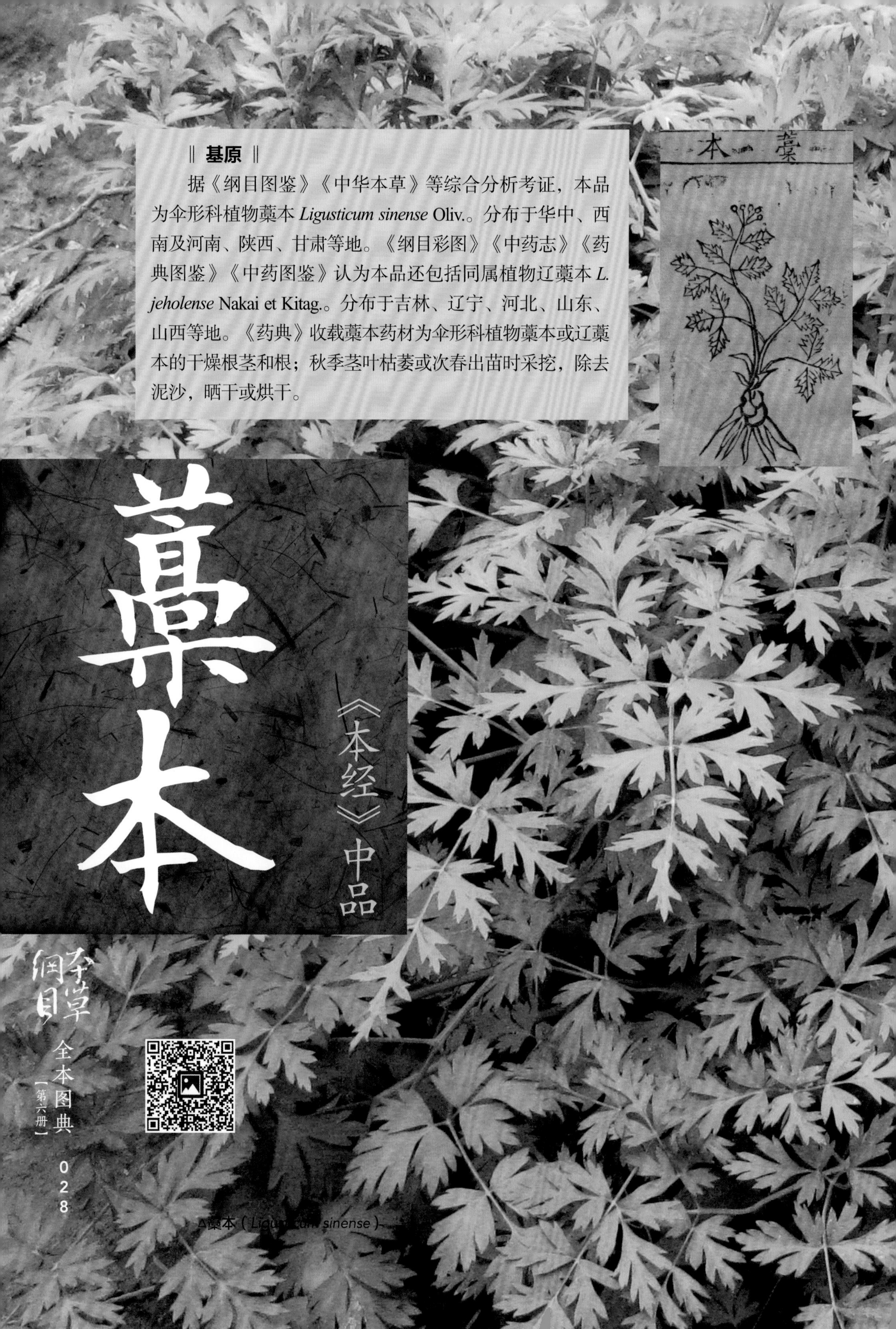

‖ 基原 ‖

据《纲目图鉴》《中华本草》等综合分析考证，本品为伞形科植物藁本 *Ligusticum sinense* Oliv.。分布于华中、西南及河南、陕西、甘肃等地。《纲目彩图》《中药志》《药典图鉴》《中药图鉴》认为本品还包括同属植物辽藁本 *L. jeholense* Nakai et Kitag.。分布于吉林、辽宁、河北、山东、山西等地。《药典》收载藁本药材为伞形科植物藁本或辽藁本的干燥根茎和根；秋季茎叶枯萎或次春出苗时采挖，除去泥沙，晒干或烘干。

△藁本（*Ligusticum sinense*）

‖ **释名** ‖

藁茇纲目**鬼卿**本经**鬼新**本经**微茎**别录。[恭曰] 根上苗下似禾藁，故名藁本。本，根也。[时珍曰] 古人香料用之，呼为藁本香。山海经名藁茇。

‖ **集解** ‖

[别录曰] 藁本生崇山山谷，正月、二月采根暴干，三十日成。[弘景曰] 俗中皆用芎䓖根须，其形气乃相类。而桐君药录说芎䓖苗似藁本，论说花实皆不同，所生处又异。今东山别有藁本，形气甚相似，惟长大耳。[恭曰] 藁本茎叶根味与芎䓖小别。今出宕州者佳。[颂曰] 今西川、河东州郡及兖州、杭州皆有之。叶似白芷香，又似芎䓖，但芎䓖似水芹而大，藁本叶细尔。五月有白花，七八月结子。根紫色。[时珍曰] 江南深山中皆有之。根似芎䓖而轻虚，味麻，不堪作饮也。

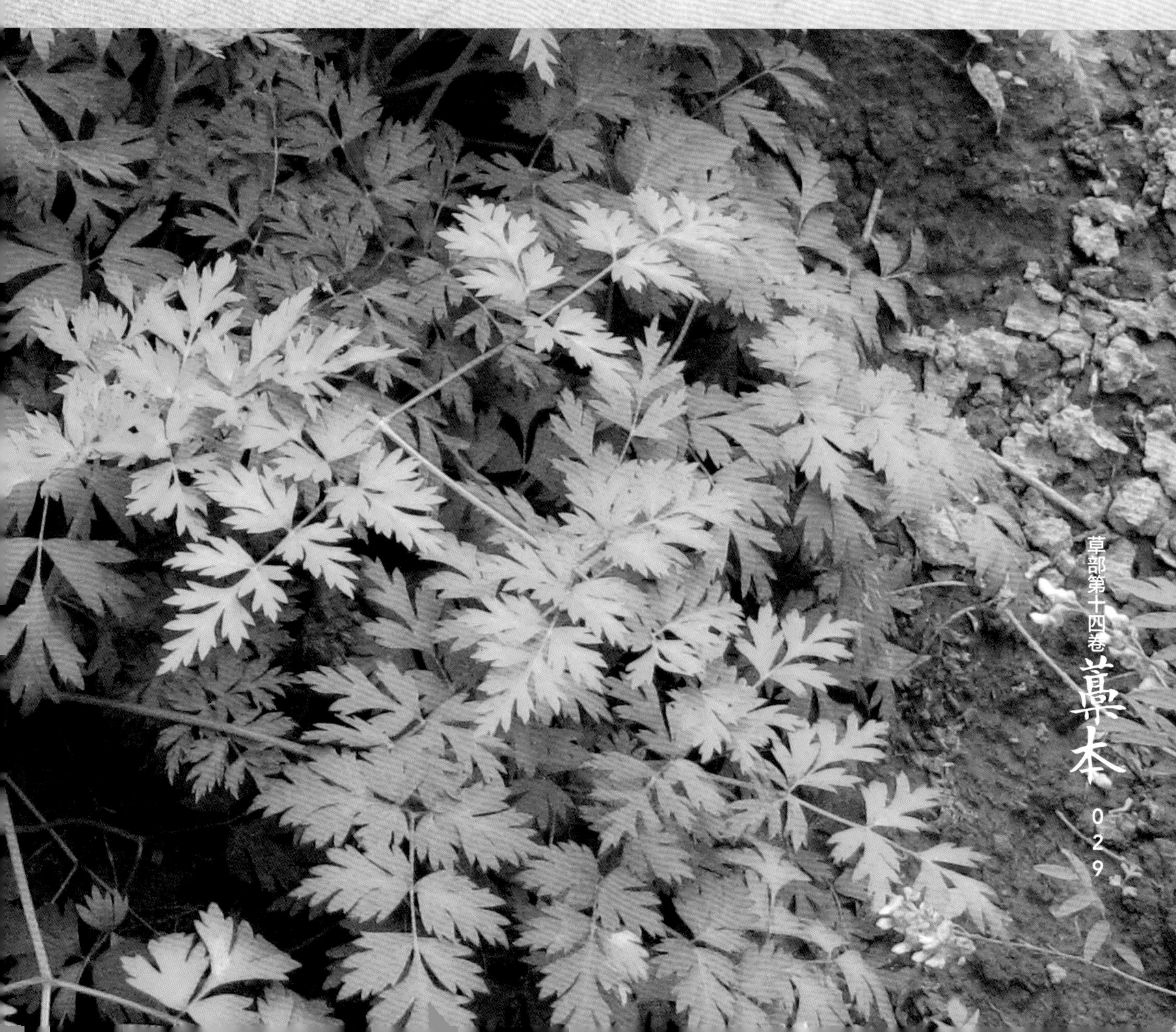

根

‖ **气味** ‖

辛，温，无毒。[别录曰] 微寒。[权曰] 微温。[元素曰] 气温，味苦、大辛，无毒。气厚味薄，升也，阳也。足太阳本经药。[之才曰] 恶蕳茹，畏青葙子。

‖ **主治** ‖

妇人疝瘕，阴中寒肿痛，腹中急，除风头痛，长肌肤，悦颜色。本经。**辟雾露润泽，疗风邪亸曳金疮。可作沐药面脂。**别录。**治一百六十种恶风鬼疰，流入腰痛冷，能化小便，通血，去头风鼾疱。**甄权。**治皮肤疵皯，酒齄粉刺，痫疾。**大明。**治太阳头痛巅顶痛，大寒犯脑，痛连齿颊。**元素。**头面身体皮肤风湿。**李杲。**督脉为病，脊强而厥。**好古。**治痈疽，排脓内塞。**时珍。

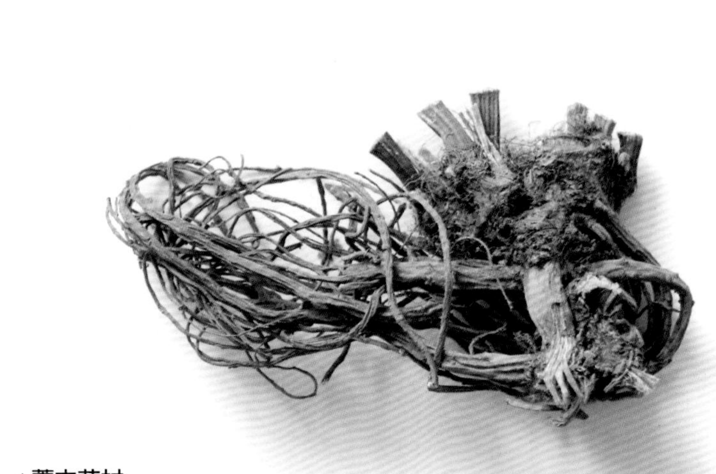

△藁本药材

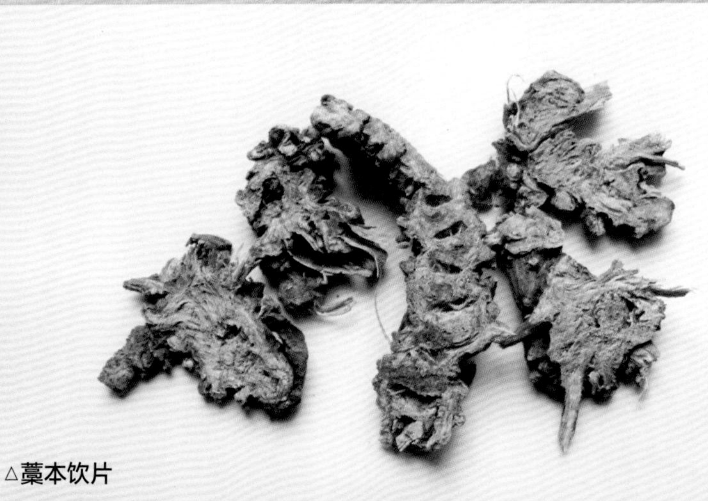

△藁本饮片

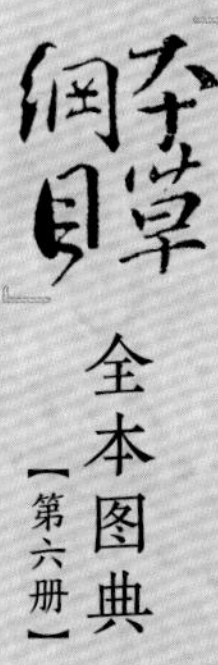

‖ **发明** ‖

[元素曰] 藁本乃太阳经风药，其气雄壮，寒气郁于本经，头痛必用之药。颠顶痛非此不能除。与木香同用，治雾露之清邪中于上焦。与白芷同作面脂。既治风，又治湿，亦各从其类也。[时珍曰] 邵氏闻见录云：夏英公病泄，太医以虚治不效。霍翁曰：风客于胃也。饮以藁本汤而止。盖藁本能去风湿故耳。

‖ **附方** ‖

新三。**大实心痛**已用利药，用此彻其毒。藁本半两，苍术一两，作二服。水二钟，煎一钟，温服。活法机要。**干洗头屑**藁本、白芷等分，为末。夜擦旦梳，垢自去也。便民图纂。**小儿疥癣**藁本煎汤浴之，并以浣衣。保幼大全。

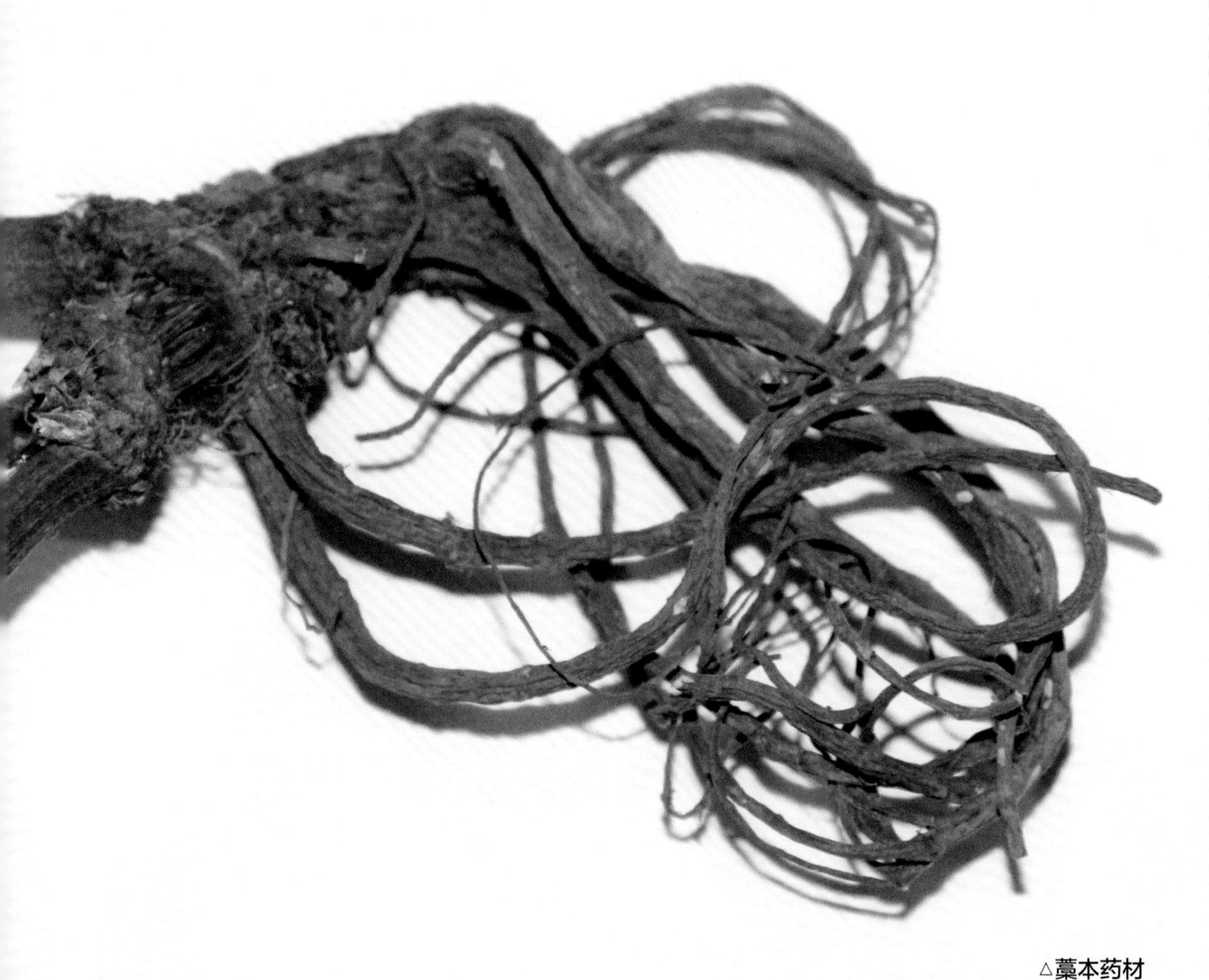

△藁本药材

实

‖**主治**‖

风邪流入四肢。别录。

‖**附录**‖

徐黄[别录有名未用曰]味辛，平，无毒。主心腹积瘕。茎，主恶疮。生泽中，大茎细叶，香如藁本。

△藁本

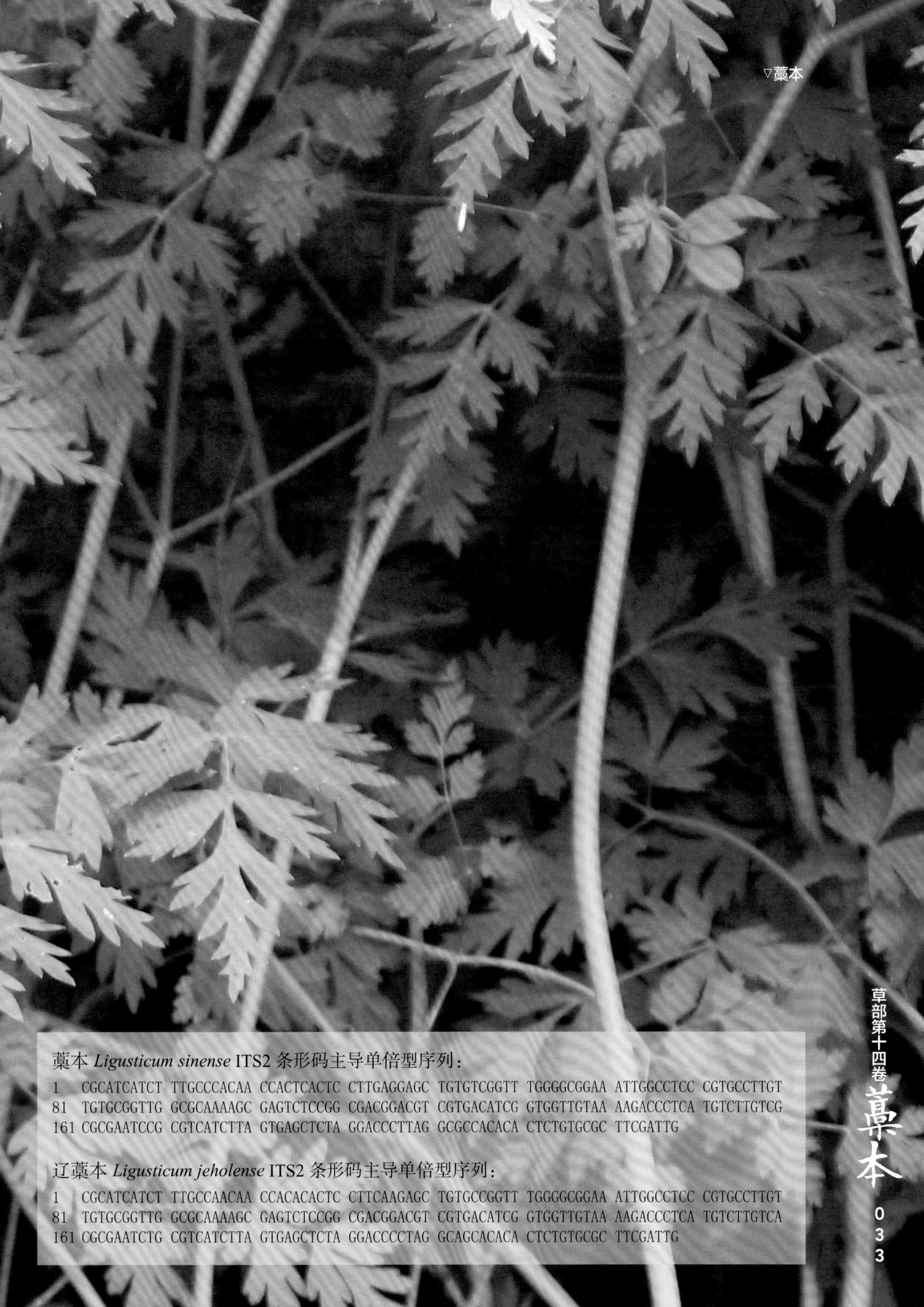

▽藁本

藁本 *Ligusticum sinense* ITS2 条形码主导单倍型序列：

```
1   CGCATCATCT TTGCCCACAA CCACTCACTC CTTGAGGAGC TGTGTCGGTT TGGGGCGGAA ATTGGCCTCC CGTGCCTTGT
81  TGTGCGGTTG GCGCAAAAGC GAGTCTCCGG CGACGGACGT CGTGACATCG GTGGTTGTAA AAGACCCTCA TGTCTTGTCG
161 CGCGAATCCG CGTCATCTTA GTGAGCTCTA GGACCCTTAG GCGCCACACA CTCTGTGCGC TTCGATTG
```

辽藁本 *Ligusticum jeholense* ITS2 条形码主导单倍型序列：

```
1   CGCATCATCT TTGCCAACAA CCACACACTC CTTCAAGAGC TGTGCCGGTT TGGGGCGGAA ATTGGCCTCC CGTGCCTTGT
81  TGTGCGGTTG GCGCAAAAGC GAGTCTCCGG CGACGGACGT CGTGACATCG GTGGTTGTAA AAGACCCTCA TGTCTTGTCA
161 CGCGAATCTG CGTCATCTTA GTGAGCTCTA GGACCCCTAG GCAGCACACA CTCTGTGCGC TTCGATTG
```

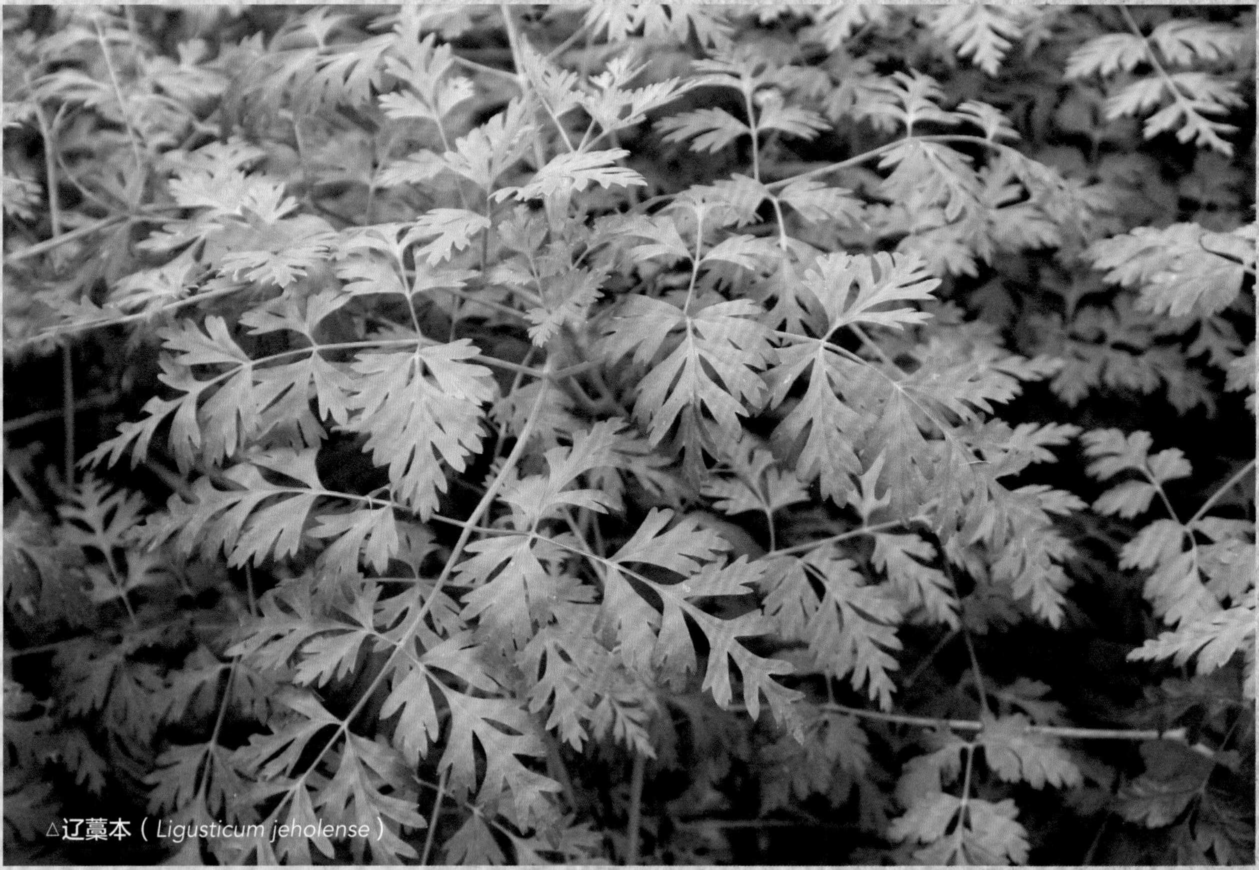

△辽藁本（*Ligusticum jeholense*）

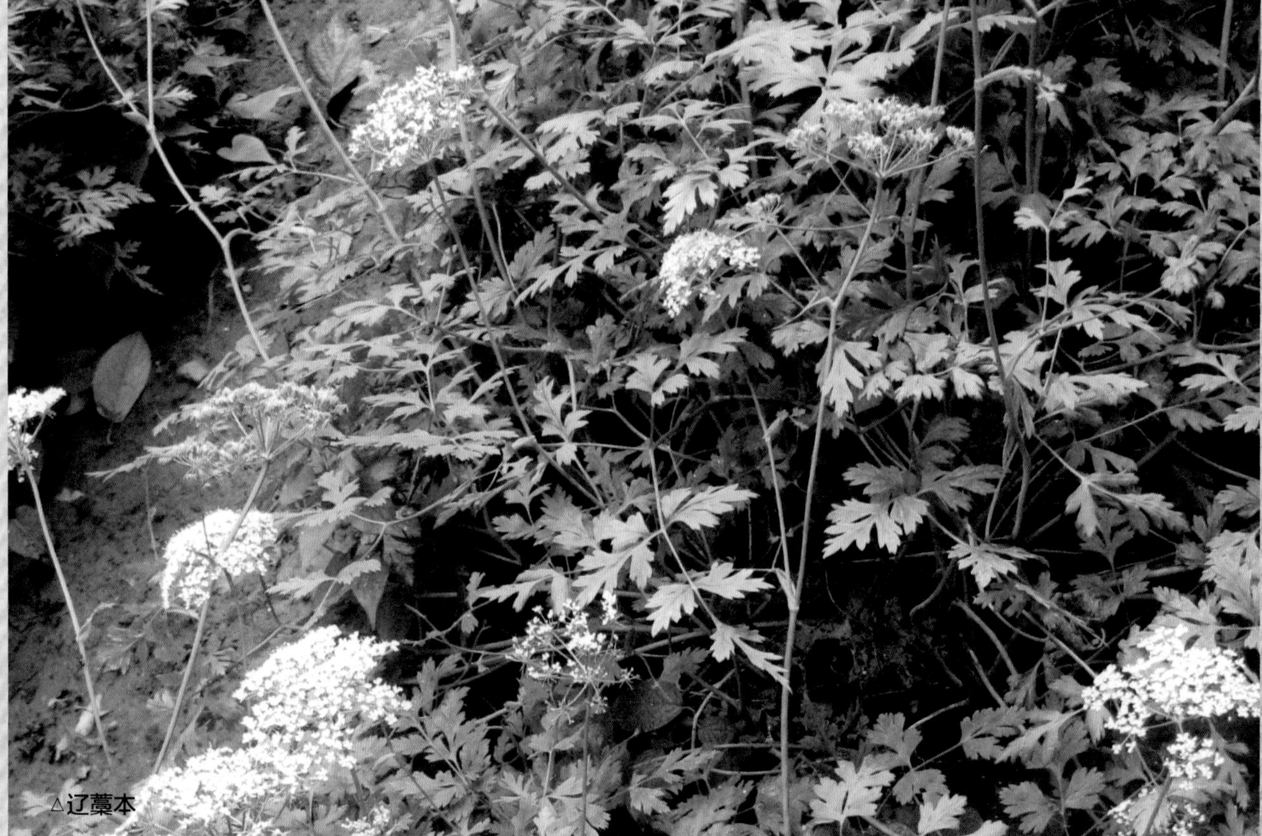

△辽藁本

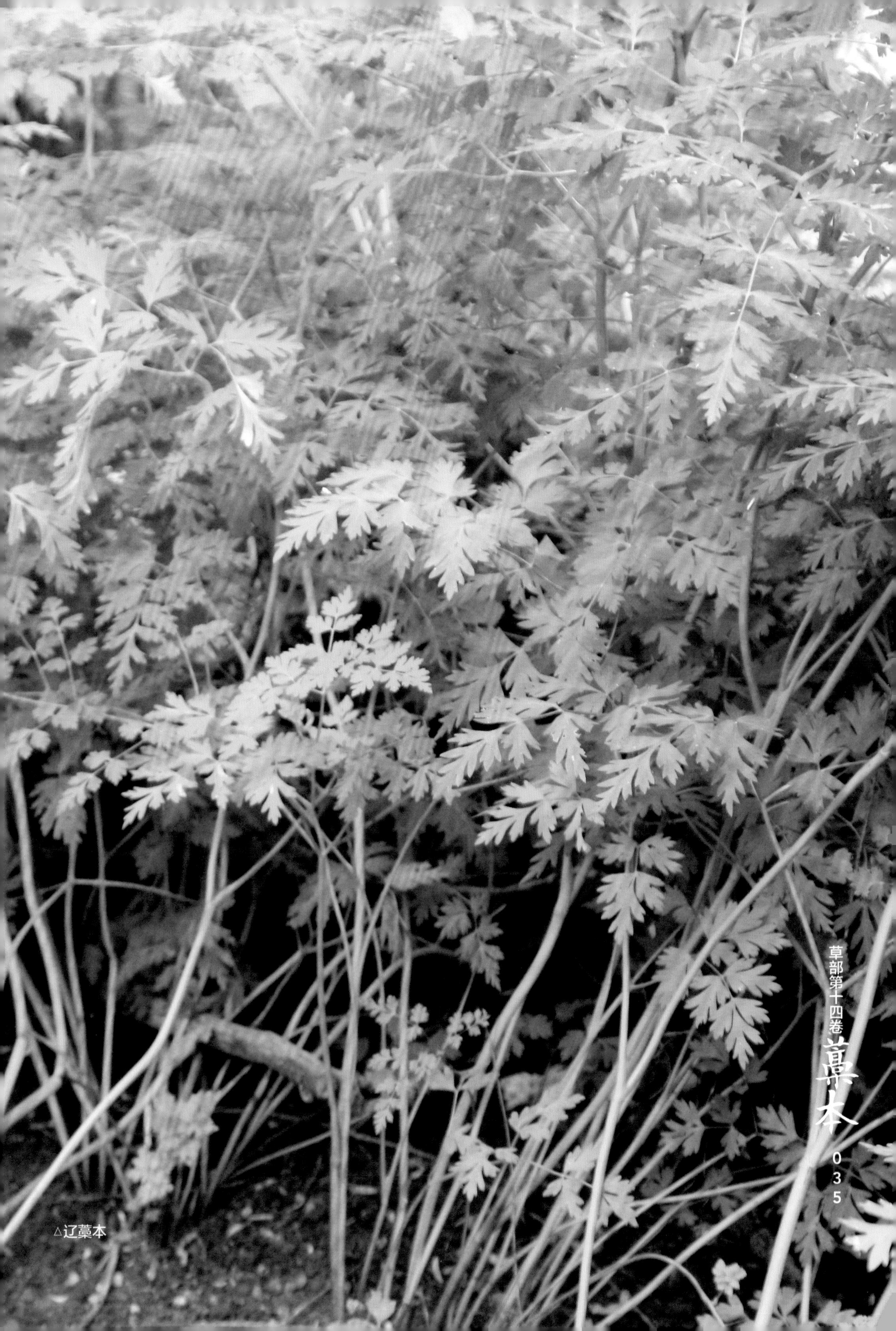

△辽藁本

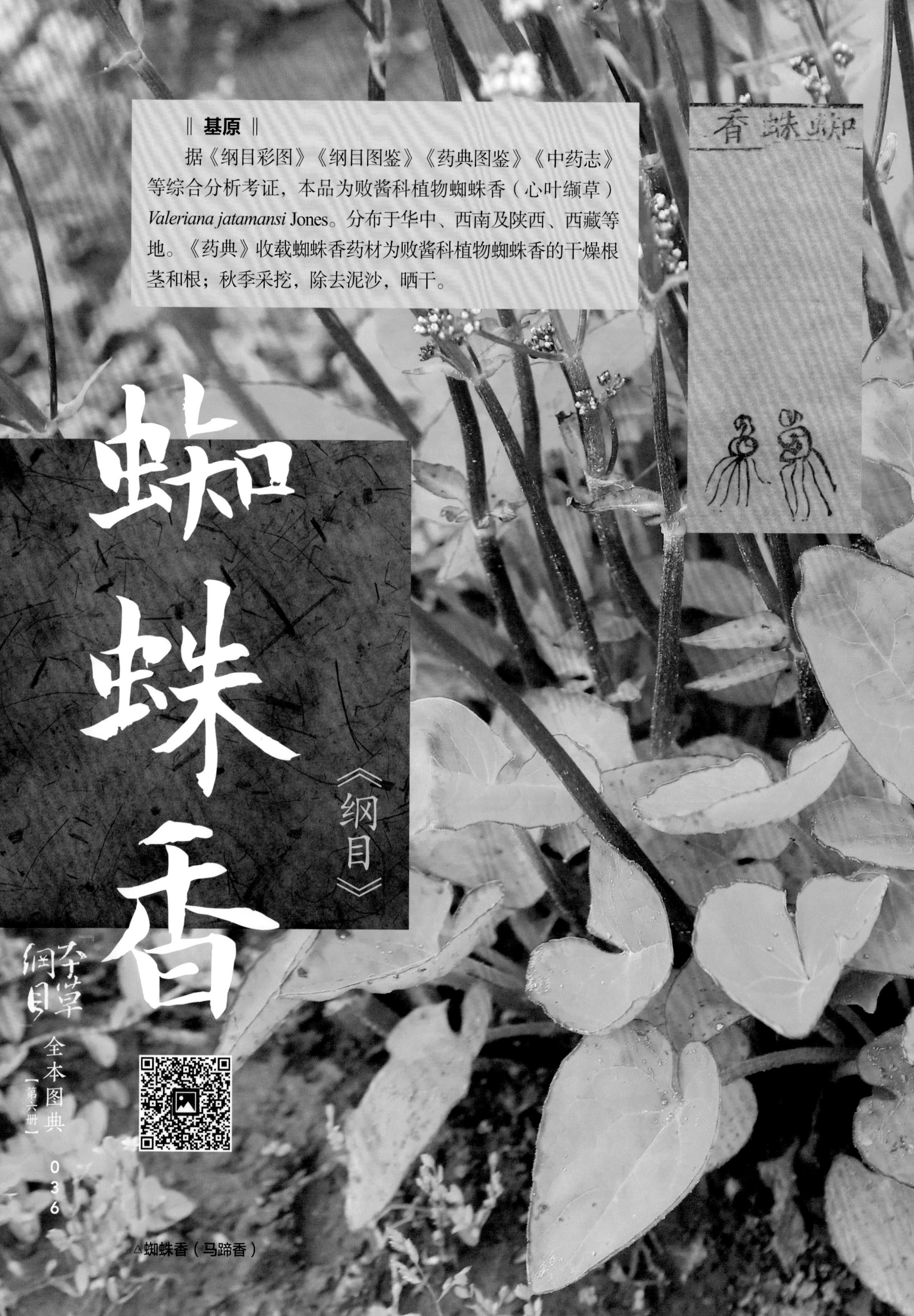

蜘蛛香《纲目》

‖ **基原** ‖

据《纲目彩图》《纲目图鉴》《药典图鉴》《中药志》等综合分析考证，本品为败酱科植物蜘蛛香（心叶缬草）*Valeriana jatamansi* Jones。分布于华中、西南及陕西、西藏等地。《药典》收载蜘蛛香药材为败酱科植物蜘蛛香的干燥根茎和根；秋季采挖，除去泥沙，晒干。

△蜘蛛香（马蹄香）

‖ **集解** ‖

[时珍曰] 蜘蛛香，出蜀西茂州松潘山中，草根也。黑色有粗须，状如蜘蛛及藁本、芎䓖，气味芳香，彼人亦重之。或云猫喜食之。

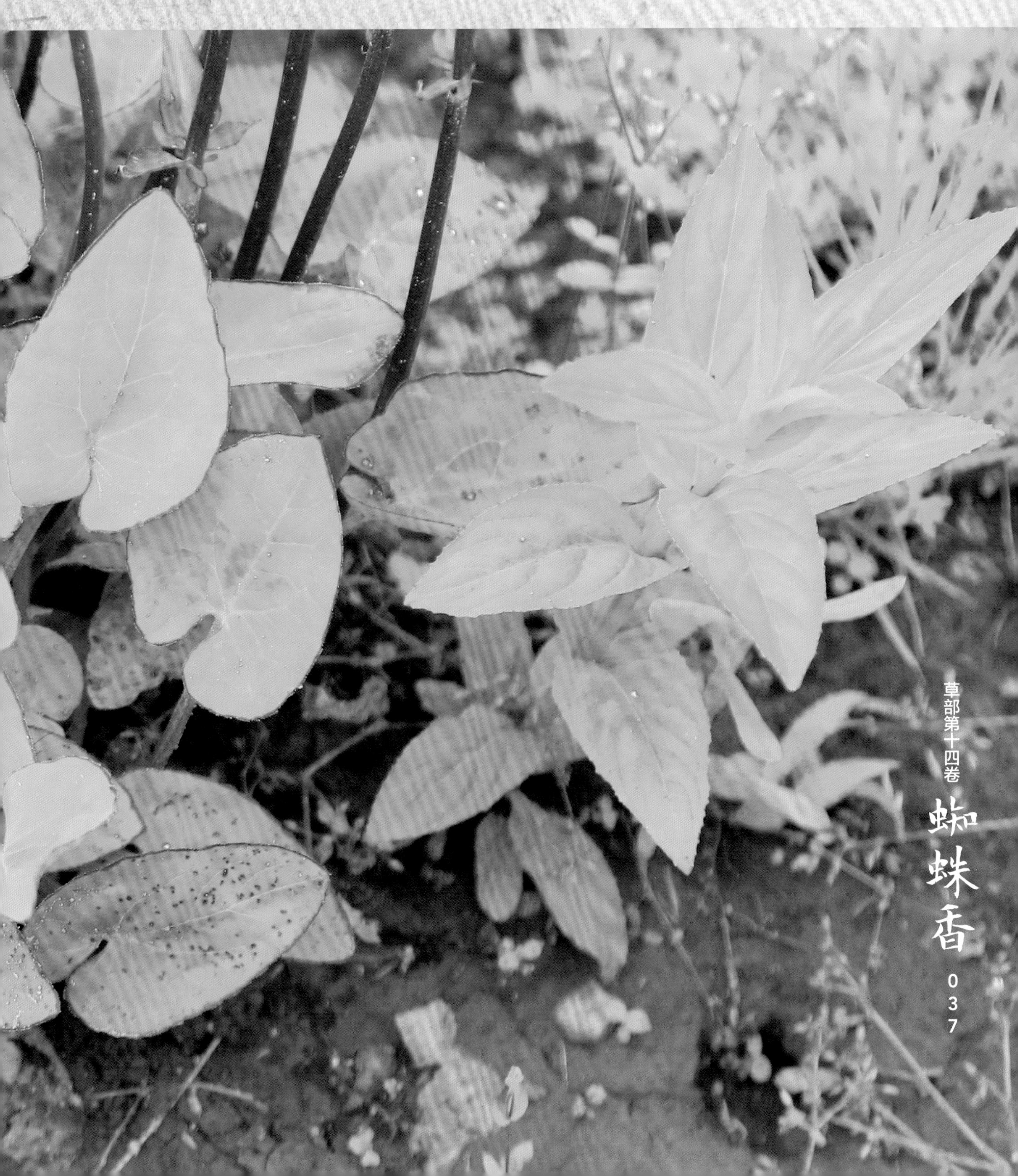

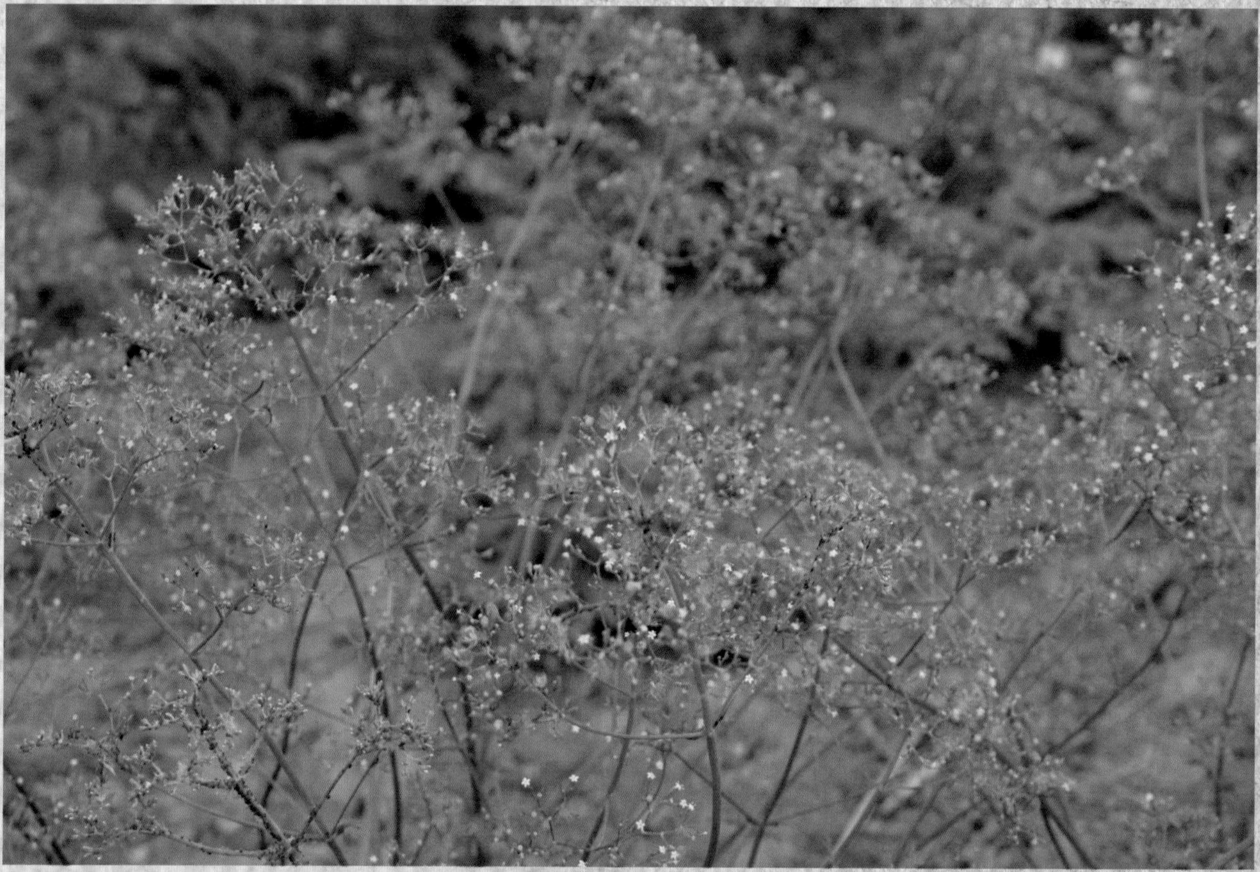

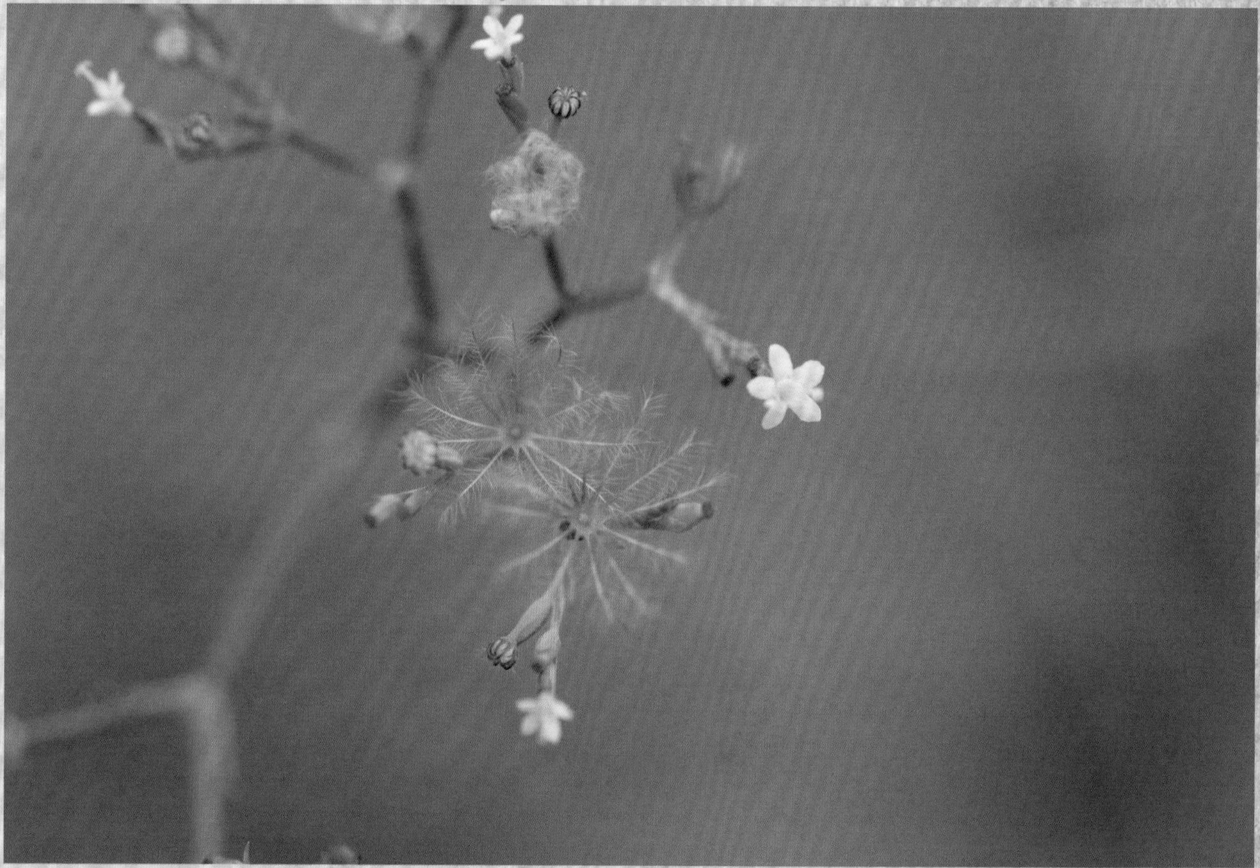

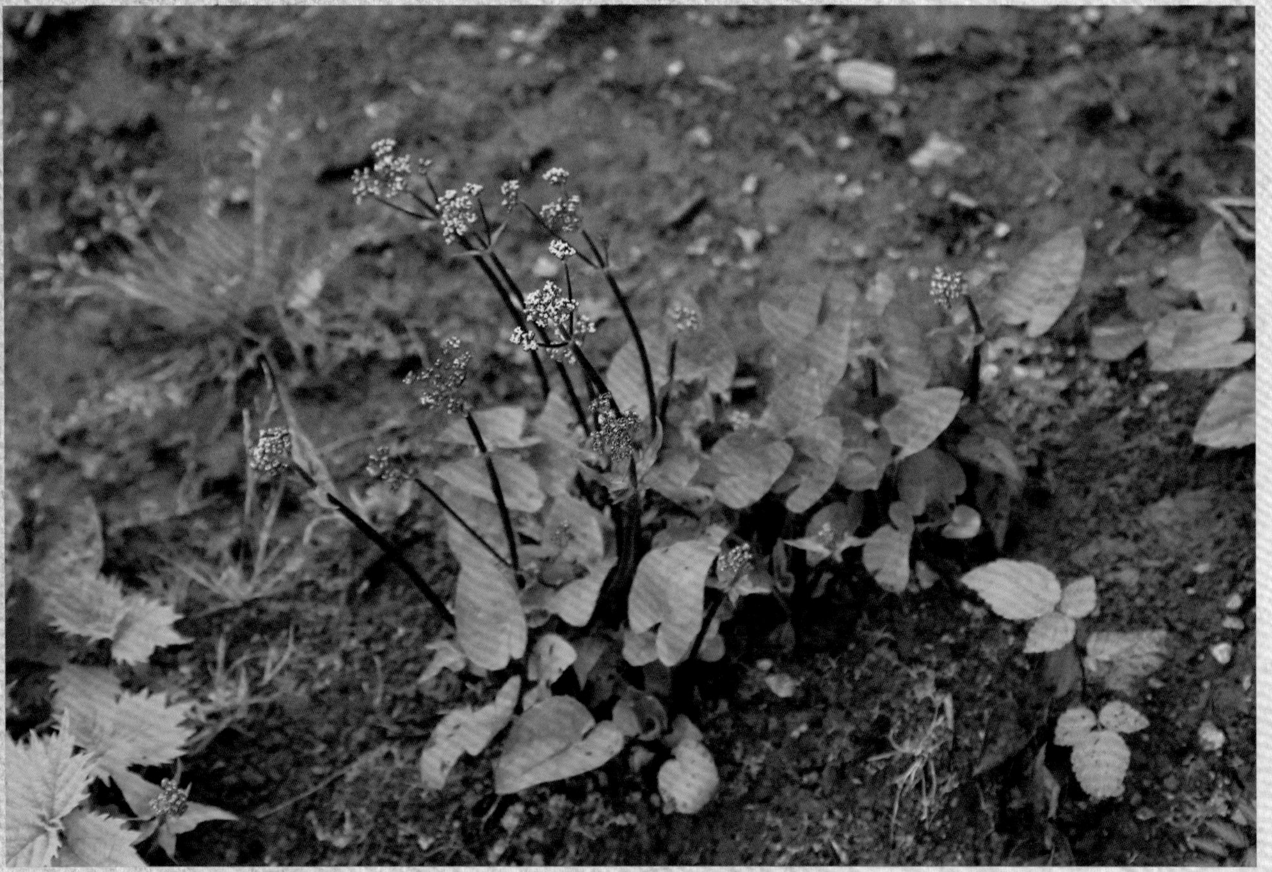

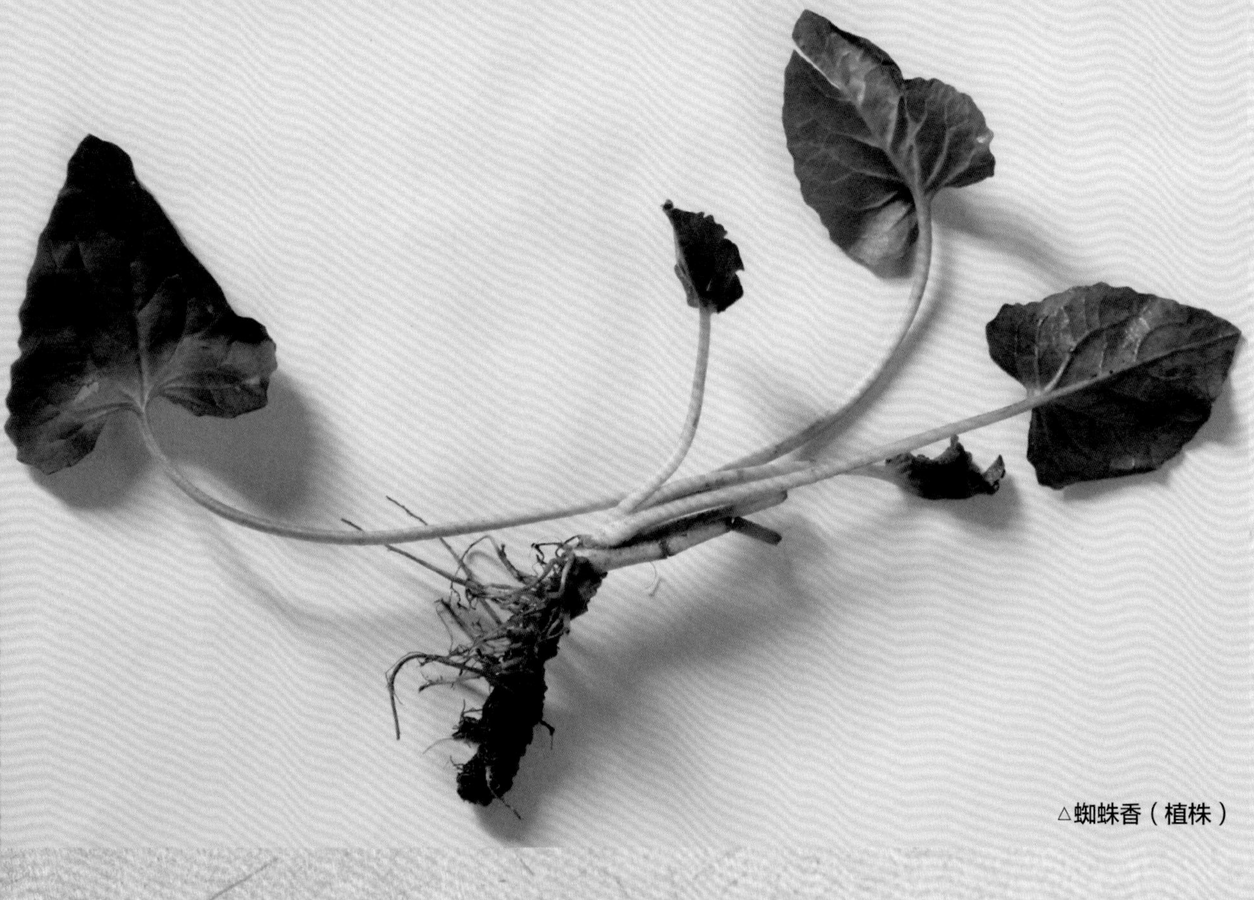

△蜘蛛香（植株）

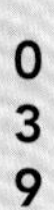

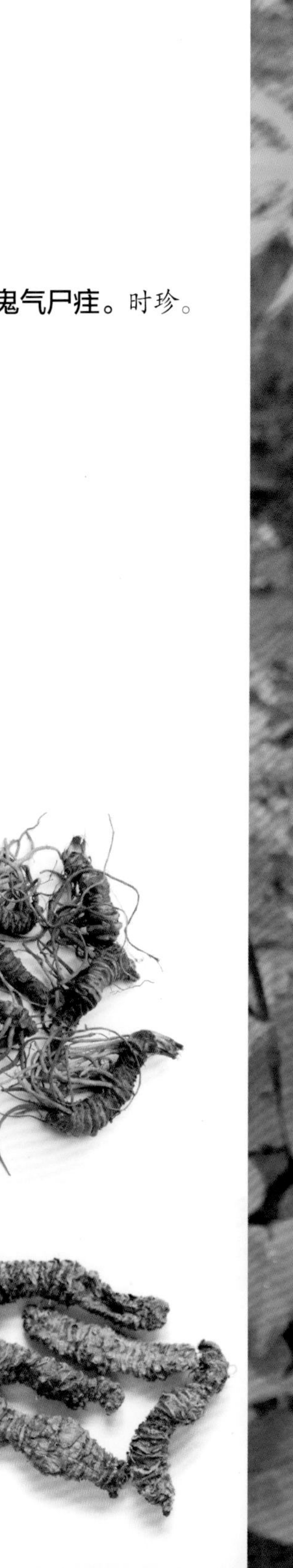

根

‖ **气味** ‖

辛，温，无毒。

‖ **主治** ‖

辟瘟疫，中恶邪精，鬼气尸疰。时珍。

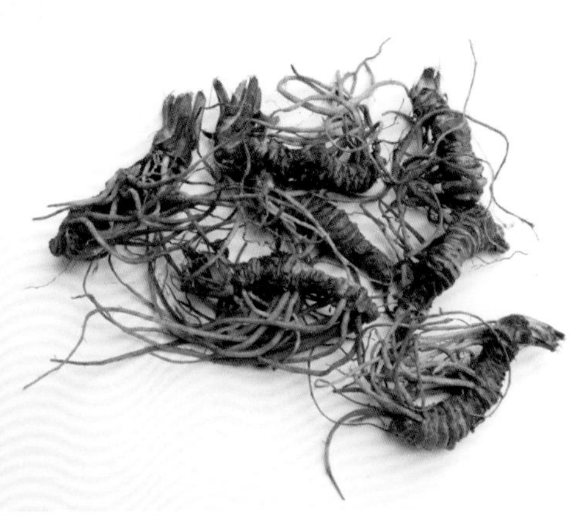

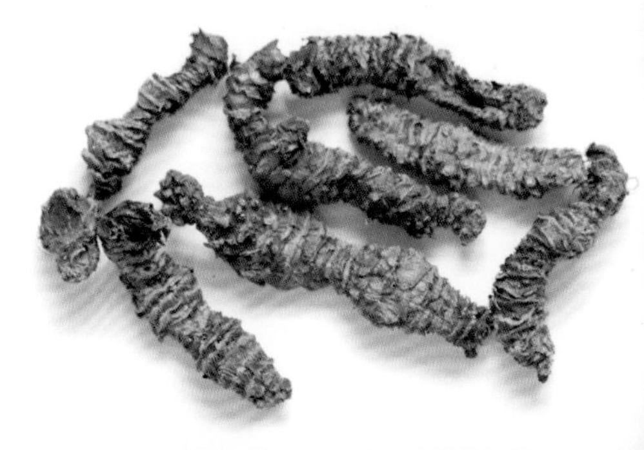

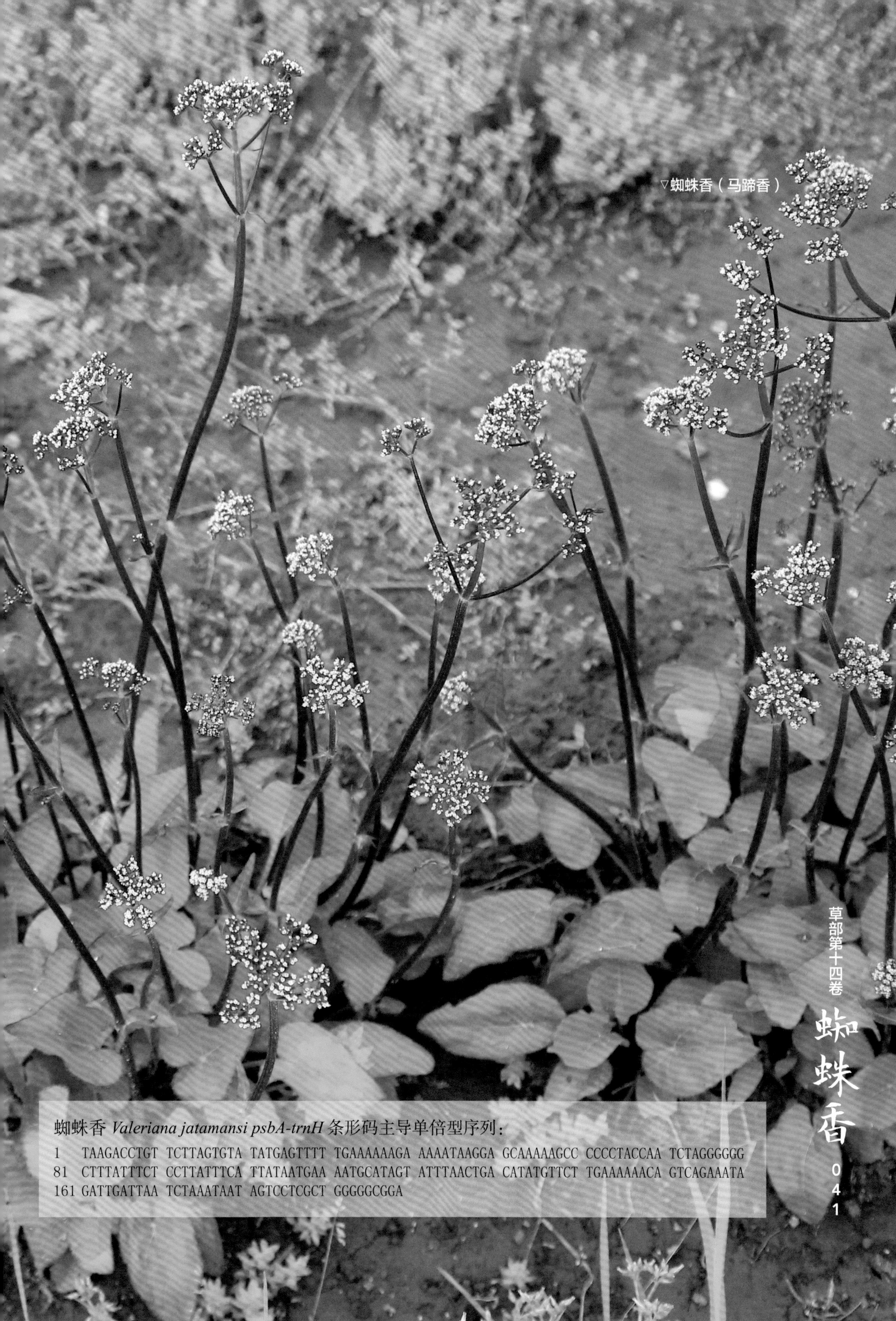

▽蜘蛛香（马蹄香）

蜘蛛香 *Valeriana jatamansi psbA-trnH* 条形码主导单倍型序列：

1 TAAGACCTGT TCTTAGTGTA TATGAGTTTT TGAAAAAAGA AAAATAAGGA GCAAAAAGCC CCCCTACCAA TCTAGGGGGG
81 CTTTATTTCT CCTTATTTCA TTATAATGAA AATGCATAGT ATTTAACTGA CATATGTTCT TGAAAAAACA GTCAGAAATA
161 GATTGATTAA TCTAAATAAT AGTCCTCGCT GGGGGCGGA

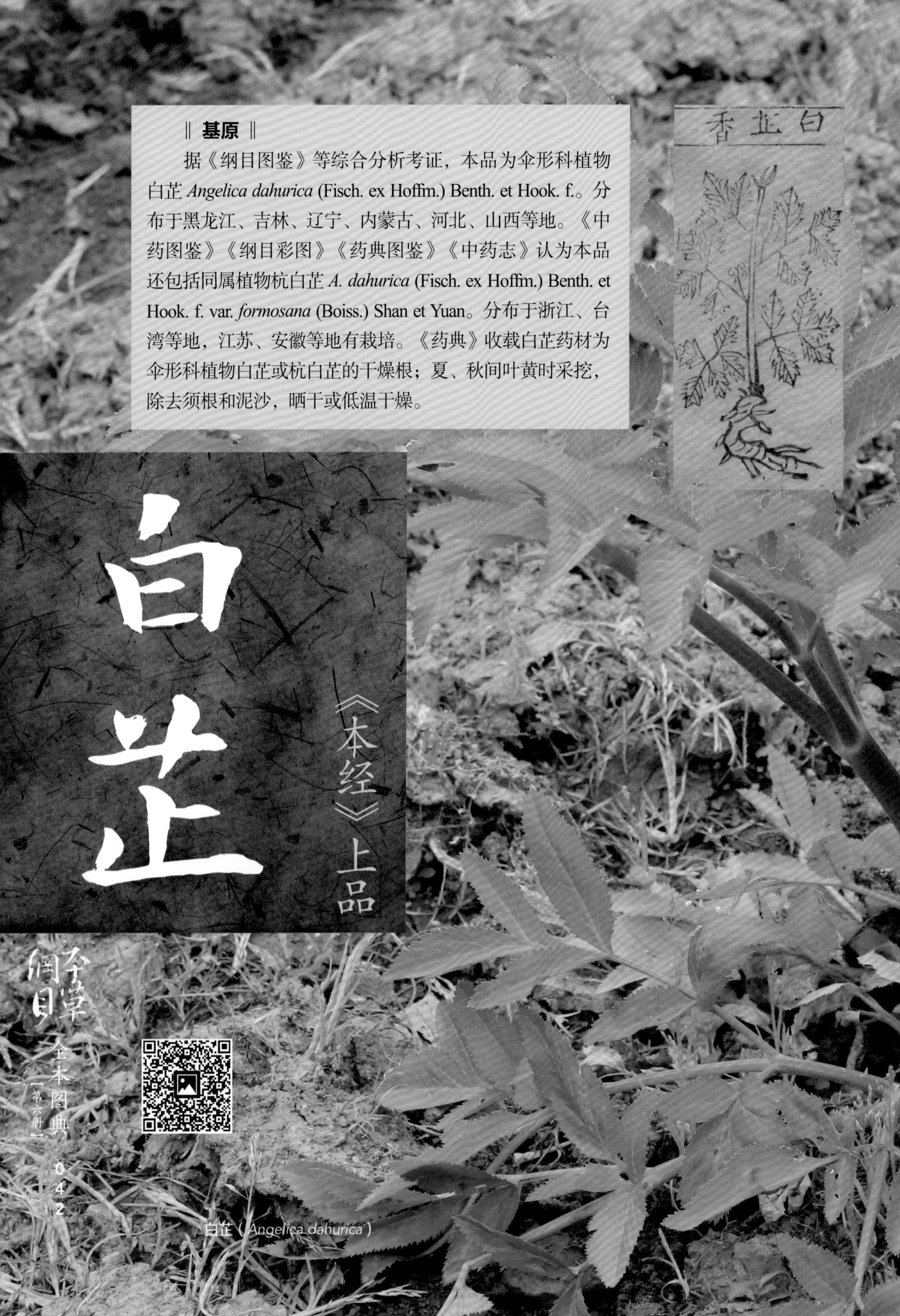

白芷

《本经》上品

‖ **基原** ‖

据《纲目图鉴》等综合分析考证，本品为伞形科植物白芷 *Angelica dahurica* (Fisch. ex Hoffm.) Benth. et Hook. f.。分布于黑龙江、吉林、辽宁、内蒙古、河北、山西等地。《中药图鉴》《纲目彩图》《药典图鉴》《中药志》认为本品还包括同属植物杭白芷 *A. dahurica* (Fisch. ex Hoffm.) Benth. et Hook. f. var. *formosana* (Boiss.) Shan et Yuan。分布于浙江、台湾等地，江苏、安徽等地有栽培。《药典》收载白芷药材为伞形科植物白芷或杭白芷的干燥根；夏、秋间叶黄时采挖，除去须根和泥沙，晒干或低温干燥。

△白芷（*Angelica dahurica*）

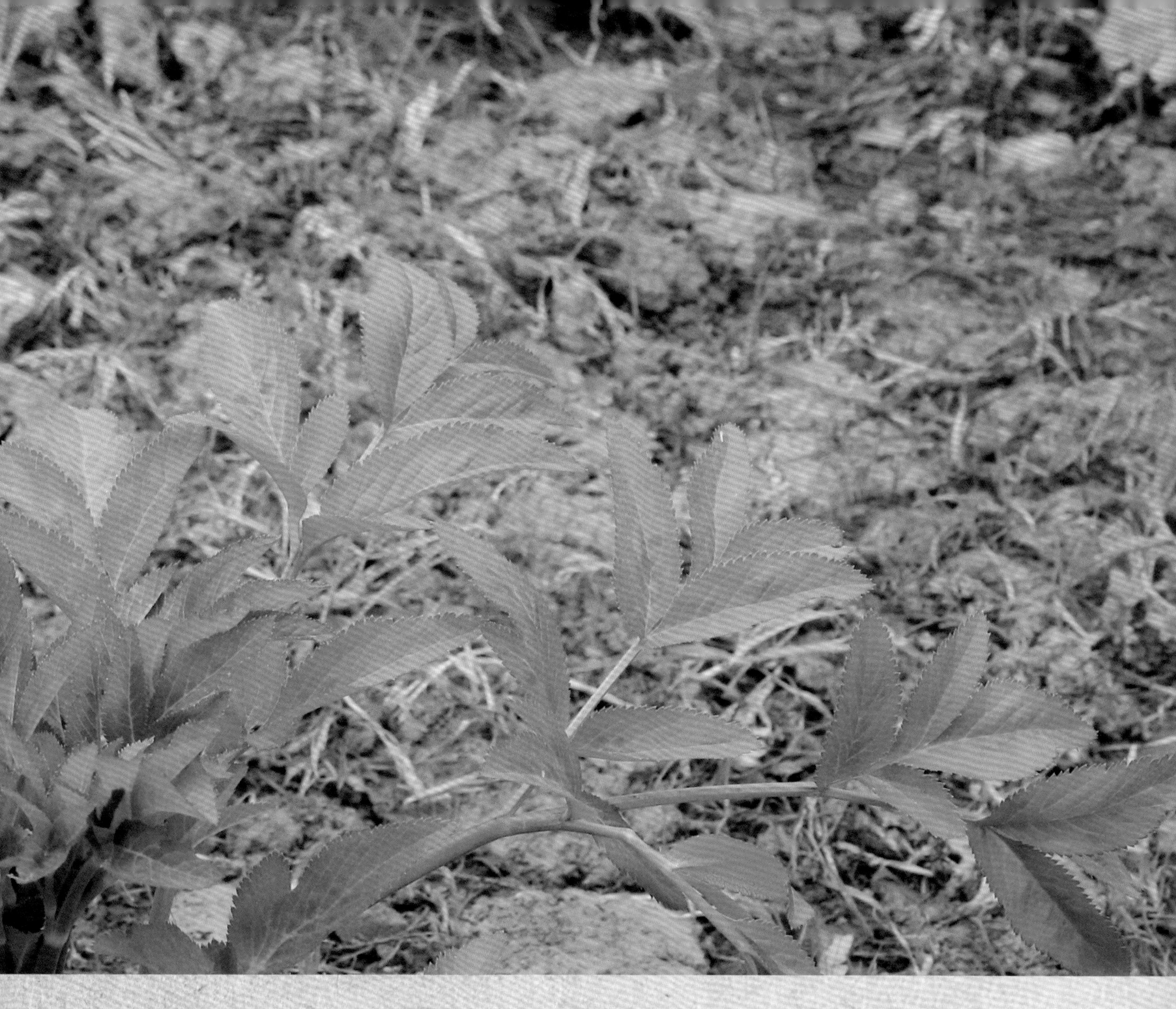

‖ **释名** ‖

白茝音止，又昌海切。**芳香**本经**泽芬**别录**苻蓠**别录**虈**许骄切。**莞**音官**叶名蒚麻**音力。**药**音约。[时珍曰] 徐锴云，初生根干为芷，则白芷之义取乎此也。王安石字说云：茝香可以养鼻，又可养体，故茝字从𦣞。茝音怡，养也。许慎说文云：晋谓之虈，齐谓之茝，楚谓之蓠，又谓之药。生于下泽，芬芳与兰同德，故骚人以兰茝为咏，而本草有芳香、泽芬之名，古人谓之香白芷云。

‖ **集解** ‖

[别录曰] 白芷生河东川谷下泽，二月、八月采根暴干。[弘景曰] 今处处有之，东间甚多。叶可合香。[颂曰] 所在有之，吴地尤多。根长尺余，粗细不等，白色。枝干去地五寸以上。春生叶，相对婆娑，紫色，阔三指许。花白微黄。入伏后结子，立秋后苗枯。二月、八月采根暴干。以黄泽者为佳。[敩曰] 凡采勿用四条一处生者，名丧公藤。又勿用马兰根。

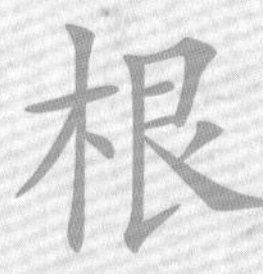

‖ **修治** ‖

[敩曰]采得刮去土皮。细剉，以黄精片等分，同蒸一伏时，晒干去黄精用。[时珍曰] 今人采根洗刮寸截，以石灰拌匀，晒收，为其易蛀，并欲色白也。入药微焙。

‖ **气味** ‖

辛，温，无毒。[元素曰] 气温，味苦、大辛，气味俱轻，阳也。手阳明引经本药，同升麻则通行手、足阳明经，亦入手太阴经。[之才曰] 当归为之使，恶旋覆花，制雄黄、硫黄。

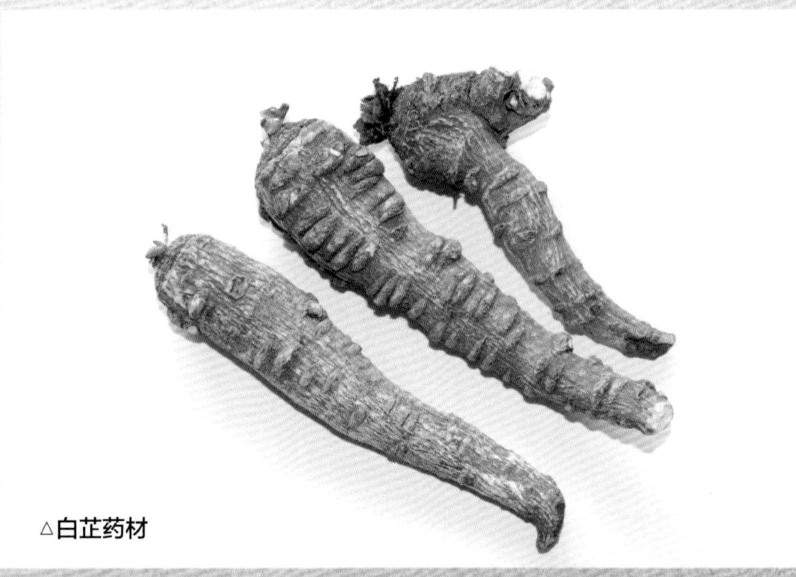

△白芷药材

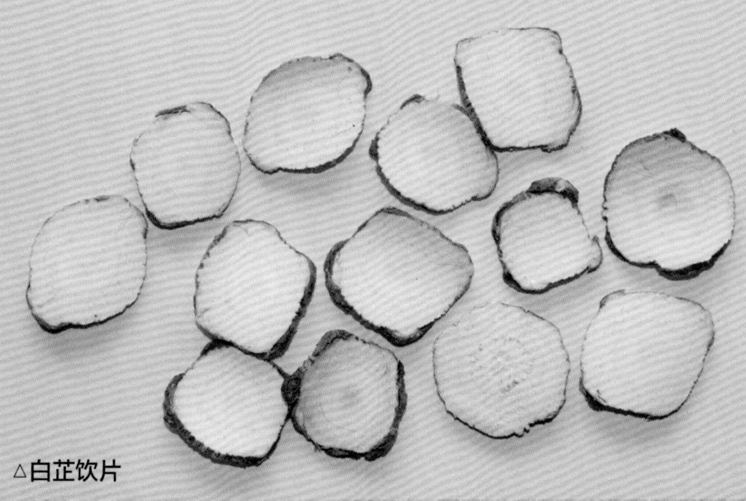

△白芷饮片

‖ **主治** ‖

女人漏下赤白，血闭阴肿，寒热，头风侵目泪出，长肌肤，润泽颜色，可作面脂。本经。疗风邪，久渴吐呕，两胁满，头眩目痒。可作膏药。别录。治目赤胬肉，去面皯疵瘢，补胎漏滑落，破宿血，补新血，乳痈发背瘰疬，肠风痔瘘，疮痍疥癣，止痛排脓。大明。能蚀脓，止心腹血刺痛，女人沥血腰痛，血崩。甄权。解利手阳明头痛，中风寒热，及肺经风热，头面皮肤风痹燥痒。元素。治鼻渊鼻衄，齿痛，眉棱骨痛，大肠风秘，小便去血，妇人血风眩运，翻胃吐食，解砒毒蛇伤，刀箭金疮。时珍。

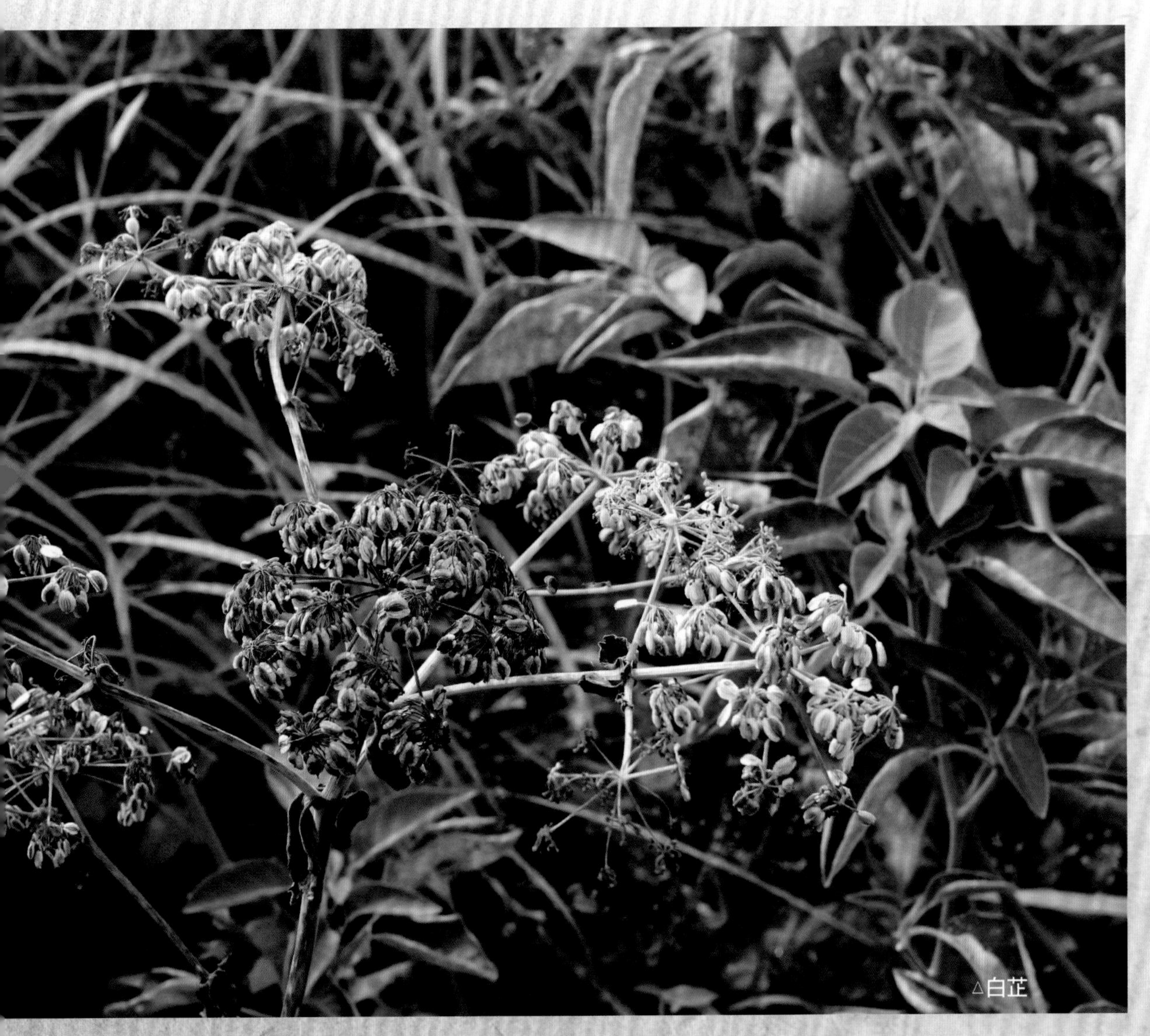
△白芷

‖ **发明** ‖

[杲曰] 白芷疗风通用，其气芳香，能通九窍，表汗不可缺也。[刘完素曰] 治正阳明头痛，热厥头痛，加而用之。[好古曰] 同辛夷、细辛用治鼻病，入内托散用长肌肉，则入阳明可知矣。[时珍曰] 白芷色白味辛，行手阳明庚金；性温气厚，行足阳明戊土；芳香上达，入手太阴肺经。肺者，庚之弟，戊之子也。故所主之病不离三经。如头目眉齿诸病，三经之风热也；如漏带痈疽诸病，三经之湿热也。风热者辛以散之，湿热者温以除之。为阳明主药，故又能治血病胎病，而排脓生肌止痛。按王璆百一选方云：王定国病风头痛，至都梁求明医杨介治之。连进三丸，即时病失。恳求其方，则用香白芷一味，洗晒为末，炼蜜丸弹子大。每嚼一丸，以茶清或荆芥汤化下。遂命名都梁丸。其药治头风眩运，女人胎前产后，伤风头痛，血风头痛，皆效。戴原礼要诀亦云：头痛挟热，项生磊块者，服之甚宜。又臞仙神隐书，言种白芷能辟蛇，则夷坚志所载治蝮蛇伤之方，亦制以所畏也，而本草不曾言及。[宗奭曰] 药性论言白芷能蚀脓。今人用治带下，肠有败脓，淋露不已，腥秽殊甚，遂致脐腹冷痛，皆由败脓血所致，须此排脓。白芷一两，单叶红蜀葵根二两，白芍药、白枯矾各半两，为末。以蜡化丸梧子大。每空心及饭前，米饮下十丸或十五丸。俟脓尽，乃以他药补之。

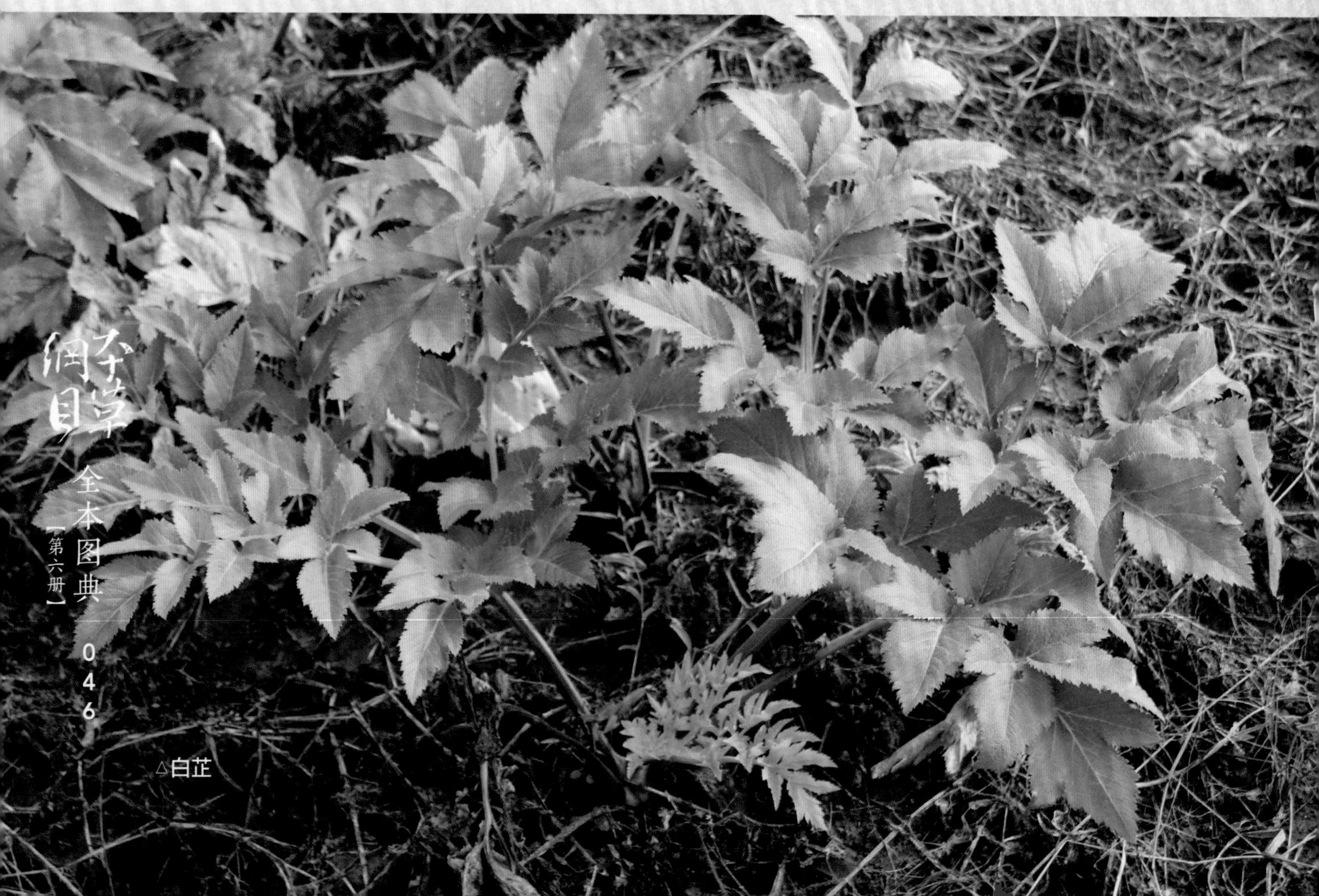

△白芷

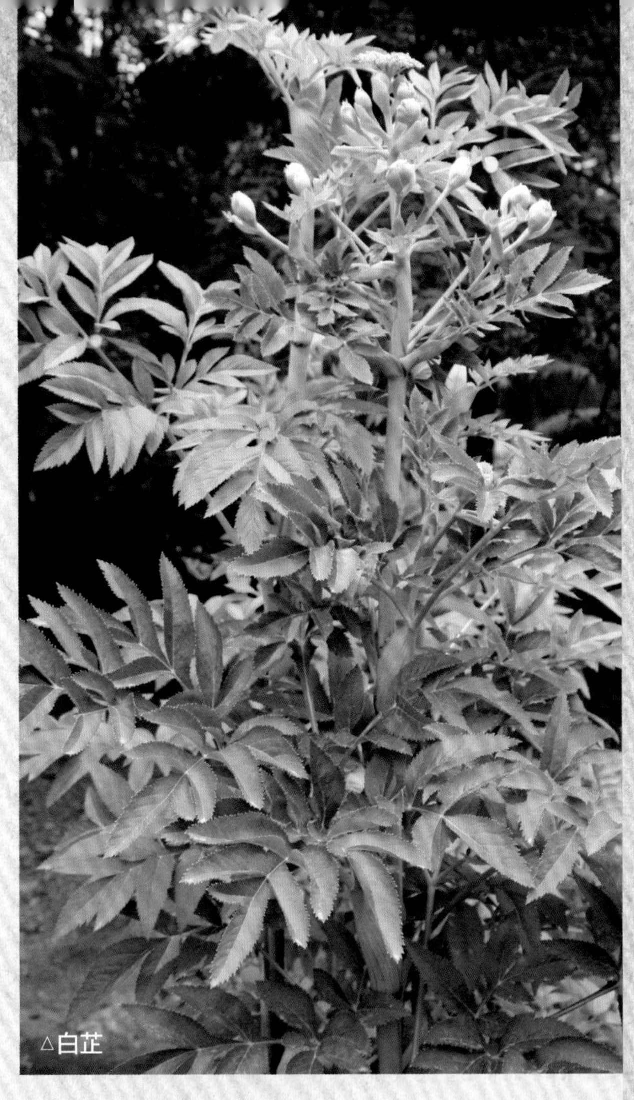
△白芷

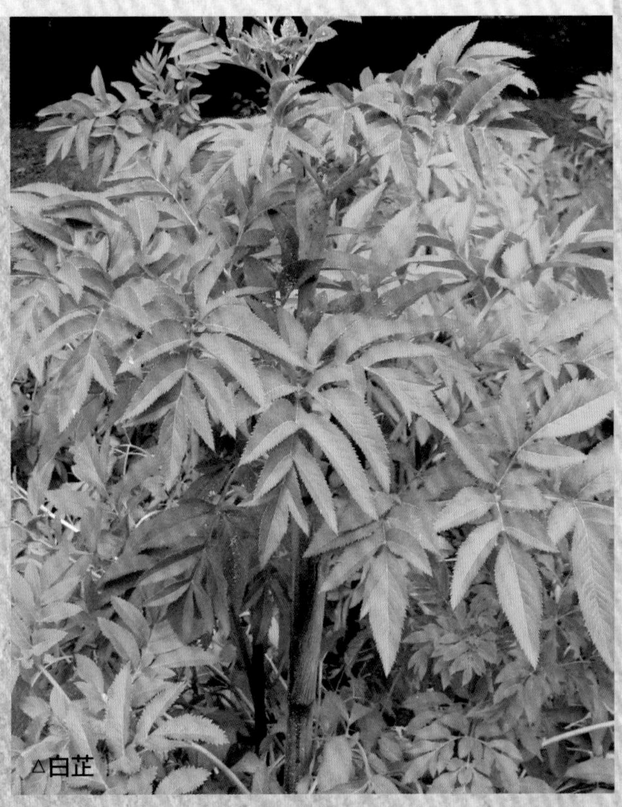
△白芷

‖ **附方** ‖

旧一。新三十三。**一切伤寒**神白散，又名圣僧散：治时行一切伤寒，不问阴阳轻重、老少男女孕妇，皆可服之。用白芷一两，生甘草半两，姜三片，葱白三寸，枣一枚，豉五十粒，水二碗，煎服取汗。不汗再服。病至十余日未得汗者，皆可服之。此药可卜人之好恶也。如煎得黑色，或误打翻，即难愈；如煎得黄色，无不愈者。煎时要至诚，忌妇人鸡犬见。卫生家宝方。**一切风邪**方同上。**风寒流涕**香白芷一两，荆芥穗一钱，为末。蜡茶点服二钱。百一选方。**小儿流涕**是风寒也。白芷末、葱白，捣丸小豆大，每茶下二十丸。仍以白芷末，姜汁调，涂太阳穴，乃食热葱粥取汗。圣惠方。**小儿身热**白芷煮汤浴之。取汗避风。子母秘录。**头面诸风**香白芷切，以萝卜汁浸透，日干为末，每服二钱，白汤下。或以嗃鼻。直指方。**偏正头风**百药不治，一服便可，天下第一方也。香白芷炒二两五钱，川芎炒、甘草炒、川乌头半生半熟各一两，为末。每服一钱，细茶、薄荷汤调下。谈野翁试效方。**头风眩运**都梁丸，见发明下。**眉棱骨痛**属风热与痰。白芷、片芩酒炒等分，为末。每服二钱，茶清调下。丹溪纂要。**风热牙痛**香白芷一钱，朱砂五分，为末。蜜丸芡子大，频用擦牙。此乃濠州一村妇以医人者，庐州郭医云，绝胜他药也。或以白芷、吴茱萸等分，浸水漱涎。医林集要。**一切眼疾**白芷、雄黄为末，炼蜜丸龙眼大，朱砂为衣。每服一丸，食后茶下，日二服。名还睛丸。普济方。**口齿气臭**百一选方用香白芷七钱，为末。食后井水服一钱。济生方用白芷、川芎等分，为末，蜜丸芡子大，日噙之。**盗汗不止**太平白芷一

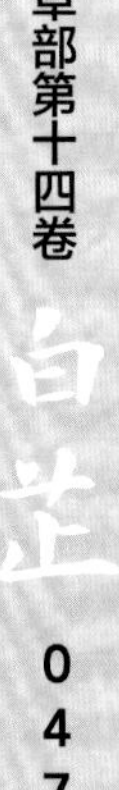

两，辰砂半两，为末。每服二钱，温酒下。屡验。朱氏集验方。**血风反胃**香白芷一两，切片，瓦炒黄为末。用猪血七片，沸汤泡七次，蘸末食之。日一次。妇人良方。**脚气肿痛**白芷、芥子等分，为末，姜汁和，涂之效。医方摘要。**妇人白带**白芷四两，以石灰半斤，淹三宿，去灰切片，炒研末。酒服二钱，日二服。医学集成。**妇人难产**白芷五钱，水煎服之。唐瑶经验。**胎前产后**乌金散：治胎前产后虚损，月经不调，崩漏及横生逆产。用白芷、百草霜等分，为末。以沸汤入童子小便同醋调服二钱。丹溪加滑石，以芎归汤调之。普济方。**大便风秘**香白芷炒，为末。每服二钱，米饮入蜜少许，连进二服。十便良方。**小便气淋**结涩不通，白芷醋浸焙干，二两，为末。煎木通、甘草酒调下一钱，连进二服。普济方。**鼻衄不止**就以所出血调白芷末，涂山根，立止。简便方。**小便出血**白芷、当归等分，为末。米饮每服二钱。经验方。**肠风下血**香白芷为末。每服二钱，米饮下，神效。余居士选奇方。**痔漏出血**方同上，并煎汤熏洗。直指方。**痔疮肿痛**先以皂角烟熏之。后以鹅胆汁调白芷末涂之，即消。医方摘要。**肿毒热痛**醋调白芷末傅之。卫生易简方。**乳痈初起**白芷、贝母各二钱，为末。温酒服之。秘传外科方。**疔疮初起**白芷一钱，生姜一两，擂酒一盏，温服取汗，即散。此陈指挥方也。袖珍方。**痈疽赤肿**白芷、大黄等分，为末，米饮服二钱。经验方。**小儿丹瘤**游走入腹必死。初发，急以截风散截之。白芷、寒水石为末。生葱汁调涂。全幼心鉴。**刀箭伤疮**香白芷嚼烂涂之。集简方。**解砒石毒**白芷末，井水服二钱。事林广记。**诸骨哽咽**白芷、半夏等分，为末。水服一钱，即呕出。普济方。**毒蛇伤螫**临川有人被蝮伤，即昏死，一臂如股，少顷遍身皮胀，黄黑色。一道人以新汲水调香白芷末一斤，灌之。觉脐中搰搰然，黄水自口出，腥秽逆人，良久消缩如故云。以麦门冬汤调尤妙，仍以末搽之。又经山寺僧为蛇伤，一脚溃烂，百药不愈。一游僧以新水数洗净腐败，见白筋，挹干，以白芷末，入胆矾、麝香少许掺之，恶水涌出。日日如此，一月平复。洪迈夷坚志。

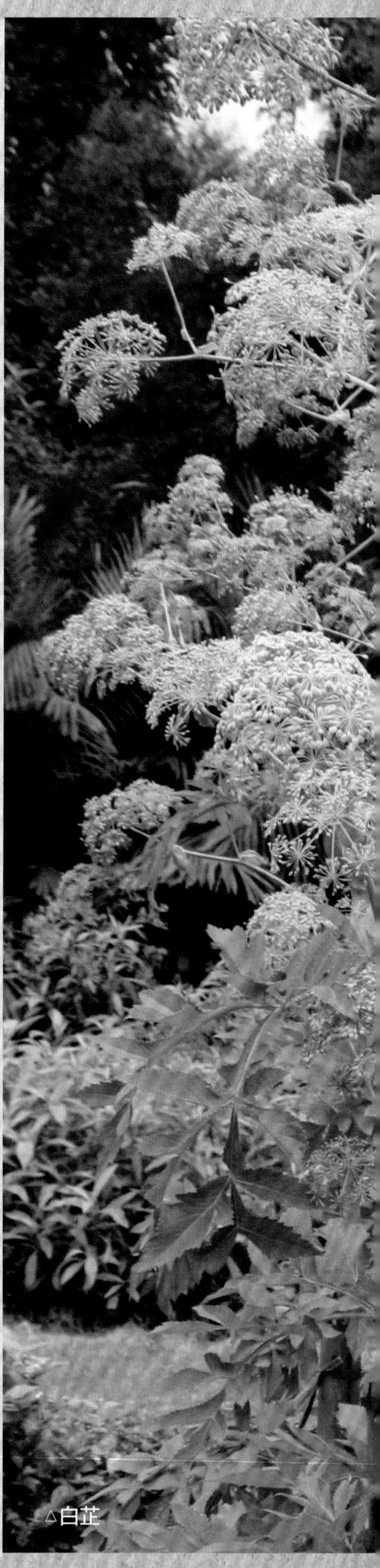
△白芷

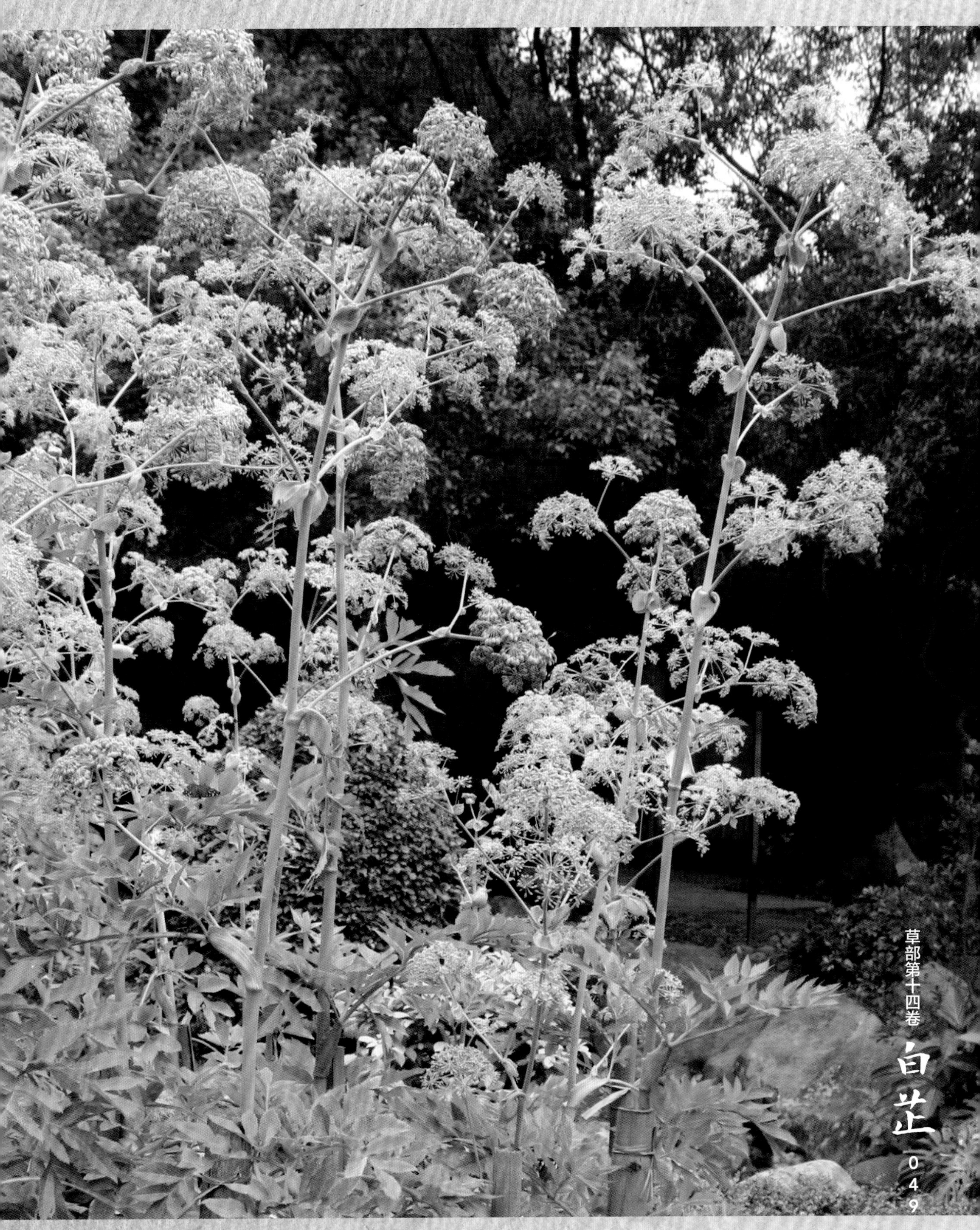

白芷

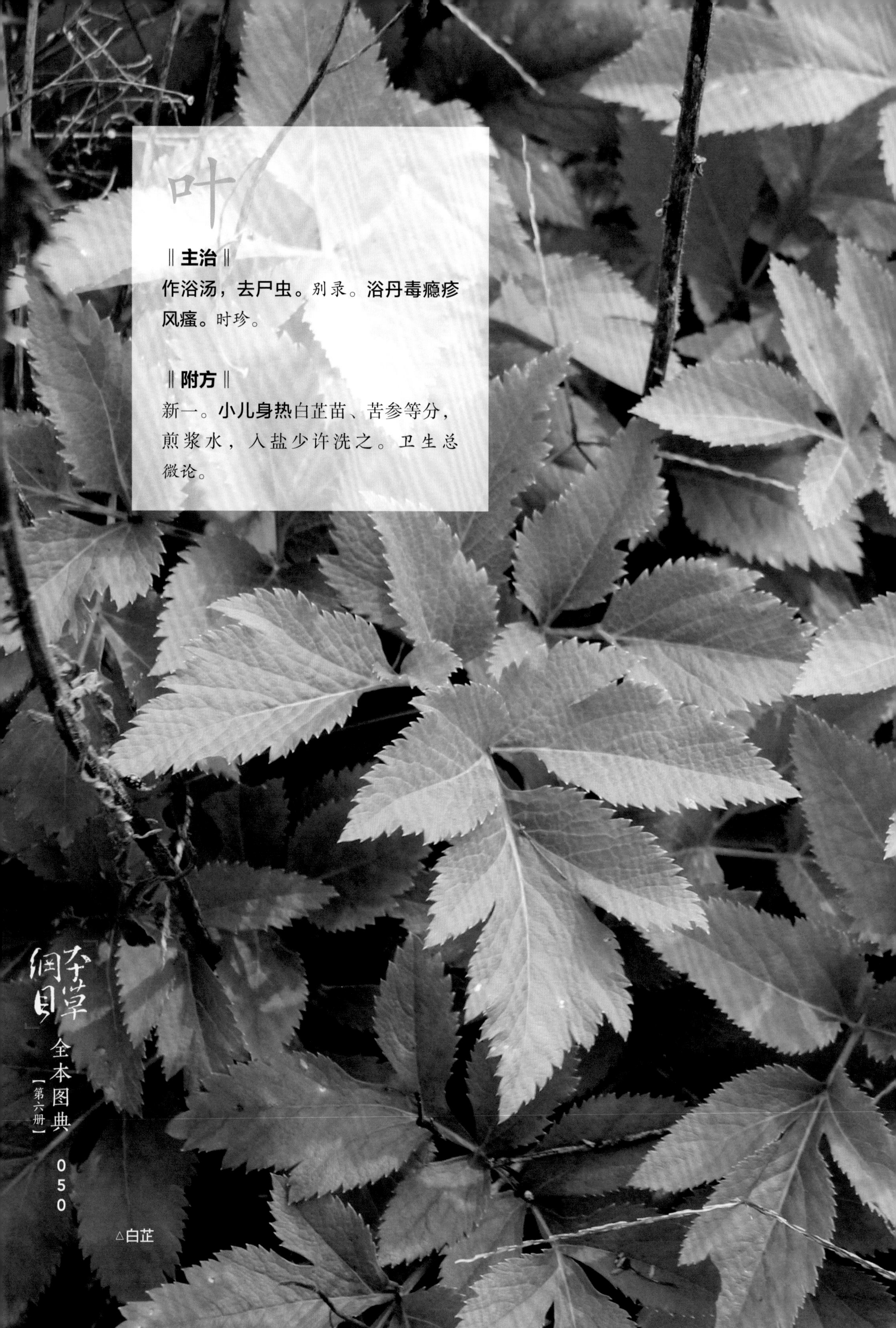

叶

‖ **主治** ‖

作浴汤，去尸虫。别录。**浴丹毒瘾疹风瘙。**时珍。

‖ **附方** ‖

新一。**小儿身热**白芷苗、苦参等分，煎浆水，入盐少许洗之。卫生总微论。

△白芷

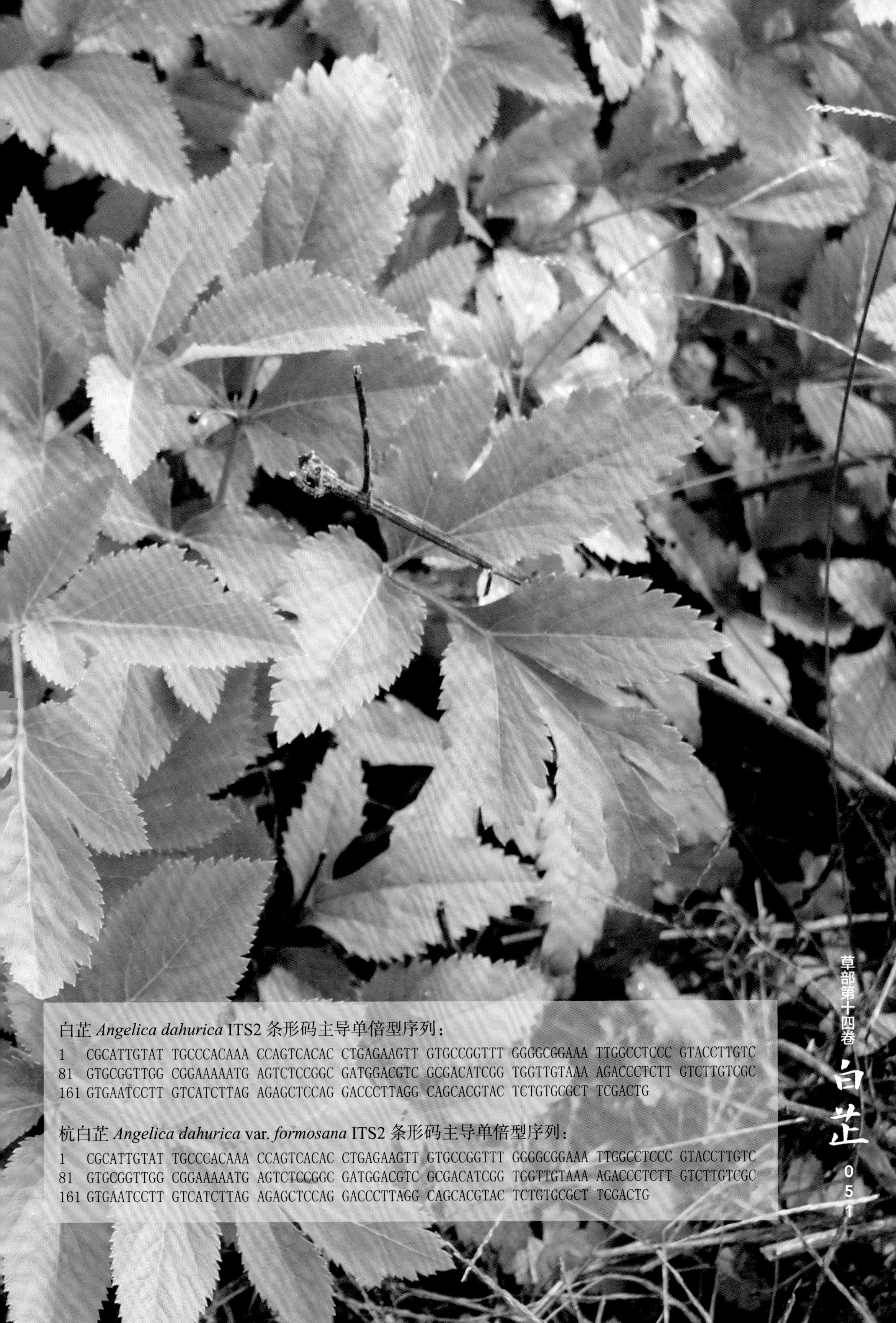

白芷 *Angelica dahurica* ITS2 条形码主导单倍型序列：

1 CGCATTGTAT TGCCCACAAA CCAGTCACAC CTGAGAAGTT GTGCCGGTTT GGGGCGGAAA TTGGCCTCCC GTACCTTGTC
81 GTGCGGTTGG CGGAAAAATG AGTCTCCGGC GATGGACGTC GCGACATCGG TGGTTGTAAA AGACCCTCTT GTCTTGTCGC
161 GTGAATCCTT GTCATCTTAG AGAGCTCCAG GACCCTTAGG CAGCACGTAC TCTGTGCGCT TCGACTG

杭白芷 *Angelica dahurica* var. *formosana* ITS2 条形码主导单倍型序列：

1 CGCATTGTAT TGCCCACAAA CCAGTCACAC CTGAGAAGTT GTGCCGGTTT GGGGCGGAAA TTGGCCTCCC GTACCTTGTC
81 GTGCGGTTGG CGGAAAAATG AGTCTCCGGC GATGGACGTC GCGACATCGG TGGTTGTAAA AGACCCTCTT GTCTTGTCGC
161 GTGAATCCTT GTCATCTTAG AGAGCTCCAG GACCCTTAGG CAGCACGTAC TCTGTGCGCT TCGACTG

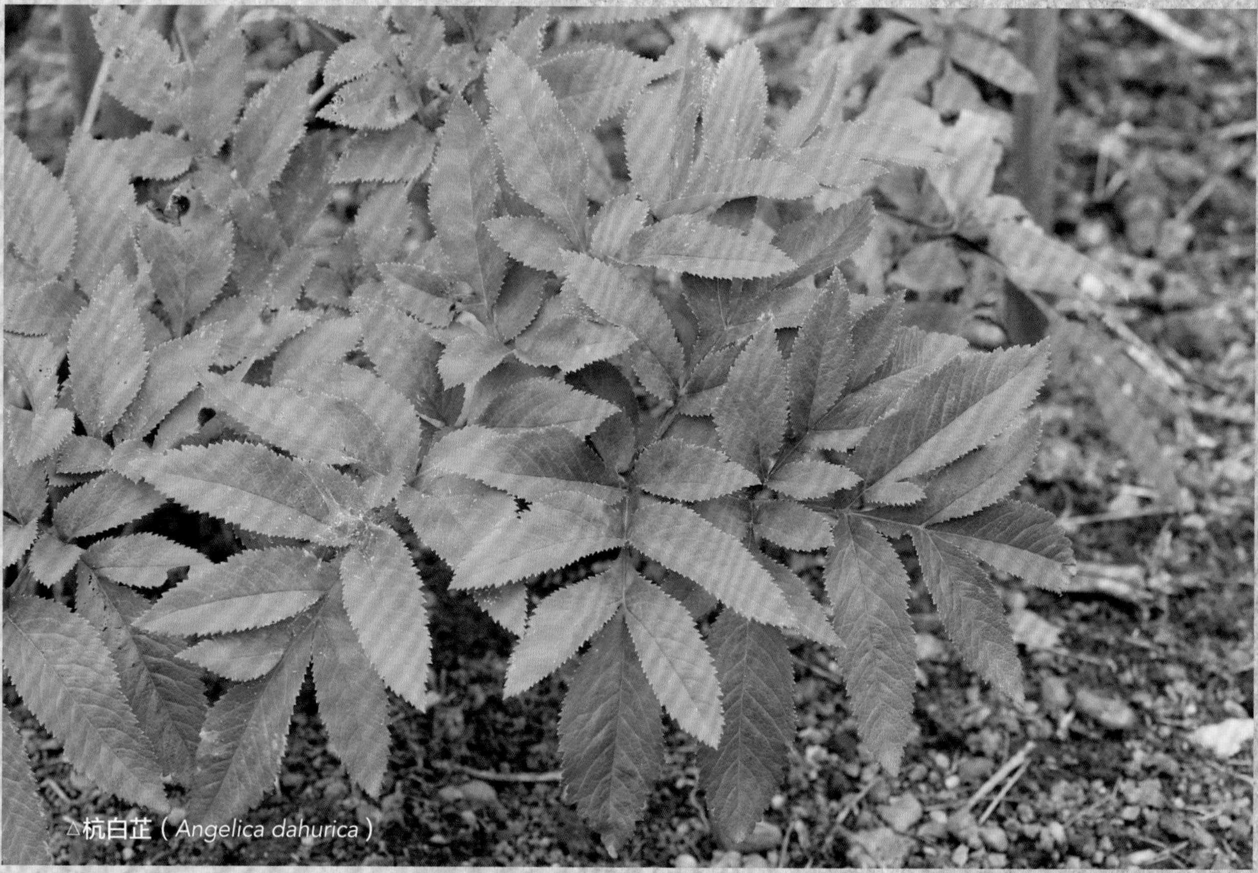

△杭白芷（*Angelica dahurica*）

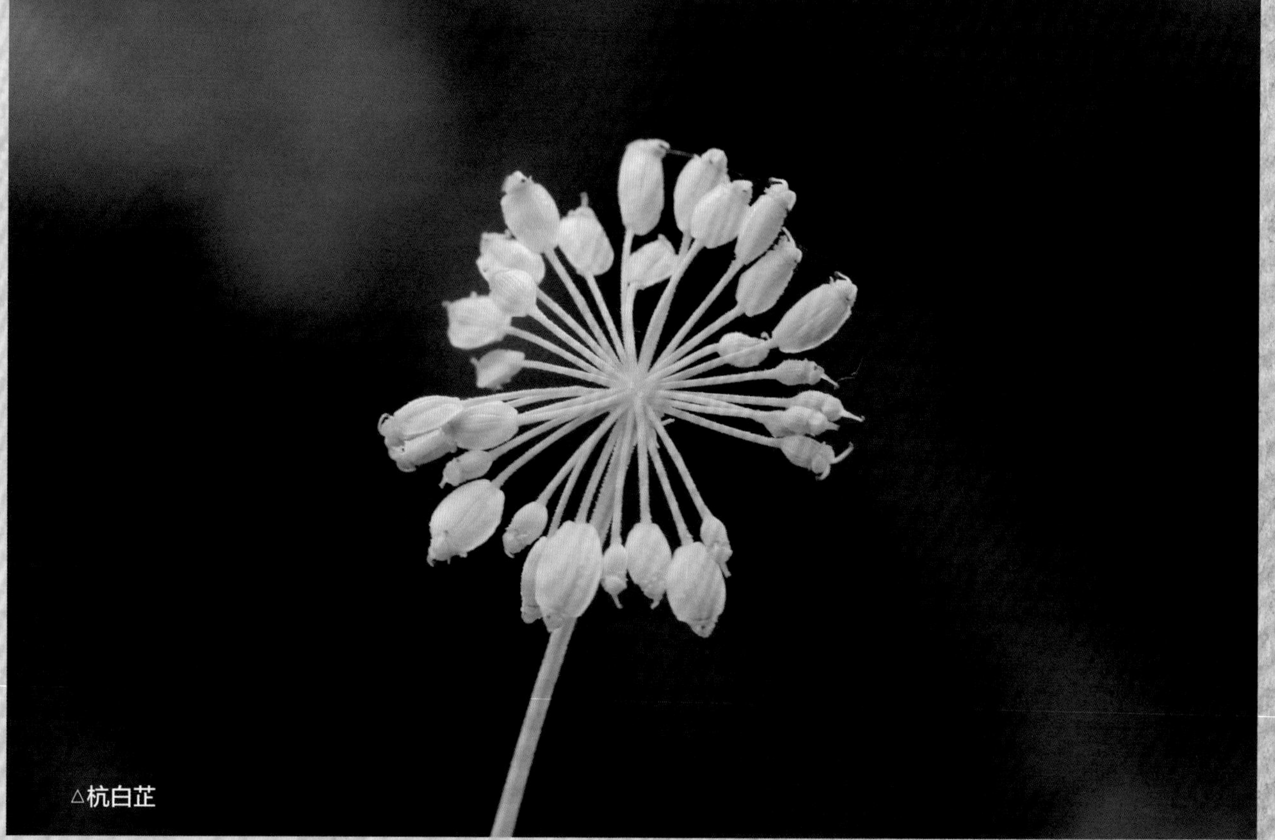

△杭白芷

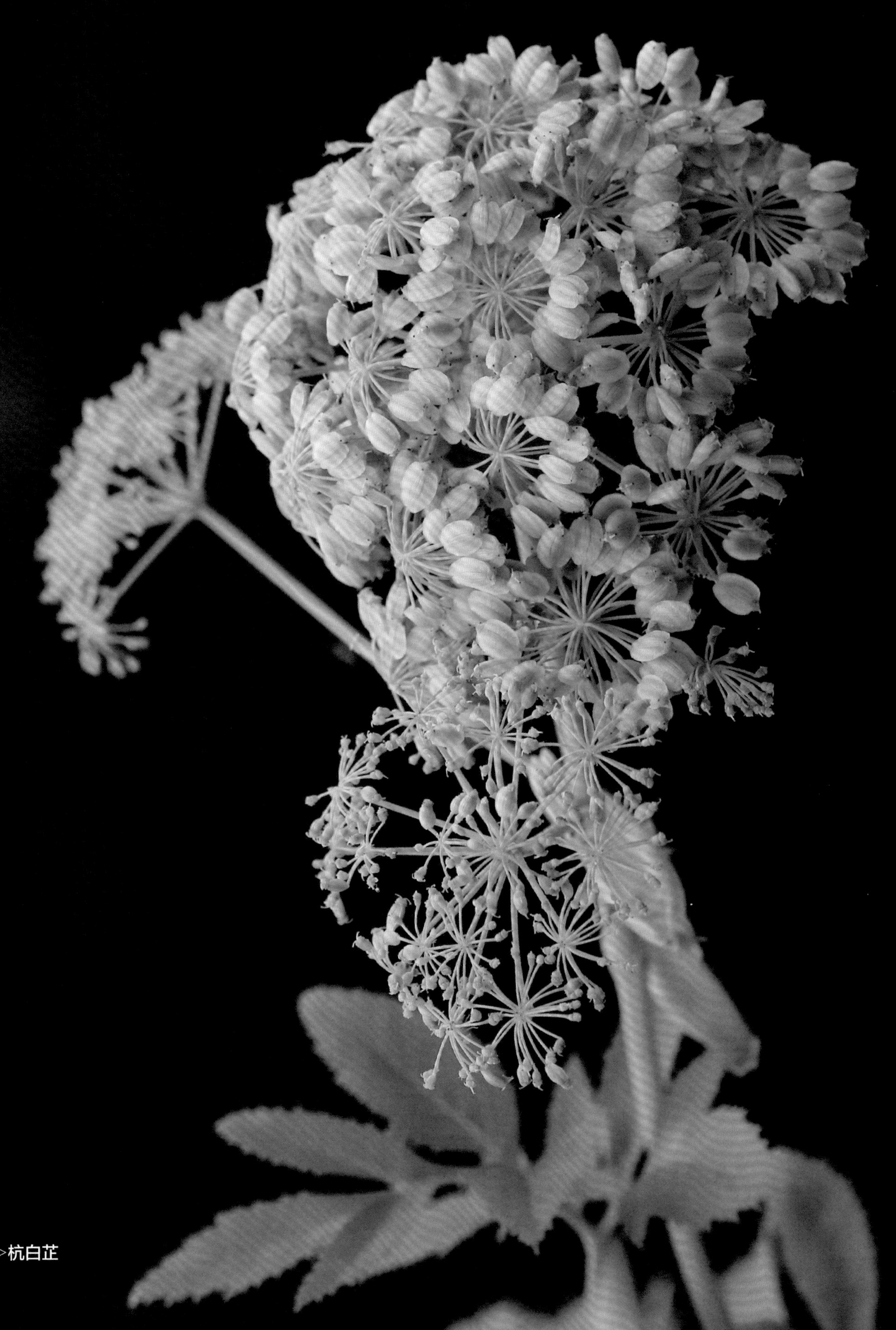

▷杭白芷

芍药

芍音杓，又音勺。

《本经》中品

‖ **基原** ‖

据《纲目图鉴》等综合分析考证，本品为毛茛科植物芍药 *Paeonia lactiflora* Pall.。分布于东北、华北、西北等地，全国各地均有栽培。《中药志》《纲目彩图》认为芍药药材包括白芍与赤芍：白芍为毛茛科植物芍药的除去外皮的根，赤芍为毛茛科植物芍药或川赤芍 *P. veitchii* Lynch 不去外皮的根。川赤芍分布于陕西、甘肃、青海、四川和西藏等地。《药典》收载白芍药材为毛茛科植物芍药的干燥根；夏、秋二季采挖，洗净，除去头尾和细根，置沸水中煮后除去外皮或去皮后再煮，晒干；收载赤芍药材为毛茛科植物芍药或川赤芍的干燥根；春、秋二季采挖，除去根茎、须根及泥沙，晒干。

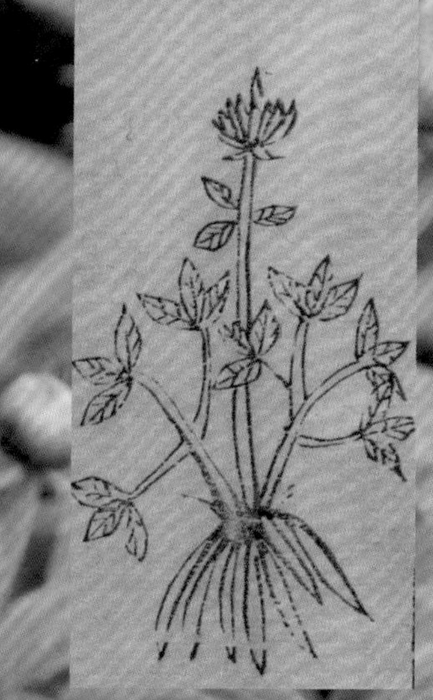

△芍药（*Paeonia lactiflora*）

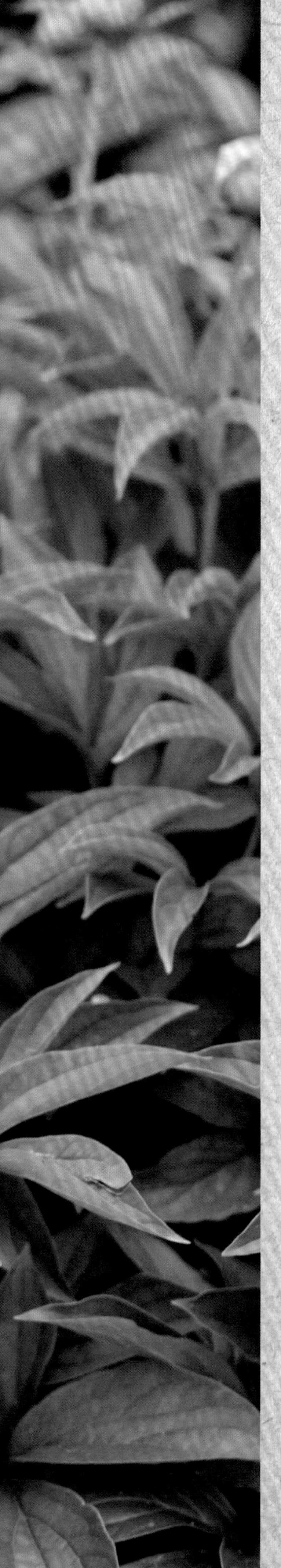

‖ **释名** ‖

将离纲目**犁食**别录**白术**别录**余容**别录**铤**别录**白者名金芍药**图经**赤者名木芍药。**[时珍曰] 芍药，犹婥约也。婥约，美好貌。此草花容婥约，故以为名。罗愿尔雅翼言，制食之毒，莫良于勺，故得药名。亦通。郑风诗云：伊其相谑，赠之以芍药。韩诗外传云：勺药，离草也。董子云：勺药一名将离，故将别赠之。俗呼其花之千叶者为小牡丹，赤者为木芍药，与牡丹同名也。

‖ **集解** ‖

[别录曰] 芍药生中岳川谷及丘陵，二月、八月采根暴干。[弘景曰] 今出白山、蒋山、茅山最好，白而长尺许。余处亦有而多赤，赤者小利。[志曰] 此有赤白两种，其花亦有赤白二色。[颂曰] 今处处有之，淮南者胜。春生红芽作丛，茎上三枝五叶，似牡丹而狭长，高一二尺。夏初开花，有红白紫数种，结子似牡丹子而小。秋时采根。崔豹古今注云：芍药有二种：有草芍药，木芍药。木者花大而色深，俗呼为牡丹，非矣。安期生服炼法：芍药有金芍药，色白多脂；木芍药，色紫瘦多脉。[承曰] 本经芍药生丘陵。今世多用人家种植者，乃欲其花叶肥大，必加粪壤。每岁八九月取根分削，因利以为药。今淮南真阳尤多，根虽肥大而香味不佳，入药少效。[时珍曰] 昔人言洛阳牡丹、扬州芍药甲天下。今药中所用，亦多取扬州者。十月生芽，至春乃长，三月开花。其品凡三十余种，有千叶、单叶、楼子之异。入药宜单叶之根，气味全厚。根之赤白，随花之色也。

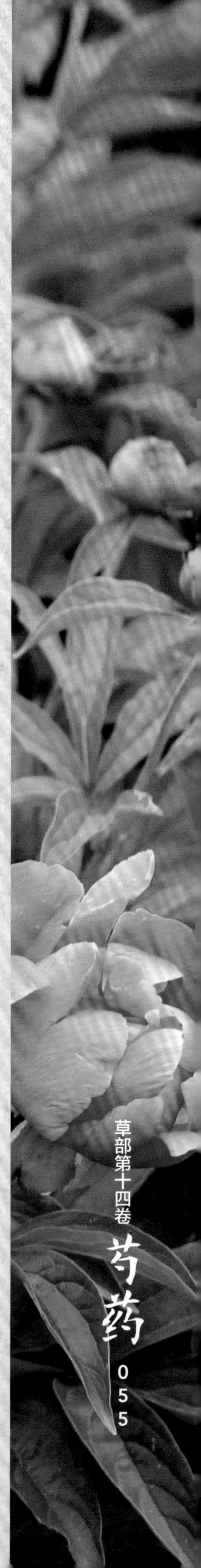

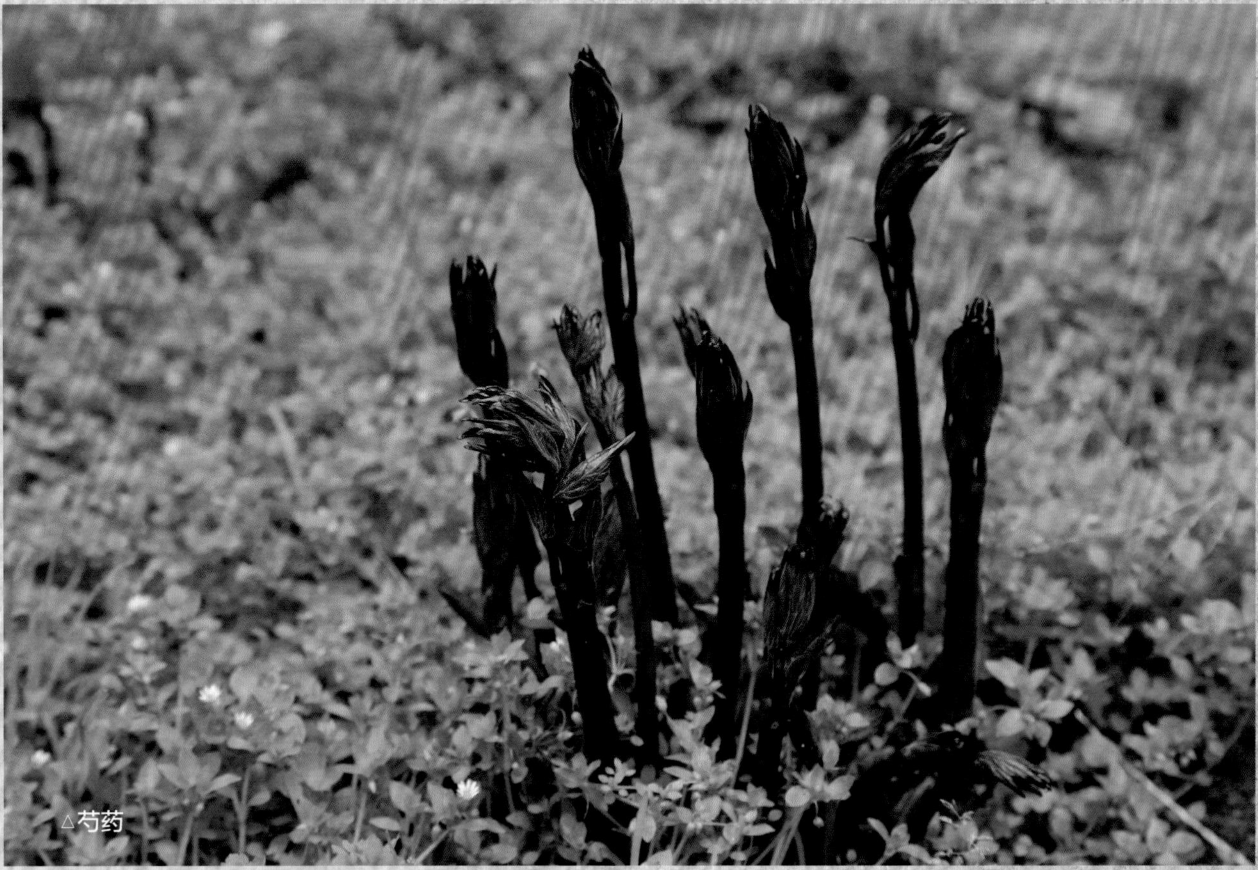

△芍药

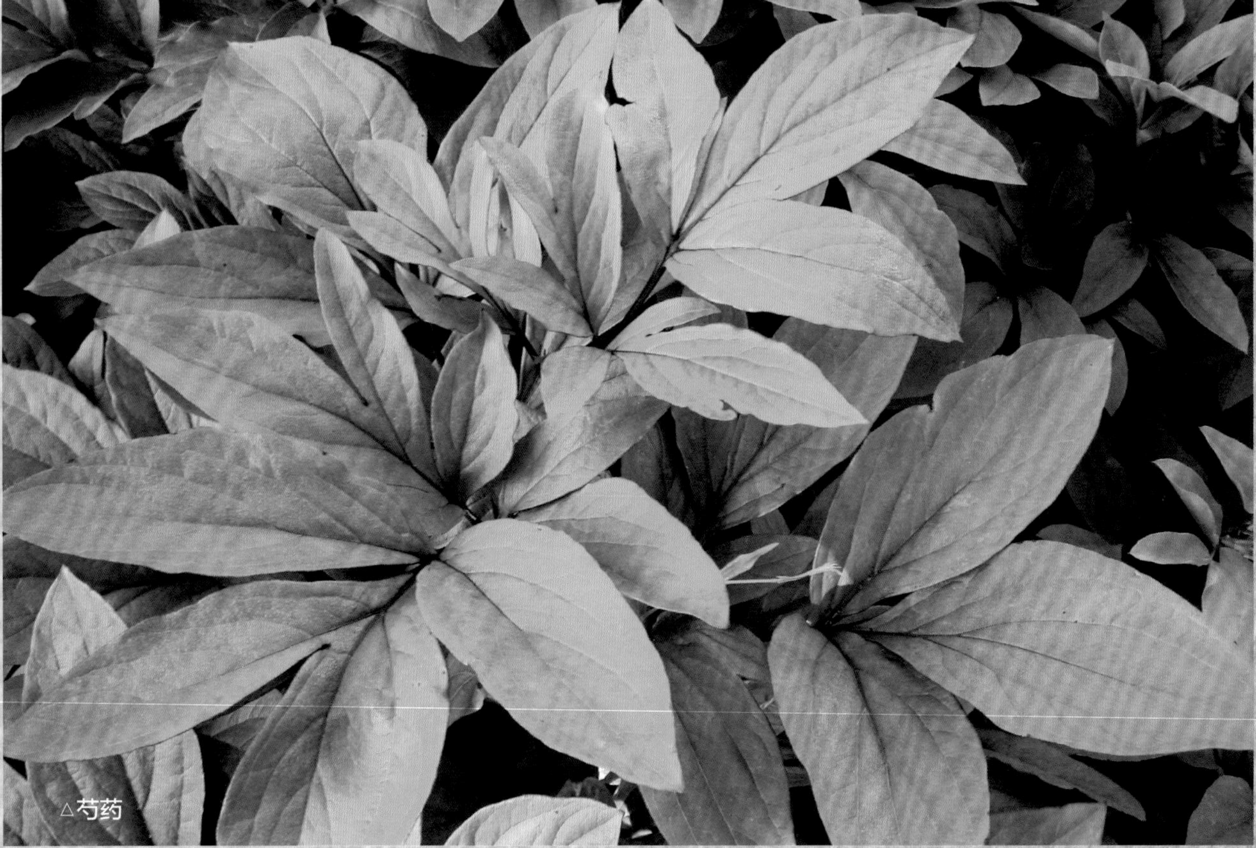

△芍药

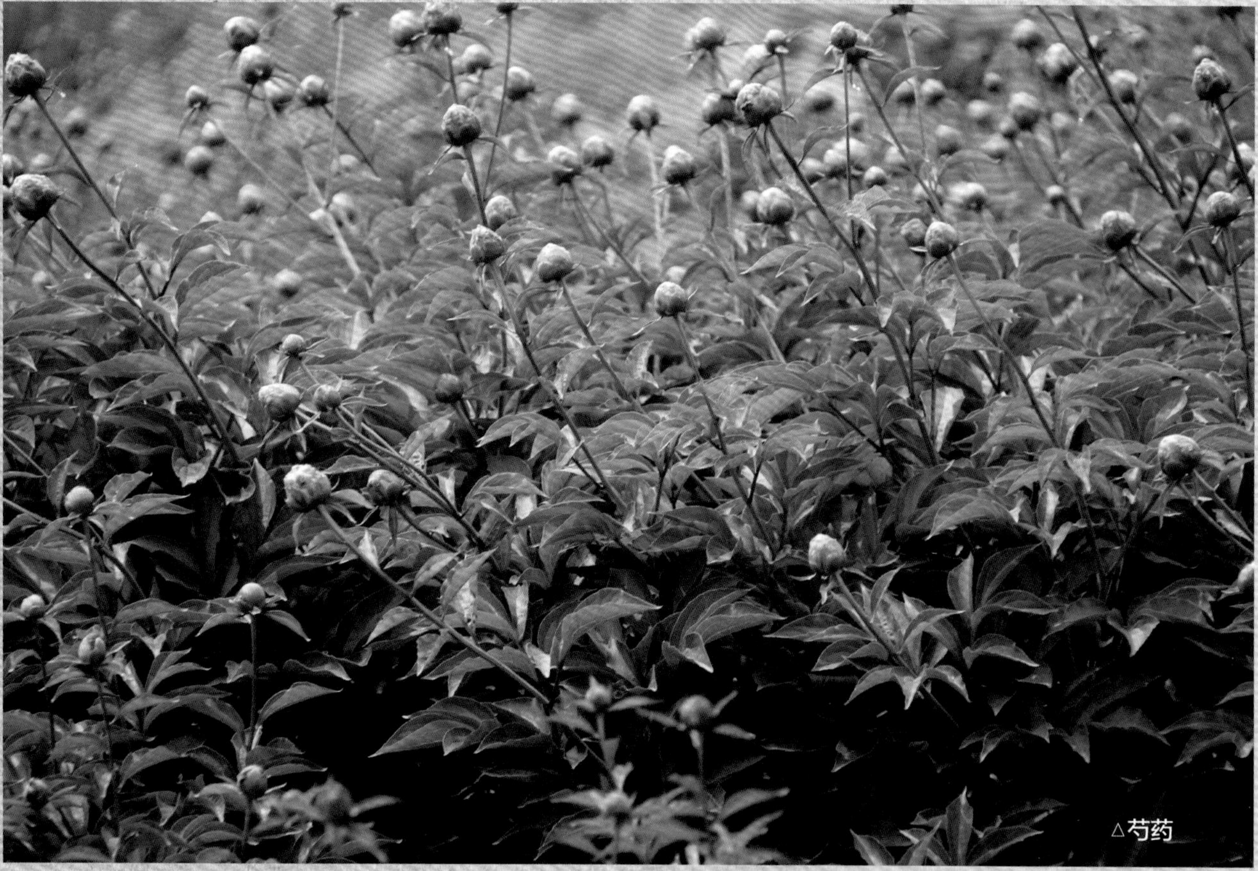

△芍药

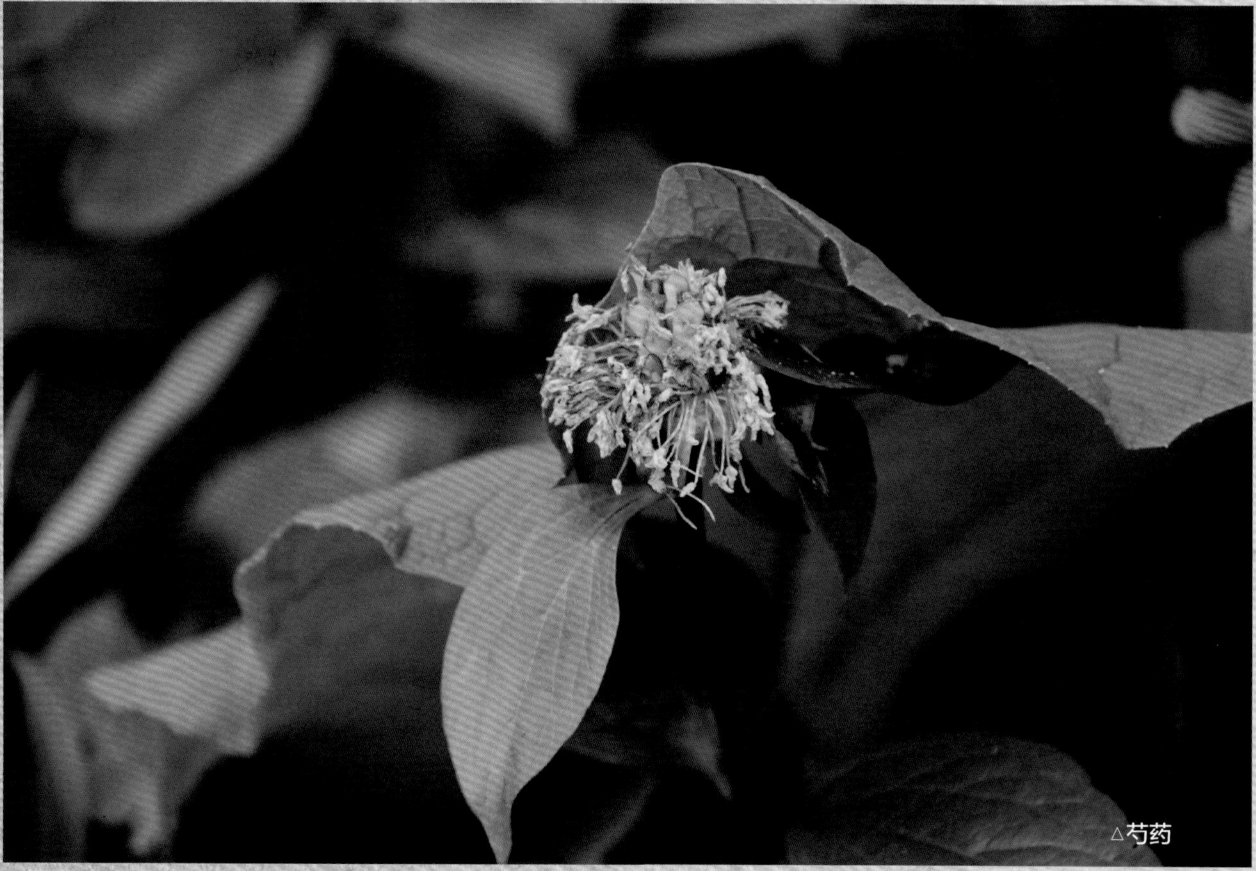

△芍药

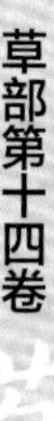

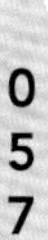

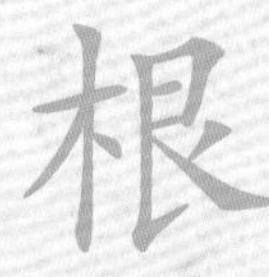

‖ **修治** ‖

[敩曰] 凡采得，竹刀刮去皮并头土，剉细。以蜜水拌蒸，从巳至未，晒干用。[时珍曰] 今人多生用。惟避中寒者以酒炒，入女人血药以醋炒耳。

‖ **气味** ‖

苦，平，无毒。 [别录曰] 酸，微寒，有小毒。[普曰] 神农：苦。桐君：甘，无毒。岐伯：咸。雷公：酸。李当之：小寒。[元素曰] 性寒，味酸，气厚味薄，升而微降，阳中阴也。[杲曰] 白芍药酸，平，有小毒，可升可降，阴也。[好古曰] 味酸而苦，气薄味厚，阴也，降也，为手足太阴行经药，入肝脾血分。[之才曰] 须丸为之使，恶石斛、芒消，畏消石、鳖甲、小蓟，反藜芦。[禹锡曰] 别本须丸作雷丸。[时珍] 同白术补脾，同芎䓖泻肝，同人参补气，同当归补血，以酒炒补阴，同甘草止腹痛，同黄连止泻痢，同防风发痘疹，同姜、枣温经散湿。

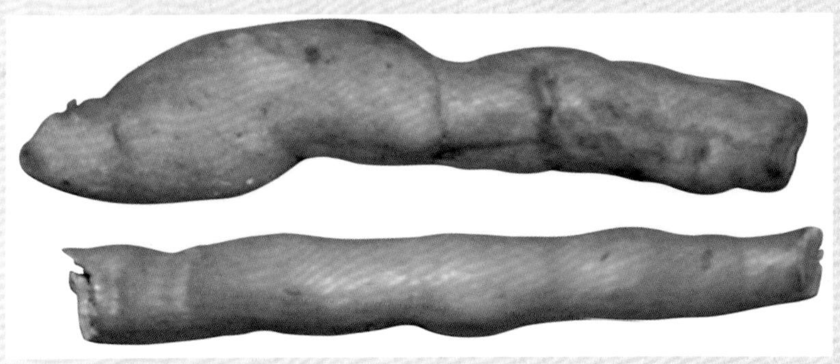

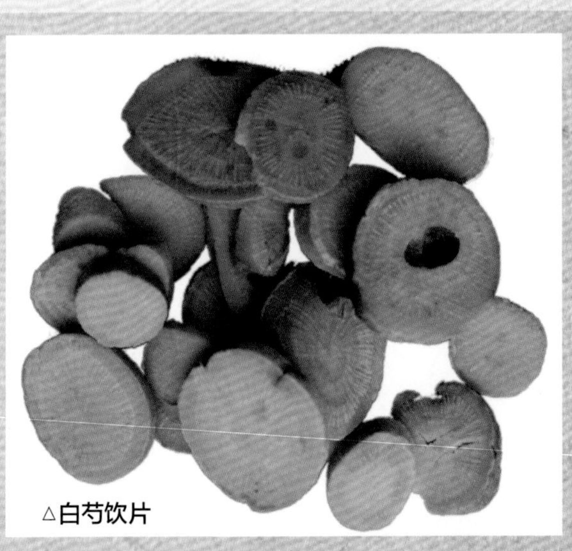

△白芍饮片

‖ **主治** ‖

邪气腹痛，除血痹，破坚积，寒热疝瘕，止痛，利小便，益气。本经。通顺血脉，缓中，散恶血，逐贼血，去水气，利膀胱大小肠，消痈肿，时行寒热，中恶腹痛腰痛。别录。治脏腑拥气，强五脏，补肾气，治时疾骨热，妇人血闭不通，能蚀脓。甄权。女人一切病，胎前产后诸疾，治风补劳，退热除烦益气，惊狂头痛，目赤明目，肠风泻血痔瘘，发背疮疥。大明。泻肝，安脾肺，收胃气，止泻利，固腠理，和血脉，收阴气，敛逆气。元素。理中气，治脾虚中满，心下痞，胁下痛，善噫，肺急胀逆喘咳，太阳鼽衄目涩，肝血不足，阳维病苦寒热，带脉病苦腹痛满，腰溶溶如坐水中。好古。止下痢腹痛后重。时珍。

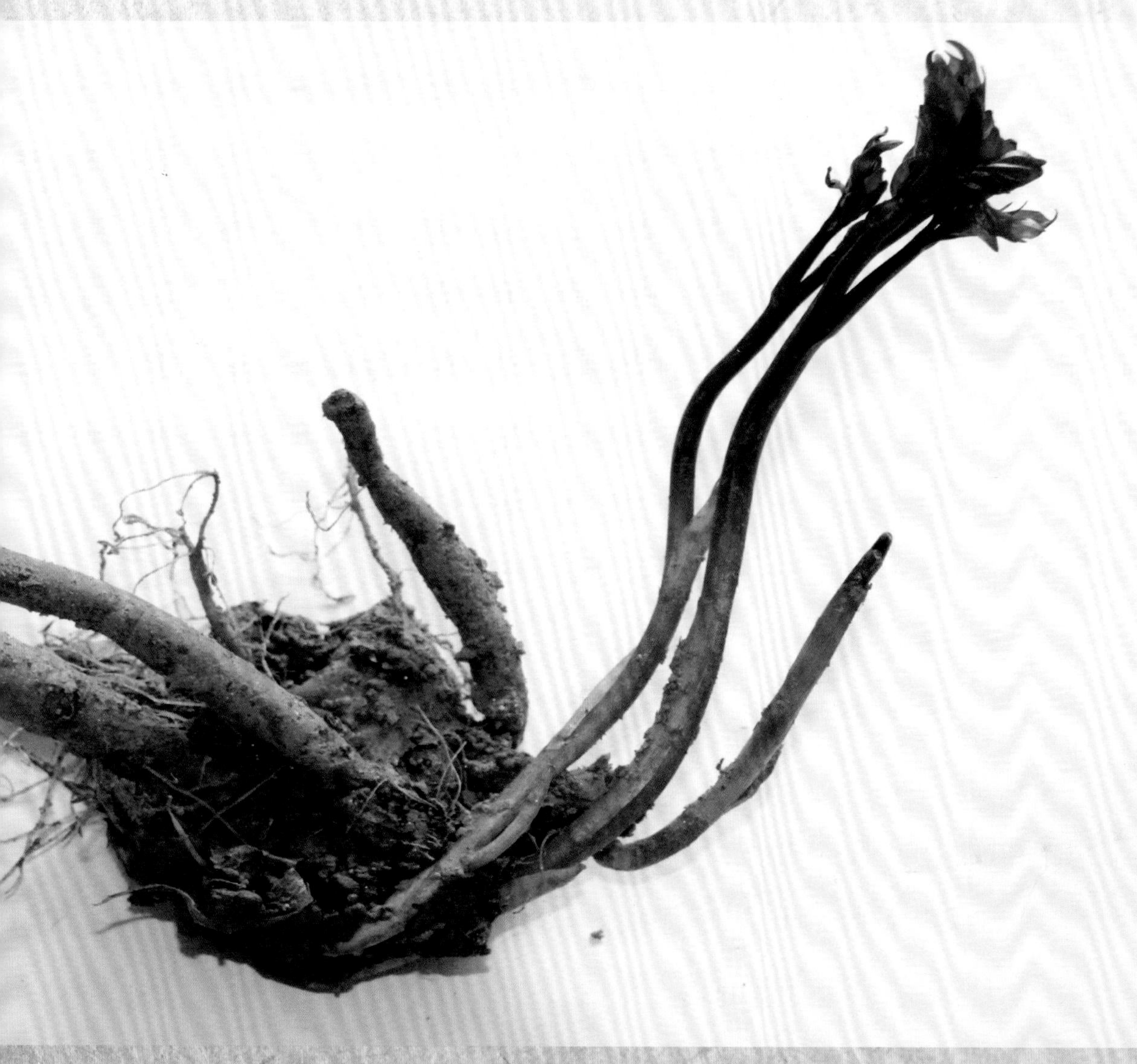

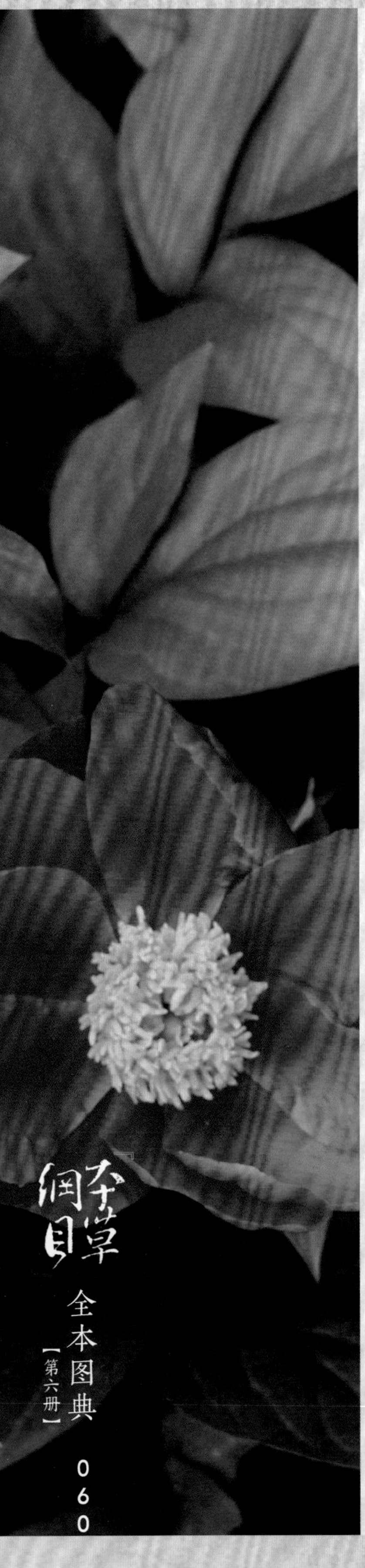

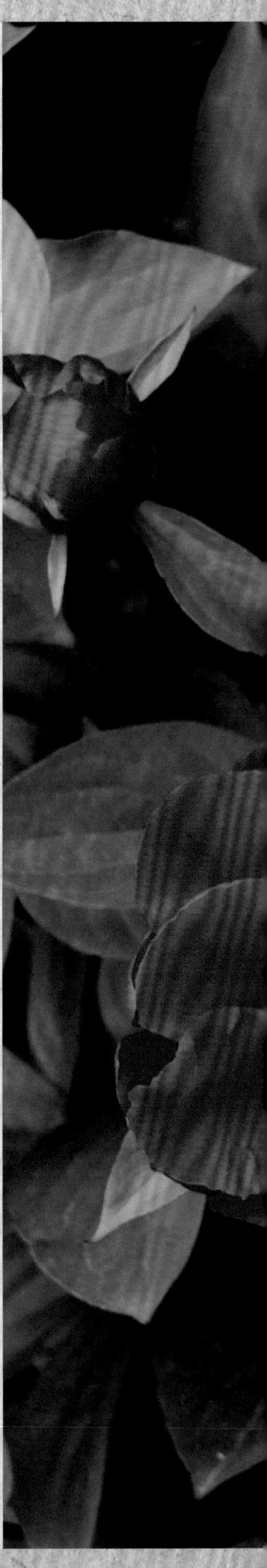

‖ **发明** ‖

[恭曰] 赤者利小便下气，白者止痛散血。[大明曰] 赤者补气，白者补血。[弘景曰] 赤者小利，俗方以止痛不减当归。白者，道家亦服食之，及煮石用。[成无己曰] 白补而赤泻，白收而赤散。酸以收之，甘以缓之，故酸甘相合，用补阴血。逆气而除肺燥。又云：芍药之酸，敛津液而益营血，收阴气而泄邪热。[元素曰] 白补赤散，泻肝补脾胃。酒浸行经，止中部腹痛。与姜同用，温经散湿通塞，利腹中痛，胃气不通。白芍入脾经补中焦，乃下利必用之药。盖泻利皆太阴病，故不可缺此。得炙甘草为佐，治腹中痛，夏月少加黄芩，恶寒加桂，此仲景神方也。其用凡六：安脾经，一也；治腹痛，二也；收胃气，三也；止泻痢，四也；和血脉，五也；固腠理，六也。[宗奭曰] 芍药须用单叶红花者为佳，然气虚寒人禁之。古人云：减芍药以避中寒。诚不可忽。[震亨曰] 芍药泻脾火，性味酸寒，冬月必以酒炒。凡腹痛多是血脉凝涩，亦必酒炒用。然止能治血虚腹痛，余并不治。为其酸寒收敛，无温散之功也。下痢腹痛必炒用，后重者不炒。产后不可用者，以其酸寒伐生发之气也。必不得已，亦酒炒用之。[时珍曰] 白芍药益脾，能于土中泻木。赤芍药散邪，能行血中之滞。日华子言赤补气，白治血，欠审矣。产后肝血已虚，不可更泻，故禁之。酸寒之药多矣，何独避芍药耶？以此颂曰张仲景治伤寒多用芍药，以其主寒热、利小便故也。杲曰：或言古人以酸涩为收，本经何以言利小便。曰：芍药能益阴滋湿而停津液，故小便自行，非因通利也。曰：又言缓中何也。曰：损其肝者缓其中，即调血也，故四物汤用芍药。大抵酸涩者为收敛停湿之剂，故主手足太阴经收敛之体，又能治血海而入于九地之下，后至厥阴经。白者色在西方，故补；赤者色在南方，故泻。

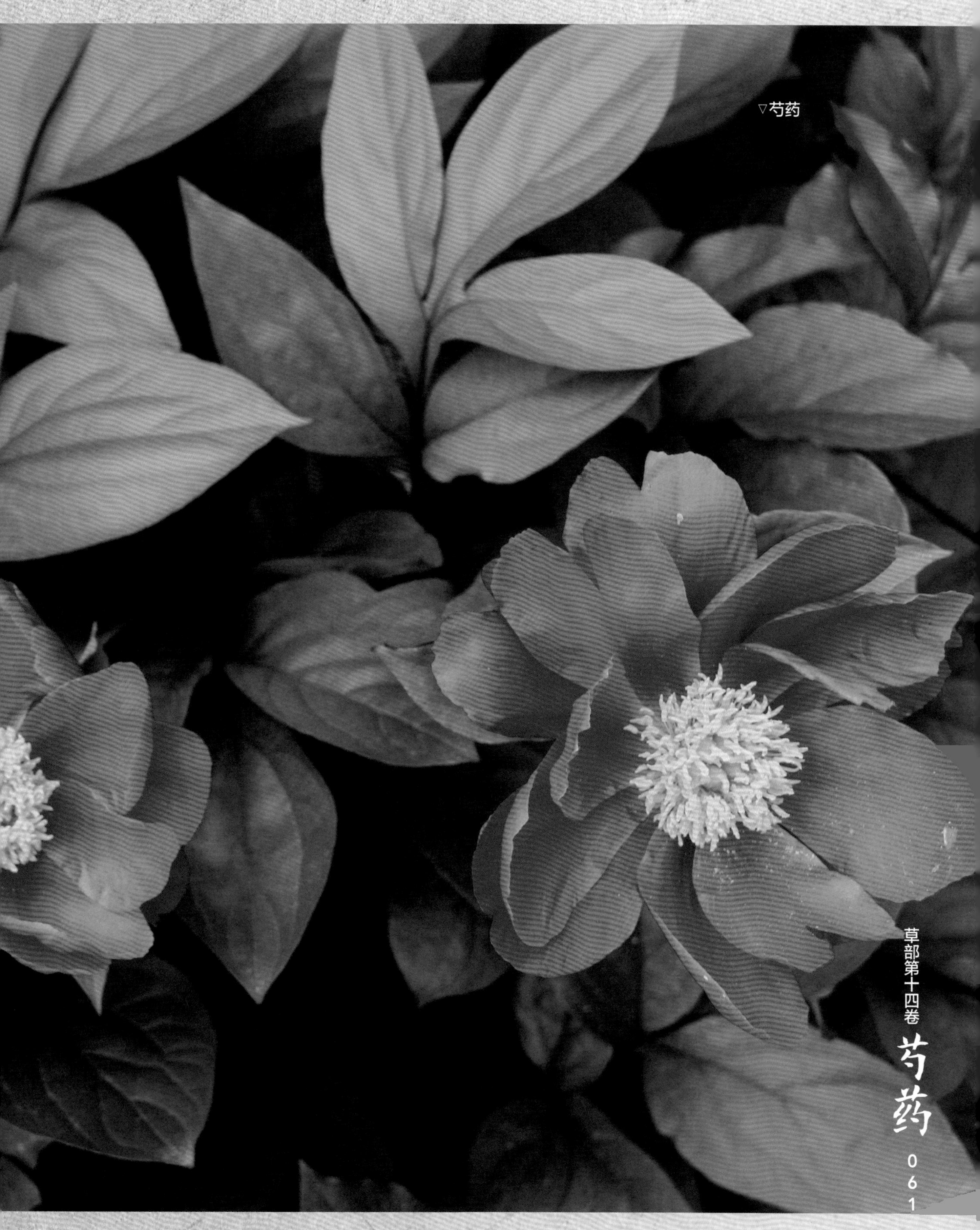
▽芍药

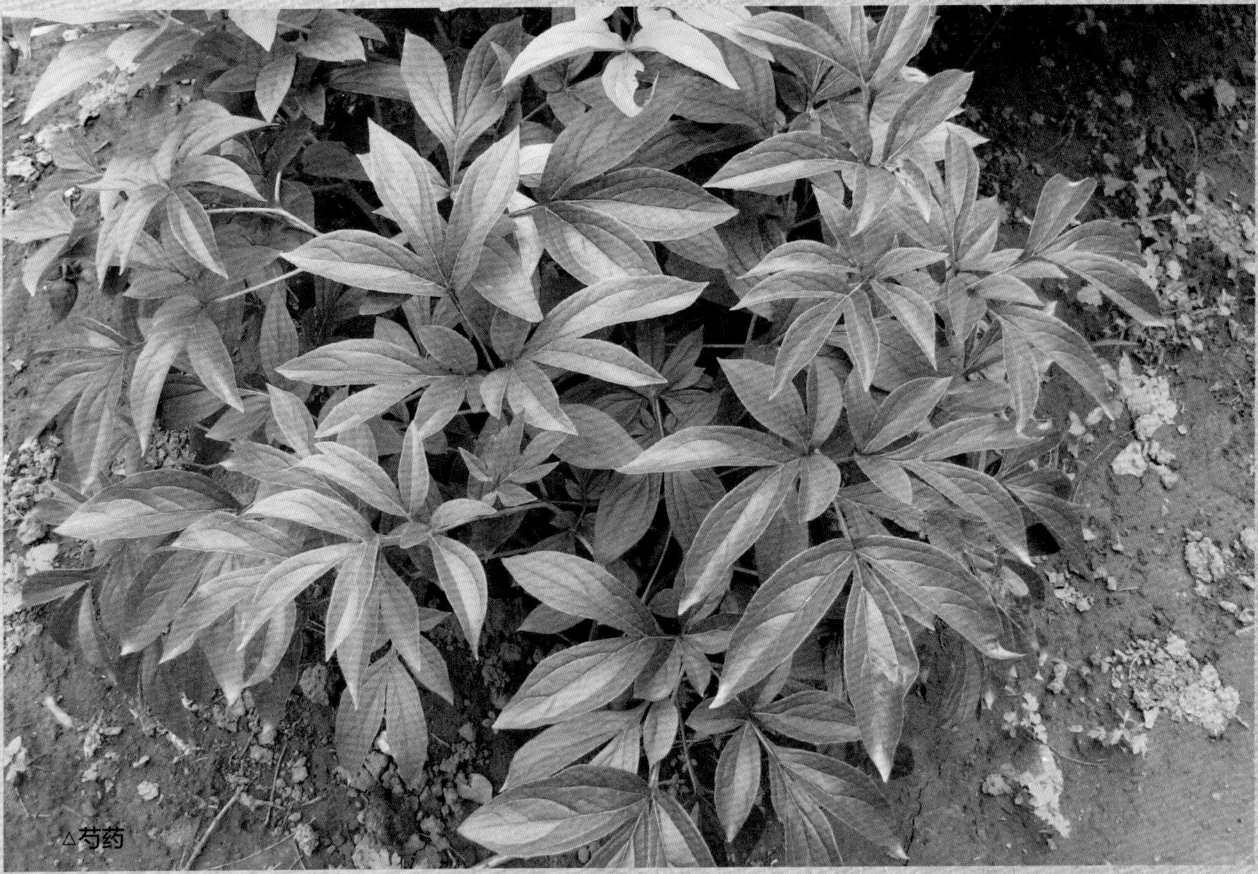

△芍药

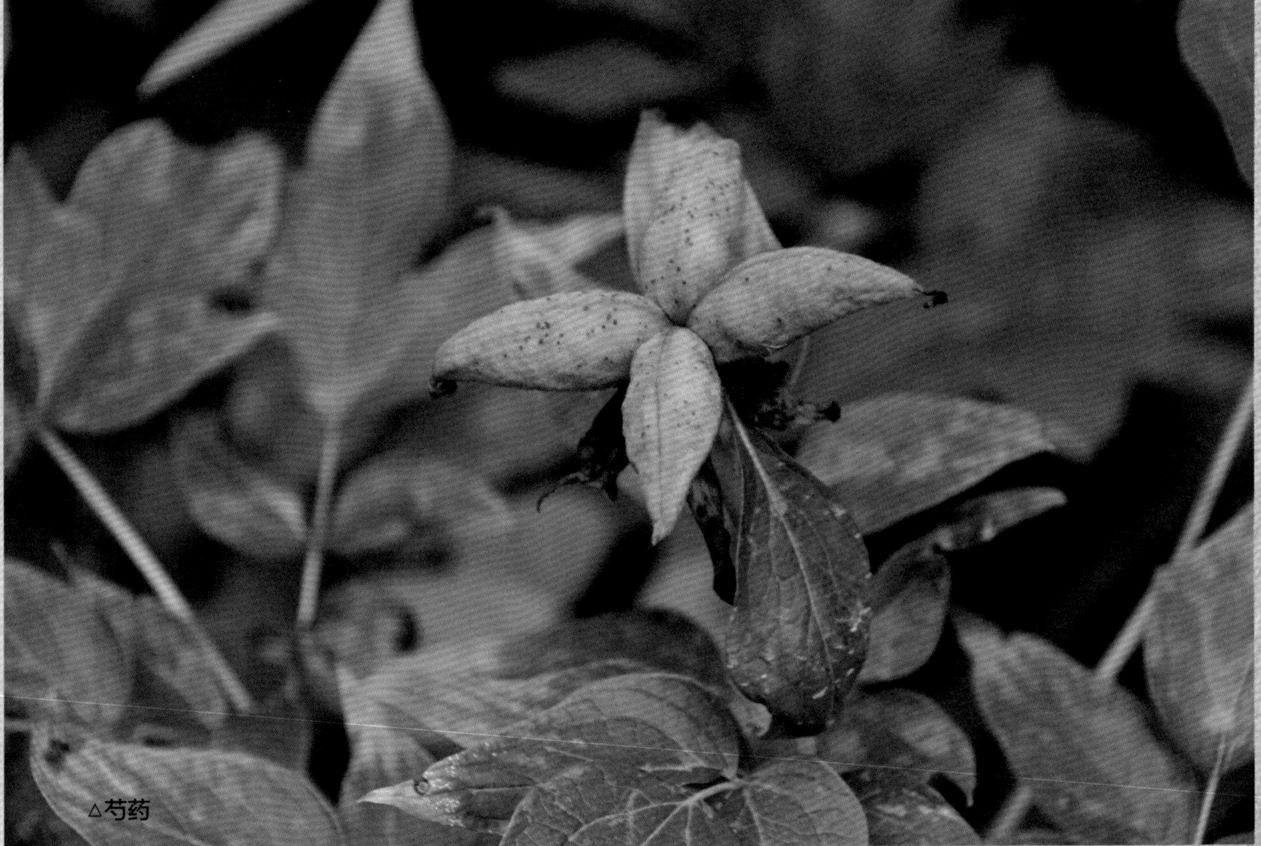

△芍药

‖ **附方** ‖

旧六，新一十。**服食法**[颂曰] 安期生服炼芍药法云：芍药有二种：救病用金芍药，色白多脂肉；其木芍药，色紫瘦多脉。若取审看，勿令差错。凡采得，净洗去皮，以东流水煮百沸，阴干，停三日，又于木甑内蒸之，上覆以净黄土，一日夜熟，出阴干，捣末。以麦饮或酒服三钱匕，日三。服满三百日，可以登岭，绝谷不饥。图经本草。**腹中虚痛**白芍药三钱，炙甘草一钱，夏月加黄芩五分，恶寒加肉桂一钱，冬月大寒再加桂一钱。水二盏，煎一半，温服。洁古用药法象。**风毒骨痛**在髓中。芍药二分，虎骨一两，炙为末，夹绢袋盛，酒三升，渍五日。每服三合，日三服。经验方。**脚气肿痛**白芍药六两，甘草一两，为末。白汤点服。事林广记。**消渴引饮**白芍药、甘草等分，为末。每用一钱，水煎服，日三服。鄂渚辛祐之患此九年，服药止而复作。苏朴授此方，服之七日顿愈。古人处方，殆不可晓，不可以平易而忽之也。陈日华经验方。**小便五淋**赤芍药一两，槟榔一个，面裹煨，为末。每服一钱，水一盏，煎七分，空心服。博济方。**衄血不止**赤芍药为末，水服二钱匕。事林广记。**衄血咯血**白芍药一两，犀角末二钱半，为末。新水服一钱匕，血止为限。古今录验。**崩中下血**小腹痛甚者。芍药一两，炒黄色，柏叶六两，微炒。每服二两，水一升，煎六合，入酒五合，再煎七合，空心分为两服。亦可为末，酒服二钱。圣惠方。**经水不止**白芍药、香附子、熟艾叶各一钱半，水煎服之。熊氏补遗。**血崩带下**赤芍药、香附子等分，为末。每服二钱，盐一捻，水一盏，煎七分，温服。日二服，十服见效。名如神散。良方。**赤白带下**年深月久不瘥者。取白芍药三两，并干姜半两，剉熬令黄，捣末，空心水饮服二钱匕，日再服。广济方：只用芍药炒黑，研末，酒服之。贞元广利方。**金疮出血**白芍药一两，熬黄为末，酒或米饮服二钱，渐加之，仍以末傅疮上即止，良验。广利方。**痘疮胀痛**白芍药为末，酒服半钱匕。痘疹方。**木舌肿满**塞口杀人。红芍药、甘草煎水热漱。圣济总录。**鱼骨哽咽**白芍药嚼细咽汁。事林广记。

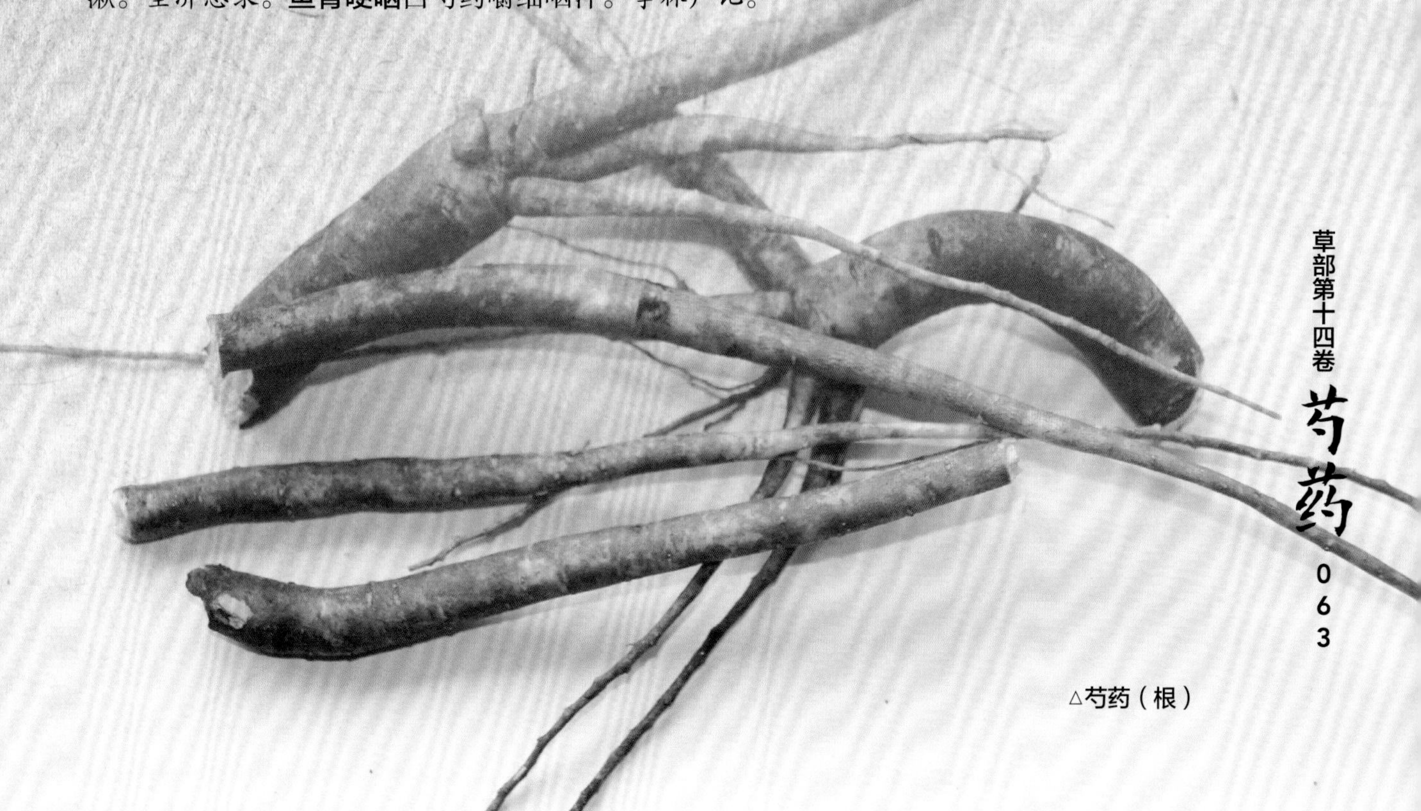

△芍药（根）

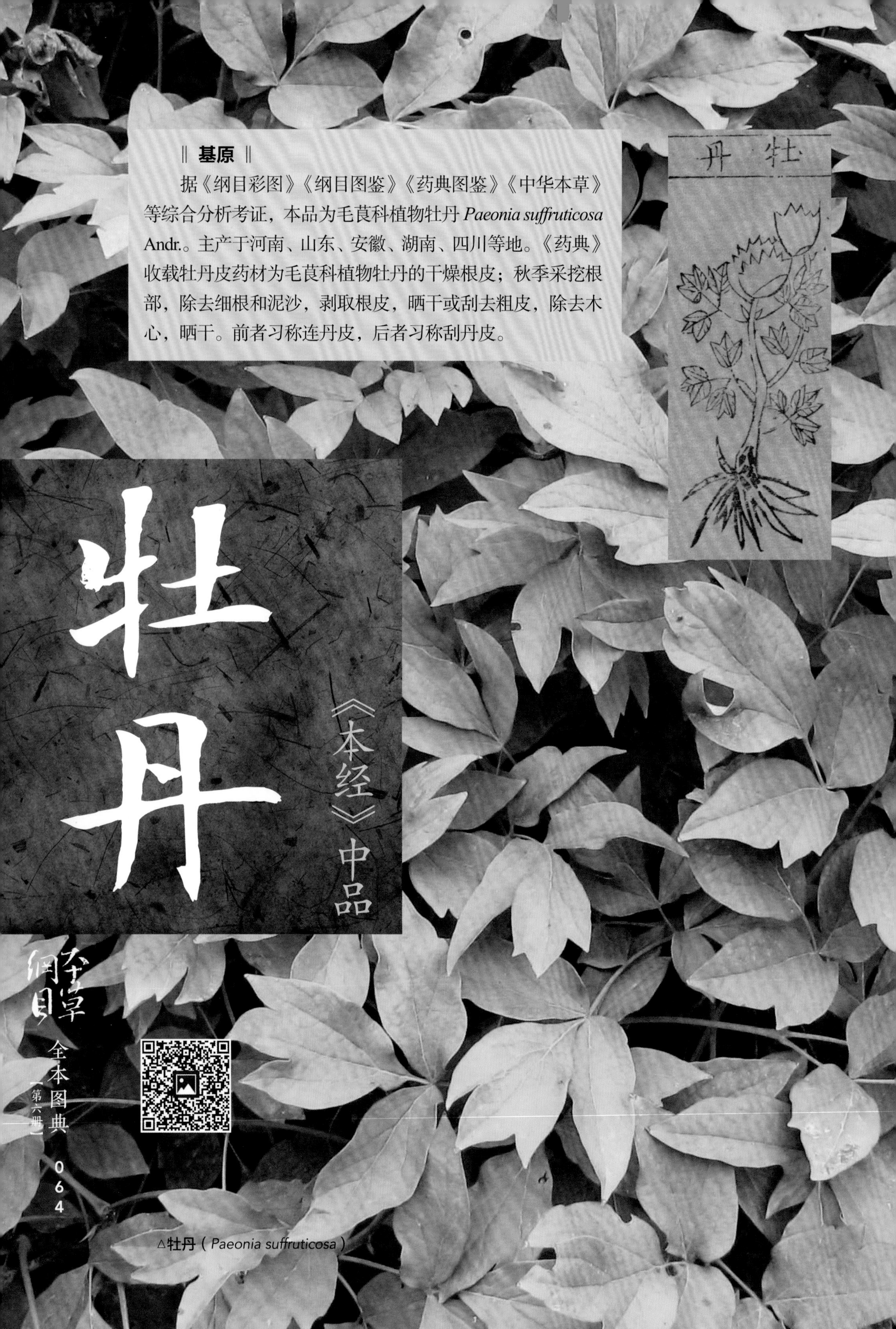

牡丹 《本经》中品

‖ **基原** ‖

据《纲目彩图》《纲目图鉴》《药典图鉴》《中华本草》等综合分析考证，本品为毛茛科植物牡丹 *Paeonia suffruticosa* Andr.。主产于河南、山东、安徽、湖南、四川等地。《药典》收载牡丹皮药材为毛茛科植物牡丹的干燥根皮；秋季采挖根部，除去细根和泥沙，剥取根皮，晒干或刮去粗皮，除去木心，晒干。前者习称连丹皮，后者习称刮丹皮。

△牡丹（*Paeonia suffruticosa*）

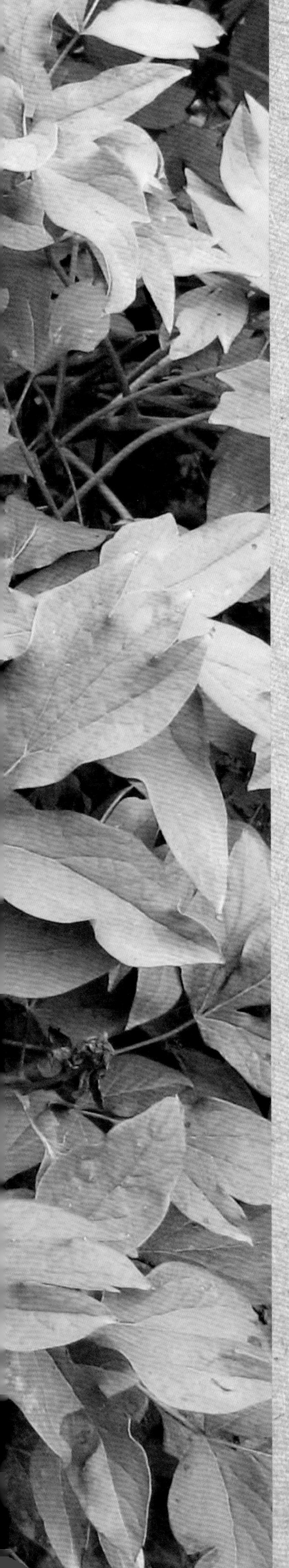

‖ **释名** ‖

鼠姑本经**鹿韭**本经**百两金**唐本**木芍药**纲目**花王**。[时珍曰] 牡丹以色丹者为上，虽结子而根上生苗，故谓之牡丹。唐人谓之木芍药，以其花似芍药，而宿干似木也。群花品中，以牡丹第一，芍药第二，故世谓牡丹为花王，芍药为花相。欧阳修花谱所载，凡三十余种。其名或以地，或以人，或以色，或以异，详见本书。

‖ **集解** ‖

[别录曰] 牡丹生巴郡山谷及汉中，二月、八月采根阴干。[弘景曰] 今东间亦有，色赤者为好。[恭曰] 生汉中、剑南。苗似羊桃，夏生白花，秋实圆绿，冬实赤色，凌冬不凋。根似芍药，肉白皮丹。土人谓之百两金，长安谓之吴牡丹者，是真也。今俗用者异于此，别有臊气也。[颂曰] 今出合州者佳，和州、宣州者并良。白者补，赤者利。[大明曰] 此便是牡丹花根也。巴、蜀、渝、合州者上，海盐者次之。[颂曰] 今丹、延、青、越、滁、和州山中皆有，但花有黄紫红白数色。此当是山牡丹，其茎梗枯燥，黑白色。二月于梗上生苗叶，三月开花。其花叶与人家所种者相似，但花瓣止五六叶尔。五月结子黑色，如鸡头子大。根黄白色，可长五七寸，大如笔管。近世人多贵重，欲其花之诡异，皆秋冬移接，培以壤土，至春盛开，其状百变，故其根性殊失本真，药中不可用此，绝无力也。[宗奭曰] 牡丹花亦有绯者，深碧色者。惟山中单叶花红者，根皮入药为佳，市人或以枝梗皮充之，尤谬。[时珍曰] 牡丹惟取红白单瓣者入药。其千叶异品，皆人巧所致，气味不纯，不可用。花谱载丹州、延州以西及褒斜道中最多，与荆棘无异，土人取以为薪，其根入药尤妙。凡栽花者，根下着白敛末辟虫，穴中点硫黄杀蠹，以乌贼骨针其树必枯，此物性，亦不可不知也。

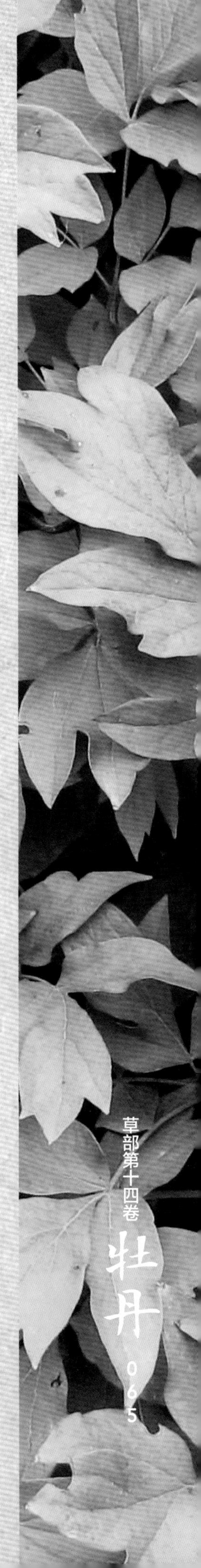

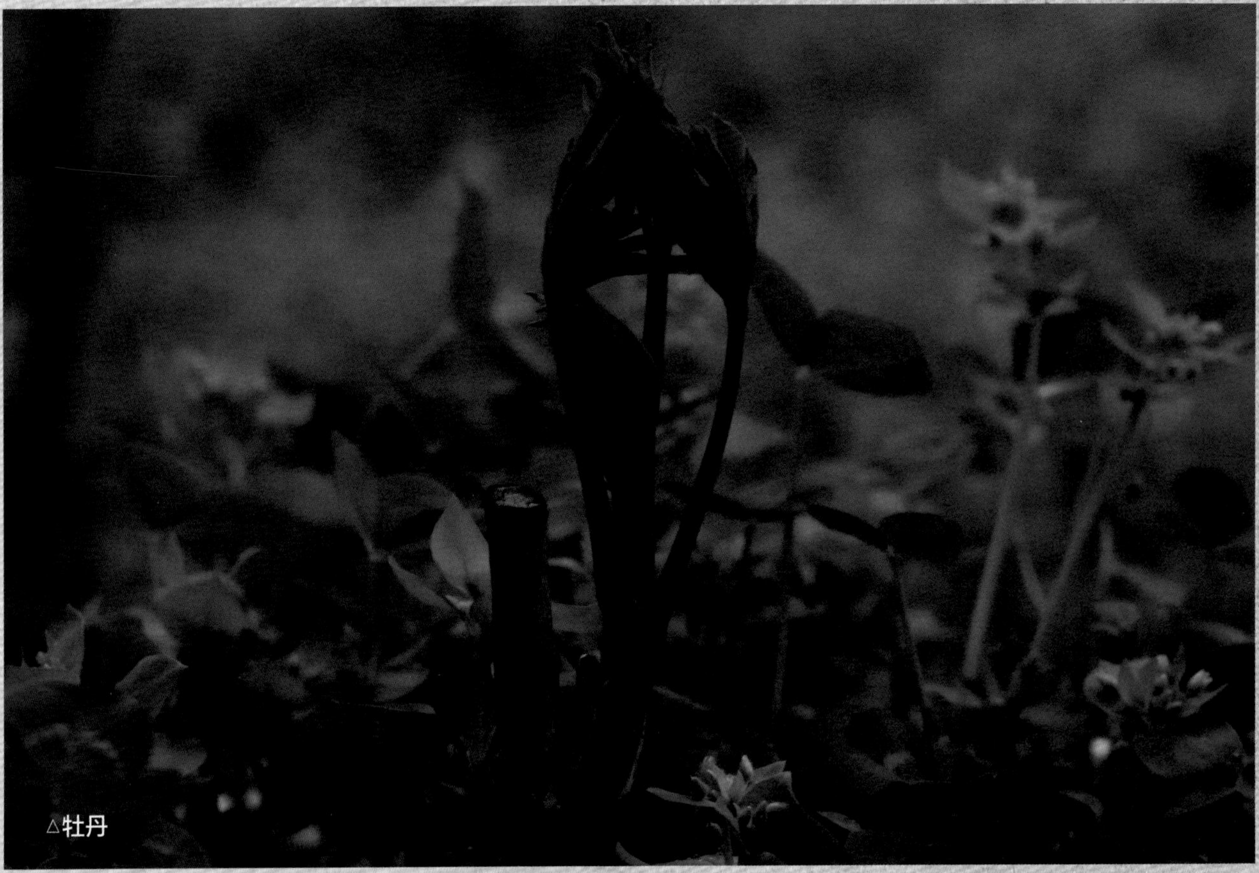

△牡丹

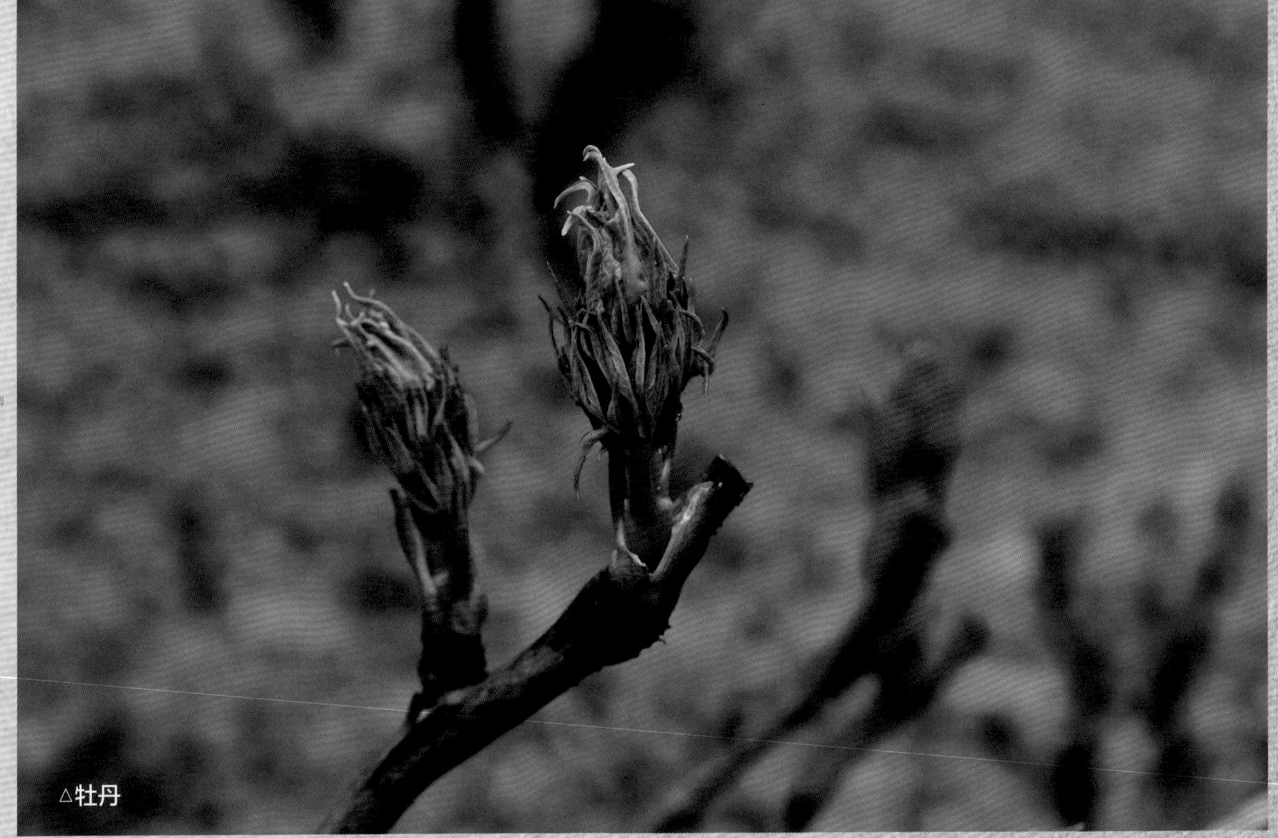

△牡丹

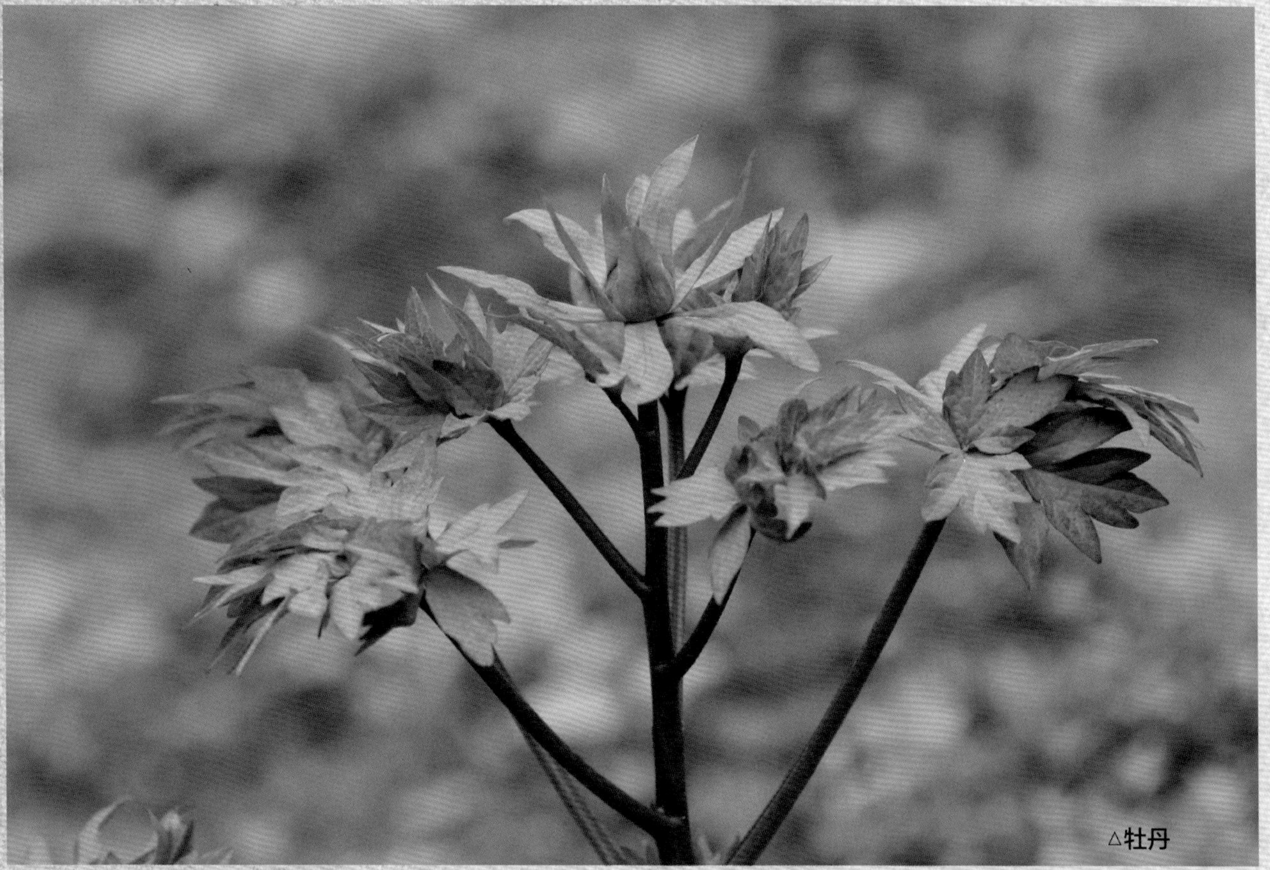

△牡丹

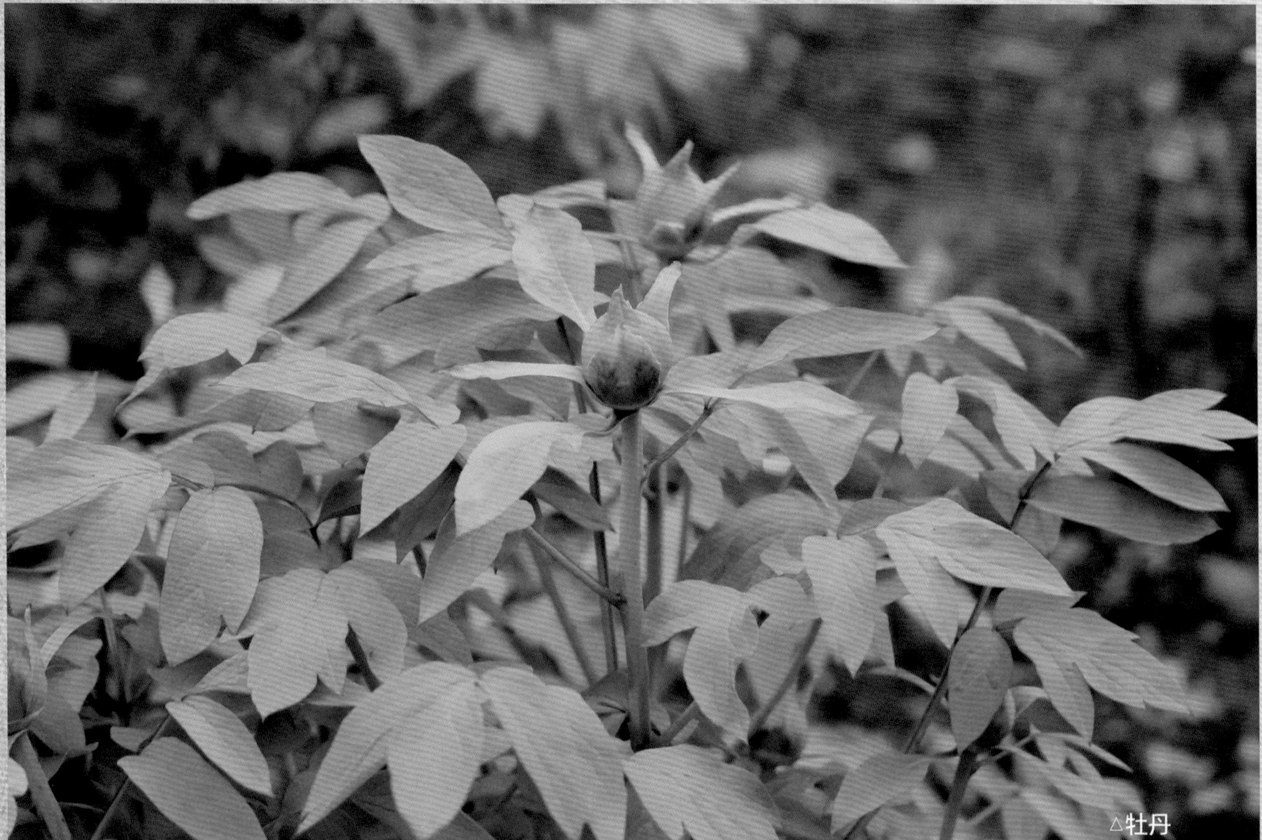

△牡丹

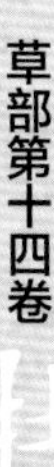

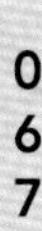

根皮

‖ **修治** ‖

[敩曰] 凡采得根日干，以铜刀劈破去骨，剉如大豆许，用酒拌蒸，从巳至未，日干用。

‖ **气味** ‖

辛，寒，无毒。[别录曰] 苦，微寒。[普曰] 神农、岐伯：辛。雷公、桐君：苦，无毒。黄帝：苦，有毒。[好古曰] 气寒，味苦、辛，阴中微阳，入手厥阴、足少阴经。[之才曰] 畏贝母、大黄、菟丝子。[大明曰] 忌蒜、胡荽，伏砒。

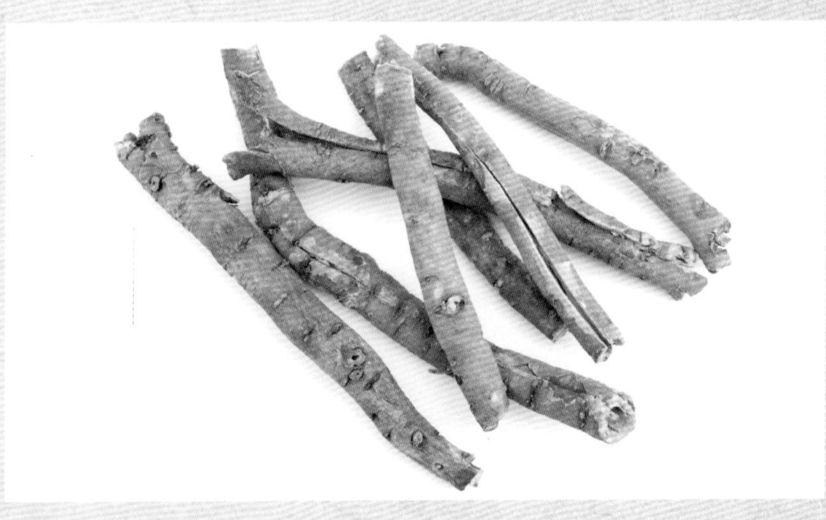

‖ **主治** ‖

寒热，中风瘛疭，惊痫邪气，除癥坚瘀血留舍肠胃，安五脏，疗痈疮。本经。除时气头痛，客热五劳，劳气头腰痛，风噤癫疾。别录。久服轻身益寿。吴普。治冷气，散诸痛，女子经脉不通，血沥腰痛。甄权。通关腠血脉，排脓，消扑损瘀血，续筋骨，除风痹，落胎下胞，产后一切冷热血气。大明。治神志不足，无汗之骨蒸，衄血吐血。元素。和血生血凉血，治血中伏火，除烦热。时珍。

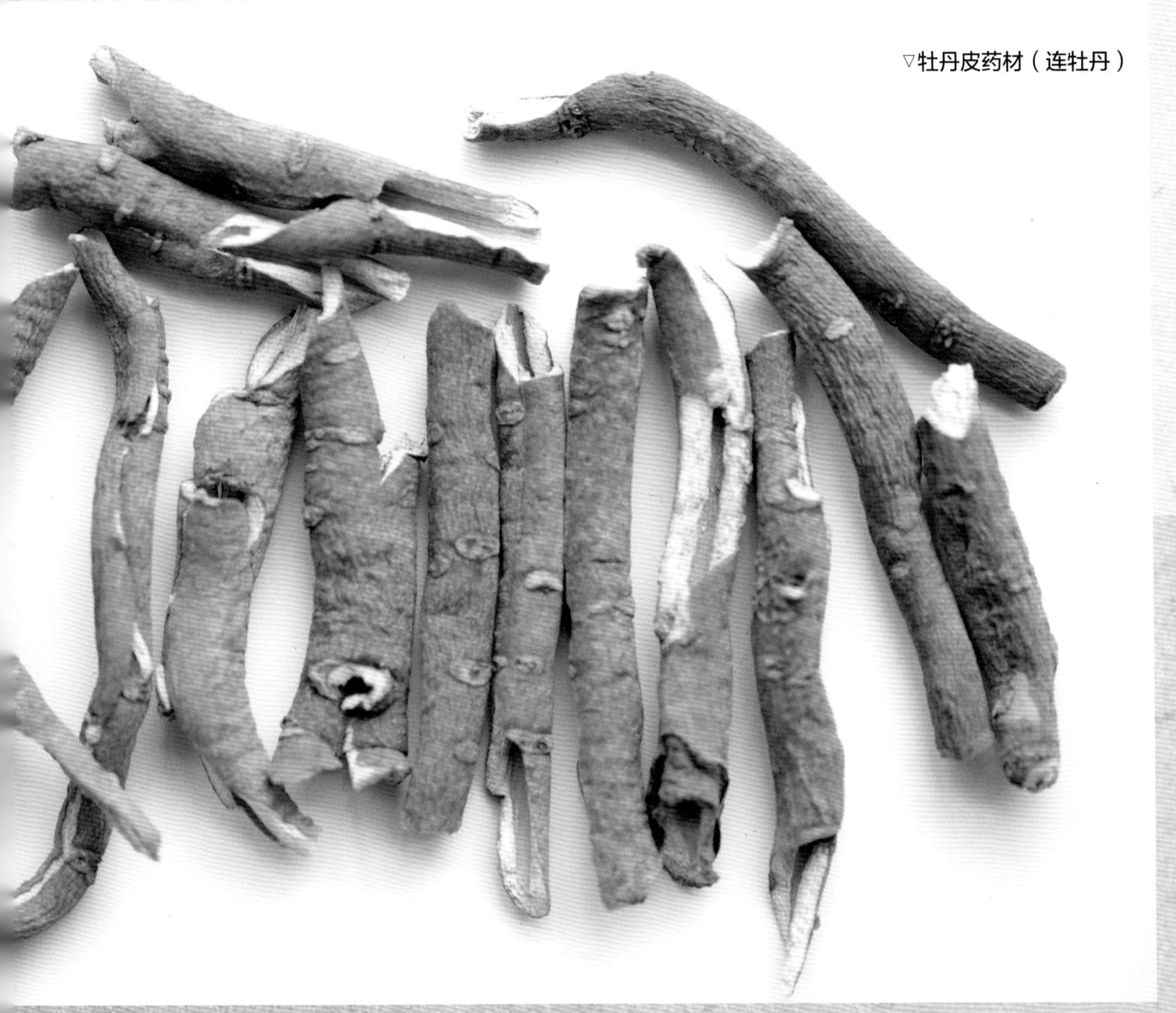

▽牡丹皮药材（连牡丹）

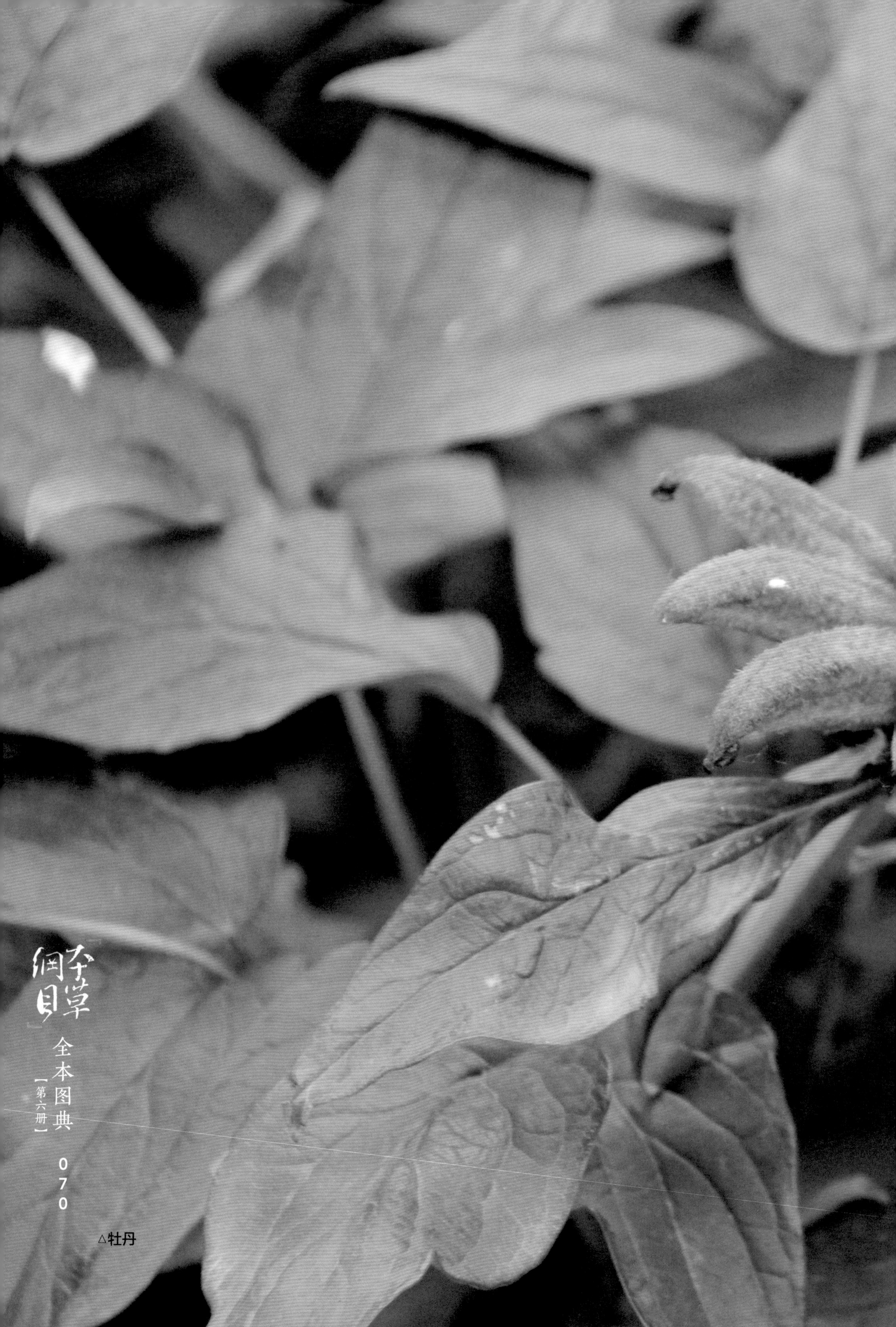

△牡丹

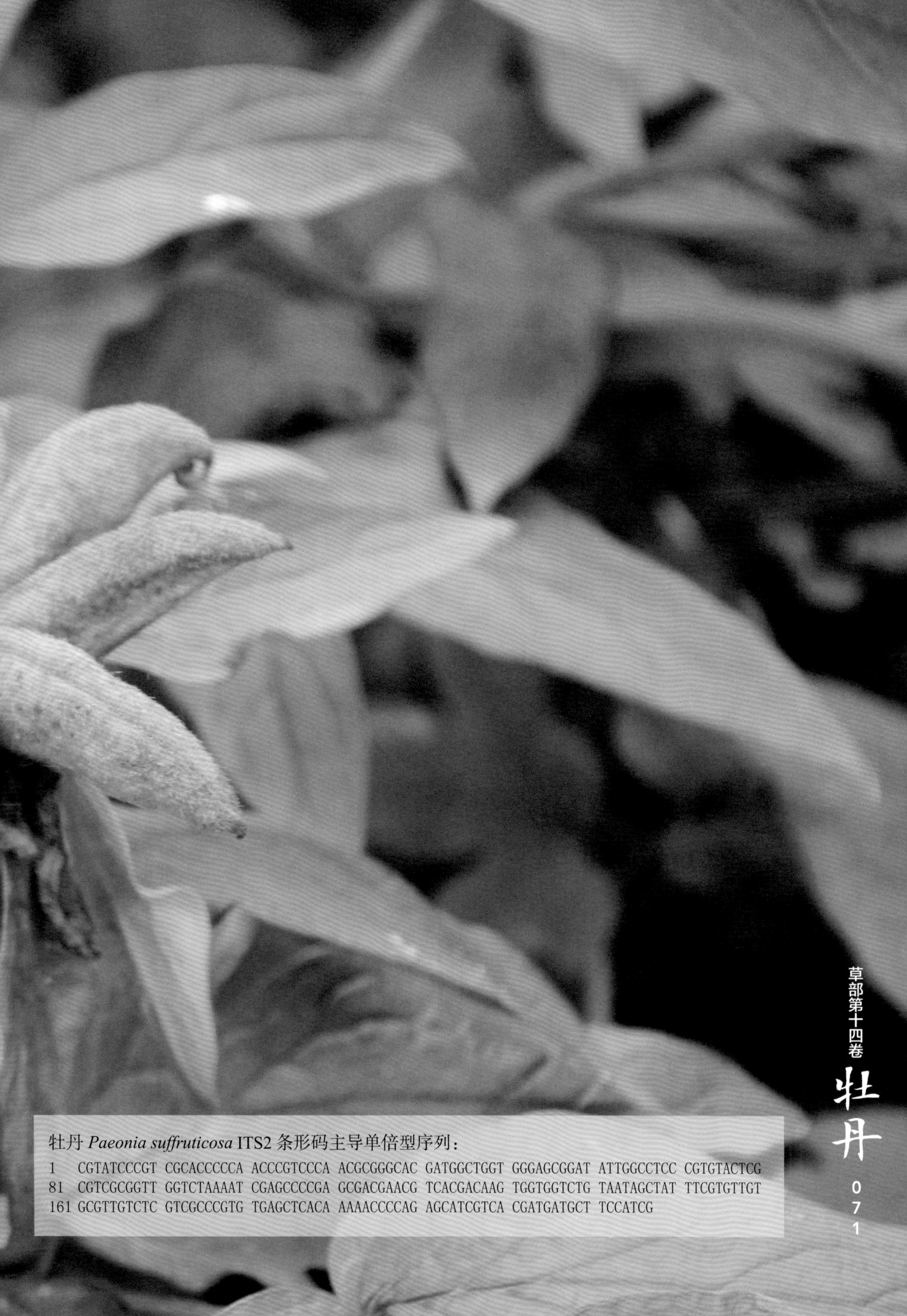

牡丹 *Paeonia suffruticosa* ITS2 条形码主导单倍型序列：

1 CGTATCCCGT CGCACCCCCA ACCCGTCCCA ACGCGGGCAC GATGGCTGGT GGGAGCGGAT ATTGGCCTCC CGTGTACTCG
81 CGTCGCGGTT GGTCTAAAAT CGAGCCCCGA GCGACGAACG TCACGACAAG TGGTGGTCTG TAATAGCTAT TTCGTGTTGT
161 GCGTTGTCTC GTCGCCCGTG TGAGCTCACA AAAACCCCAG AGCATCGTCA CGATGATGCT TCCATCG

‖ **发明** ‖

[元素曰] 牡丹乃天地之精，为群花之首。叶为阳，发生也。花为阴，成实也。丹者赤色，火也。故能泻阴胞中之火。四物汤加之，治妇人骨蒸。又曰：牡丹皮入手厥阴、足少阴，故治无汗之骨蒸；地骨皮入足少阴、手少阳，故治有汗之骨蒸。神不足者手少阴，志不足者足少阴，故仲景肾气丸用之，治神志不足也。又能治肠胃积血，及吐血、衄血必用之药，故犀角地黄汤用之。[杲曰] 心虚，肠胃积热，心火炽甚，心气不足者，以牡丹皮为君。[时珍曰] 牡丹皮治手、足少阴、厥阴四经血分伏火。盖伏火即阴火也，阴火即相火也。古方惟以此治相火，故仲景肾气丸用之。后人乃专以黄檗治相火，不知牡丹之功更胜也。此乃千载秘奥，人所不知，今为拈出。赤花者利，白花者补，人亦罕悟，宜分别之。

‖ **附方** ‖

旧三，新三。**癞疝偏坠**气胀不能动者，牡丹皮、防风等分，为末，酒服二钱，甚效。千金方。**妇人恶血**攻聚上面多怒。牡丹皮半两，干漆烧烟尽半两，水二钟，煎一钟服。诸证辨疑。**伤损**

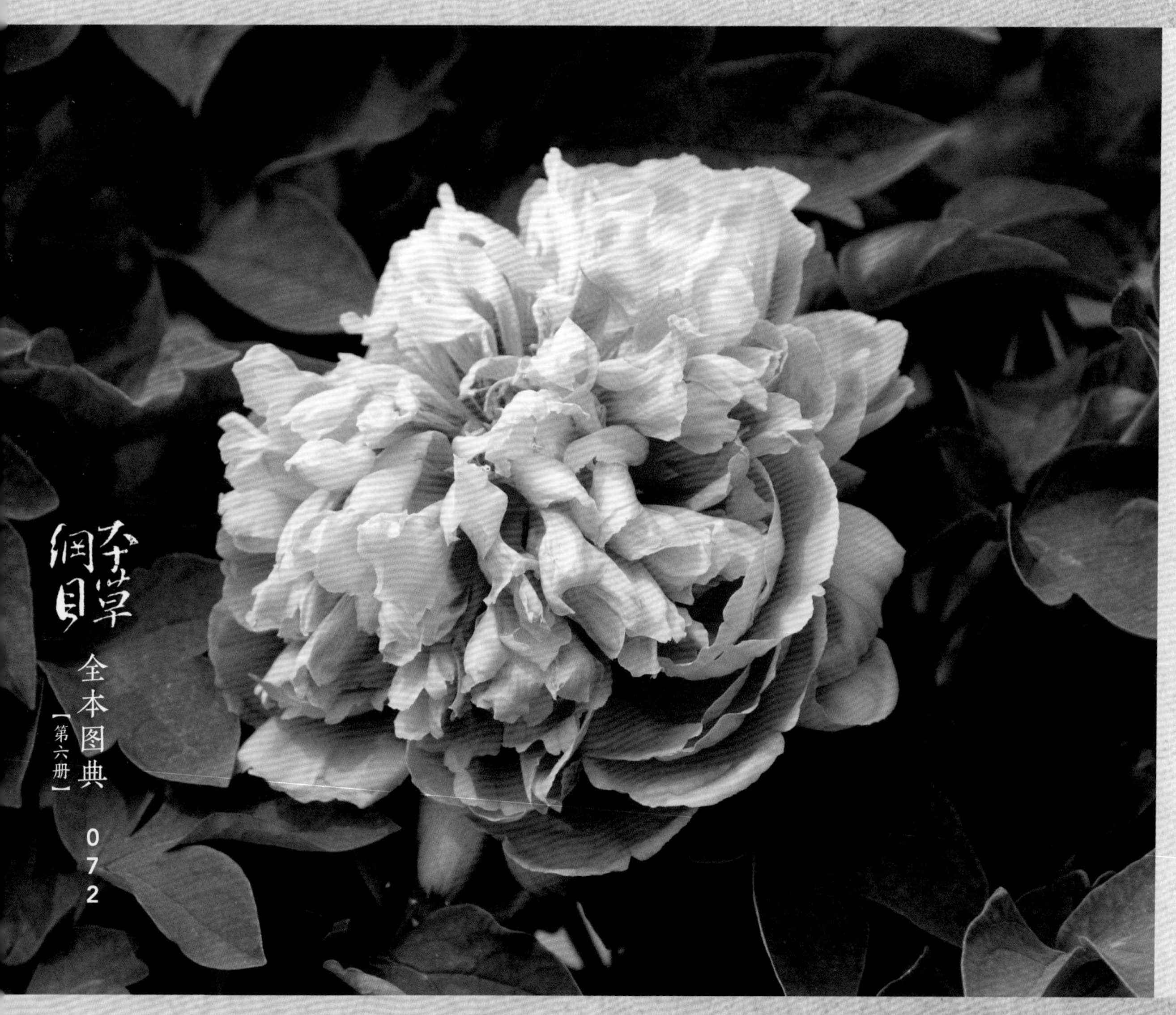

瘀血牡丹皮二两，虻虫二十一枚，熬过同捣末。每旦温酒服方寸匕。血当化为水下。贞元广利方。**金疮内漏**牡丹皮为末，水服三指撮，立尿出血也。千金方。**下部生疮**已决洞者。牡丹末，汤服方寸匕，日三服。肘后方。**解中蛊毒**牡丹根捣末，服一钱匕，日三服。外台秘要。

‖**附录**‖

鼠姑[别录曰]味苦，平，无毒。主咳逆上气，寒热鼠瘘，恶疮邪气。一名（䑕），生丹水。[弘景曰]今人不识，而牡丹一名鼠姑，鼠妇亦名鼠姑，未知孰是?

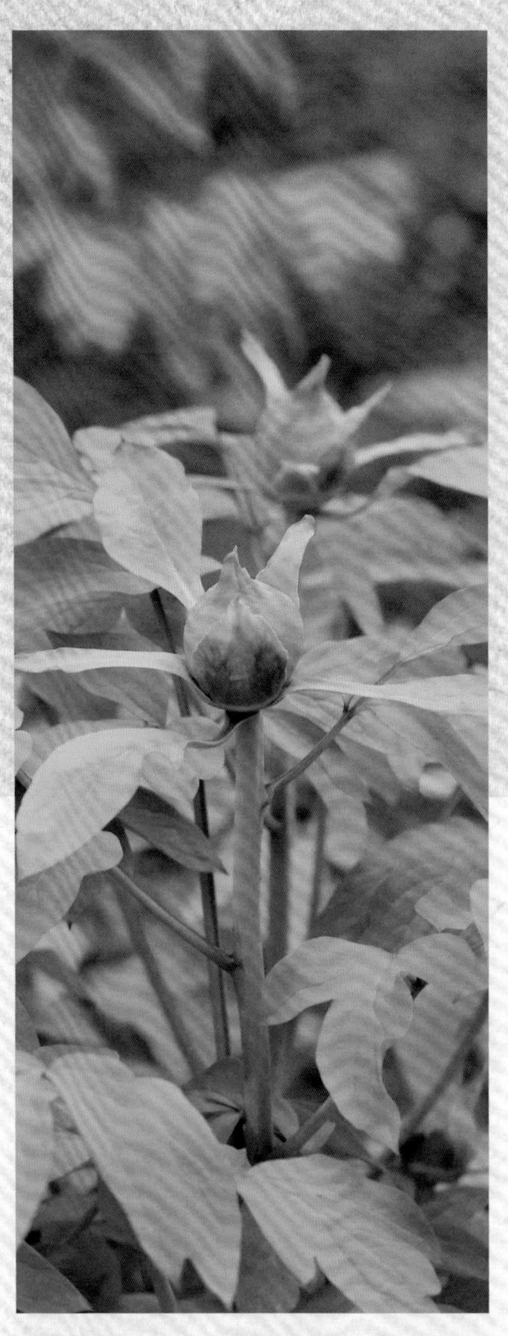

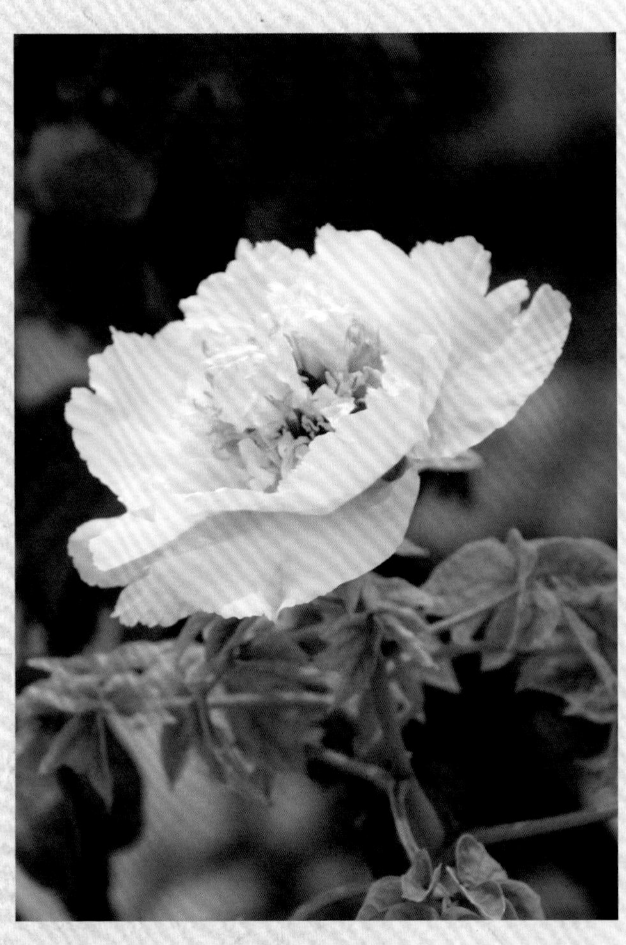

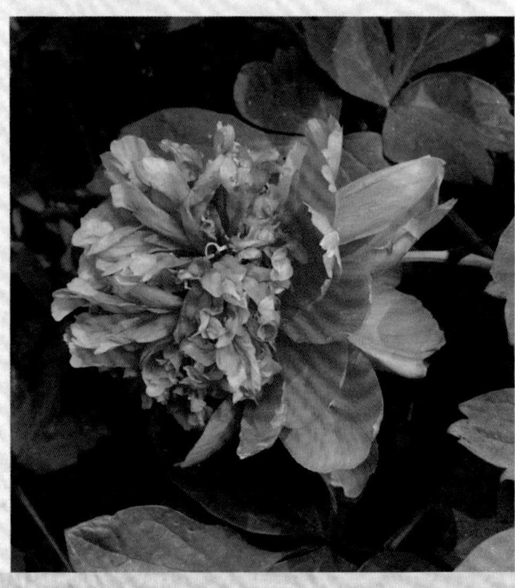

‖ **基原** ‖

据《纲目图鉴》《中华本草》《药典图鉴》等综合分析考证，本品为菊科植物木香 *Aucklandia lappa* Decne.。主产于云南、陕西、甘肃、湖北、湖南、四川、西藏等地。《纲目彩图》认为本品还包括川木香 *Vladimiria souliei* (Franch.) Ling，分布于四川、西藏等地。《纲目图鉴》认为本品可能还包括同科植物土木香 *Inula helenium* L.。《药典》收载木香药材为菊科植物木香的干燥根；秋、冬二季采挖，除去泥沙和须根，切段，大的再纵剖成瓣，干燥后撞去粗皮；收载川木香药材为菊科植物川木香或灰毛川木香 *vladimiria souliei* (Franch.) Ling var. *cinerea* Ling 的干燥根；秋季采挖，除去须根、泥沙及根头上的胶状物，干燥；收载土木香药材为菊科植物土木香的干燥根；秋季采挖，除去泥沙，晒干。

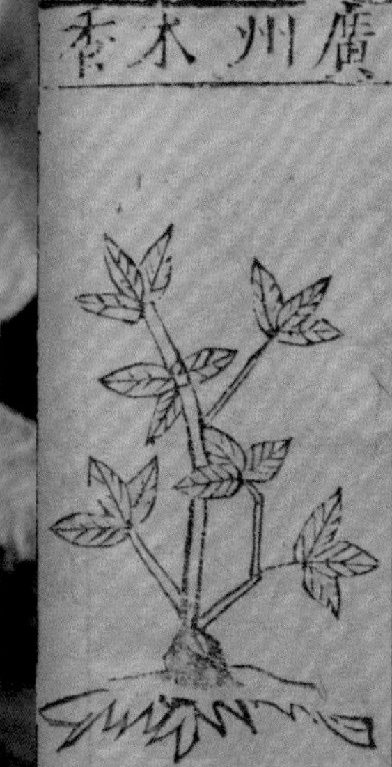

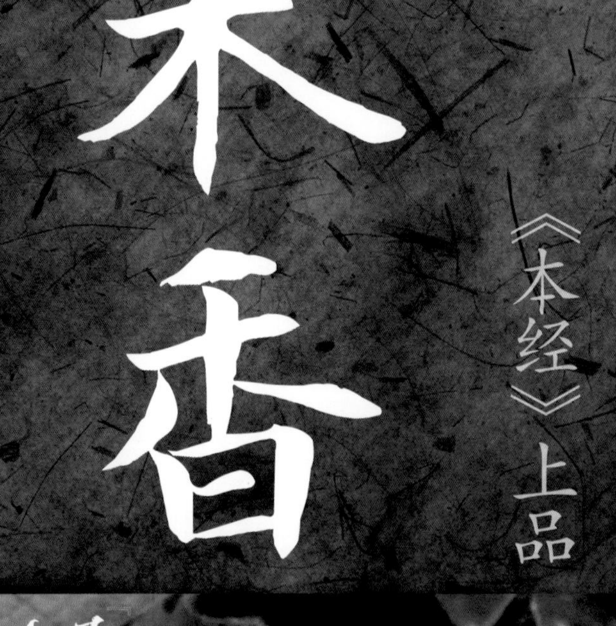

木香

《本经》上品

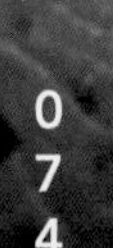

△木香（*Aucklandia lappa*）

‖ **释名** ‖

蜜香别录**青木香**弘景**五木香**图经**南木香**纲目。[时珍曰] 木香，草类也。本名蜜香，因其香气如蜜也。缘沉香中有蜜香，遂讹此为木香尔。昔人谓之青木香。后人因呼马兜铃根为青木香，乃呼此为南木香、广木香以别之。今人又呼一种蔷薇为木香，愈乱真矣。三洞珠囊云：五香者，即青木香也。一株五根，一茎五枝，一枝五叶，叶间五节，故名五香，烧之能上彻九天也。古方治痈疽有五香连翘汤，内用青木香。古乐府云，氍毹（毾）（㲪）五木香，皆指此也。[颂曰] 修养书云：正月一日取五木煮汤以浴，令人至老须发黑。徐锴注云：道家谓青木香为五香，亦云五木，多以为浴是矣。金光明经谓之矩琵佗香。

‖ **集解** ‖

[别录曰] 木香生永昌山谷。[弘景曰] 此即青木香也。永昌不复贡，今多从外国舶上来，乃云出大秦国。今皆以合香，不入药用。[恭曰] 此有二种，当以昆仑来者为佳，西胡来者不善。叶似羊蹄而长大，花如菊花，结实黄黑，所在亦有之。功用极多。陶云不入药用，非也。[权曰] 南州异物志云：青木香出天竺，是草根，状如甘草也。[颂曰] 今惟广州舶上来，他无所出。根窠大类茄子，叶似羊蹄而长大。亦有如山药而根大开紫花者。不拘时月，采根芽为药。以其形如枯骨，味苦粘牙者为良。江淮间亦有此种，名土青木香，不堪药用。蜀本草言孟昶苑中亦尝种之，云苗高三四尺，叶长八九寸，皱软而有毛，开黄花，恐亦是土木香种也。[敩曰] 其香是芦蔓根条，左盘旋。采得二十九日，方硬如朽骨。其有芦头丁盖子色青者，是木香神也。[宗奭曰] 常自岷州出塞，得青木香，持归西洛。叶如牛蒡，但狭长，茎高二三尺，花黄一如金钱，其根即香也。生嚼即辛香，尤行气。[承曰] 木香今多从外国来，陶说为是。苏颂图经所载广州者，乃是木类。又载滁州、海州者，乃是马兜铃根。治疗冷热，殊不相似，皆误图耳。[时珍曰] 木香，南方诸地皆有。一统志云：叶类丝瓜，冬月取根，晒干。

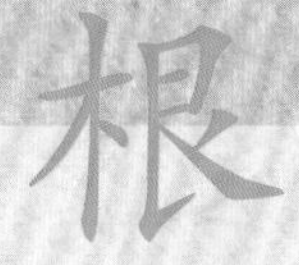

根

‖ **修治** ‖

[时珍曰] 凡入理气药，只生用，不见火。若实大肠，宜面煨熟用。

‖ **气味** ‖

辛，温，无毒。[元素曰] 气热，味辛、苦，气味俱厚，沉而降，阴也。[杲曰] 苦、甘、辛，微温，降也，阴也。[好古曰] 辛、苦，热，味厚于气，阴中阳也。

‖ **主治** ‖

邪气，辟毒疫温鬼，强志，主淋露。久服不梦寤魇寐。本经。**消毒，杀鬼精物，温疟蛊毒，气劣气不足，肌中偏寒，引药之精。**别录。**治心腹一切气，膀胱冷痛，呕逆反胃，霍乱泄泻痢疾，健脾消食，安胎。**大明。**九种心痛，积年冷气，痃癖癥块胀痛，壅气上冲，烦闷羸劣，女人血气刺心，痛不可忍，末酒服之。**甄权。**散滞气，调诸气，和胃气，泄肺气。**元素。**行肝经气。煨熟，实大肠。**震亨。**治冲脉为病，逆气里急，主脬渗小便秘。**好古。

‖ **发明** ‖

[弘景曰] 青木香，大秦国人以疗毒肿、消恶气有验。今惟制蛀虫丸用之。常以煮汁沐浴大佳。[宗奭曰] 木香专泄决胸腹间滞塞冷气，他则次之。得橘皮、肉豆蔻、生姜相佐使绝佳，效尤速。[元素曰] 木香除肺中滞气。若治中下二焦气结滞，及不转运，须用槟榔为使。[震亨曰] 调气用木香，其味辛，气能上升，如气郁不达者宜之。若阴火冲上者，则反助火邪，当用黄檗、知母，而少以木香佐之。[好古曰] 本草云：主气劣，气不足，补也；通壅气，导一切气，破也。安胎，健脾胃，补也；除痃癖癥块，破也。其不同如此。洁古张氏但言调气，不言补也。[机曰] 与补药为佐则补，与泄药为君则泄也。[时珍曰] 木香乃三焦气分之药，能升降诸气，诸气膹郁，皆属于肺，故上焦气滞用之者，乃金郁则泄之也。中气不运，皆属于脾，故中焦气滞宜之者，脾胃喜芳香也。大肠气滞则后重，膀胱气不化则癃淋，肝气郁则为痛，故下焦气滞者宜之，乃塞者通之也。[权曰] 隋书言樊子盖为武威太守，车驾入吐谷浑，子盖以彼多瘴气，献青木香以御雾露之邪。[颂曰] 续传信方著张仲景青木香丸，主阳衰诸不足。用昆仑青木香、六路诃子皮各二十两，捣筛，糖和丸梧子大。每空腹酒下三十丸，日再，其效尤速。郑驸马去沙糖用白蜜，加羚羊角十二两。用药不类古方，而云仲景，不知何从而得也？

▽木香药材

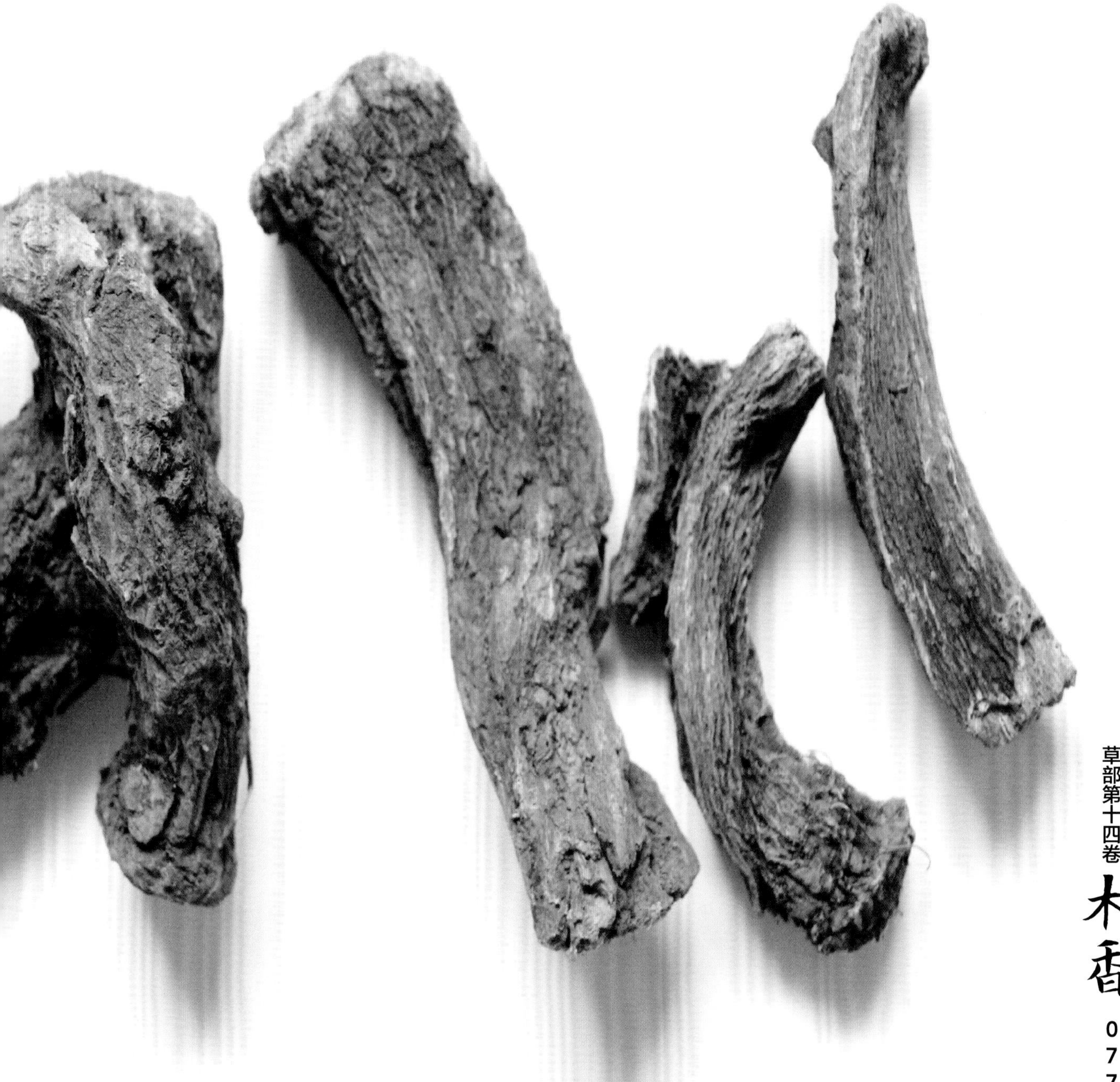

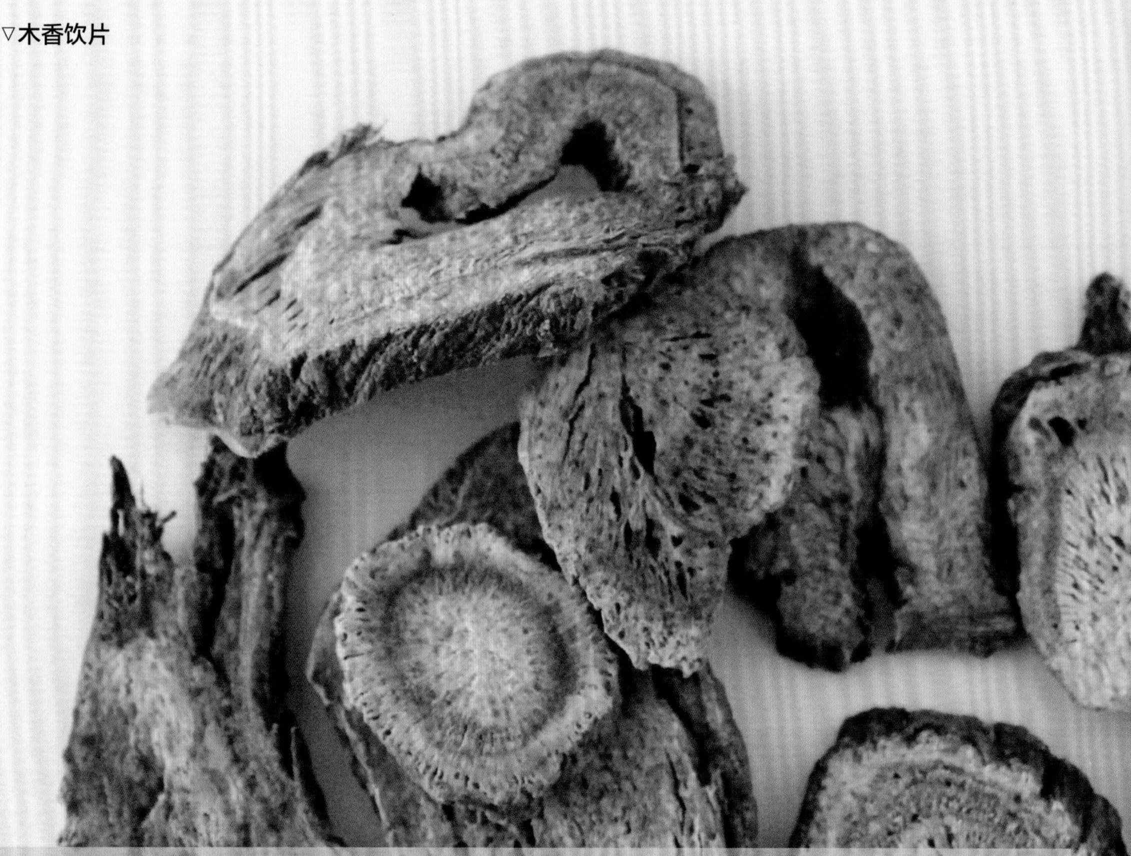

▽木香饮片

木香 *Aucklandia lappa* ITS2 条形码主导单倍型序列：

1 CGCATCGCGT CGCCCCCGAC CACGCCTCCC TCATGGGGAT GCGTTCCATC AGGGGCGGAG ACTGGTCTCC CGTGCCCACG
81 GCGCGGTTGG CCTAAATAGG AGTCCCCTTC GACGGACGCA CGGCTAGTGG TGGTTGTCAA GGCCTTCGTA TCGAGCCGTG
161 CGGACGCAAG GGAAACGCTC CTCAAAGACC CCAACGTGTC GTCTTGCGAC GATGCTTCGA CCG

川木香 *Vladimiria souliei* ITS2 条形码主导单倍型序列：

1 CGCATCGTGT CGCCCCCGAC CACGCCTCCC TCATGGGGAT GCGTTTTGTC AGGGGCGGAG ACTGGTCTCC CGTGCCTGCG
81 GTGTGGTTGG CCTAAATAGG AGTCCCCTTC GACGGACGCA CGGCTAGTGG TGGTTGTCAA GGCCTTCGTA TCGAGCCGTG
161 CGGACGCAAG GGAAACGCTC TCCAAAGACC CCAACGCGTC GTCTTGCGAC GATGCTTCGA CCG

土木香 *Inula helenium* ITS2 条形码主导单倍型序列：

1 CGCATCGTGT CGCTCCTCTC CATGCCTCCT CAAAGGGGTG TGCGAGATAG GAGCGGATAC TGGTCTCCCG TGCCTACGGT
81 GCGGTTGGCC AAAATAGGAG TCTCCTTTGA TGGACACACG GCAAGTGGTG GTTGACAAAA CCTTTAGTCT CGTGTCGTGT
161 GTCCTGACTT GTAAGCGAAG ACCTCGTAAA CTACCCTATG GTGTCGTCTT ATGACGACGC TTCGACCG

灰毛川木香 *Vladimiria souliei* var. *cinerea* ITS2 条形码主导单倍型序列：

1 CGCATCGCGT CGCCCCCGAC CACGCCTCCC TCATGGGGAT GCGTTTTGTC AGGGGCGGAG ACTGGTCTCC CGTGCCTGCG
81 GTGTGGTTGG CCTAAATAGG AGTCCCCTTC GACGGACGCA CGGCTAGTGG TGGTTGTCAA GGCCTTCGTA TCGAGCCGTG
161 CGGACGCAAG GGAAACGCTC TCCAAAGACC CCAACGCGTC GTCTTGCGAC GATGCTTCGA CCG

‖ **附方** ‖

旧二，新一十九。**中气不省**闭目不语，如中风状。南木香为末，冬瓜子煎汤灌下三钱。痰盛者，加竹沥、姜汁。济生方。**气胀懒食**即青木香丸，见发明下。热者牛乳下，冷者酒下，圣惠方。**心气刺痛**青木香一两，皂角炙一两，为末，糊丸梧桐子大，每汤服五十丸，甚效。摄生方。**一切走注**气痛不和。广木香，温水磨浓汁，入热酒调服。简便方。**内钓腹痛**木香、乳香、没药各五分，水煎服之。阮氏小儿方。**小肠疝气**青木香四两，酒三斤，煮过，每日饮三次。孙天仁集效方。**气滞腰痛**青木香、乳香各二钱，酒浸，饭上蒸，均以酒调服。圣惠方。**耳卒聋闭**昆仑真青木香一两切，以苦酒浸一夜，入胡麻油一合，微火煎，三上三下，以绵滤去滓，日滴三四次，以愈为度。外台秘要。**耳内作痛**木香末，以葱黄染鹅脂，蘸末深纳入耳中。圣济录。**霍乱转筋**腹痛。木香末一钱，木瓜汁一盏，入热酒调服。圣济总录。**一切下痢**不拘丈夫妇人小儿。木香一块，方圆一寸，黄连半两，二味用水半升同煎干，去黄连，薄切木香，焙干为末。分作三服：第一服橘皮汤下，二服陈米饮下，三服甘草汤下。此乃李景纯所传。有一妇人久痢将死，梦中观音授此方，服之而愈也。孙兆秘宝方。**香连丸方**方见黄连下。**肠风下血**木香、黄连等分，为末，入肥猪大肠内，两头扎定，煮极烂，去药食肠。或连药捣为丸服。刘松石保寿堂方。**小便浑浊**如精状。木香、没药、当归等分，为末，以刺棘心自然汁和丸梧子大，每食前盐汤下三十丸。普济方。**小儿阴肿**小儿阳明经风热湿气相搏，阴茎无故肿，或痛缩，宜宽此一经自愈。广木香、枳壳麸炒二钱半，炙甘草二钱，水煎服。曾氏小儿方。**小儿天行**壮热头痛。木香六分，白檀香三分，为末。清水和服。仍温水调涂囟顶上取瘥。圣惠方。**天行发斑**赤黑色。青木香一两，水二升，煮一升服。外台秘要。**一切痈疽**疮疖、痔瘘恶疮、下疰臁疮溃后，外伤风寒，恶汁臭败不敛，并主之。木香、黄连、槟榔等分，为末，油调频涂之，取效。和剂局方。**恶蛇虺伤**青木香不拘多少，煎水服，效不可述。袖珍方。**腋臭阴湿**凡腋下、阴下湿臭，或作疮。青木香以好醋浸，夹于腋下、阴下。为末傅之。外台秘要。**牙齿疼痛**青木香末，入麝香少许，揩牙，盐汤漱之。圣济录。

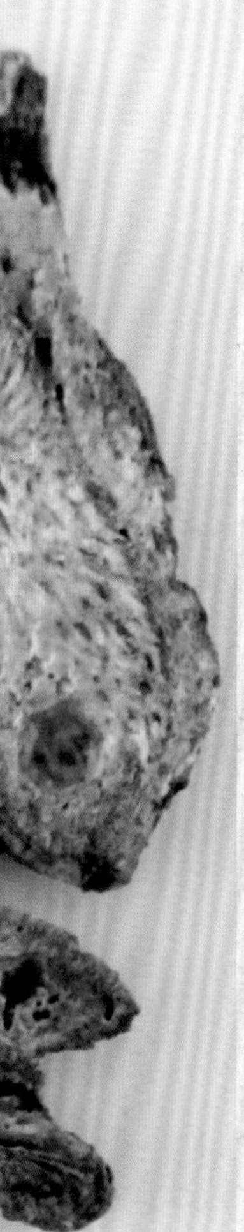

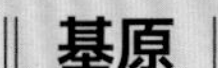

‖ 基原 ‖

据《纲目彩图》《纲目图鉴》《药典图鉴》及相关文献 * 等综合分析考证，本品为败酱科植物甘松 *Nardostachys jatamansi* DC.**。分布于四川、青海、甘肃等地。《药典》收载甘松药材为败酱科植物甘松的干燥根及根茎；春、秋二季采挖，除去泥沙和杂质，晒干或阴干。

* 武姣姣等 . 甘松的本草考证 [J]. 中药材，2011，(34)9：1459.

** 李莹等 . 传统药用植物甘松的植物学名考 [J]. 中药材，2017，40(06)：1474.

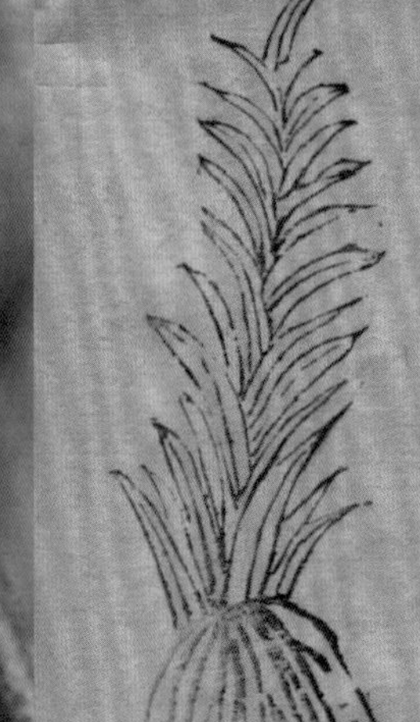

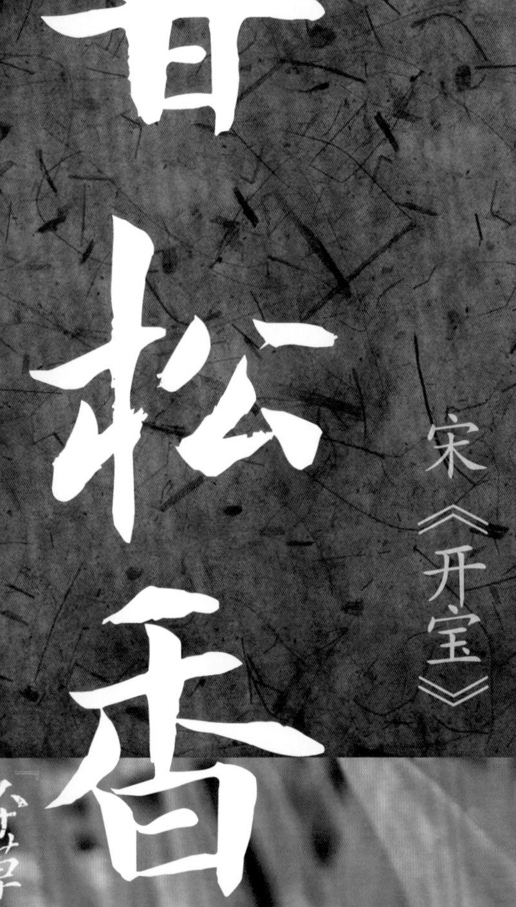

甘松香

宋《开宝》

△甘松

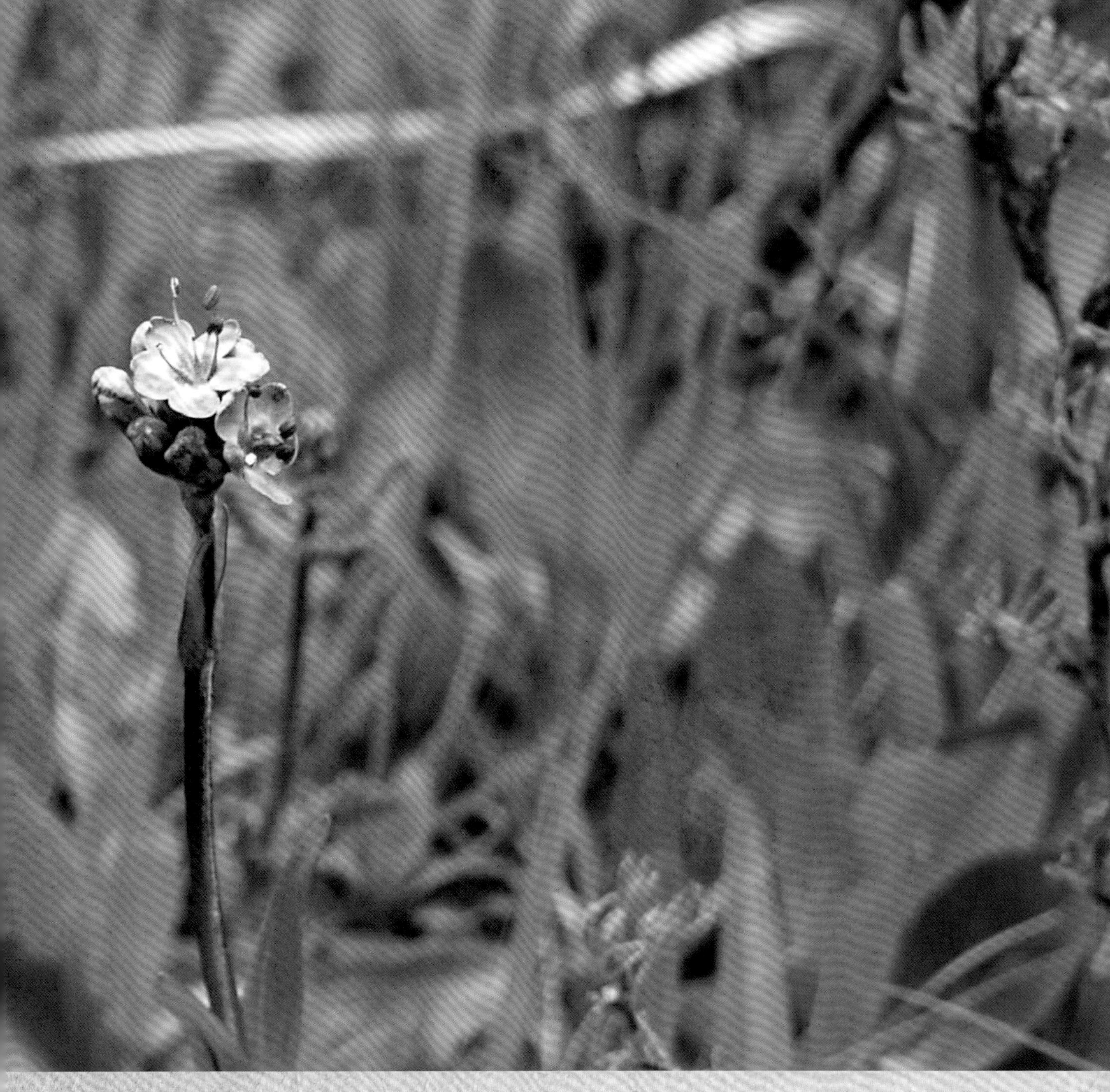

‖ **释名** ‖

苦弥哆音扯。[时珍曰] 产于川西松州，其味甘，故名。金光明经谓之苦弥哆。

‖ **集解** ‖

[志曰] 广志云：甘松出姑臧、凉州诸山，细叶，引蔓丛生，可合诸香及裛衣。[颂曰] 今黔、蜀州郡及辽州亦有之。丛生山野，叶细如茅草，根极繁密，八月采之，作汤浴令人身香。

根

‖ **气味** ‖

甘，温，无毒。[好古曰] 平。

‖ **主治** ‖

恶气，卒心腹痛满，下气。开宝。**黑皮䵟黯，风疳齿䘌，野鸡痔。得白芷、附子良。**藏器。**理元气，去气郁。**好古。**脚气膝浮，煎汤淋洗。**时珍。

‖ **发明** ‖

[时珍曰] 甘松芳香能开脾郁，少加入脾胃药中，甚醒脾气。杜宝拾遗录云：寿禅师妙医术，作五香饮，更加别药，止渴兼补最妙。一沈香饮，二丁香饮，三檀香饮，四泽兰饮，五甘松饮也。

‖ **附方** ‖

新四。**劳瘵熏法**甘松六两，玄参一斤，为末。每日焚之。奇效方。**风疳虫牙**蚀肉至尽。甘松、腻粉各二钱半，卢会半两，猪肾一对，切炙为末，夜漱口后贴之，有涎吐出。圣济总录。**肾虚齿痛**甘松、硫黄等分，为末，泡汤漱之，神效。经效济世方。**面䵟风疮**香附子、甘松各四两，黑牵牛半斤，为末。日用洗面。妇人良方。

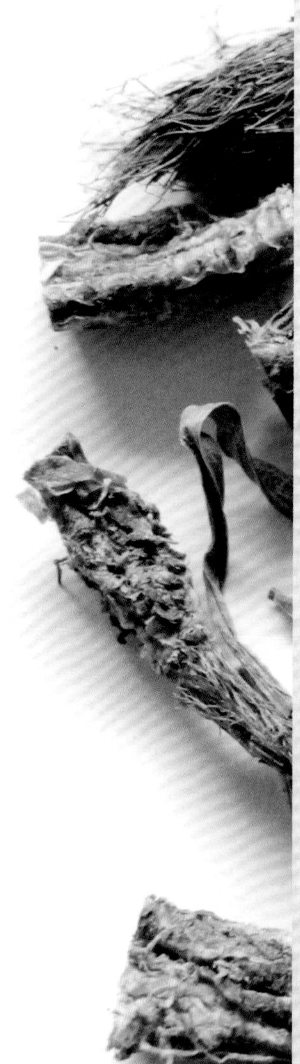

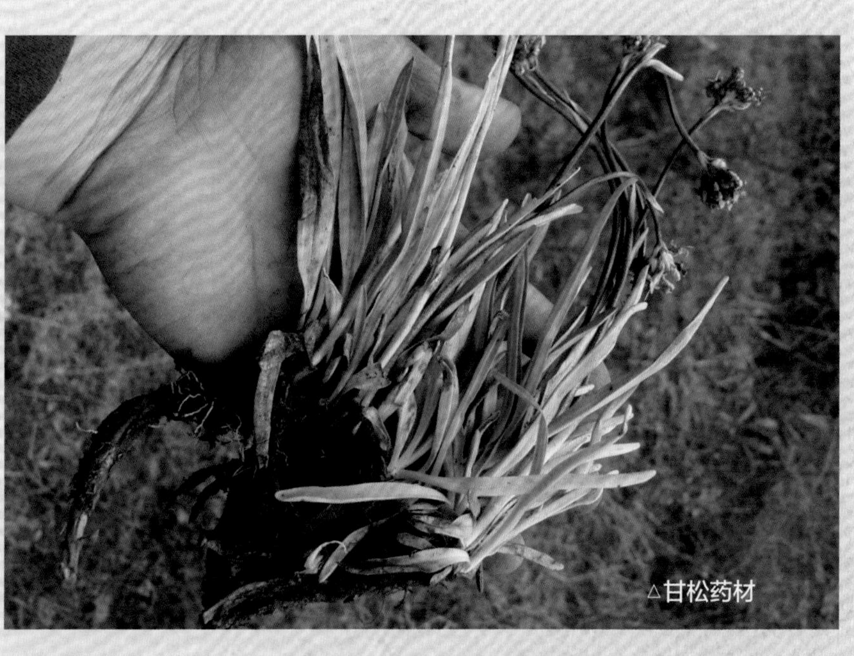

△甘松药材

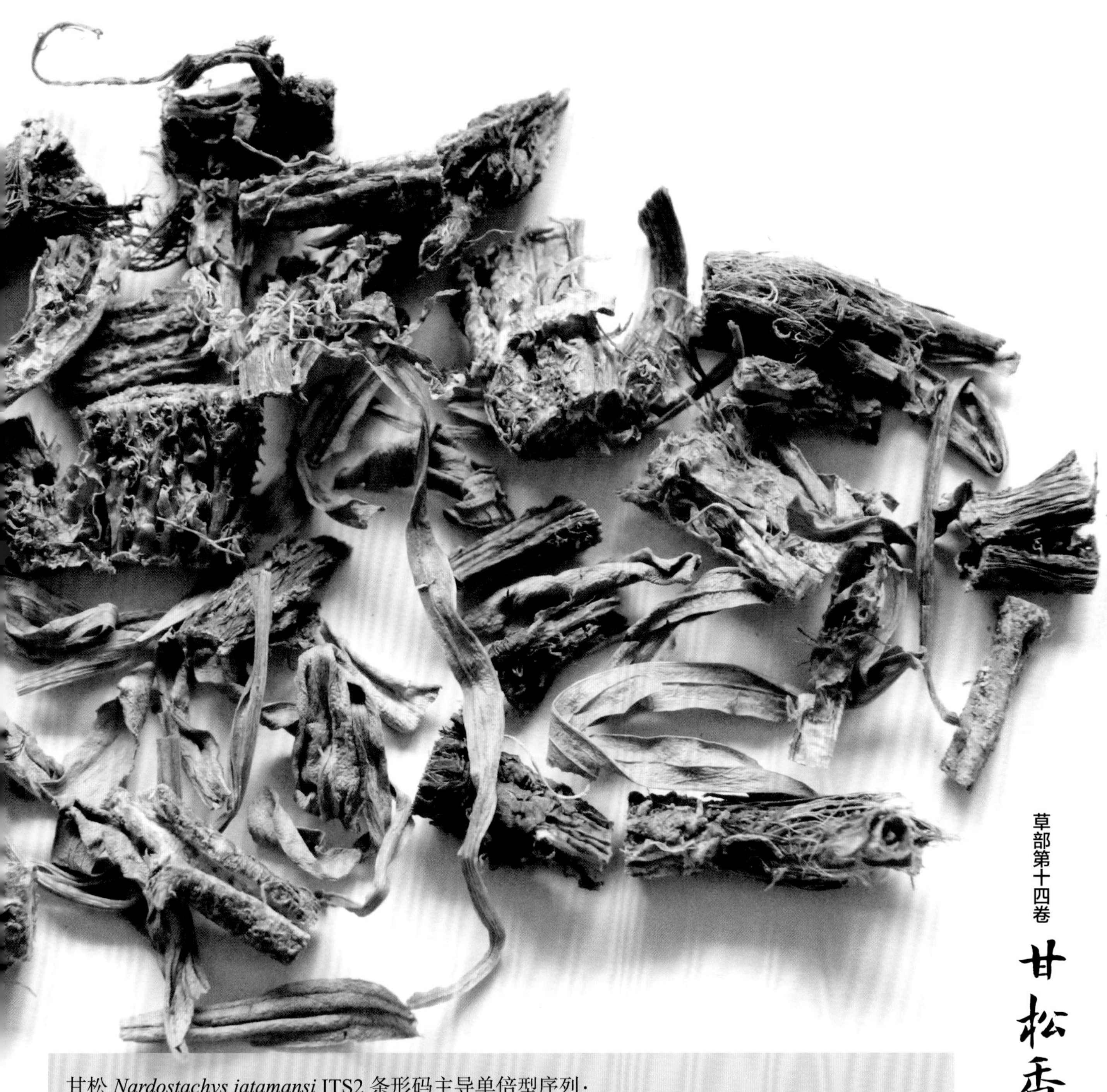

甘松 *Nardostachys jatamansi* ITS2 条形码主导单倍型序列：

```
1   CGCATCGCGT CGCCCCCCCG CCCCGCCTCC CGCTGAGGAG GCGCGCGGCG GGGGGCGCGG ACAATGGCCT CCCGCGCCCC
81  CGGGCGCGGC TGGCCCAAAA CCGAGTCCCC CGGCGGCGGA CGTCACGACG AGTGGTGGTC GAAACAGCCC TCTTATCGCG
161 TCGTGACCCG ACCCGTCCGC CGGGCGGCCA AGGGACCCTG TTGCGCCGTC CCCGTCGACG GCGCTCCGAC CG
```


甘松香

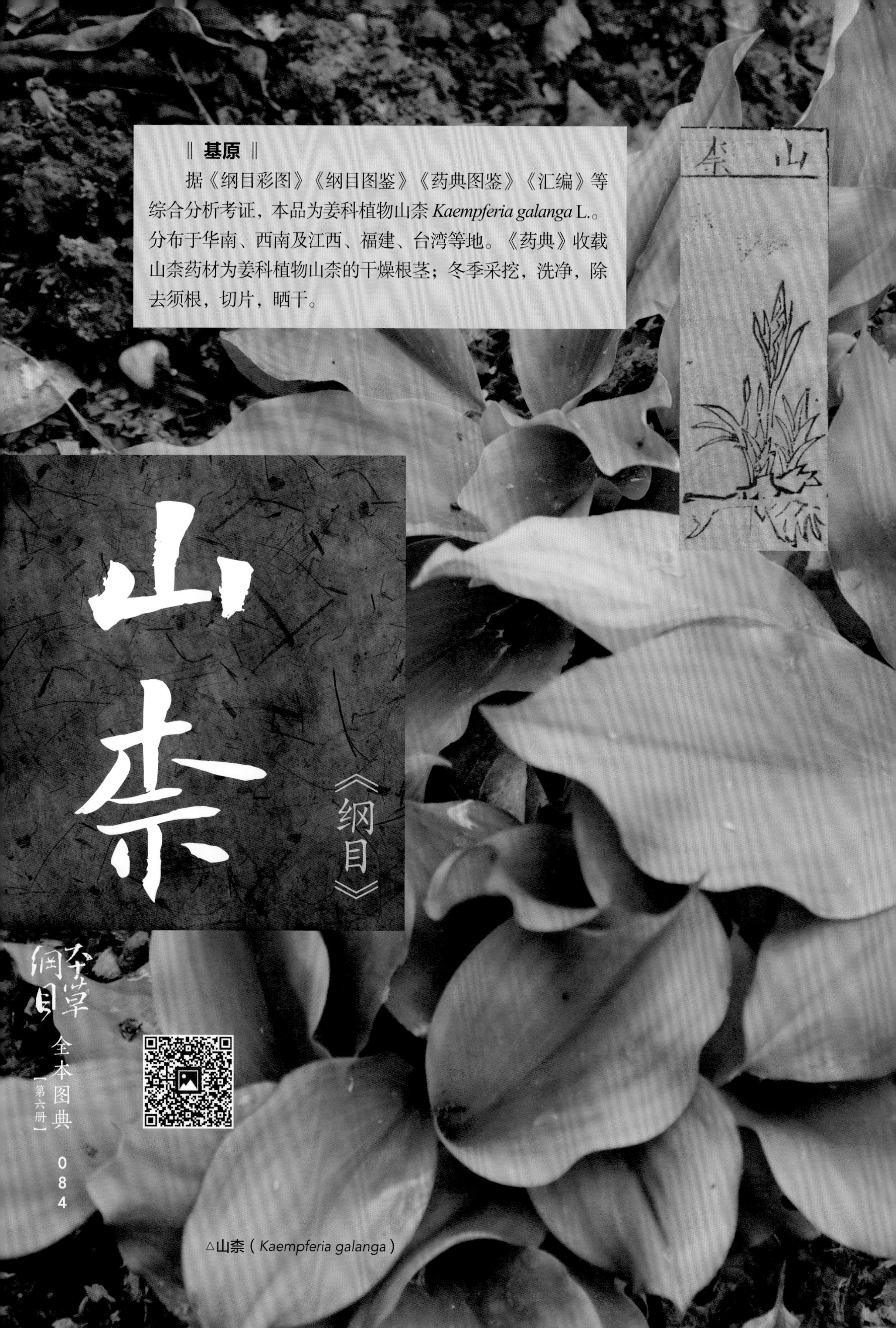

山柰《纲目》

‖ **基原** ‖

据《纲目彩图》《纲目图鉴》《药典图鉴》《汇编》等综合分析考证，本品为姜科植物山柰 *Kaempferia galanga* L.。分布于华南、西南及江西、福建、台湾等地。《药典》收载山柰药材为姜科植物山柰的干燥根茎；冬季采挖，洗净，除去须根，切片，晒干。

△山柰（*Kaempferia galanga*）

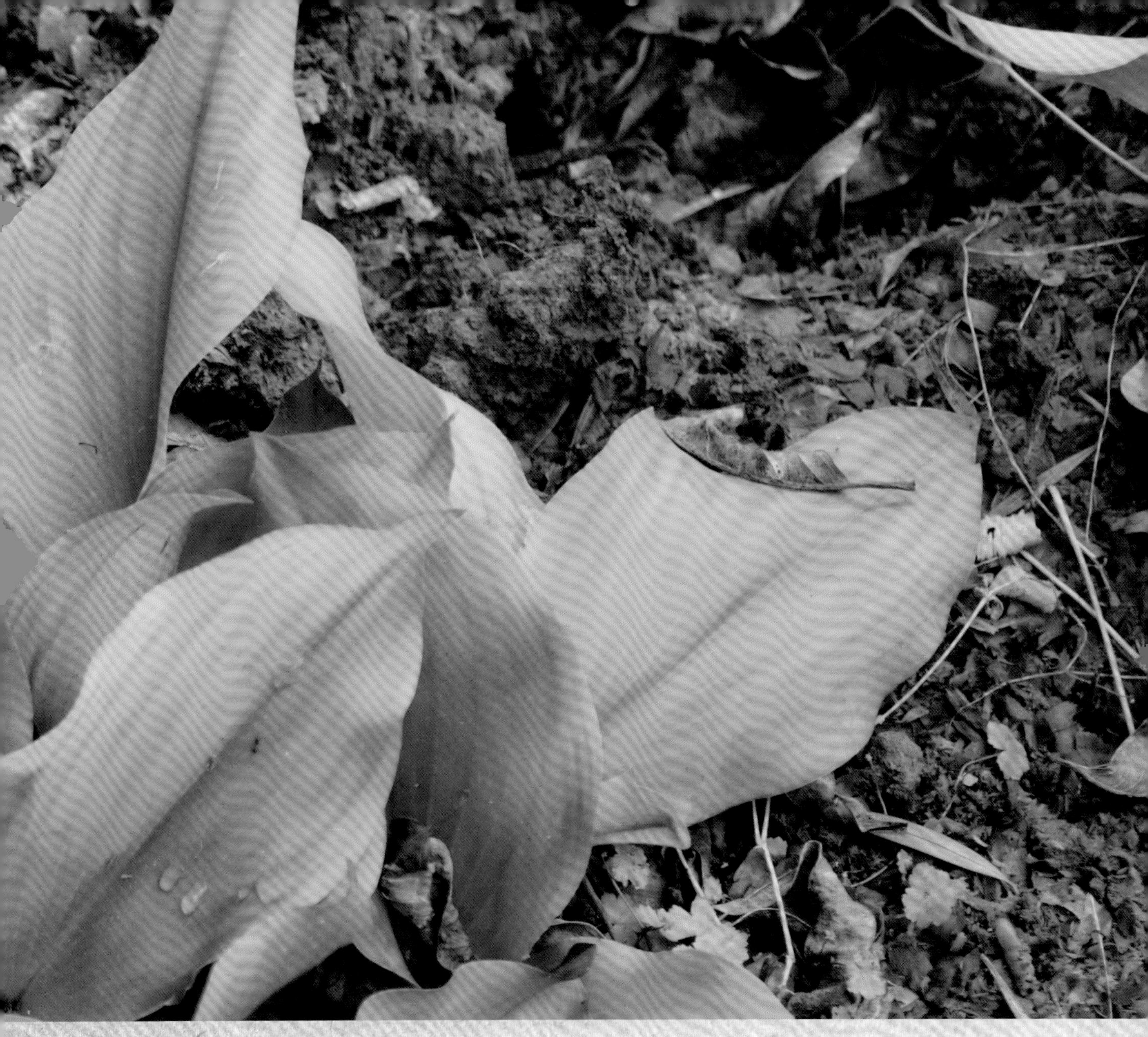

‖ **释名** ‖

山辣纲目**三柰。**[时珍曰] 山柰俗讹为三柰，又讹为三赖，皆土音也。或云：本名山辣，南人舌音呼山为三，呼辣如赖，故致谬误，其说甚通。

‖ **集解** ‖

[时珍曰] 山柰生广中，人家栽之。根叶皆如生姜，作樟木香气。土人食其根如食姜，切断暴干，则皮赤黄色，肉白色。古之所谓廉姜，恐其类也。段成式酉阳杂俎云：柰只出拂林国。长三四尺，根大如鸭卵，叶似蒜，中心抽条甚长，茎端有花六出，红白色，花心黄赤，不结子，其草冬生夏死。取花压油，涂身去风气。按此说颇似山柰，故附之。

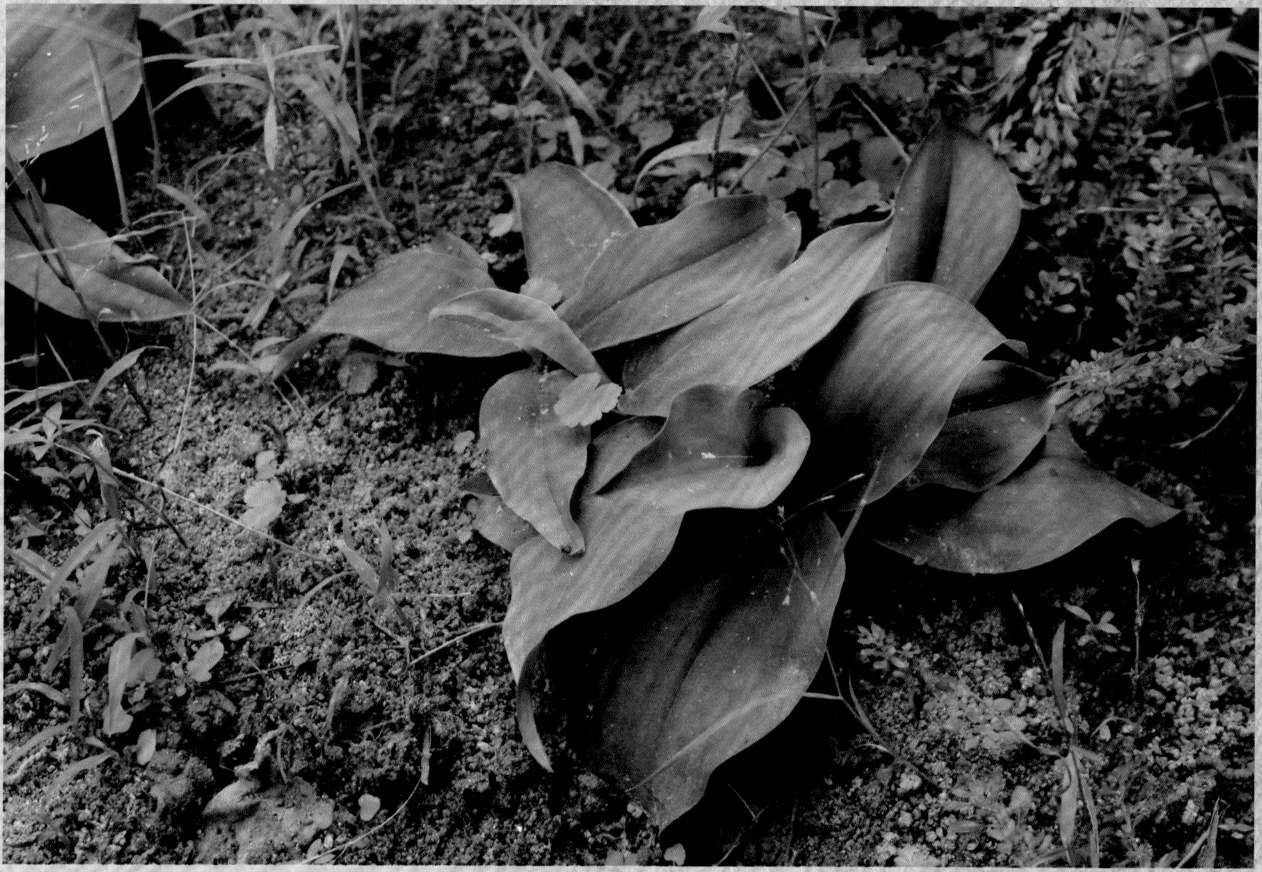

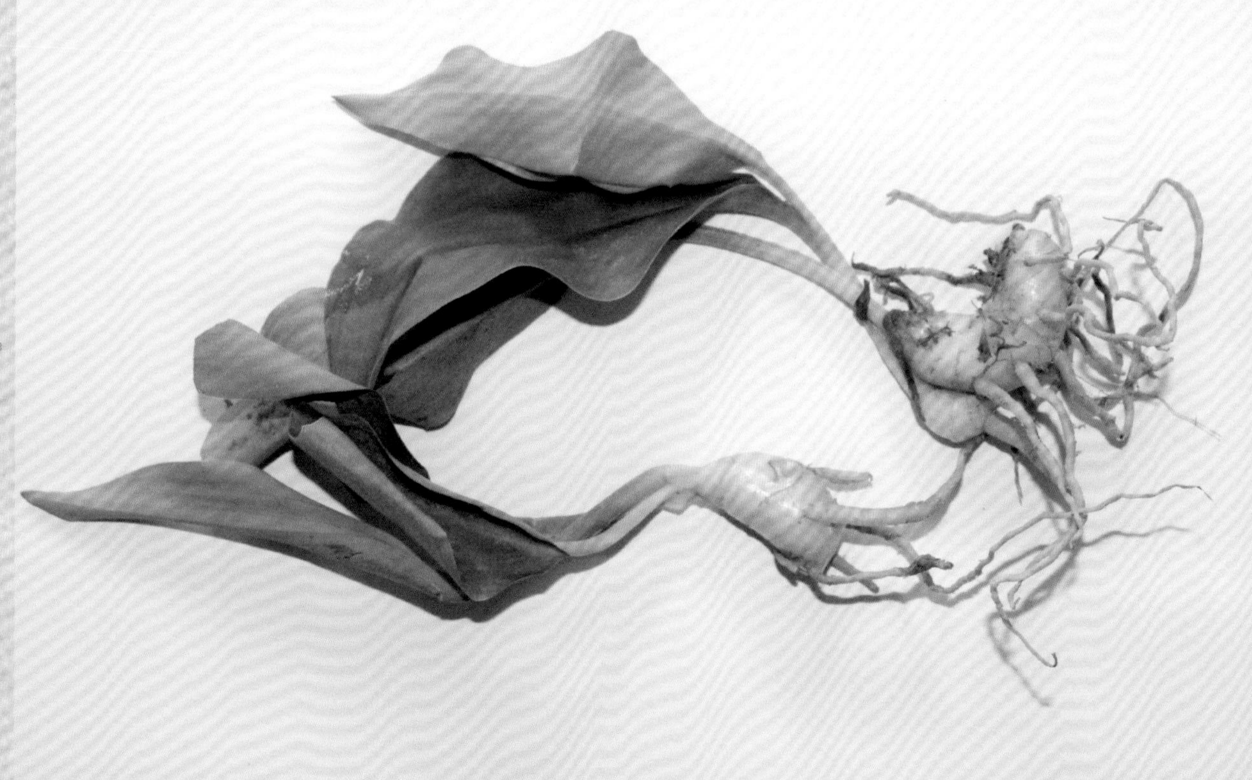

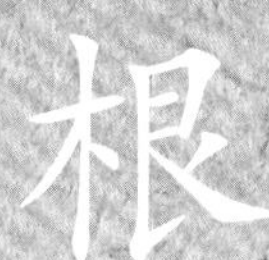

根

‖ **气味** ‖

辛，温，无毒。

‖ **主治** ‖

暖中，辟瘴疠恶气，治心腹冷气痛，寒湿霍乱，风虫牙痛。入合诸香用。时珍。

‖ **附方** ‖

新六。**一切牙痛**三柰子一钱，面包煨熟，入麝香二字，为末。随左右嗃一字入鼻内，口含温水漱去，神效。名海上一字散。普济方。**风虫牙痛**仁存方用山柰为末，铺纸上卷作筒，烧灯吹灭，乘热和药吹入鼻内，痛即止。摄生方用肥皂一个去穰，入山柰、甘松各三分，花椒、食盐不拘多少，填满，面包煅红，取研，日用擦牙漱去。**面上雀斑**三柰子、鹰粪、蜜佗僧、蓖麻子等分，研匀，以乳汁调之。夜涂旦洗去。**醒头去屑**三柰、甘松香、零陵香一钱，樟脑二分，滑石半两，为末。夜擦旦篦去。水云录。**心腹冷痛**三柰、丁香、当归、甘草等分，为末，醋糊丸梧子大。每服三十丸，酒下。集简方。

山柰 *Kaempferia galanga* ITS2 条形码主导单倍型序列：

1 GCATTGCCGC CTTTGCTCCA TGCGATGCTG GTGCTGAGCG CGTAAATTGG CCCCGTGTGC CCTCCTCCTC GGGCGGGCAC
81 AGTCGGTCGA AGAGCGGGTA GTCCCAAGTC GTCGGGCACG ATGGGTGTTG GTCGCCACGA GCGGGAACCG AACATCGTCC
161 TCGTCGTTTT GGGCTGAGCC CTCAATTCAA GGAAGAAAGA AGACCCTGTG TGATTTGATT GCGGCGGCGG GCGAAAGTGC
241 CACGTCGTCC GTCCA

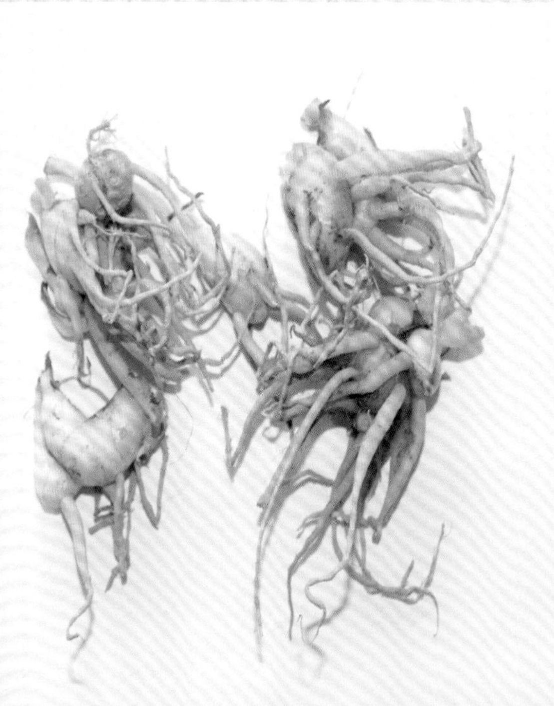

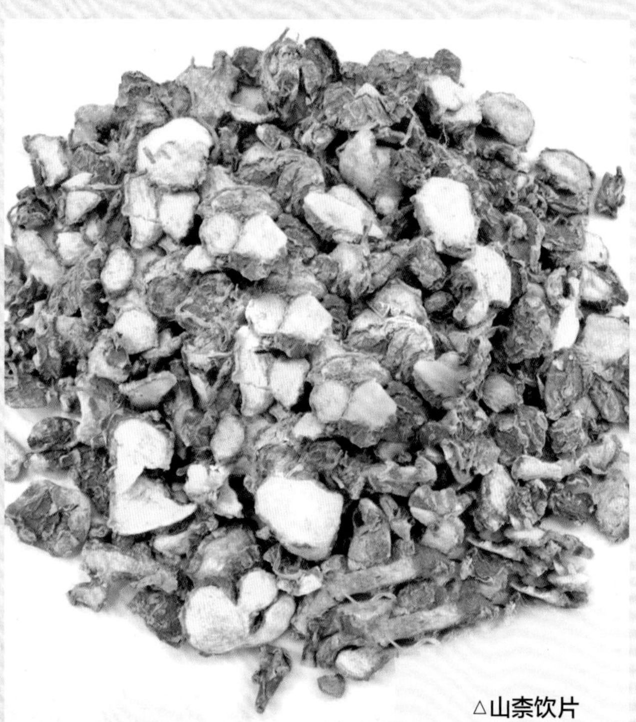

△山柰饮片

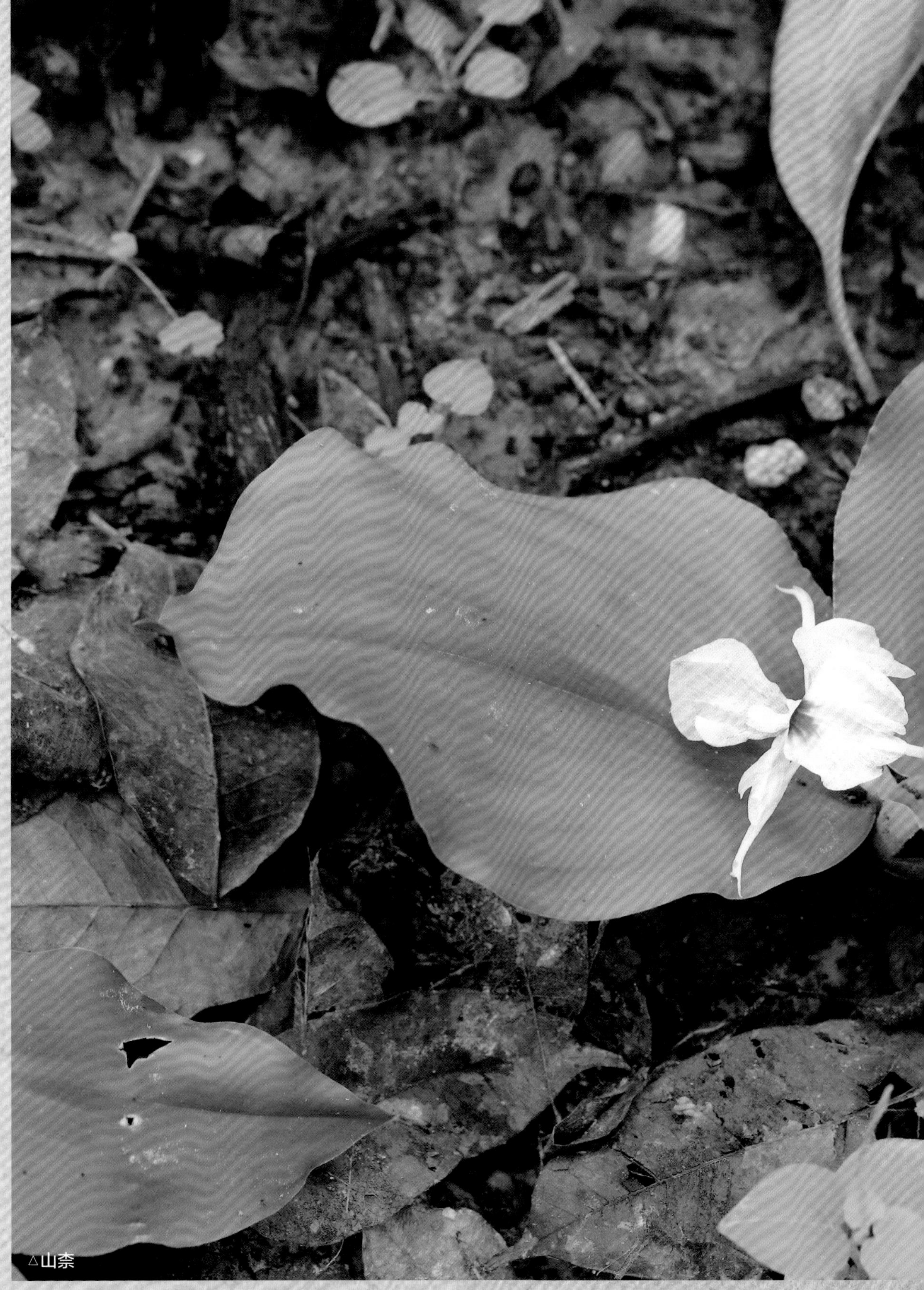
△山柰

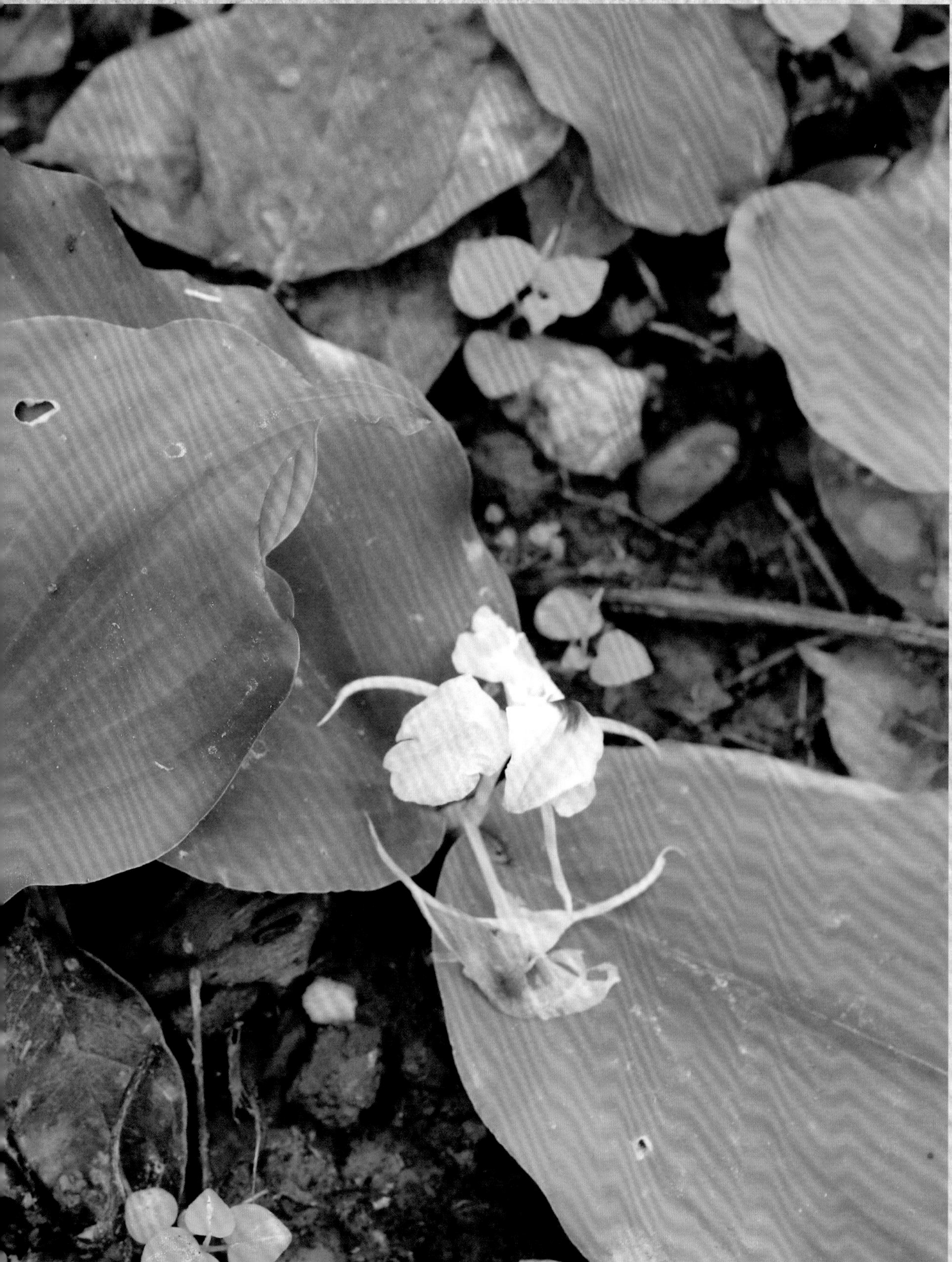

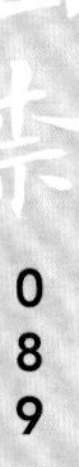
山柰

‖ **基原** ‖

据《纲目彩图》《纲目图鉴》《中华本草》《大辞典》等综合分析考证，本品为姜科植物华山姜 *Alpinia chinensis* (Retz.) Rosc.。分布于我国东南及西南等地。

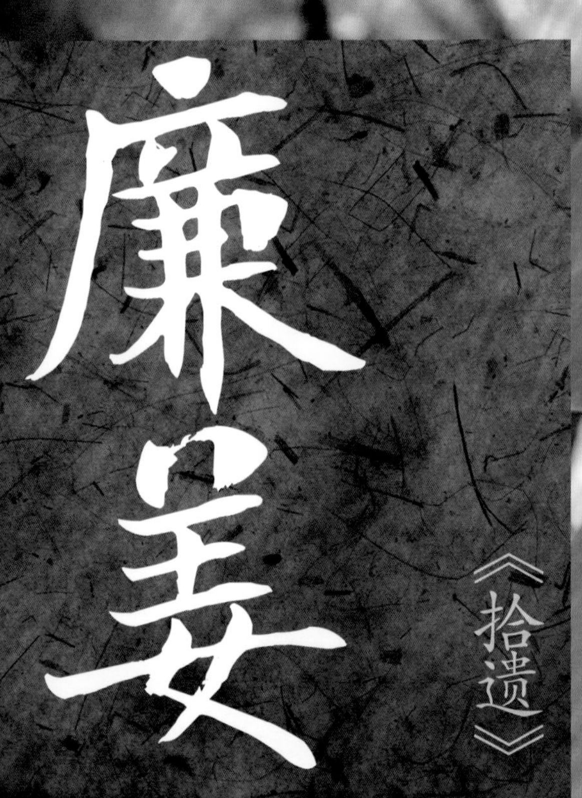

廉姜《拾遗》

‖ **释名** ‖

姜汇纲目 **蔟葰**音族绥。

‖ **集解** ‖

[弘景曰] 杜若苗似廉姜。[藏器曰] 廉姜似姜，生岭南、剑南，人多食之。[时珍曰] 按异物志云：生沙石中，似姜，大如螺，气猛近于臭。南人以为齑，其法陈皮，以黑梅及盐汁渍之，乃成也。又郑樵云：廉姜似山姜而根大。

‖ **气味** ‖

辛，热，无毒。

‖ **主治** ‖

胃中冷，吐水，不下食。藏器。**温中下气，消食益智。**时珍。

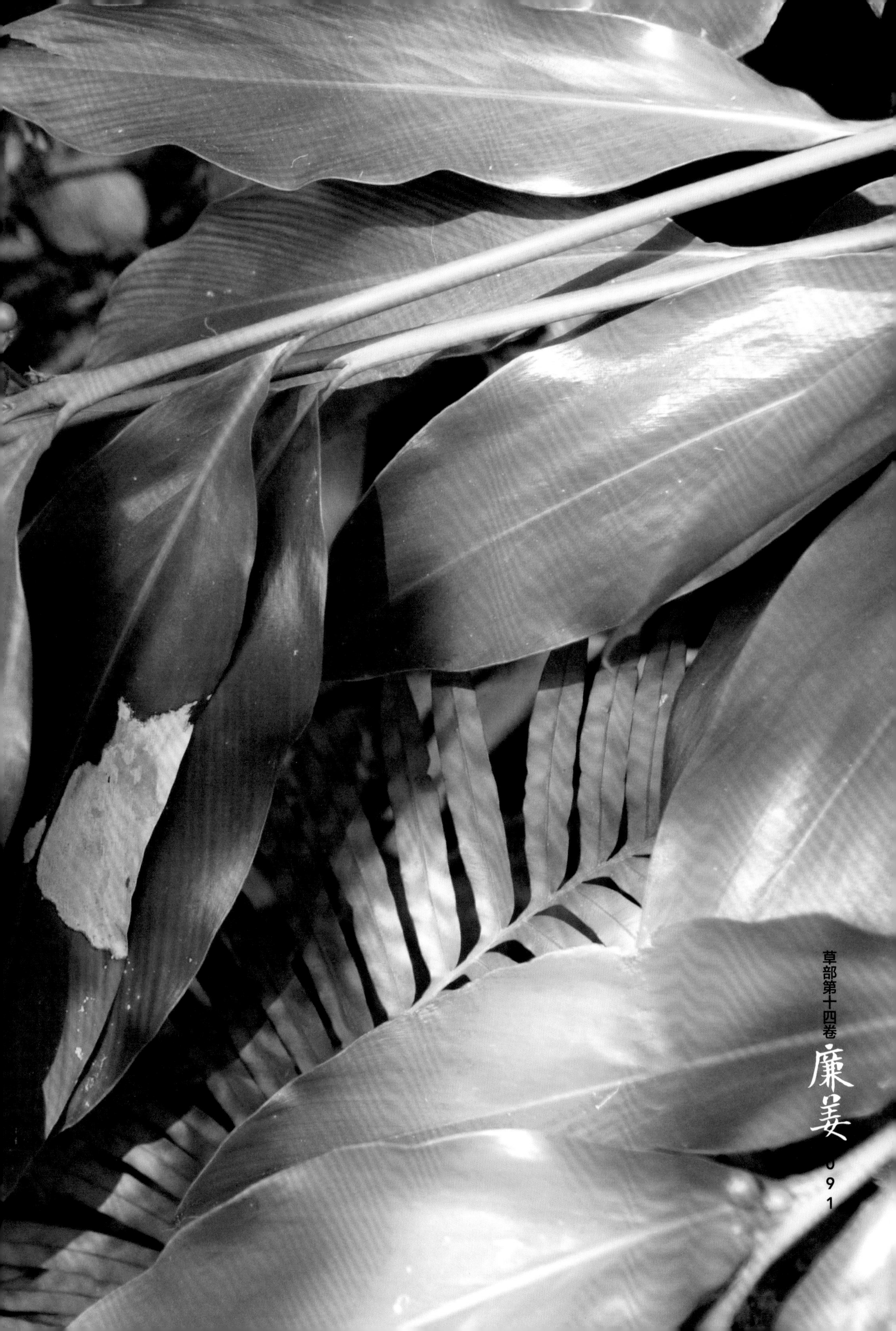

廉姜

‖ **基原** ‖

据《纲目彩图》《纲目图鉴》等综合分析考证，本品为山姜属的一种植物 *Alpinia sp.*。分布于我国东南及西部等地。

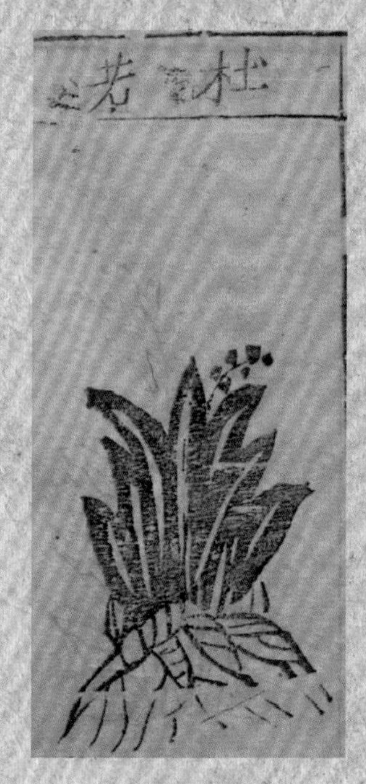

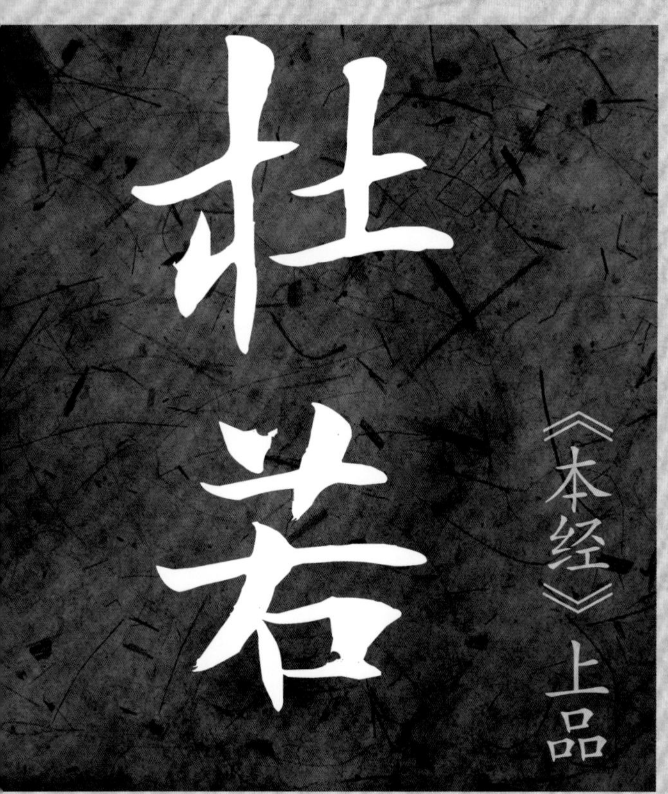

校正：并入图经·外类山姜。

‖ **释名** ‖

杜衡本经**杜莲**别录**若芝**别录**楚衡**广雅**獴子姜**獴音爪药性论**山姜**别录云：一名白莲，一名白苓。［颂曰］此草一名杜衡，而草部中品自有杜衡条，即尔雅所为土卤者也。杜若，即广雅所谓楚衡者也。其类自别，古人多相杂引用。故九歌云：采芳洲兮杜若。离骚云：杂杜衡与芳芷。王逸辈皆不分别，但云香草，故二名相混。古方或用，今人罕使，故少有识识者。

‖ **集解** ‖

[别录曰] 杜若生武陵川泽及冤句，二月、八月采根曝干。[弘景曰] 今处处有之。叶似姜而有文理。根似高良姜而细，味辛香。又绝似旋覆根，殆欲相乱，叶小异尔。楚辞云：山中人兮芳杜若，是矣。[恭曰] 今江湖多有之，生阴地，苗似廉姜，根似高良姜，全少辛味。陶云：似旋覆根者，即真杜若也。[保升曰] 苗似山姜，花黄，子赤，大如棘子，中似豆蔻。今出岭南、硖州者甚好。范子计然云：杜衡、杜若出南郡、汉中，大者大善。[颂曰] 卫州一种山姜，茎叶如姜。开紫花，不结子，八月采根入药。[时珍曰] 杜若人无识者，今楚地山中时有之。山人亦呼为良姜，根似姜，味亦辛。甄权注豆蔻所谓猴子姜，苏颂图经·外类所谓山姜，皆此物也。或又以大者为高良姜，细者为杜若。唐时峡州贡之。

‖ **修治** ‖

[敩曰] 凡使勿用鸭喋草根，真相似，只是味效不同。凡采得根，以刀刮去黄赤皮，细剉，用三重绢袋阴干。临使以蜜浸一夜，漉出用。

根

‖ **气味** ‖

辛，微温，无毒。[之才曰] 得辛夷、细辛良，恶柴胡、前胡。[苏颂曰] 山姜：辛，平，有小毒。

‖ **主治** ‖

胸胁下逆气，温中，风入脑户，头肿痛，涕泪，久服益精明目轻身，令人不忘。本经。**治眩倒目䀮䀮，止痛，除口臭气。**别录。**山姜：去皮间风热，可作煠汤，又主暴冷，及胃中逆冷，霍乱腹痛。**苏颂。

‖ **发明** ‖

[时珍曰] 杜若乃神农上品，治足少阴、太阳诸证要药，而世不知用，惜哉。

山姜

《药性》

‖ **基原** ‖

据《纲目彩图》《纲目图鉴》《中华本草》《汇编》等综合分析考证，本品为姜科植物山姜 *Alpinia japonica* (Thunb.) Miq.。分布于我国东南部、南部等地。《药典》四部收载山姜药材为姜科植物山姜的干燥根及根茎。

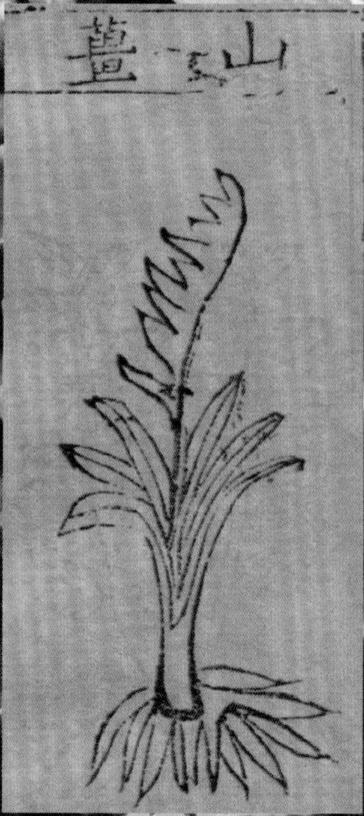

山薑

△山姜（*Alpinia japonica*）

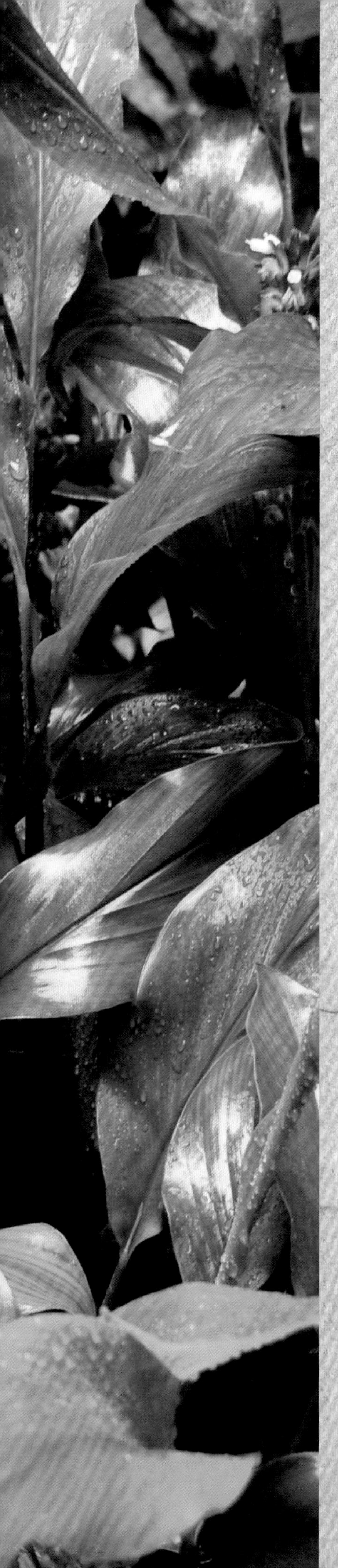

‖ **释名** ‖

美草。[弘景曰] 东人呼为山姜，南人呼为美草。[时珍曰] 与杜若之山姜，名同物异也。

‖ **集解** ‖

[权曰] 山姜根及苗，并如姜而大，作樟木臭，南人食之。又有獴子姜，黄色而紧，辛辣，破血气殊强于此姜。[颂曰] 山姜出九真交趾，今闽广皆有之。刘恂岭表录异云：茎叶皆姜也，但根不堪食。亦与豆蔻花相似，而微小尔。花生叶间，作穗如麦粒，嫩红色。南人取其未大开者，谓之含胎花，以盐水淹藏入甜糟中，经冬如琥珀色，辛香可爱，用为鲙，无以加矣。又以盐杀治暴干者，煎汤服之，极除冷气，甚佳。山姜生南方。叶似姜，花赤色甚辛，子似草豆蔻，根如杜若及高良姜。今人以其子伪充草豆蔻，然其气甚猛烈。

根

‖ **气味** ‖

辛，热，无毒。

‖ **主治** ‖

腹中冷痛，煮服甚效。作丸散服，辟谷止饥。弘景。**去恶气，温中，中恶霍乱，心腹冷痛，功用如姜。**甄权。

花及子

‖ **气味** ‖

辛，温，无毒。

‖ **主治** ‖

调中下气，破冷气作痛，止霍乱，消食。杀酒毒。大明。

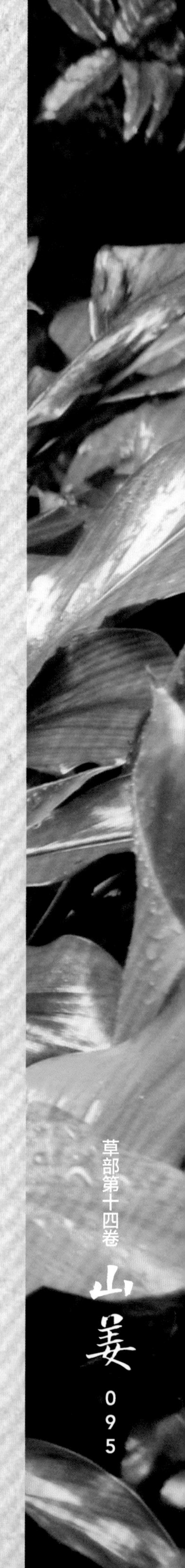

高良姜

《别录》中品

‖ **基原** ‖

据《纲目彩图》《纲目图鉴》《中药志》《大辞典》等综合分析考证，本品为姜科植物高良姜 *Alpinia officinarum* Hance。分布于我国东南至西南等地。《药典》收载高良姜药材为姜科植物高良姜的干燥根茎；夏末秋初采挖，除去须根和残留的鳞片，洗净，切段，晒干。

高良薑

紅豆蔻

△高良姜（*Alpinia officinarum*）

校正：并入开宝本草红豆蔻。

‖ **释名** ‖

蛮姜纲目**子名红豆蔻。**[时珍曰] 陶隐居言此姜始出高良郡，故得此名。按高良，即今高州也。汉为高凉县，吴改为郡。其山高而稍凉，因以为名，则高良当作高凉也。

‖ **集解** ‖

[时珍曰] 出高良郡，二月、三月采根。形气与杜若相似，而叶如山姜。[恭曰] 出岭南者，形大虚软，生江左者细紧，亦不甚辛，其实一也。今人呼细者为杜若，大者为高良姜，亦非也。[颂曰] 今岭南诸州及黔、蜀皆有之，内郡虽有而不堪入药。春生茎叶如姜苗而大，高一二尺许，花红紫色，如山姜花。[珣曰] 红豆蔻生南海诸谷，高良姜子也。其苗如芦，其叶如姜，花作穗，嫩叶卷之而生，微带红色。嫩者入盐，累累作朵不散落，须以朱槿花染令色深。善醒醉，解酒毒，无他要使也。[时珍曰] 按范成大桂海志云：红豆蔻花丛生，叶瘦如碧芦，春末始发。初开花抽一干，有大箨包之。箨拆花见。一穗数十蕊，淡红鲜妍，如桃杏花色。蕊重则下垂如葡萄，又如火齐璎珞及剪彩鸾枝之状。每蕊有心两瓣，人比之连理也。其子亦似草豆蔻。

‖ **修治** ‖

[时珍曰] 高良姜、红豆蔻，并宜炒过入药。亦有以姜同吴茱萸、东壁土炒过入药用者。

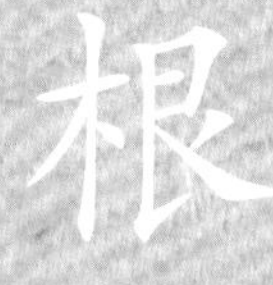

‖ **气味** ‖

辛，大温，无毒。[志曰] 辛、苦，大热，无毒。[张元素曰] 辛，热，纯阳，浮也。入足太阴、阴明经。

‖ **主治** ‖

暴冷，胃中冷逆，霍乱腹痛。别录。**下气益声，好颜色。煮饮服之，止痢。**藏器。**治风破气，腹内久冷气痛，去风冷痹弱。**甄权。**转筋泻痢，反胃，解酒毒，消宿食。**大明。**含块咽津，治忽然恶心，呕清水，逡巡即瘥。若口臭者，同草豆蔻为末，煎饮。**苏颂。**健脾胃，宽噎膈，破冷癖，除瘴疟。**时珍。

▽高良姜饮片

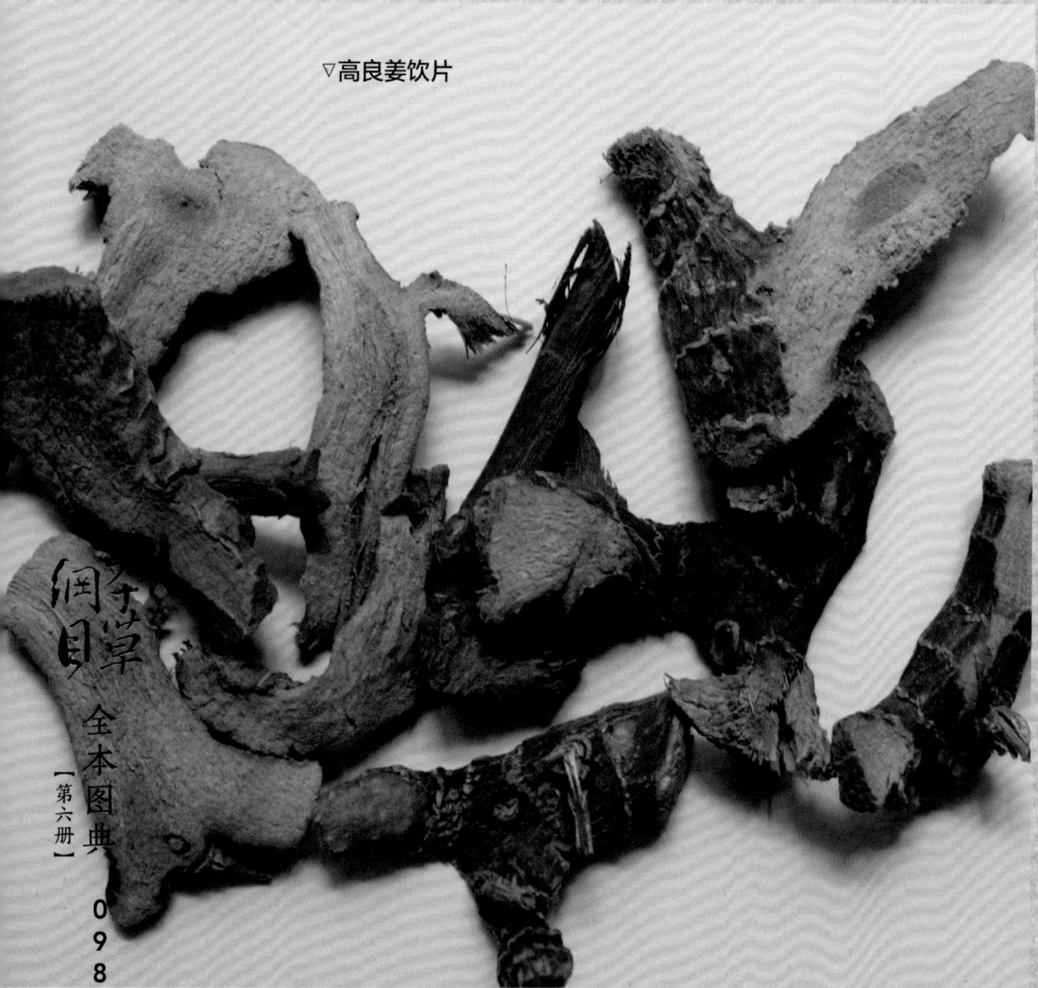

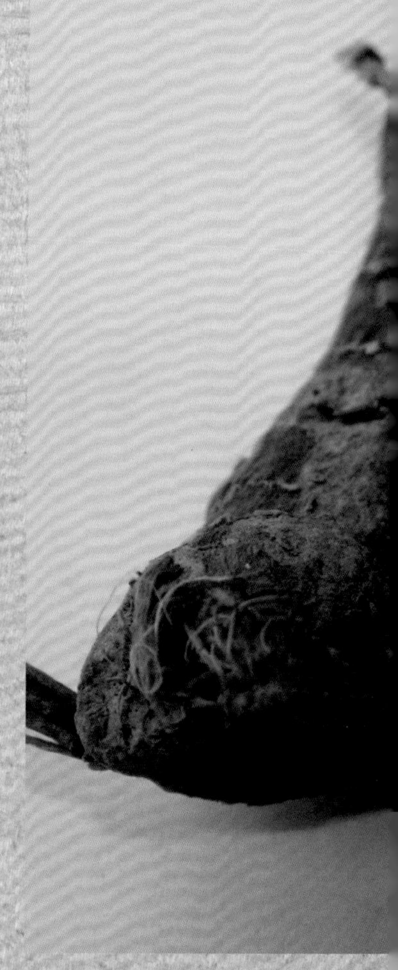

‖**发明**‖

[杨士瀛曰] 噫逆胃寒者，高良姜为要药，人参、茯苓佐之，为其温胃，解散胃中风邪也。[时珍曰] 孙思邈千金方言：心脾冷痛，用高良姜，细剉炒为末，米饮服一钱，立止。太祖高皇帝御制周颠仙碑文，亦载其有验云。又秽迹佛有治心口痛方云：凡男女心口一点痛者，乃胃脘有滞或有虫也。多因怒及受寒而起，遂致终身。俗言心气痛者，非也。用高良姜以酒洗七次焙研，香附子以醋洗七次焙研，各记收之。病因寒得，用姜末二钱，附末一钱；因怒得，用附末二钱，姜末一钱；寒怒兼有，各一钱半，以米饮加入生姜汁一匙，盐一捻，服之立止。韩飞霞医通书亦称其功云。

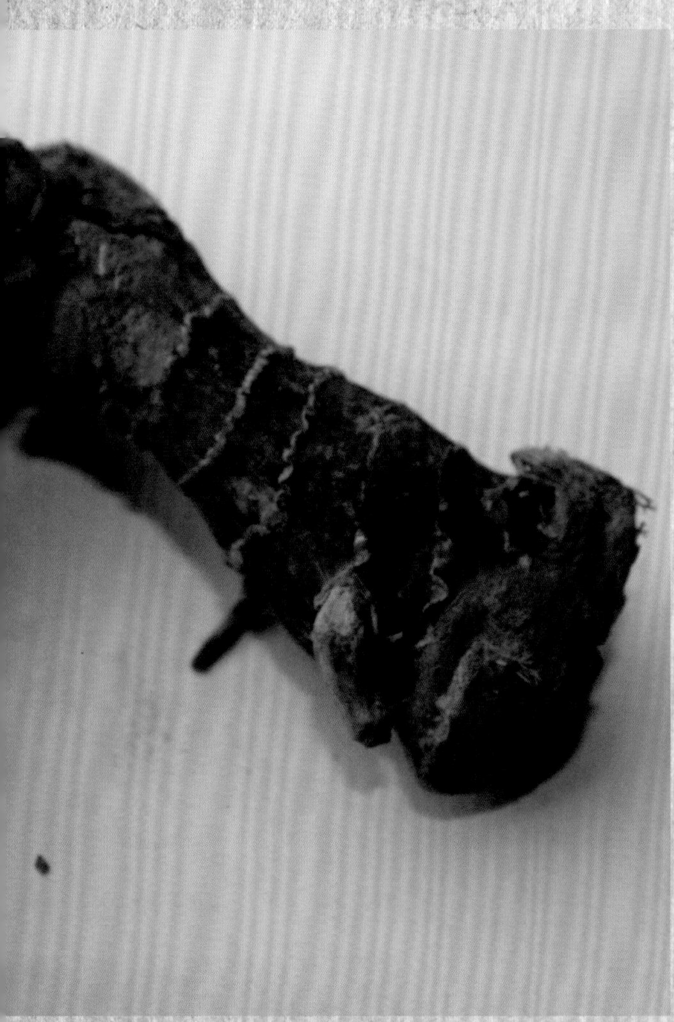

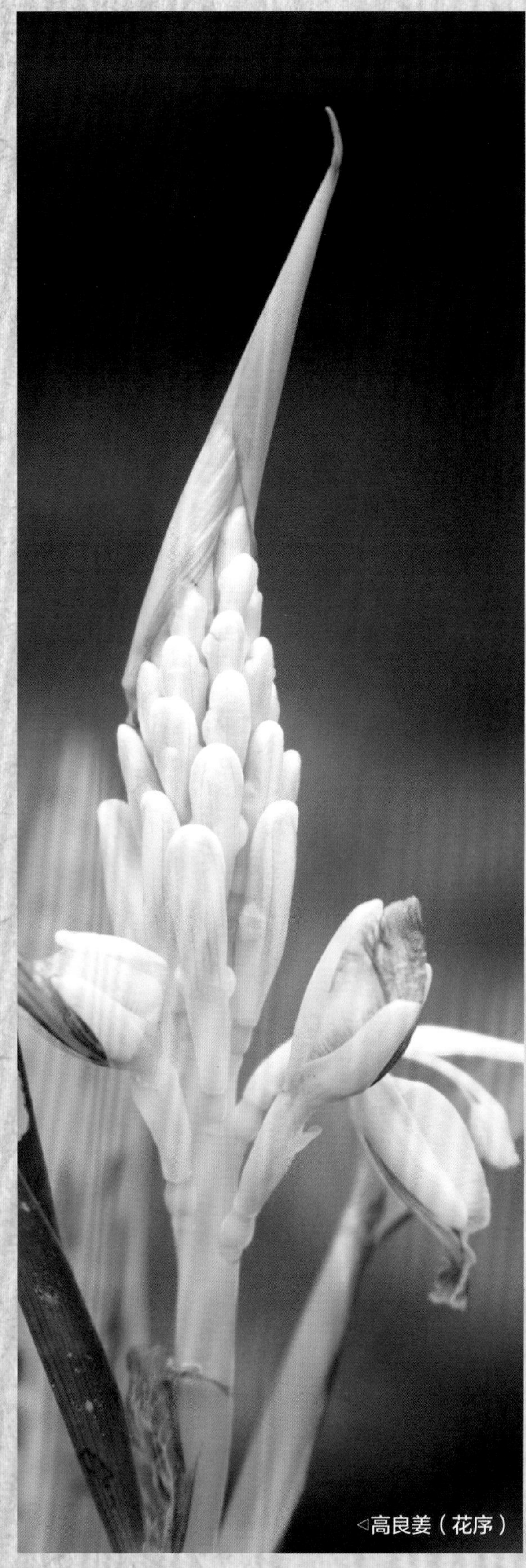

◁高良姜（花序）

大高良姜 *Alpinia galanga* ITS2 条形码主导单倍型序列：

```
1   ATCGTCGCCT TTGCTCCTTG CTTTGCTGCT GGTGCTAAGT GCGGAAATTG GCCTCGTGTG CCCTCGGGCG AGGGCACAGT
81  CGGTTGAAGA GTGGGTAGTC GGTAGACGTC GGGCGCGATG GGTGTTGGTC ACTCTATGCG TGAATCGAAC ATCGTCCCCG
161 TCGTACTGGG ATGAGTCCTC AAGAGACCTT GTGTGATTGC AGCATCGCAT GAAAGTGCCG TGTTCATCAT ATTGT
```

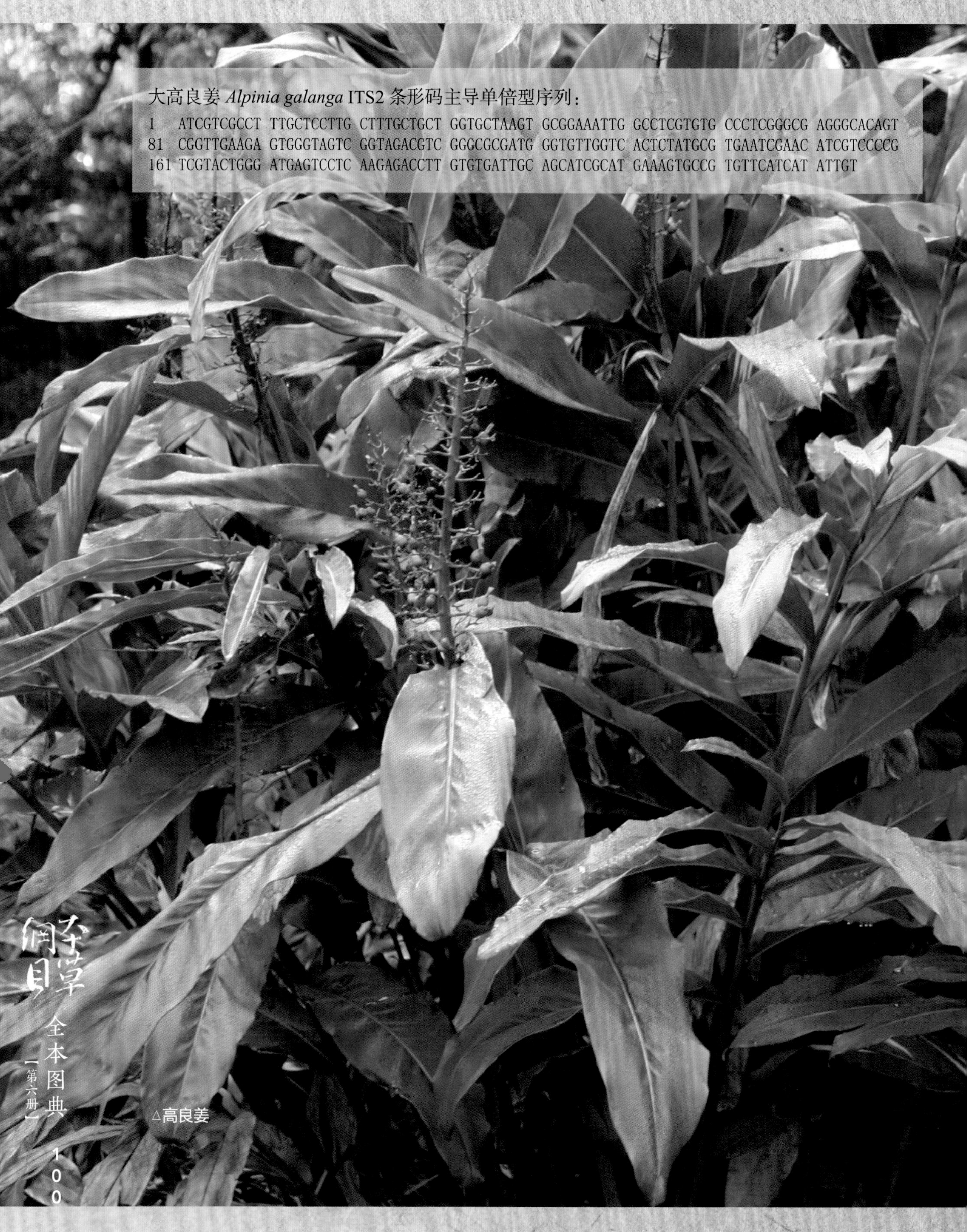

△高良姜

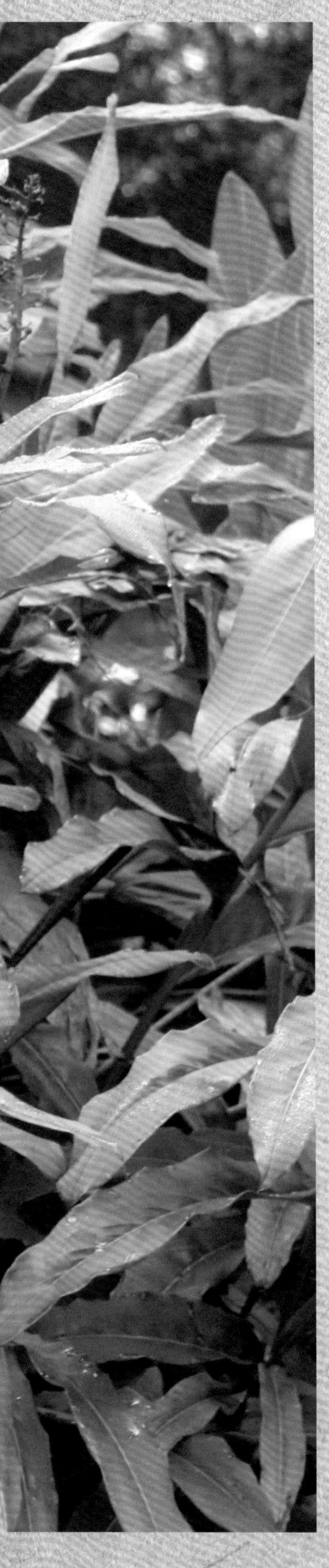

‖**附方**‖

旧三，新八。**霍乱吐利**火炙高良姜令焦香。每用五两，以酒一升，煮三四沸，顿服。亦治腹痛中恶。外台。**霍乱腹痛**高良姜一两剉，以水三大盏，煎二盏半，去滓，入粳米一合，煮粥食之，便止。圣惠方。**霍乱呕甚**不止。用高良姜生剉二钱，大枣一枚，水煎冷服，立定。名冰壶汤。普济方。**脚气欲吐**[苏恭曰]凡患脚气人，每旦饱食，午后少食，日晚不食。若饥，可食豉粥。若觉不消，欲致霍乱者。即以高良姜一两，水三升，煮一升，顿服尽，即消。若卒无者，以母姜一两代之，清酒煎服。虽不及高良姜，亦甚效也。**心脾冷痛**高良姜丸：用高良姜四两，切片，分作四分：一两用陈廪米半合，炒黄去米；一两用陈壁土半两，炒黄去土；一两用巴豆三十四个，炒黄去豆；一两用斑蝥三十四个，炒黄去蝥。吴茱萸一两，酒浸一夜，同姜再炒。为末。以浸茱酒打糊丸梧子大，每空心姜汤下五十丸。永类钤方用高良姜三钱，五灵脂六钱，为末。每服三钱，醋汤调下。**养脾温胃**去冷消痰，宽胸下气，大治心脾疼及一切冷物所伤。用高良姜、干姜等分，炮研末，面糊丸梧子大，每食后橘皮汤下十五丸。妊妇勿服。和剂局方。**脾虚寒疟**寒多热少，饮食不思。用高良姜麻油炒、干姜炮各一两，为末。每服五钱，用猪胆汁调成膏子，临发时热酒调服。以胆汁和丸，每服四十丸，酒下亦佳。吴幵内翰，政和丁酉居全椒县，岁疟大作，用此救人以百计。张大亨病此，甚欲致仕，亦服之愈。大抵寒发于胆，用猪胆引二姜入胆，去寒而燥脾胃，一寒一热，阴阳相制，所以作效也。一方只用二姜半生半炮各半两，穿山甲炮三钱，为末。每服二钱，猪肾煮酒下。朱氏集验方。**妊妇疟疾**先因伤寒变成者，用高良姜三钱剉，以豮猪胆汁浸一夜，东壁土炒黑，去土，以肥枣肉十五枚，同焙为末。每用三钱，水一盏，煎热，将发时服，神妙。永类钤方。**暴赤眼痛**以管吹良姜末入鼻取嚏，或弹出鼻血，即散。谈野翁试验方。**风牙痛肿**高良姜二寸，全蝎焙一枚，为末掺之，吐涎，以盐汤漱口，此乃乐清丐者所传。鲍季明病此，用之果效。王璆百一选方。**头痛嗜鼻**高良姜生研频嗜。普济方。

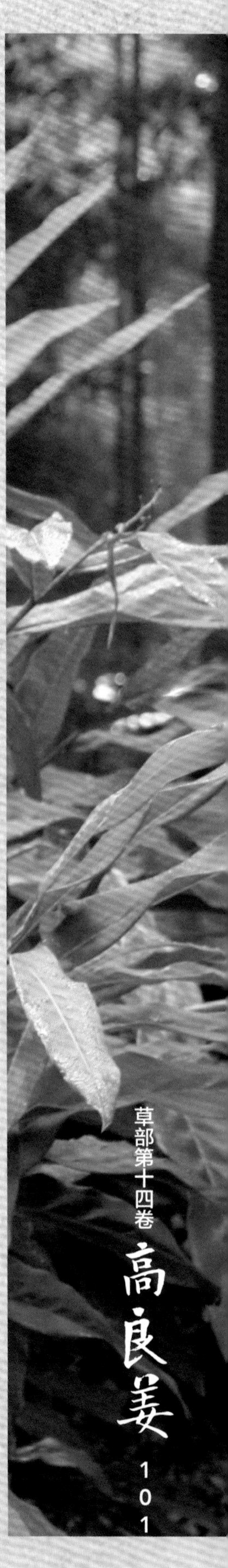

红豆蔻 《开宝》

‖ 基原 ‖

据《纲目图鉴》《中华本草》等综合考证分析，本品为姜科植物高良姜Alpinia officinarum Hance或大高良姜A. galanga Willd.。高良姜分布见本卷“高良姜”项下，大高良姜分布于广东、广西、海南、云南等地。《药典》收载红豆蔻药材为姜科植物大高良姜的干燥成熟果实；秋季果实变红时采收，除去杂质，阴干。

‖ 气味 ‖

辛，温，无毒。[权曰] 苦、辛，多食令人舌粗，不思饮食。[时珍曰] 辛热，阳也，浮也。入手、足太阴经。生生编云：最能动火伤目致衄，食料不宜用之。

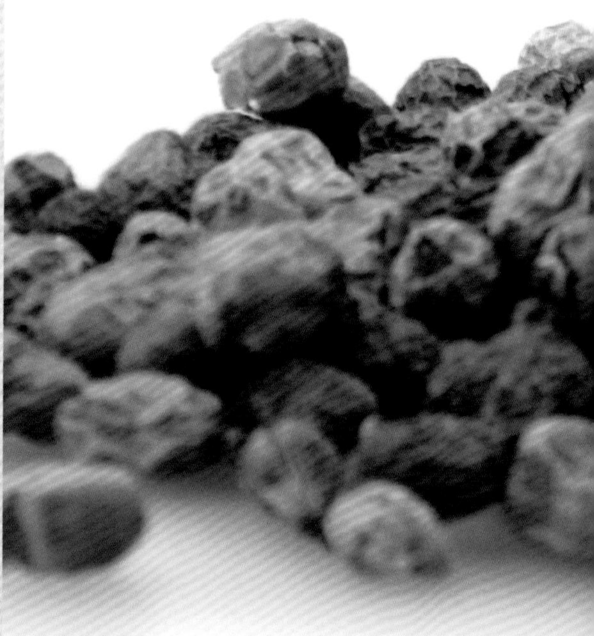

‖ 主治 ‖

肠虚水泻，心腹绞痛，霍乱呕吐酸水，解酒毒。藏器。**冷气腹痛，消瘴雾毒气，去宿食，温腹肠，吐泻痢疾。**甄权。**治噎膈反胃，虚疟寒胀，燥湿散寒。**时珍。

‖ 发明 ‖

[时珍曰] 红豆蔻李东垣脾胃药中常用之，亦取其辛热芳香，能醒脾温肺、散寒燥湿、消食之功尔。若脾肺素有伏火者，切不宜用。

‖ 附方 ‖

新一。**风寒牙痛**红豆蔻为末，随左右以少许喑鼻中，并掺牙取涎。或加麝香。卫生家宝方。

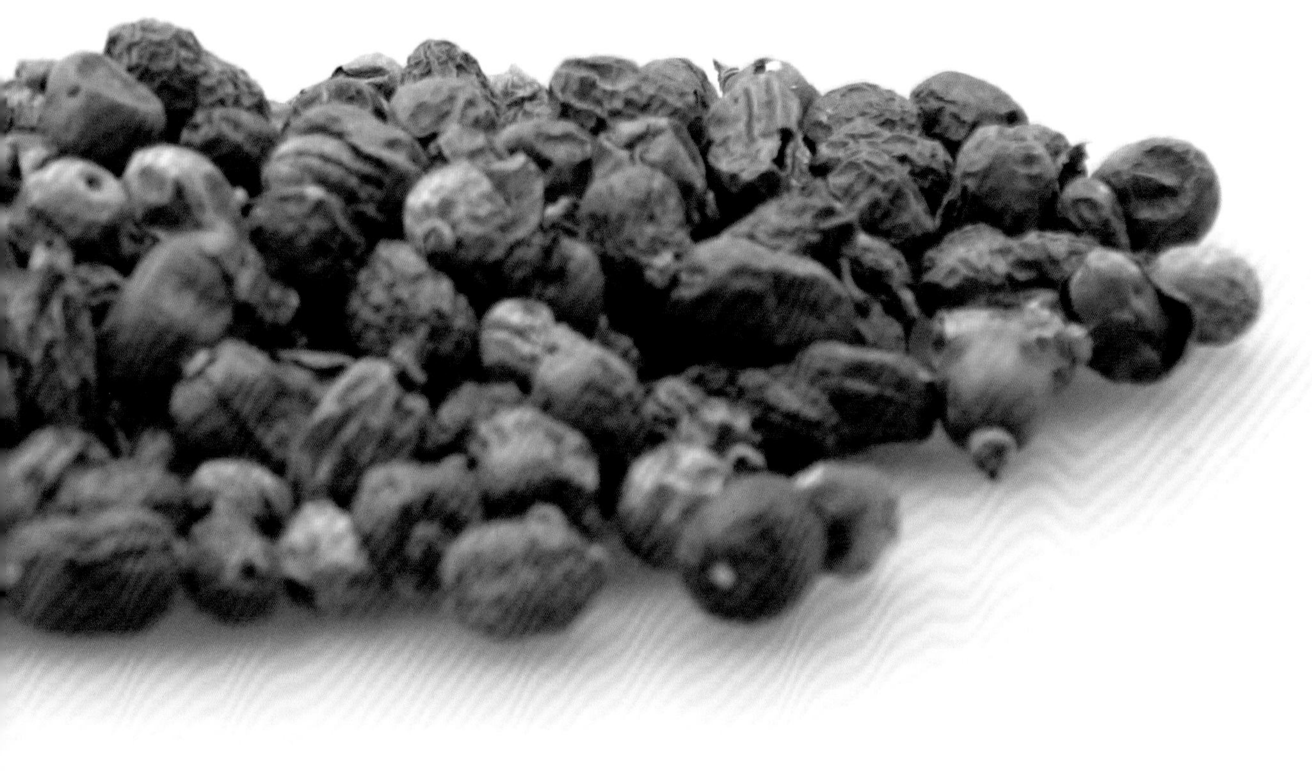

△红豆蔻（大高良姜）药材

豆蔻 《别录》上品

‖ **基原** ‖

据《纲目彩图》《中华本草》等综合分析考证，本品包括姜科植物草豆蔻与草果：草豆蔻为姜科植物草豆蔻 *Alpinia katsumadai* Hayata，分布于广东、海南、广西等地；草果为姜科植物草果 *Amomum tsao-ko* Crevost et Lemaire，分布于云南、广西、贵州等地。但《纲目图鉴》认为本品为姜科植物艳山姜 *Alpinia zerumbet* (Pers.) Burtt et Smith 的成熟种子团。分布于我国东北至西南部等地。《药典》收载草豆蔻药材为姜科植物草豆蔻的干燥近成熟种子；夏、秋二季采收，晒至九成干，或用水略烫，晒至半干，除去果皮，取出种子团，晒干。收载草果药材为姜科植物草果的干燥成熟果实；秋季果实成熟时采收，除去杂质，晒干或低温干燥。

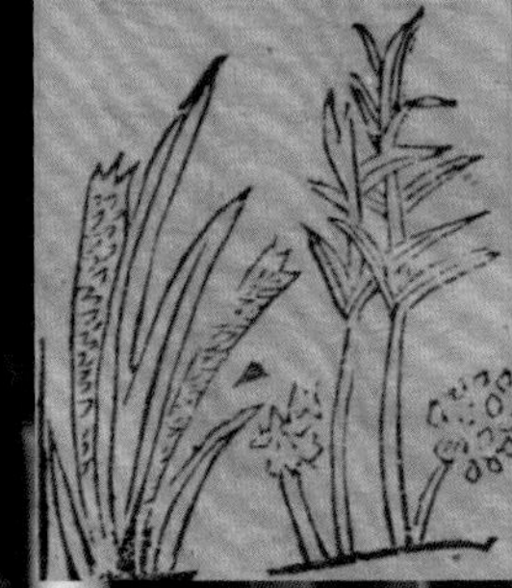

△草豆蔻（*Alpinia katsumadai*）

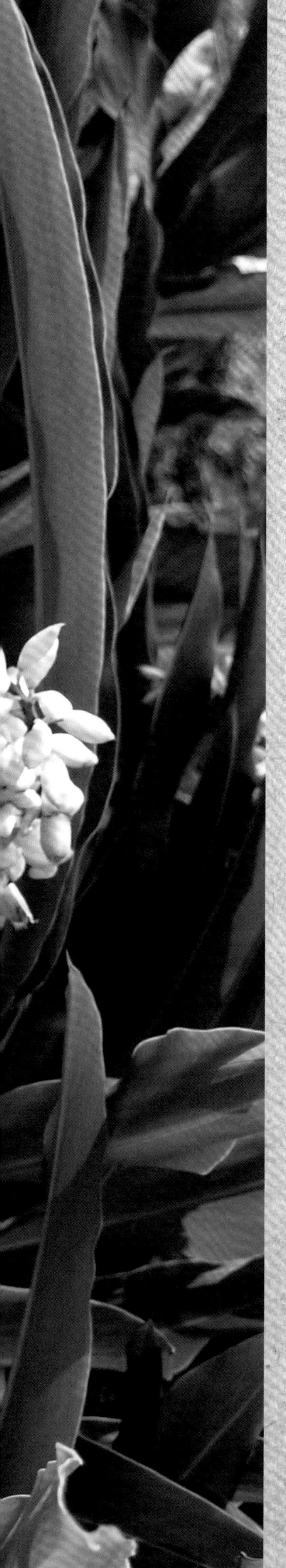

校正： 自果部移入此。

‖ **释名** ‖

草豆蔻开宝**漏蔻**异物志**草果**郑樵通志。[宗奭曰] 豆蔻，草豆蔻也。此是对肉豆蔻而名。若作果，则味不和。前人编入果部，不知有何义意？花性热，淹至京师，味微苦不甚美，干则色淡紫。为能消酒毒，故为果尔。[时珍曰] 按杨雄方言云：凡物盛多曰蔻。豆蔻之名，或取此义。豆象形也。南方异物志作漏蔻，盖南人字无正音也。今虽不专为果，犹入茶食料用，尚有草果之称焉。金光明经三十二品香药，谓之苏乞迷罗细。

‖ **集解** ‖

[别录曰] 豆蔻生南海。[恭曰] 苗似山姜，花黄白色，苗根及子亦似杜若。[颂曰] 草豆蔻今岭南皆有之。苗似芦，其叶似山姜、杜若辈，根似高良姜。二月开花作穗房，生于茎下，嫩叶卷之而生，初如芙蓉花，微红，穗头深色。其叶渐广，花渐出，而色渐淡。亦有黄白色者。南人多采花以当果，尤贵其嫩者。并穗入盐同淹治，叠叠作朵不散。又以木槿花同浸，欲其色红尔。其结实若龙眼子而锐，皮无鳞甲，皮中子如石榴瓣，夏月熟时采之暴干，根苗微作樟木香，根茎子并辛香。[珣曰] 豆蔻生交趾。其根似益智，皮壳小厚。核如石榴而辛香，叶如芄兰而小。三月采其叶，细破阴干用，味近苦而有甘。[时珍曰] 草豆蔻、草果虽是一物，然微有不同。今建宁所产豆蔻，大如龙眼而形微长，其皮黄白薄而棱峭，其仁大如缩砂仁而辛香气和。滇广所产草果，长大如诃子，其皮黑厚而棱密，其子粗而辛臭，正如斑蝥之气。彼人皆用芼茶及作食料，恒用之物。广人取生草蔻入梅汁，盐渍令红，暴干荐酒，名红盐草果。其初结小者，名鹦哥舌。元朝饮膳，皆以草果为上供。南人复用一种火杨梅伪充草豆蔻，其形圆而粗，气味辛猛而不和，人亦多用之，或云即山姜实也。不可不辨。

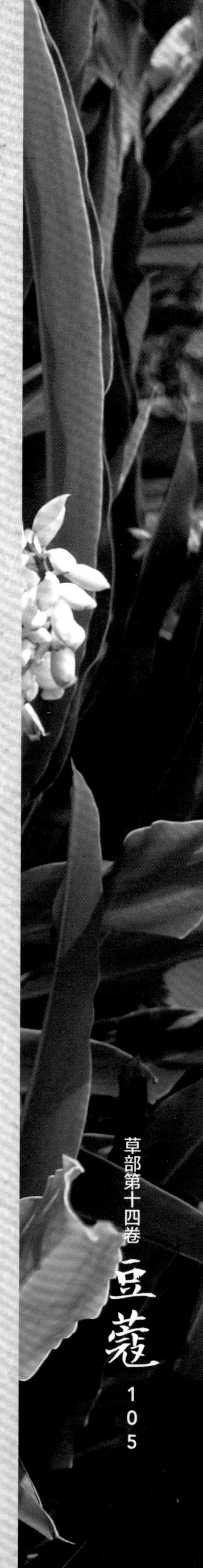

‖ **修治** ‖

[敩曰] 凡使须去（用）蒂，取向里子及皮，用茱萸同于鏊上缓炒。待茱萸微黄黑，即去茱萸，取草豆蔻皮及子杵用之。[时珍曰] 今人惟以面裹煻火煨熟，去皮用之。

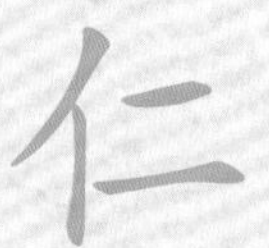

‖ **气味** ‖

辛，温，涩，无毒。[好古曰] 大辛热，阳也，浮也。入足太阴、阳明经。

‖ **主治** ‖

温中，心腹痛，呕吐，去口臭气。别录。**下气，止霍乱，一切冷气，消酒毒。**开宝。**调中补胃，健脾消食，去客寒，心与胃痛。**李杲。**治瘴疠寒疟，伤暑吐下泄痢，噎膈反胃，痞满吐酸，痰饮积聚，妇人恶阻带下，除寒燥湿，开郁破气，杀鱼肉毒。制丹砂。**时珍。

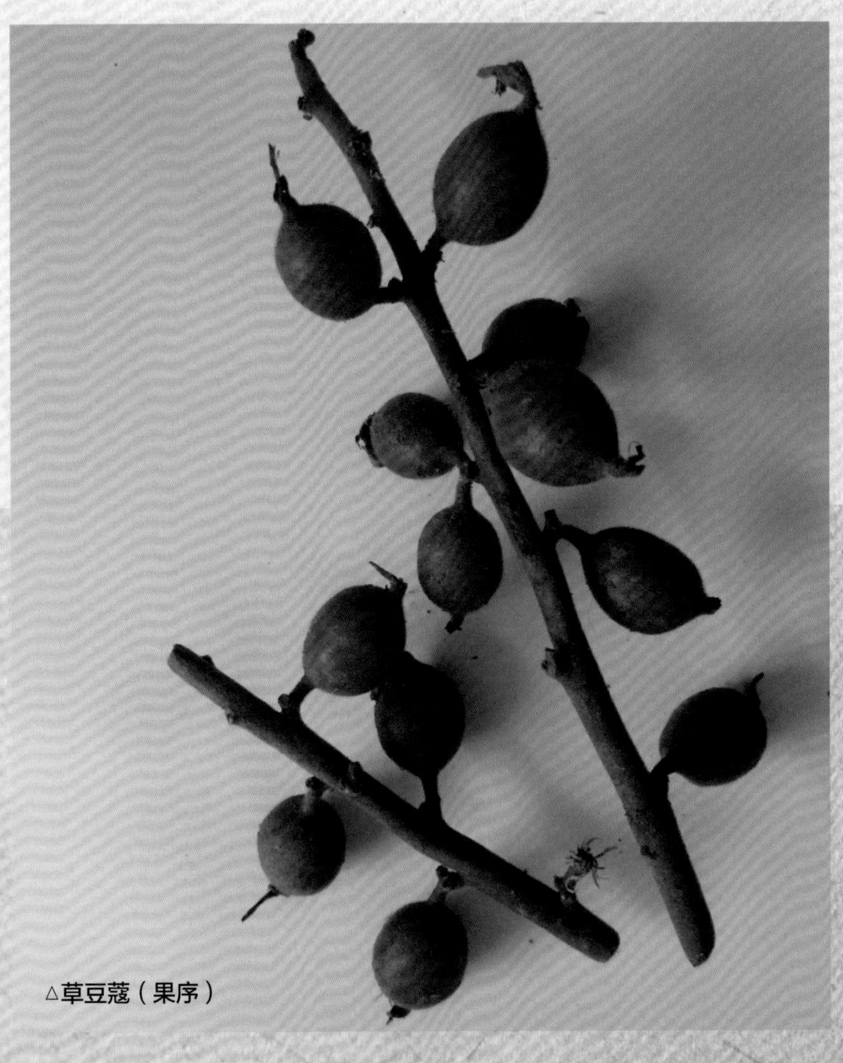

△草豆蔻（果序）

‖ **发明** ‖

[弘景曰] 豆蔻辛烈甚香，可常食之。其五和糁中物，皆宜人。豆蔻、廉姜、枸橼、甘蕉、麂目是也。[宗奭曰] 草豆蔻气味极辛微香，性温而调散冷气甚速。虚弱不能饮食者，宜此与木瓜、乌梅、缩砂、益智、曲蘖、甘草、生姜同用也。[杲曰] 风寒客邪在胃口之上，当心作疼者，宜煨熟用之。[震亨曰] 草豆蔻性温，能散滞气，则膈上痰。若明知身受寒邪，口食寒物，胃脘作疼，方可温散，用之如鼓应桴。或湿痰郁结成病者，亦效。若热郁者不可用，恐积温成热也。必用栀子之剂。[时珍曰] 豆蔻治病，取其辛热浮散，能主太阴阳明，除寒燥湿，开郁化食之力而已。南地卑下，山岚烟瘴，饮啖酸咸，脾胃常多寒湿郁滞之病。故食料必用，与之相宜。然过多亦能助脾热伤肺损目。或云与知母同用，治瘴疟寒热，取其一阴一阳无偏胜之害。盖草果治太阴独胜之寒，知母治阳明独胜之火也。

▽草豆蔻（果皮和种子团）

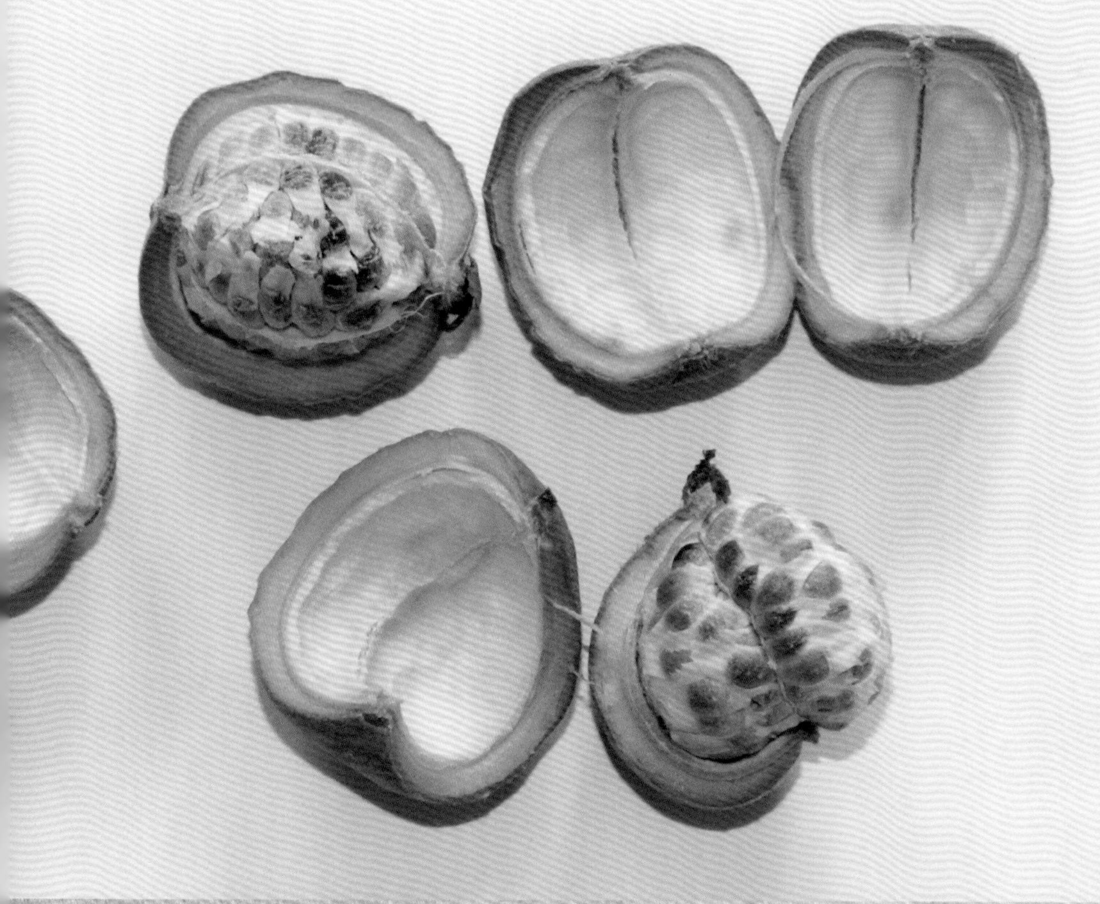

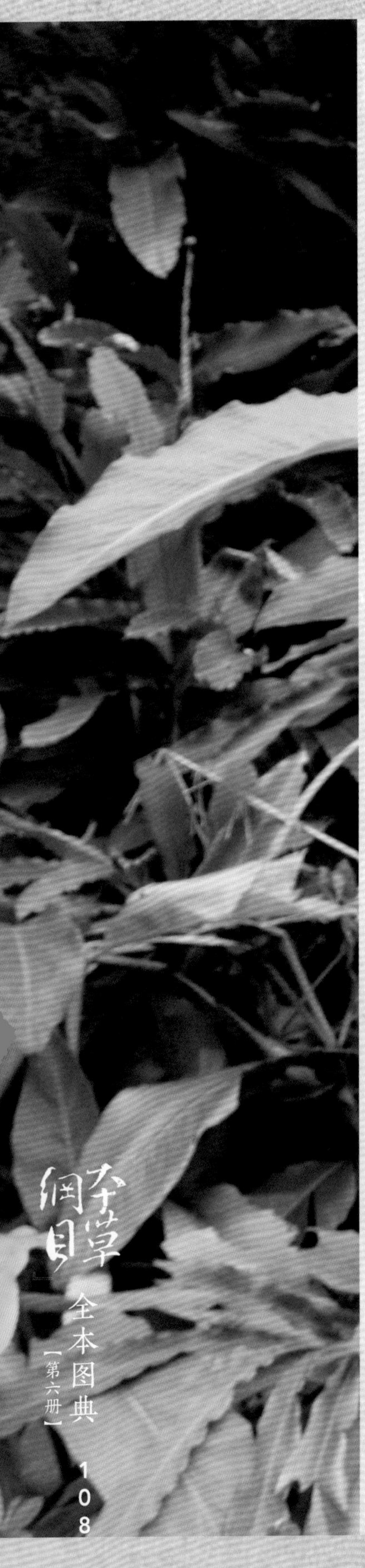

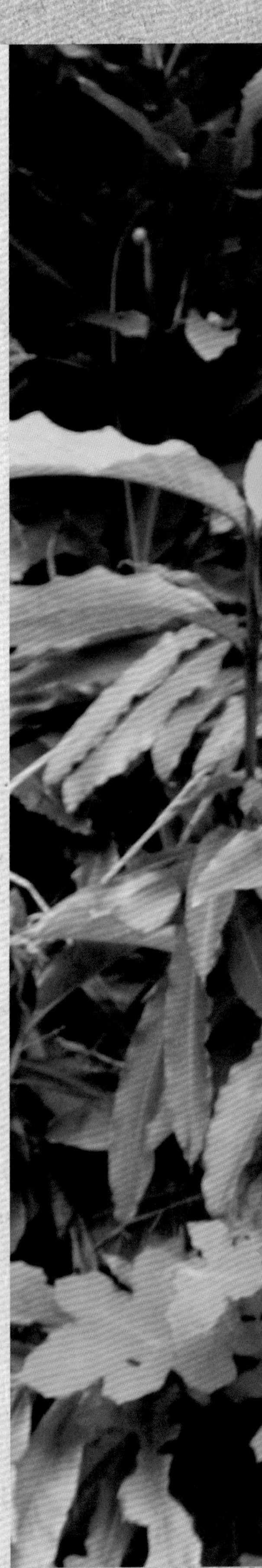

‖ **附方** ‖

旧一，新九。**心腹胀满**短气。用草豆蔻一两，去皮为末。以木瓜生姜汤，调服半钱。千金方。**胃弱呕逆**不食。用草豆蔻仁二枚，高良姜半两，水一盏，煮取汁，入生姜汁半合，和白面作拨刀，以羊肉臛汁煮熟，空心食之。普济。**霍乱烦渴**草豆蔻、黄连各一钱半，乌豆五十粒，生姜三片，水煎服之。圣济总录。**虚疟自汗**不止。用草果一枚，面裹煨熟，连面研，入平胃散二钱，水煎服。经效济世方。**气虚瘴疟**热少寒多，或单寒不热，或虚热不寒。用草果仁、熟附子等分，水一盏，姜七片，枣一枚，煎半盏服。名果附汤。济生方。**脾寒疟疾**寒多热少，或单寒不热，或大便泄而小便多，不能食。用草果仁、熟附子各二钱半，生姜七片，枣肉二枚，水三盏，煎一盏，温服。医方大成。**脾肾不足**草果仁一两，以舶茴香一两炒香，去茴不用；吴茱萸汤泡七次，以破故纸一两炒香，去故纸不用；胡卢巴一两，以山茱萸一两炒香，去茱萸不用。上三味为散。酒糊丸梧子大。每服六十丸，盐汤下。百一选方。**赤白带下**连皮草果一枚，乳香一小块，面裹煨焦黄，同面研细。每米饮服二钱，日二服。卫生易简方。**香口辟臭**豆蔻、细辛为末，含之。肘后方。**脾痛胀满**草果仁二个，酒煎服之。直指方。

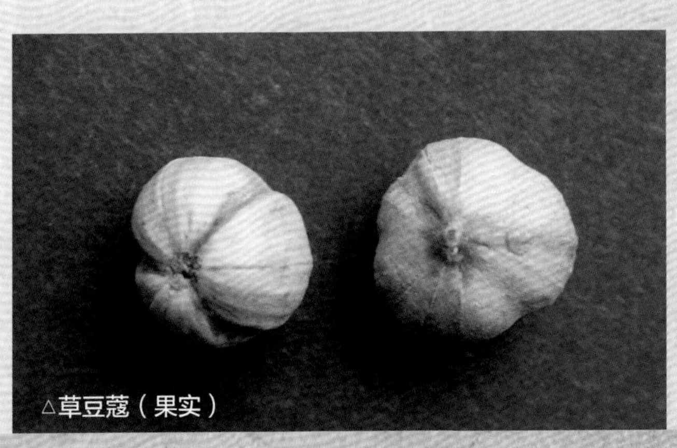

△草豆蔻（果实）

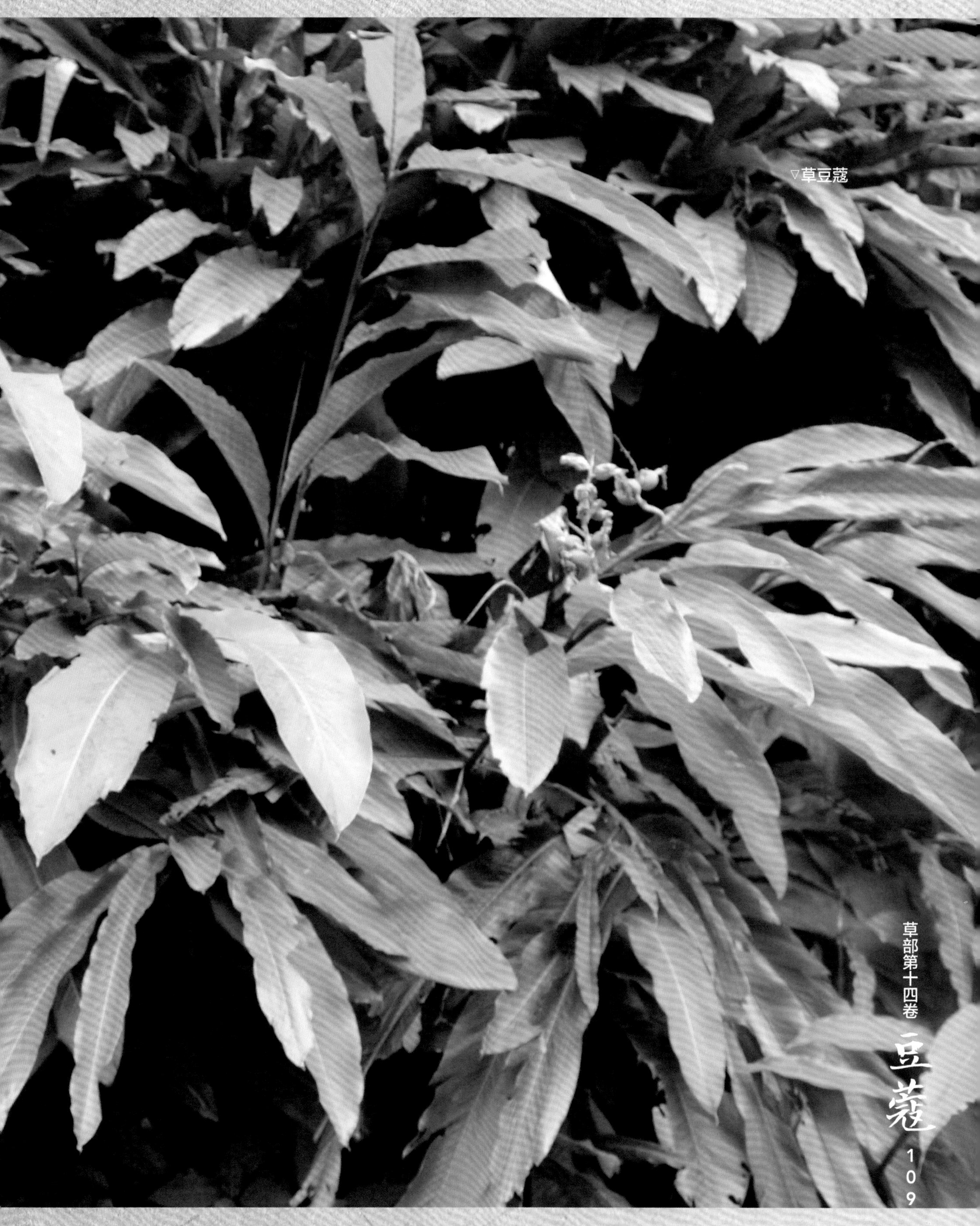

▽草豆蔻

花

‖**气味**‖

辛，热，无毒。

‖**主治**‖

下气，止呕逆，除霍乱，调中补胃气，消酒毒。大明。

△草豆蔻

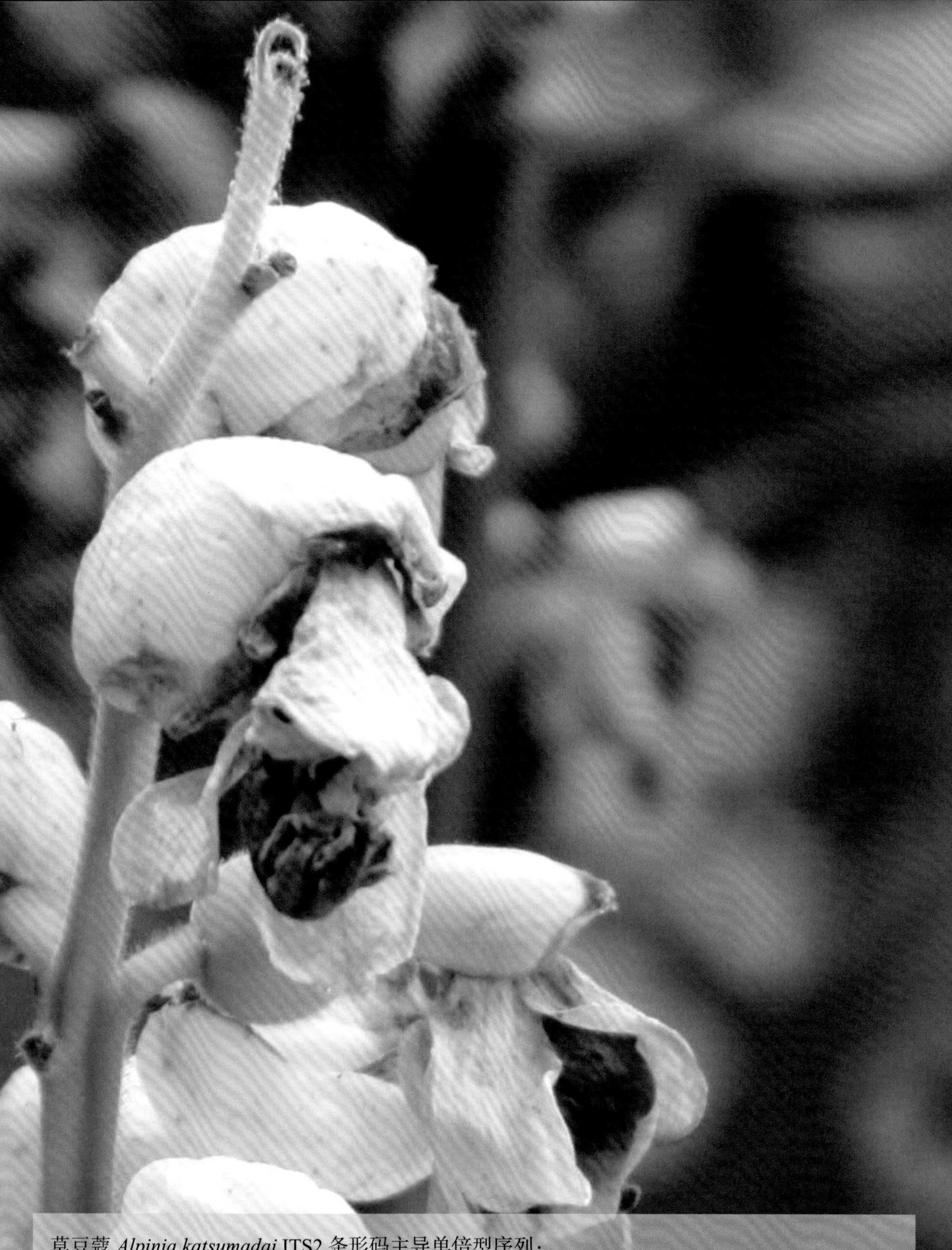

草豆蔻 *Alpinia katsumadai* ITS2 条形码主导单倍型序列：

1 GCATCGTCGC CTTTGCTCCT TGCTCTGTCG GTGCCAAGCG CGGAAATTGG CCTCGTGTGC CCTCGGGCAC AGTCGGCTGA
81 AGAGTGGGTA ATCCGCAGTC GTCGGGCGCG ATGGGTGTTG GTCGCCCTGT GCGTGAACTG AACGTCGTCC CCGTCGTGTT
161 GAGATGAGTC CTCAAGAGAC CCTGTGTGAT AGCGGCGTCG CATAAAAGCG TCGTGTCCAT CAAATTGTGG CCCCAAG

草果 *Amomum tsao-ko* ITS2 条形码主导单倍型序列：

1 ATGGCAACGT CGCCTTTGCT CCTTGCTTTG CTGGTGCCAA GCGCGGATAT TGGCCTCGTG TGCCCTCGGG CATAGTCGGT
81 TGAAGAGTGG GTAATCGGCA GTCGTCGGGC GCGACGGGCG TTGGTCGCTT TGTGCGTGAA CTGAACGTCG TCCCCGTCAT
161 GTTGGGATGA TTCCTCAAGA GACCCTGTGC GATTGCGGCA TCGCGTGAAA GTGCCGTGTC CGTCAGATTG

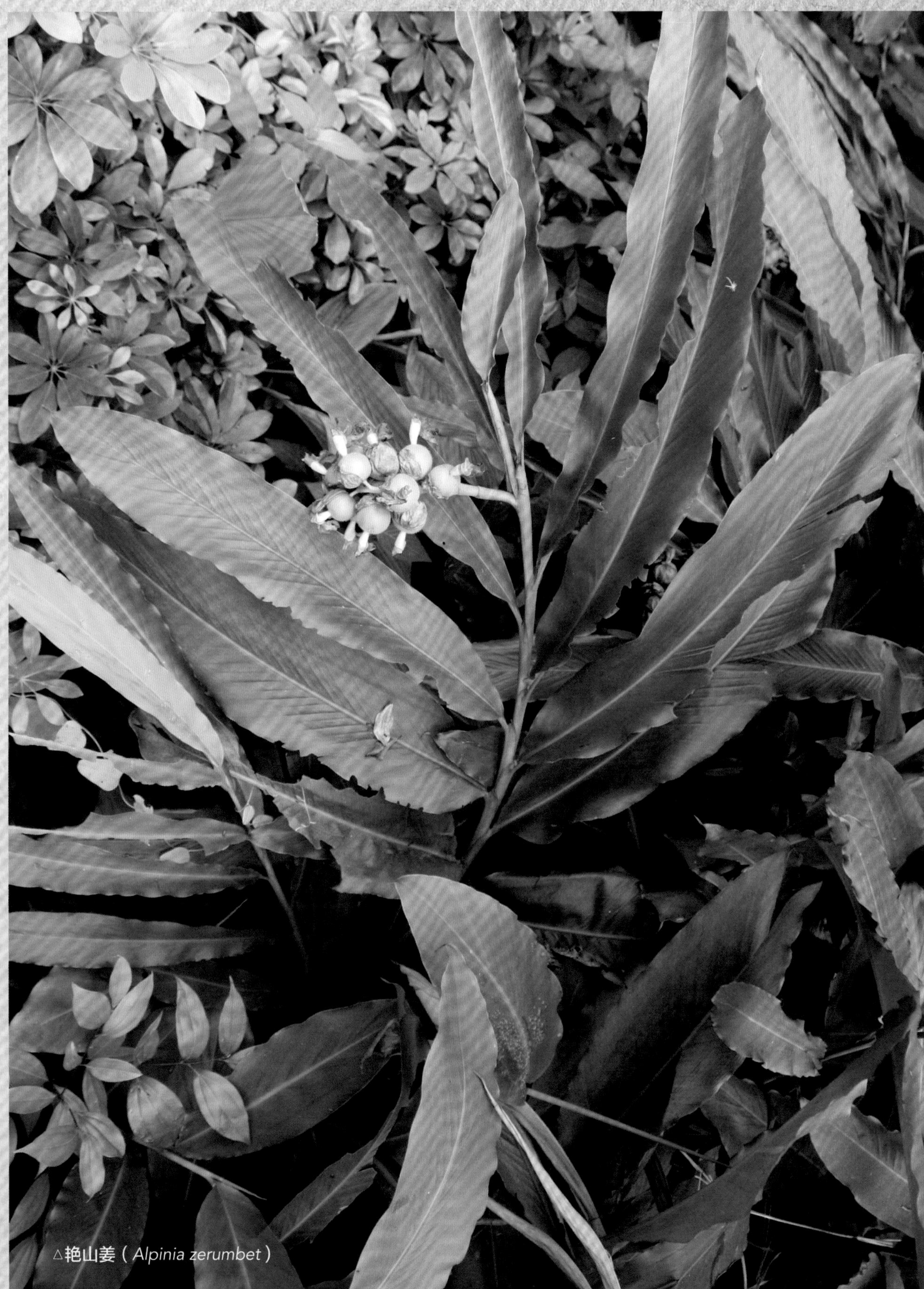
△艳山姜（*Alpinia zerumbet*）

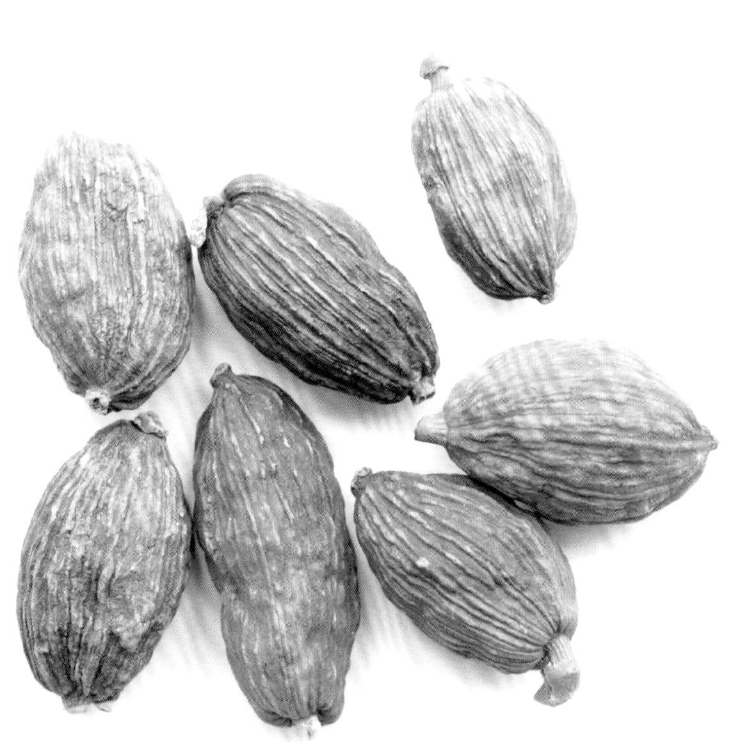

△艳山姜（果实）

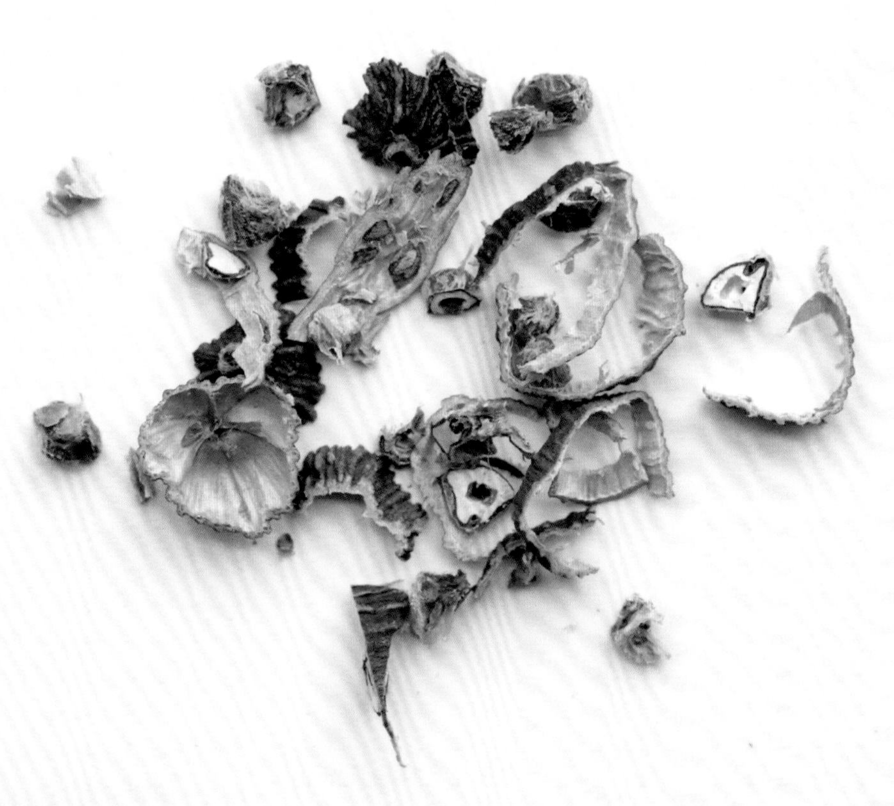

△艳山姜饮片

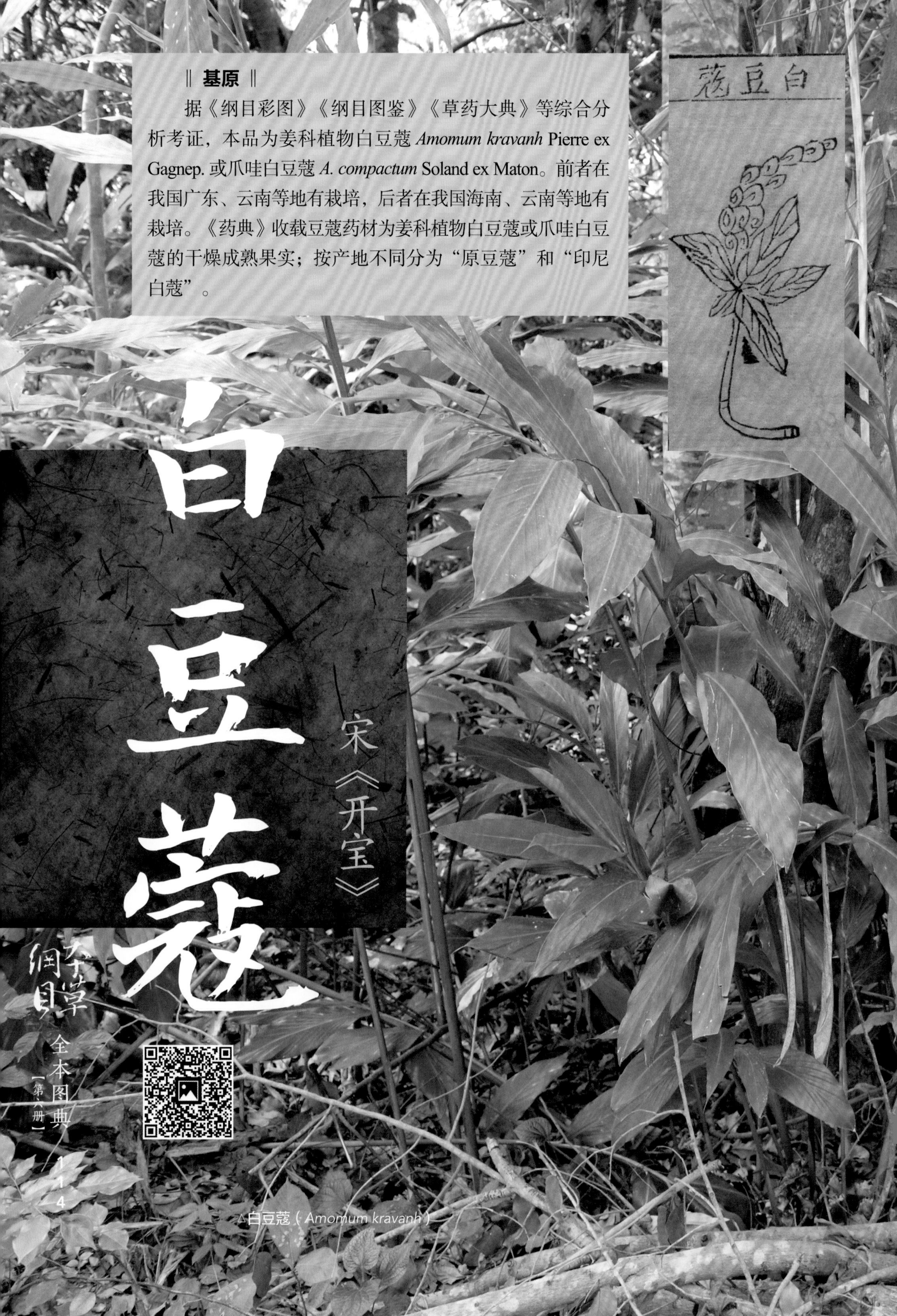

‖ **基原** ‖

据《纲目彩图》《纲目图鉴》《草药大典》等综合分析考证，本品为姜科植物白豆蔻 *Amomum kravanh* Pierre ex Gagnep. 或爪哇白豆蔻 *A. compactum* Soland ex Maton。前者在我国广东、云南等地有栽培，后者在我国海南、云南等地有栽培。《药典》收载豆蔻药材为姜科植物白豆蔻或爪哇白豆蔻的干燥成熟果实；按产地不同分为"原豆蔻"和"印尼白蔻"。

白豆蔻

宋《开宝》

△白豆蔻（*Amomum kravanh*）

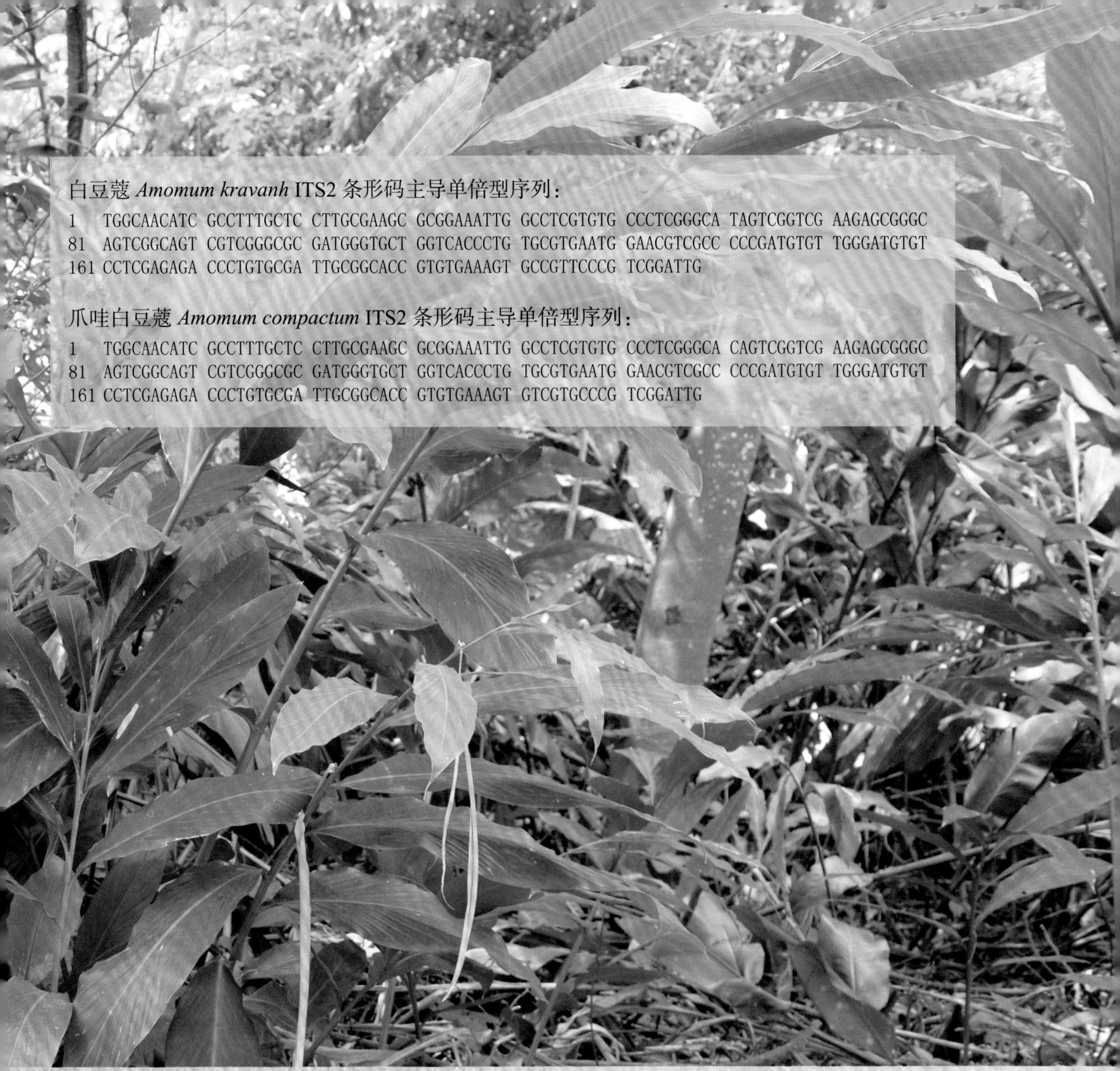

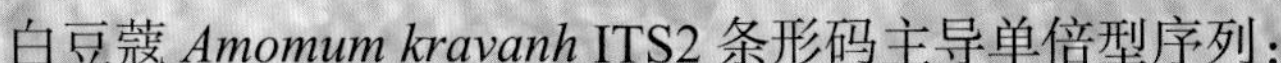

白豆蔻 *Amomum kravanh* ITS2 条形码主导单倍型序列：

1 TGGCAACATC GCCTTTGCTC CTTGCGAAGC GCGGAAATTG GCCTCGTGTG CCCTCGGGCA TAGTCGGTCG AAGAGCGGGC
81 AGTCGGCAGT CGTCGGGCGC GATGGGTGCT GGTCACCCTG TGCGTGAATG GAACGTCGCC CCCGATGTGT TGGGATGTGT
161 CCTCGAGAGA CCCTGTGCGA TTGCGGCACC GTGTGAAAGT GCCGTTCCCG TCGGATTG

爪哇白豆蔻 *Amomum compactum* ITS2 条形码主导单倍型序列：

1 TGGCAACATC GCCTTTGCTC CTTGCGAAGC GCGGAAATTG GCCTCGTGTG CCCTCGGGCA CAGTCGGTCG AAGAGCGGGC
81 AGTCGGCAGT CGTCGGGCGC GATGGGTGCT GGTCACCCTG TGCGTGAATG GAACGTCGCC CCCGATGTGT TGGGATGTGT
161 CCTCGAGAGA CCCTGTGCGA TTGCGGCACC GTGTGAAAGT GTCGTGCCCG TCGGATTG

‖释名‖

多骨。

‖集解‖

[藏器曰] 白豆蔻出伽古罗国，呼为多骨。其草形如芭蕉，叶似杜若，长八九尺而光滑，冬夏不凋，花浅黄色，子作朵如葡萄，初出微青，熟则变白，七月采之。[颂曰] 今广州、宜州亦有之，不及番舶来者佳。[时珍曰] 白豆蔻子圆大如白牵牛子，其壳白厚，其仁如缩砂仁，入药去皮炒用。

仁

‖ **气味** ‖

辛，大温，无毒。[好古] 大辛热，味薄气厚，轻清而升，阳也，浮也。入手太阴经。

‖ **主治** ‖

积冷气，止吐逆反胃，消谷下气。开宝。**散肺中滞气，宽膈进食，去白睛翳膜。**李杲。**补肺气，益脾胃，理元气，收脱气。**好古。**治噎膈，除疟疾寒热，解酒毒。**时珍。

‖ **发明** ‖

[颂曰] 古方治胃冷，吃食即欲吐，及呕吐六物汤，皆用白豆蔻，大抵主胃冷，即相宜也。[恭曰] 白豆蔻气味俱薄，其用有五：专入肺经本药，一也；散胸中滞气，二也；去感寒腹痛，三也；温暖脾胃，四也；治赤眼暴发，去太阳经目内大眦红筋，用少许，五也。[时珍曰] 按杨士瀛云：白豆蔻治脾虚疟疾，呕吐寒热，能消能磨，流行三焦，营卫一转，诸证自平。

▽白豆蔻药材

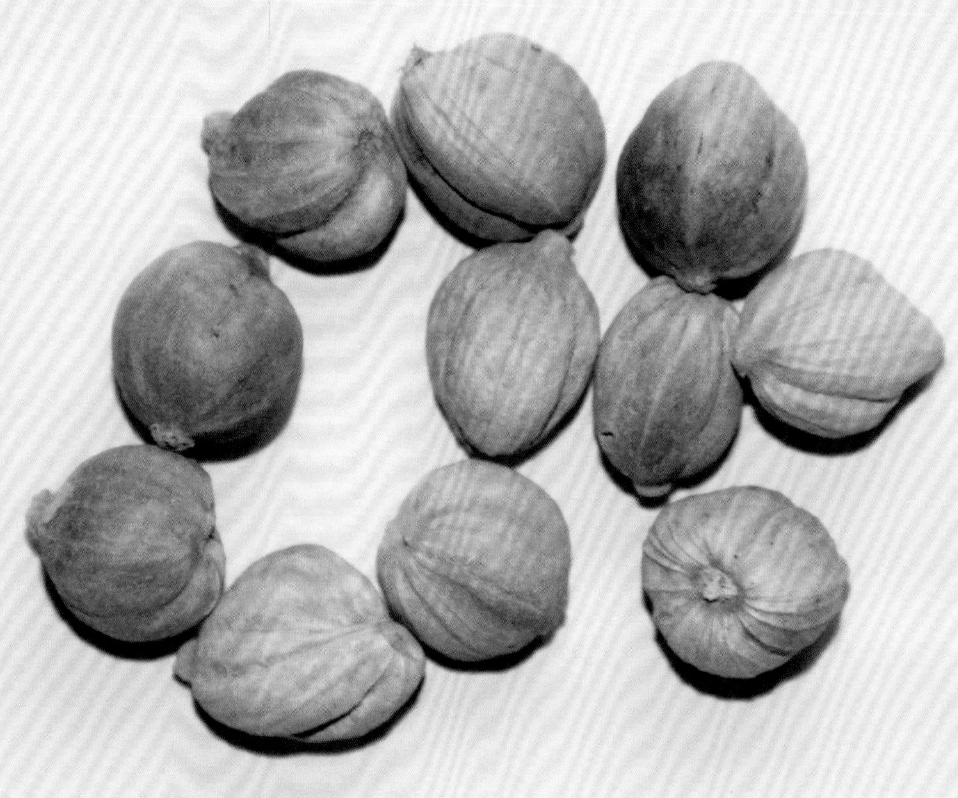

‖**附方**‖

旧一，新四。**胃冷恶心**凡食即欲吐。用白豆蔻子三枚，捣细，好酒一盏，温服，并饮数服佳。张文仲备急方。**人忽恶心**多嚼白豆蔻子最佳。肘后方。**小儿吐乳**胃寒者。白豆蔻仁十四个，缩砂仁十四个，生甘草二钱，炙甘草二钱，为末，常掺入儿口中。危氏得效方。**脾虚反胃**白豆蔻、缩砂仁各二两，丁香一两，陈廪米一升，黄土炒焦，去土研细，姜汁和丸梧子大。每服百丸，姜汤下。名太仓丸。济生方。**产后呃逆**白豆蔻、丁香各半两，研细，桃仁汤服一钱，少顷再服。乾坤生意。

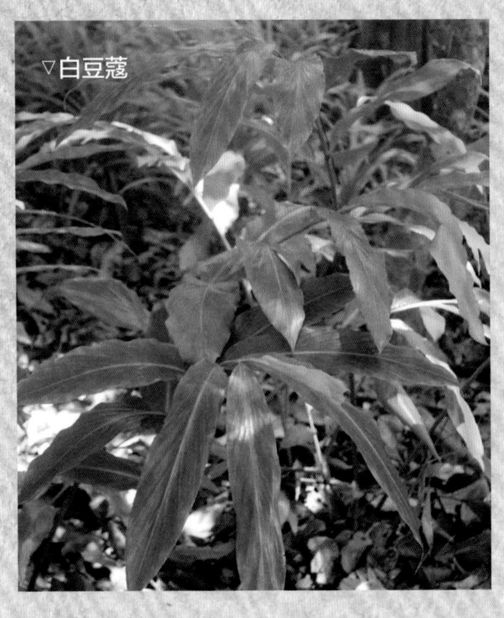

▽白豆蔻

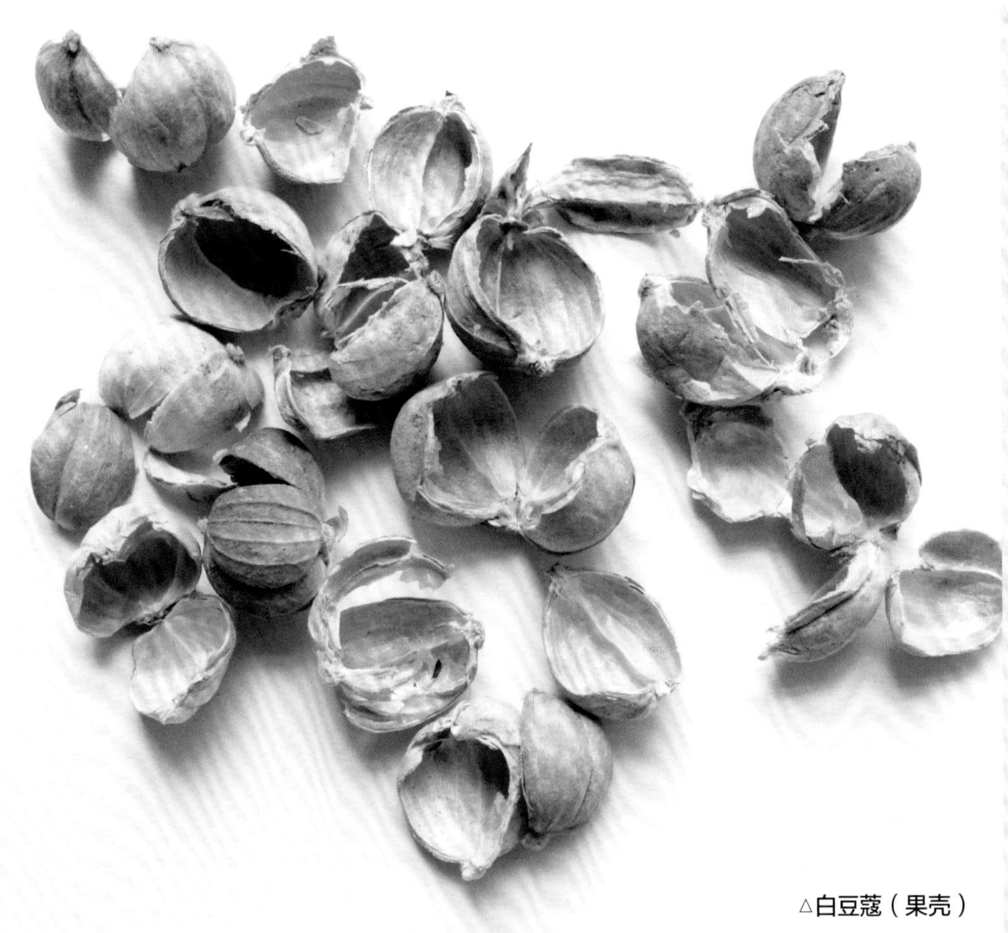

△白豆蔻（果壳）

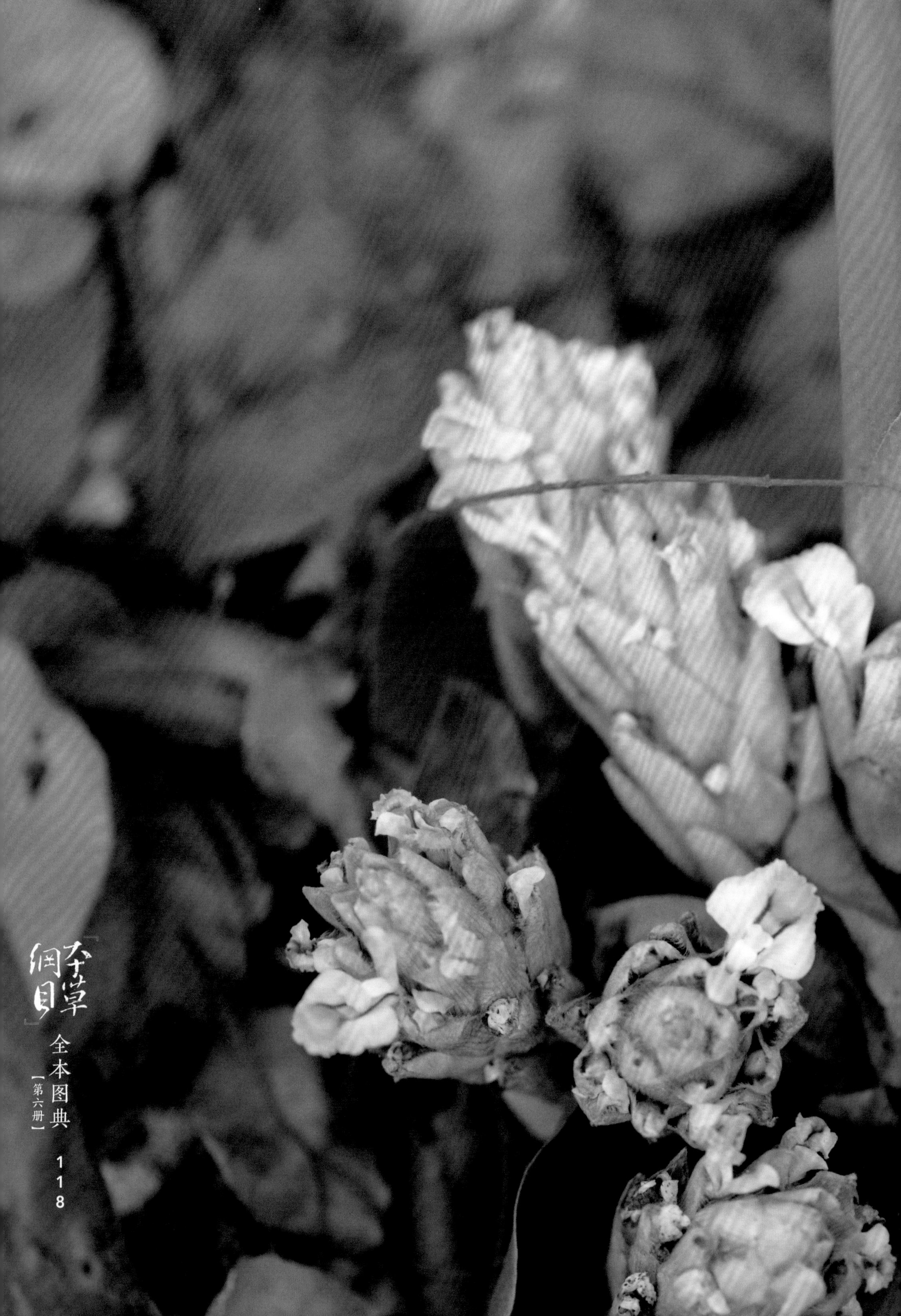

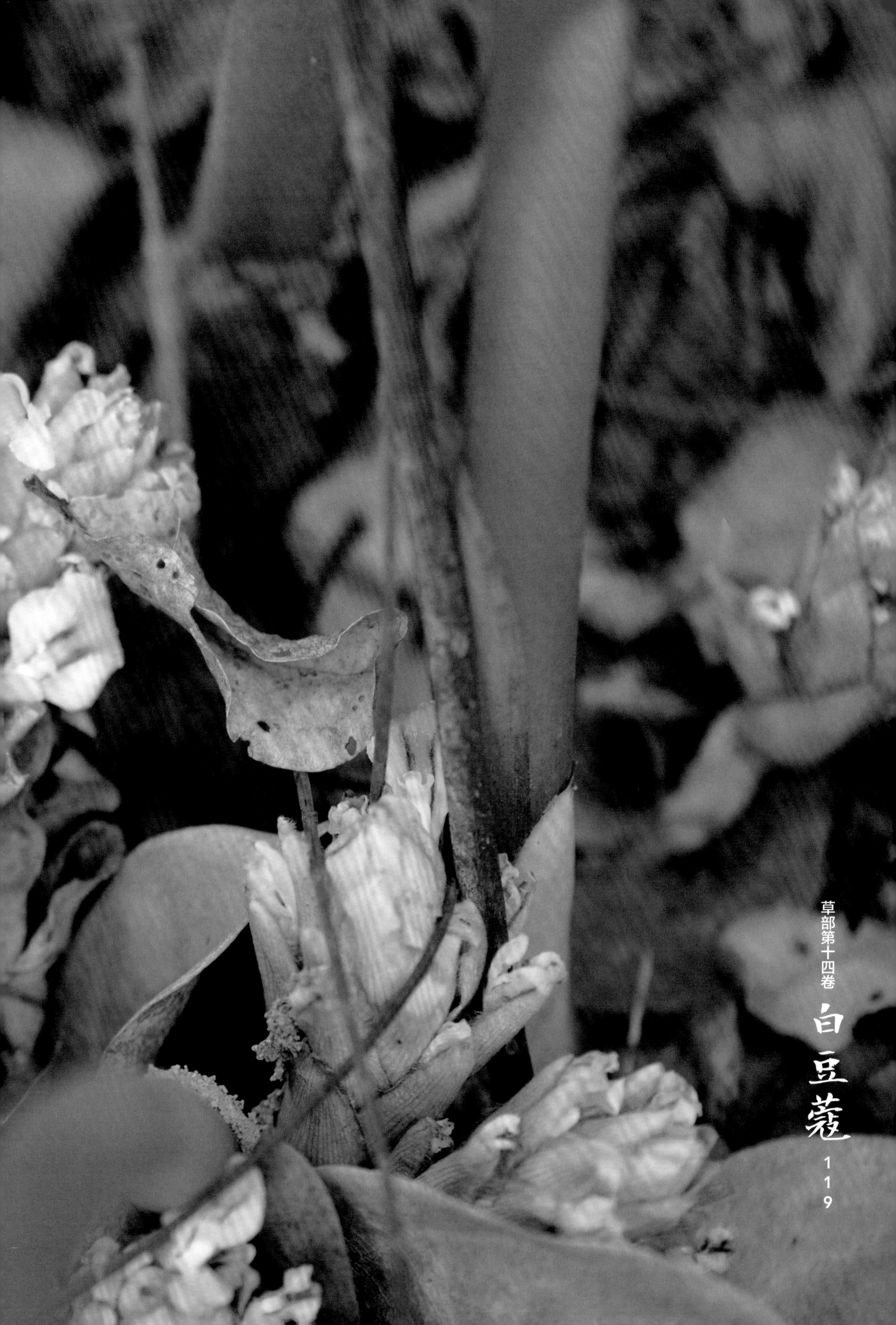

草部第十四卷

白豆蔻

119

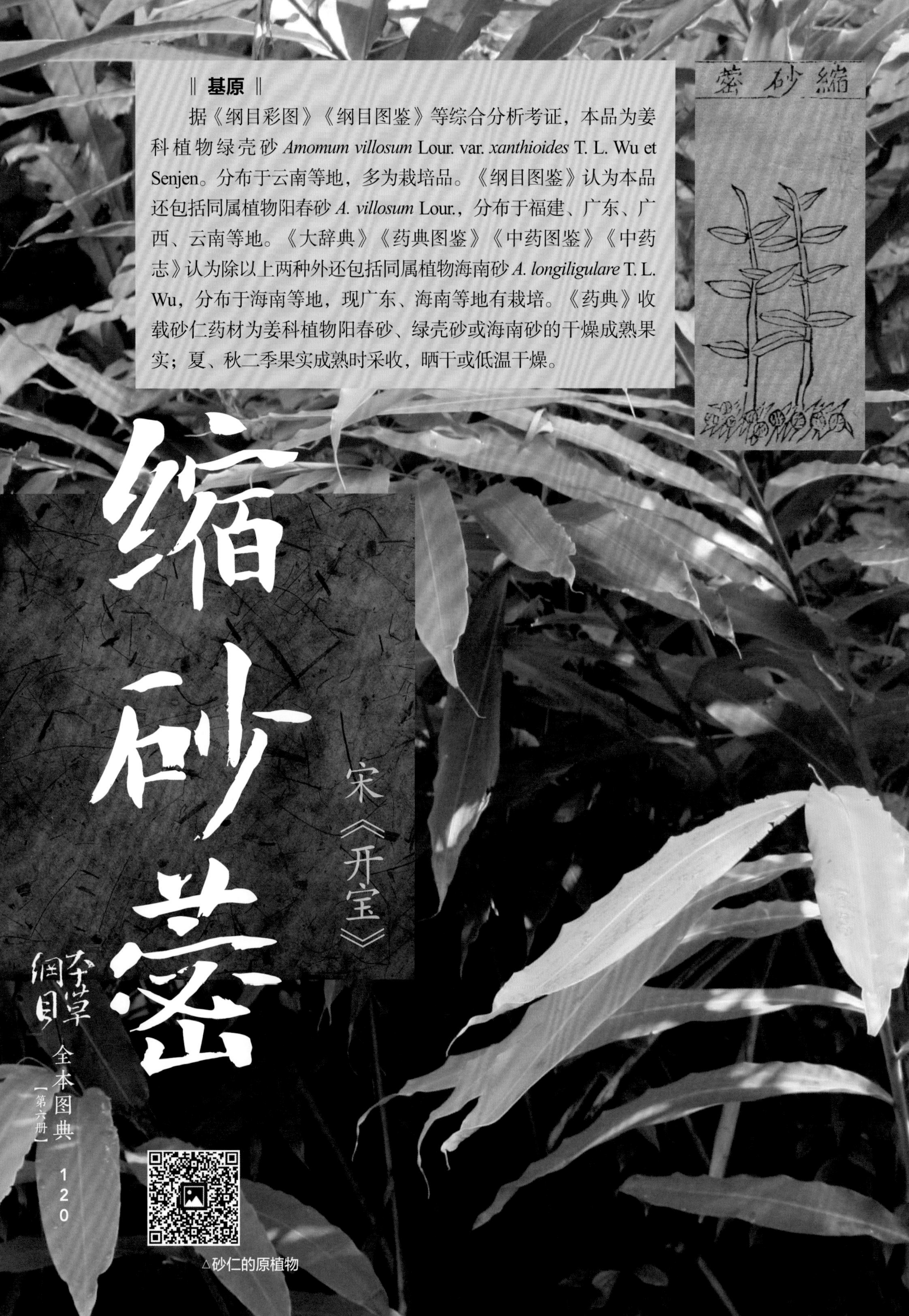

‖ **基原** ‖

据《纲目彩图》《纲目图鉴》等综合分析考证，本品为姜科植物绿壳砂 *Amomum villosum* Lour. var. *xanthioides* T. L. Wu et Senjen。分布于云南等地，多为栽培品。《纲目图鉴》认为本品还包括同属植物阳春砂 *A. villosum* Lour.，分布于福建、广东、广西、云南等地。《大辞典》《药典图鉴》《中药图鉴》《中药志》认为除以上两种外还包括同属植物海南砂 *A. longiligulare* T. L. Wu，分布于海南等地，现广东、海南等地有栽培。《药典》收载砂仁药材为姜科植物阳春砂、绿壳砂或海南砂的干燥成熟果实；夏、秋二季果实成熟时采收，晒干或低温干燥。

缩砂蔤

宋《开宝》

△砂仁的原植物

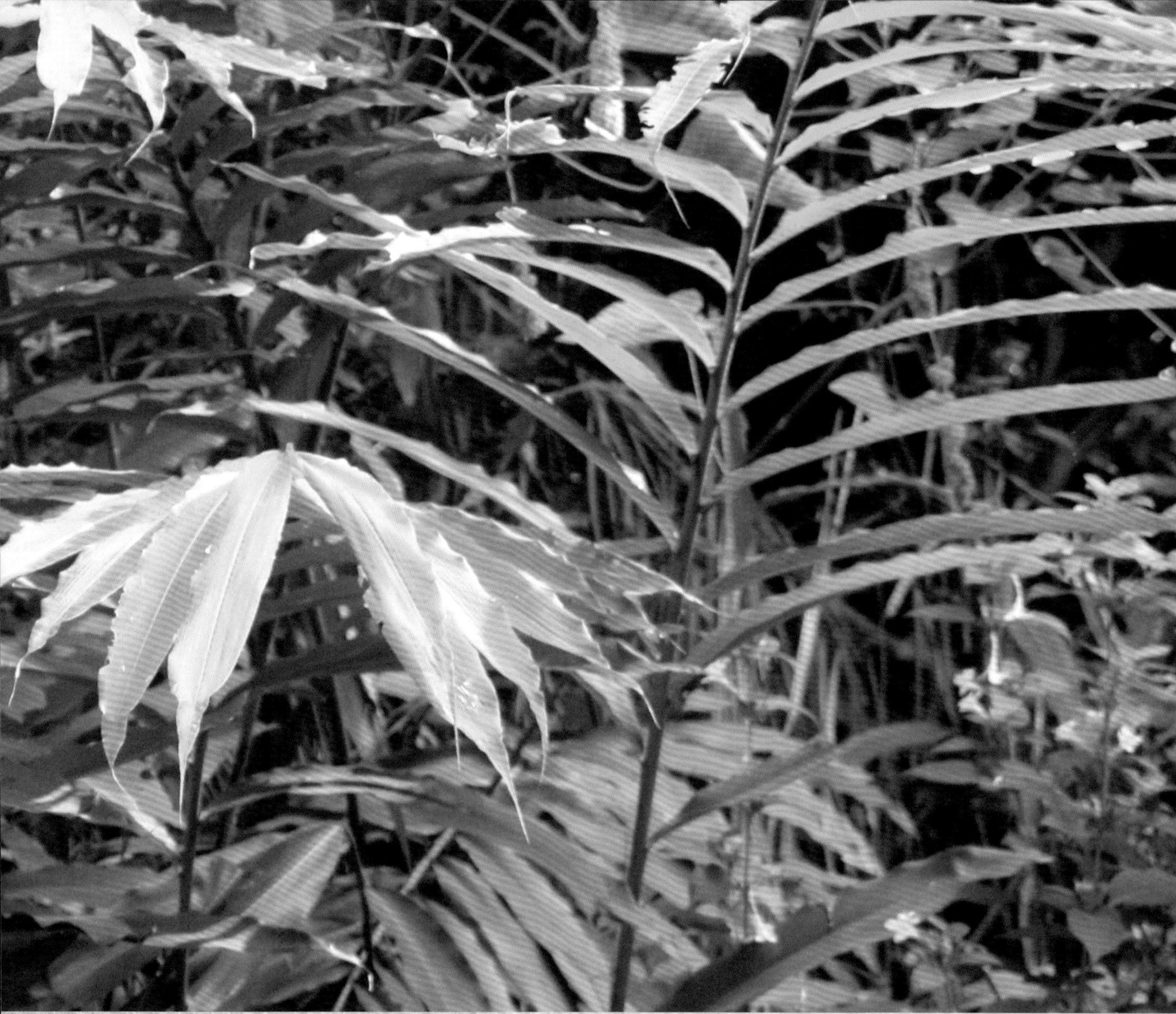

‖ **释名** ‖

[时珍曰] 名义未详。藕下白蒻多蔤，取其密藏之意。此物实在根下，仁藏壳内，亦或此意欤。

‖ **集解** ‖

[珣曰] 缩砂密生西海及西戎等地，波斯诸国。多从安东道来。[志曰] 生南地。苗似廉姜，子形如白豆蔻，其皮紧厚而皱，黄赤色，八月采之。[颂曰] 今惟岭南山泽间有之。苗茎似高良姜，高三四尺，叶长八九寸，阔半寸已来。三月、四月开花在根下，五六月成实，五七十枚作一穗，状似益智而圆，皮紧厚而皱，有粟纹，外有细刺，黄赤色。皮间细子一团，八隔，可四十余粒，如大黍米，外微黑色，内白而香，似白豆蔻仁。七月、八月采之。辛香可调食味，及蜜煎糖缠用。

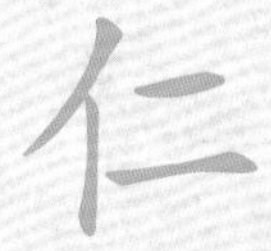

‖ **气味** ‖

辛，温，涩，无毒。[权曰]辛、苦。[藏器曰]酸。[珣曰]辛、咸，平。得诃子、豆蔻、白芜荑、鳖甲良。[好古曰]辛，温，阳也。浮也。入手足太阴、阳明、太阳、足少阴七经。得白檀香、豆蔻为使，入肺；得人参、益智为使，入脾；得黄檗、茯苓为使，入肾；得赤白石脂为使，入大小肠也。

‖ **主治** ‖

虚劳冷泻，宿食不消，赤白泄痢，腹中虚痛下气。开宝。**主冷气腹痛，止休息气痢劳损，消化水谷，温暖脾胃。**甄权。**上气咳嗽，奔豚鬼疰，惊痫邪气。**藏器。**一切气，霍乱转筋，能起酒香味。**大明。**和中行气，止痛安胎。**杨士瀛。**治脾胃气结滞不散。**元素。**补肺醒脾，养胃益肾，理元气，通滞气，散寒饮胀痞，噎膈呕吐，止女子崩中，除咽喉口齿浮热。化铜铁骨哽。**时珍。

‖ **发明** ‖

[时珍曰]按韩悉医通云：肾恶燥。以辛润之。缩砂仁之辛，以润肾燥。又云：缩砂属土，主醒脾调胃，引诸药归宿丹田。香而能窜，和合五脏冲和之气，如天地以土为冲和之气，故补肾药用同地黄丸蒸，取其达下之旨也。又化骨食草木药及方士炼三黄皆用之，不知其性何以能制此物也。

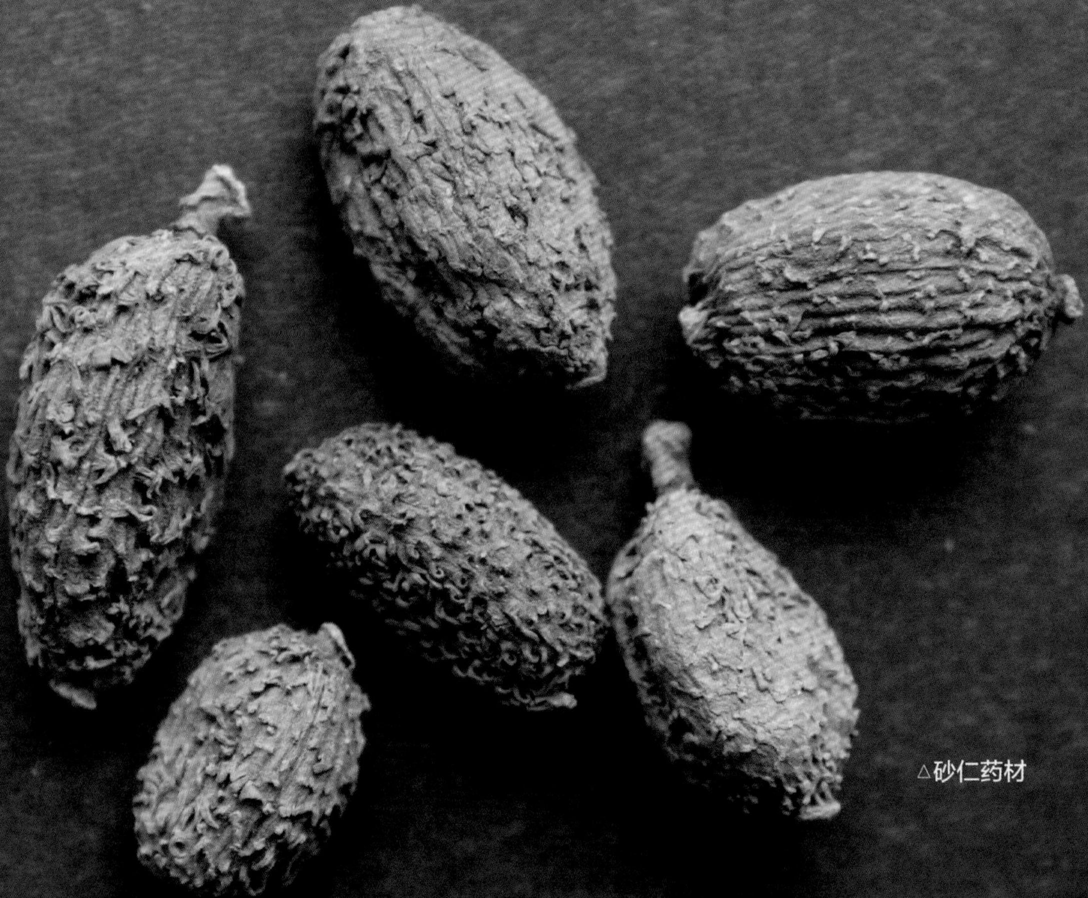

△砂仁药材

‖ **附方** ‖

旧二，新一十四。**冷滑下痢**不禁虚羸。用缩砂仁熬为末，以羊子肝薄切掺之，瓦上焙干为末，入干姜末等分，饭丸梧子大，每服四十丸，白汤下，日二服。又方：缩砂仁、炮附子、干姜、厚朴、陈橘皮等分，为末，饭丸梧子大。每服四十丸，米饮下，日二服。并药性论。**大便泻血**三代相传者。缩砂仁为末，米饮热服二钱，以愈为度。十便良方。**小儿脱肛**缩砂去皮为末，以猪腰子一片，批开擦末在内，缚定，煮熟与儿食，次服白矾丸。如气逆肿喘者，不治。保幼大全。**遍身肿满**阴亦肿者。用缩砂仁、土狗一个，等分，研，和老酒服之。直指方。**痰气膈胀**砂仁捣碎，以萝卜汁浸透，焙干为末。每服一二钱，食远沸汤服。简便方。**上气咳逆**砂仁洗净炒研、生姜连皮等分，捣烂，热酒食远泡服。简便方。**子痫昏冒**缩砂和皮炒黑，热酒调下二钱。不饮者，米饮下。此方安胎止痛皆效，不可尽述。温隐居方。**妊娠胎动**偶因所触，或跌坠伤损，致胎不安，痛不可忍者。缩砂熨斗内炒热，去皮用仁，捣碎。每服二钱，热酒调下。须臾觉腹中胎动处极热，即胎已安矣。神效。孙尚药方。**妇人血崩**新缩砂仁，新瓦焙研末，米饮服三钱。妇人良方。**热拥咽痛**缩砂壳为末，水服一钱。戴原礼方。**牙齿疼痛**缩砂常嚼之良。直指方。**口吻生疮**缩砂壳煅研，擦之即愈。此蔡医博秘方也。黎居士简易方。**鱼骨入咽**缩砂、甘草等分，为末。绵裹含之咽汁，当随痰出矣。王璆百一选方。**误吞诸物**金银铜钱等物不化者，浓煎缩砂汤饮之。即下。危氏得效方。**一切食毒**缩砂仁末，水服一二钱。事林广记。

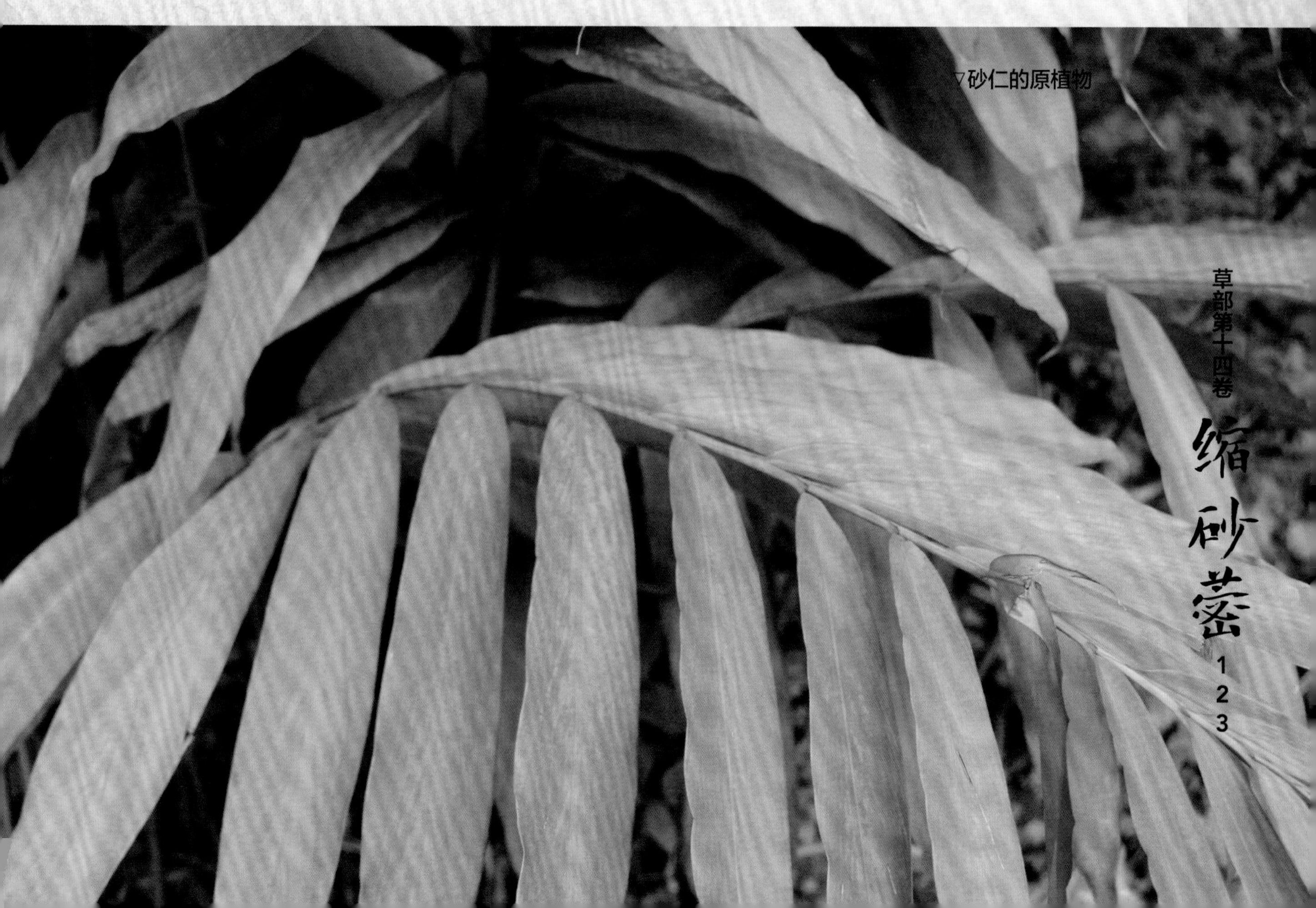

▽砂仁的原植物

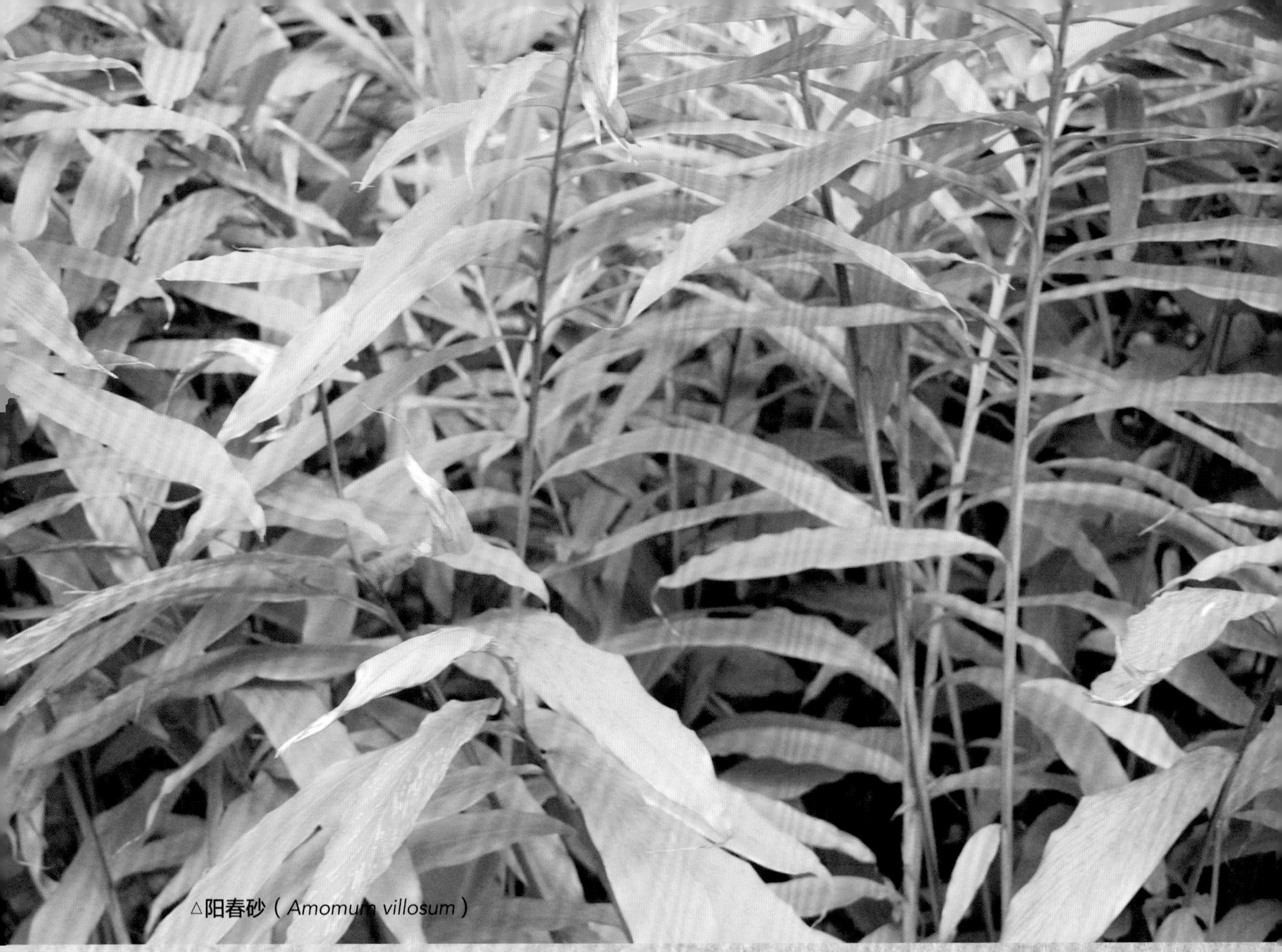

△阳春砂（*Amomum villosum*）

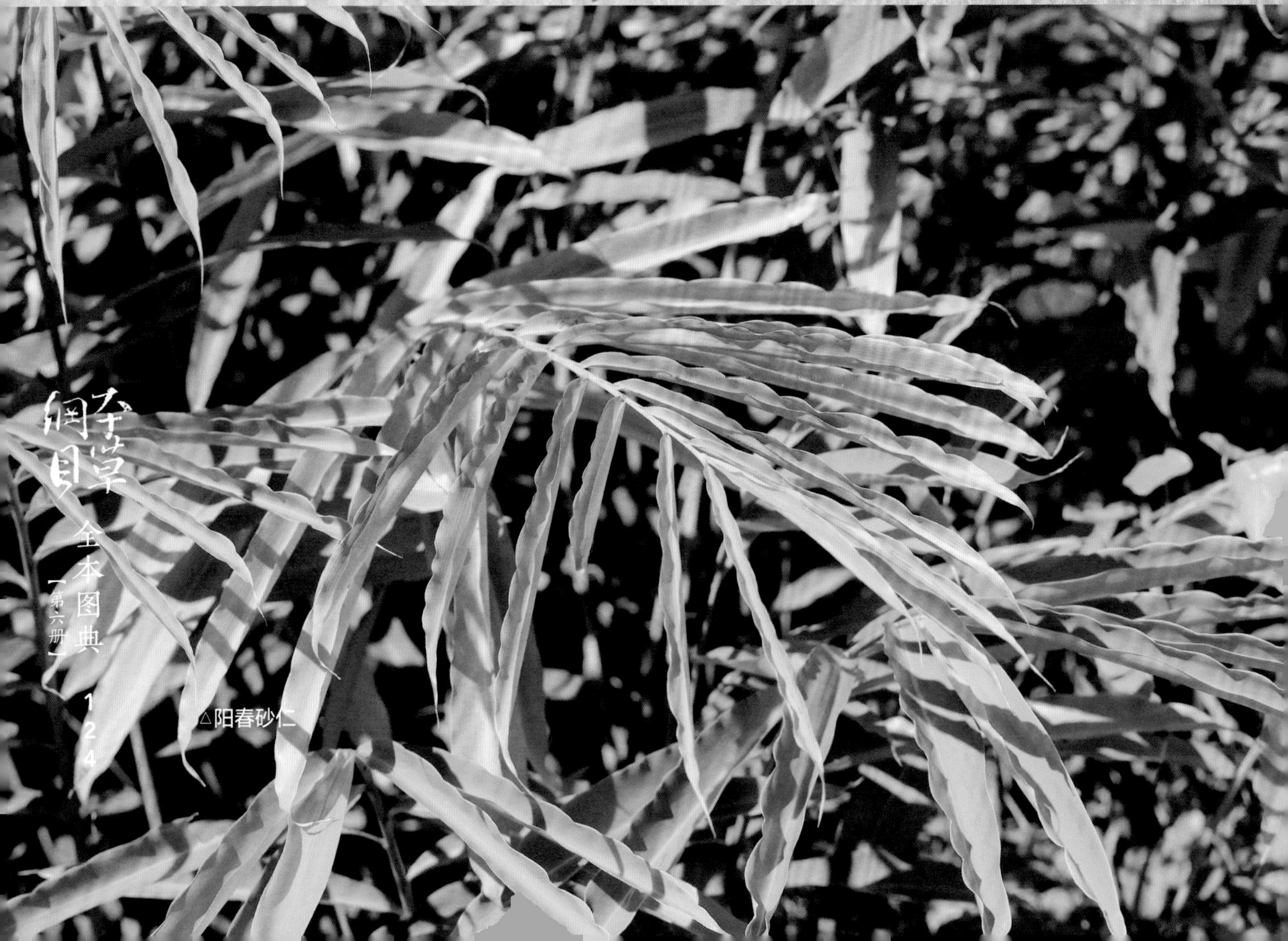

△阳春砂仁

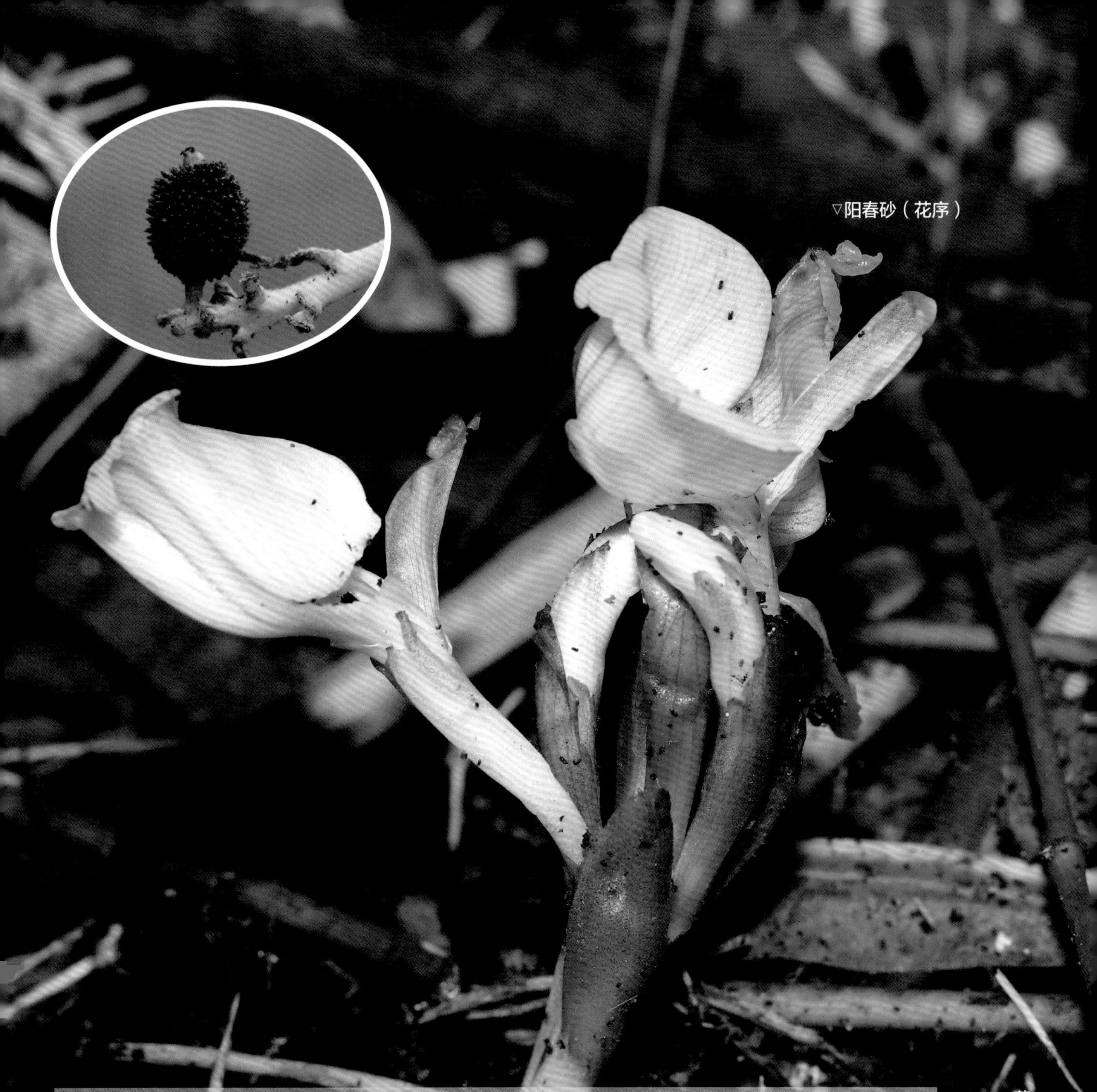

▽阳春砂（花序）

阳春砂 *Amomum villosum* ITS2 条形码主导单倍型序列：

1 TGGCAACATC GCCTTTGCTC CTTGCTTTGC TGGTGCGAAG AGCGGAAATT GGCCTCGTGT GCCCTCGGGC ACAGTCGGTC
81 GAAGAGCGGG AAGTCGGCAG TCGTCGGGCG CGATGGGTGC TGGTCACCCT GCGCGTGAAT AGAACGTCGC CCCGACGTGT
161 CGGGATGTGT CCTAAAAGAG ACCCTGTGCG ATTGCGGCAT CATGTCAAAG CGACGTGCCC ATCGGATTG

绿壳砂 *Amomum villosum* var. *xanthioides* ITS2 条形码主导单倍型序列：

1 TGGCTCATCG CCTTTGCTCC TTGCTTTGTT GGTGTCAAGT GCGGAAATTG GCCTCGTGTG CCCCCTCGGG CACAGTCGGT
81 CGAAGAGCGG GTAGTCGGCA GTCGTCGGGC GCGATGGGTG CTGGTCACCC TTGTGCGTGA ATAGAACGTC GCCCTCGATG
161 TGTTAGGATG TGTCCTCAAG AGACCCAGTG CGATTTGTGG CATCGCGTGA AAGTGCCGTG TTCGTTGGAT TG

海南砂 *Amomum longiligulare* ITS2 条形码主导单倍型序列：

1 TGGCAACATC GCCTTTGCTC CTTGCTTTGC TGGTGCGAAG AGCGGAAATT GGCCTCGTGT GCCCTCGGGC ACAGTCGGTC
81 GAAGAGCGGG TAGTCGGCAG TCGTCGGGCG CGATGGGTGC TGGTCACCCT GTGCGTGAAT AGAACGTCGC CCCGACGTGT
161 CGGGATGTGT CCTCAAAGAG ACCCTGTGCG ATTACGGCAT CATGTCAAAG TGACGTGCCC ATCGGATTG

益智子

宋《开宝》

‖ 基原 ‖

据《纲目彩图》《纲目图鉴》《药典图鉴》《中药志》等综合分析考证，本品为姜科植物益智 *Alpinia oxyphylla* Miq.。主要分布于海南省，福建、广东、广西、云南等地均有栽培。《药典》收载益智药材为姜科植物益智的干燥成熟果实；夏、秋间果实由绿变红时采收，晒干或低温干燥。

益智子

△益智（*Alpinia oxyphylla*）

‖ **释名** ‖

[时珍曰] 脾主智，此物能益脾胃故也，与龙眼名益智义同。按苏轼记云：海南产益智，花实皆长穗，而分为三节。观其上中下节，以候早中晚禾之丰凶。大丰则皆实，大凶皆不实，罕有三节并熟者。其为药只治水，而无益于智，其得此名，岂以其知岁耶？此亦一说也，终近穿凿。

‖ **集解** ‖

[藏器曰] 益智出昆仑及交趾国，今岭南州郡往往有之。顾微广州记云：其叶似蘘荷，长丈余。其根上有小枝，高八九寸，无华萼。茎如竹箭，子从心出。一枝有十子丛生，大如小枣。其中核黑而皮白，核小者佳，含之摄涎秽。或四破去核，取外皮蜜煮为粽食，味辛。晋·卢循遗刘裕益智粽，是此也。[恭曰] 益智子似连翘子头未开者，苗叶花根与豆无别，惟子小尔。[时珍曰] 按嵇含南方草木状云：益智二月

花，连着实，五六月熟。其子如笔头而两头尖，长七八分，杂五味中，饮酒芬芳，亦可盐曝及作粽食。观此则顾微言其无华者，误矣。今之益智子形如枣核，而皮及仁，皆似草豆蔻云。

仁

‖气味‖

辛，温，无毒。

‖主治‖

遗精虚漏，小便余沥，益气安神，补不足，利三焦，调诸气。夜多小便者，取二十四枚碎，入盐同煎服，有奇验。藏器。治客寒犯胃，和中益气，及人多唾。李杲。益脾胃，理元气，补肾虚滑沥。好古。冷气腹痛，及心气不足，梦泄赤浊，热伤心系，吐血血崩诸证。时珍。

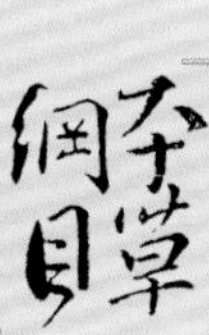

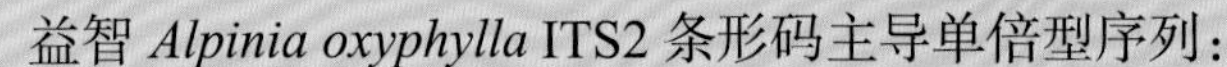

益智 *Alpinia oxyphylla* ITS2 条形码主导单倍型序列：

```
1   TGGCATCGTC GCCTTTGCTC CTTGCTCTGT TGGTGCCAAG CGCGGAAATT GGCCCCGTGT GCCCTCGGGC ACAGTCGGCT
81  GAAGAGTGGG TAATCTCGGC AGTCGTCGGG CGCGATGGGT GTTGGTCGCC CTGTGCGTGA ACTGAGCGTC GTCCCCGTCG
161 TGCTGGGATG AGTCCCAAAG AGACCCTGTG TGATTGCGGC GTCGCATGAA AGTGCCGTGT CCATCAGATT GTGGCCCCAA
241 G
```

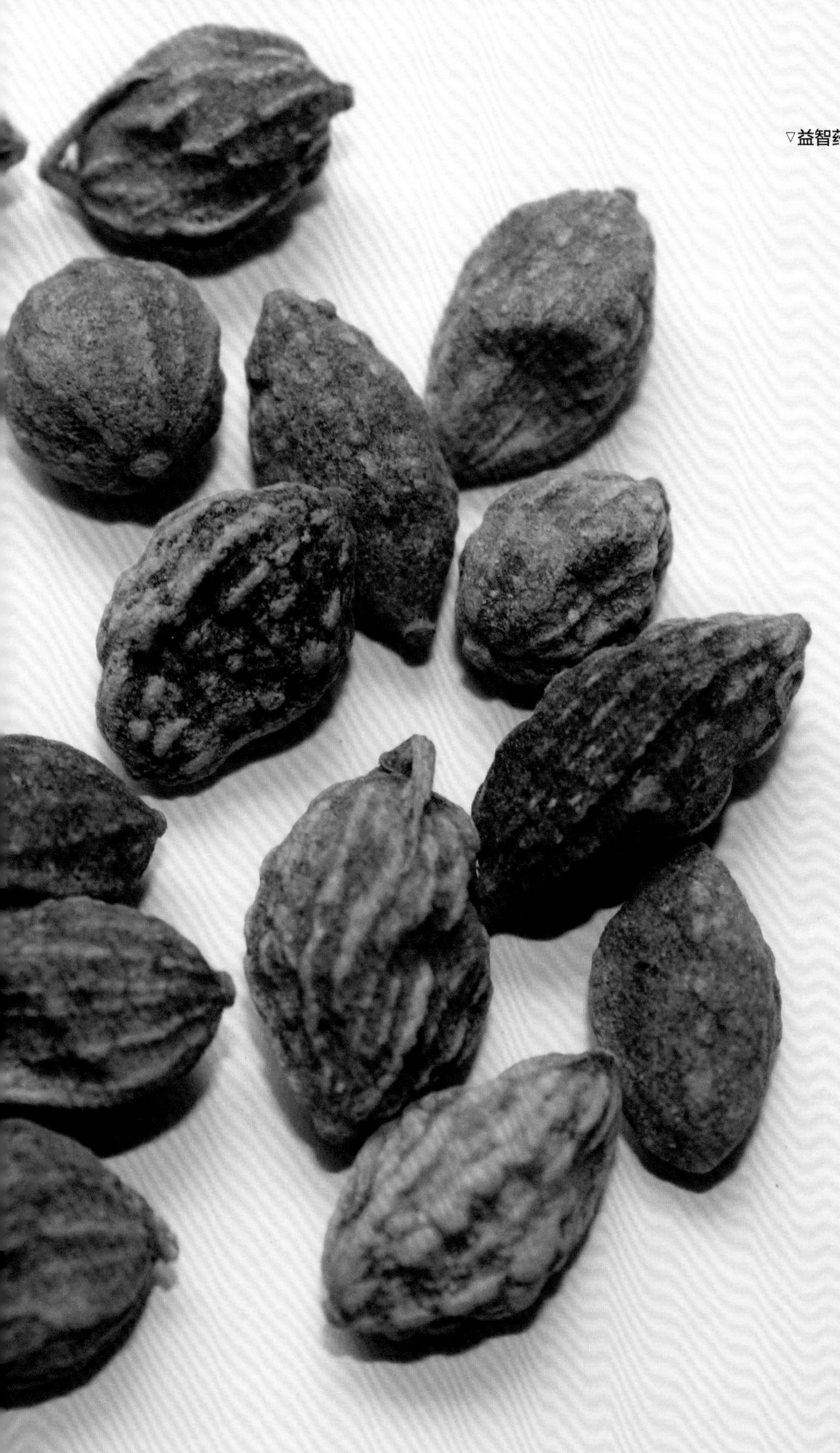

▽益智药材

益智子

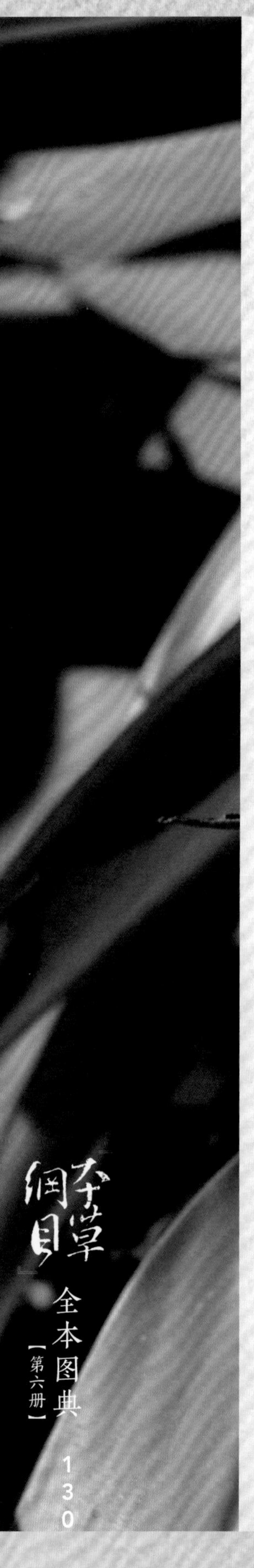

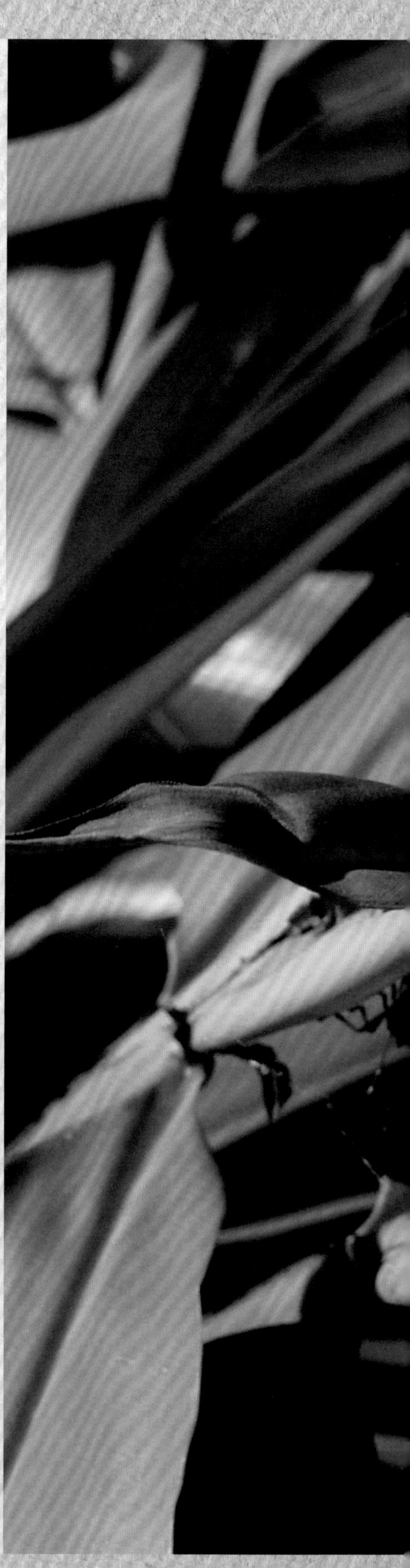

‖ **发明** ‖

[刘完素曰] 益智辛热，能开发郁结，使气宣通。[王好古曰] 益智本脾药，主君相二火。在集香丸则入肺，在四君子汤则入脾，在大凤髓丹则入肾，三藏互有子母相关之义。当于补药中兼用之，勿多服。[时珍曰] 益智大辛，行阳退阴之药也，三焦、命门气弱者宜之。按杨士瀛直指方云：心者脾之母，进食不止于和脾，火能生土，当使心药入脾胃药中，庶几相得。故古人进食药中，多用益智，土中益火也。又按洪迈夷坚志云：秀川进士陆迎，忽得吐血不止，气蹶惊颤，狂躁直视，至深夜欲投户而出。如是两夕，遍用方药弗瘳。夜梦观音授一方，命但服一料，永除病根。梦觉记之，如方治药，其病果愈。其方：用益智子仁一两，生朱砂二钱，青橘皮五钱，麝香一钱，碾为细末。每服一钱，空心灯心汤下。

‖ **附方** ‖

新八。**小便频数**脬气不足也。雷州益智子盐炒，去盐，天台乌药等分，为末，酒煮山药粉为糊，丸如梧子大。每服七十丸，空心盐汤下。名缩泉丸。朱氏集验方。**心虚尿滑**及赤白二浊。益智子仁、白茯苓、白术等分，为末，每服三钱，白汤调下。**白浊腹满**不拘男妇。用益智仁盐水浸炒，厚朴姜汁炒等分，姜三片，枣一枚，水煎服。永类钤方。**小便赤浊**益智子仁、茯神各二两，远志、甘草水煮各半斤，为末，酒糊丸梧子大，空心姜汤下五十丸。**腹胀忽泻**日夜不止，诸药不效，此气脱也。用益智子仁二两，浓煎饮之，立愈。危氏得效方。**妇人崩中**益智子炒碾细，米饮入盐，服一钱。产宝。**香口辟臭**益智子仁一两，甘草二钱，碾粉舐之。经验良方。**漏胎下血**益智仁半两，缩砂仁一两，为末。每服三钱，空心白汤下，日二服。胡氏济阴方。

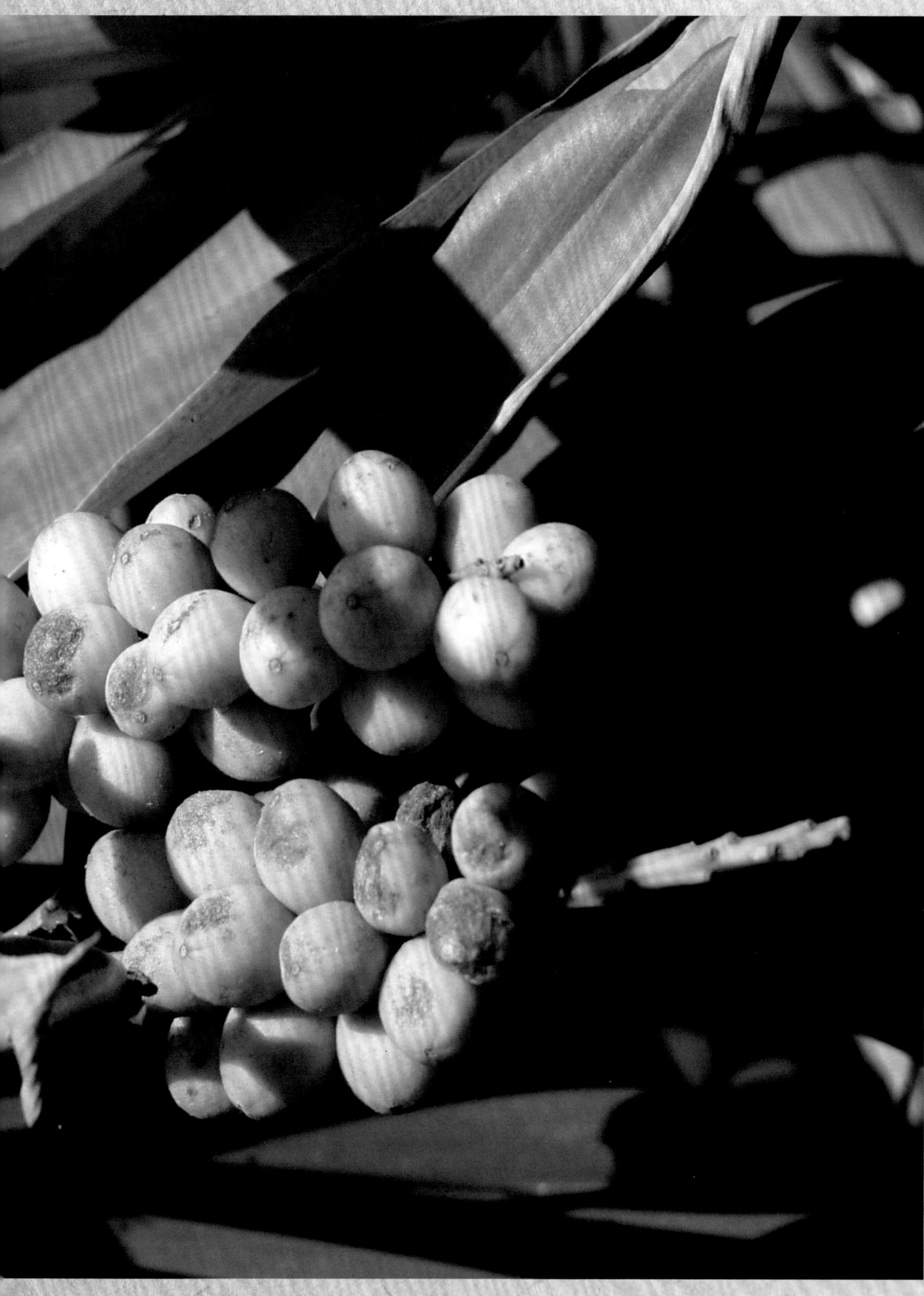

益智子

荜茇

宋《开宝》

‖ **基原** ‖

据《纲目彩图》《纲目图鉴》《中华本草》《药典图鉴》等综合分析考证，本品为胡椒科植物荜茇 *Piper longum* L.。主要分布于云南东南至西南部，福建、广东、广西等地有栽培。《药典》收载荜茇药材为胡椒科植物荜茇的干燥近成熟或成熟果穗；果穗由绿变黑时采收，除去杂质，晒干。

華茇

△荜茇（*Piper longum*）

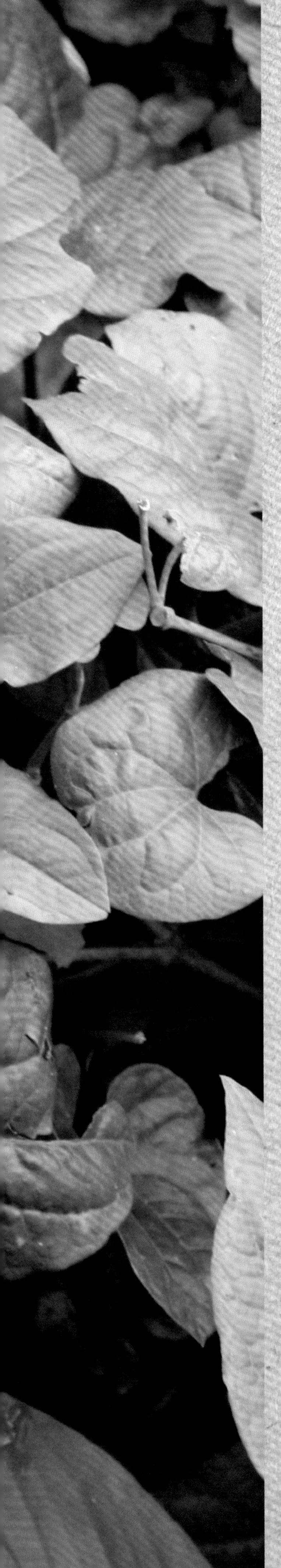

‖ **释名** ‖

荜拨。[时珍曰] 荜拨当作荜茇，出南方草木状，番语也。陈藏器本草作毕勃，扶南传作逼拨，大明会典作毕茇。又段成式酉阳杂俎云：摩伽陀国呼为荜拨梨，拂林国呼为阿梨诃陀。

‖ **集解** ‖

[恭曰] 荜拨生波斯国。丛生，茎叶似蒟酱，其子紧细，味辛烈于蒟酱。胡人将来，入食味用也。[藏器曰] 其根名毕勃没，似柴胡而黑硬。[颂曰] 今岭南特有之，多生竹林内。正月发苗作丛，高三四尺，其茎如箸。叶青圆如蕺菜，阔二三寸如桑，面光而厚。三月开花白色在表。七月结子如小指大，长二寸已来，青黑色，类椹子而长。九月收采，杀曝干。南人爱其辛香，或取叶生茹之。复有舶上来者，更辛香。[时珍曰] 段成式言青州防风子可乱荜茇，盖亦不然。荜茇气味正如胡椒，其形长一二寸，防风子圆如胡荽子，大不相侔也。

‖ **修治** ‖

[敩曰] 凡使，去挺用头，以醋浸一宿，焙干，以刀刮去皮粟子令净乃用，免伤人肺，令人上气。

‖ **气味** ‖

辛，大温，无毒。[时珍曰] 气热味辛，阳也，浮也。入手足阳明经。然辛热耗散，能动脾肺之火，多用令人目昏，食料尤不宜之。

‖ **主治** ‖

温中下气，补腰脚，杀腥气，消食，除胃冷，阴疝痃癖。藏器。**霍乱冷气，心痛血气**。大明。**水泻虚痢，呕逆醋心，产后泄痢，与阿魏和合良。得诃子、人参、桂心、干姜，治脏腑虚冷肠鸣泄痢，神效**。李珣。**治头痛鼻渊牙痛**。时珍。

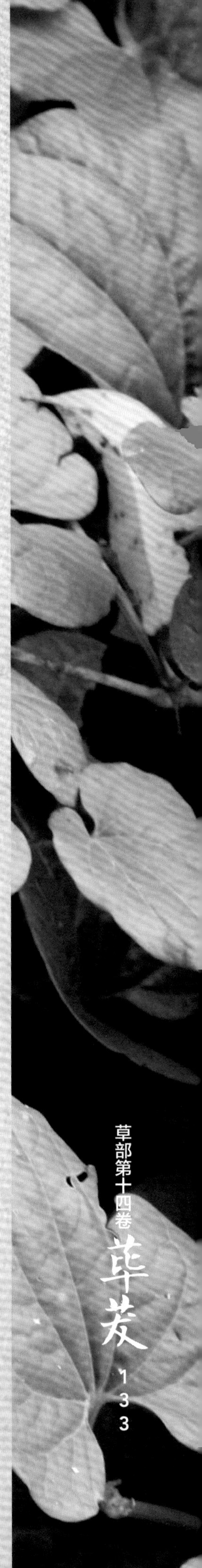

‖ **发明** ‖

[宗奭曰] 荜茇走肠胃，冷气呕吐心腹满痛者宜之。多服走泄真气，令人肠虚下重。[颂曰] 按唐太宗实录云：贞观中，上以气痢久未痊，服名医药不应，因诏访求其方。有卫士进黄牛乳煎荜茇方，御用有效。刘禹锡亦记其事云，后累试于虚冷者必效。[时珍曰] 牛乳煎详见兽部牛乳下。荜茇为头痛鼻渊牙痛要药，取其辛热，能入阳明经散浮热也。

‖ **附方** ‖

旧二，新八。**冷痰恶心**荜茇一两，为末，食前用米汤服半钱。圣惠方。**暴泄身冷**自汗，甚则欲呕，小便清，脉微弱，宜已寒丸治之。荜茇、肉桂各二钱半，高良姜、干姜各三钱半，为末，糊丸梧子大。每服三十丸，姜汤下。和剂局方。**胃冷口酸**流清水，心下连脐痛。用荜茇半两，厚朴姜汁浸炙一两，为末，入热鲫鱼肉，研和丸绿豆大。每米饮下二十丸，立效。余居士选奇方。**瘴气成块**在腹不散。用荜茇一两，大黄一两，并生为末，入麝香少许，炼蜜丸梧子大，每冷酒服三十丸。永类钤方。**妇人血气**作痛，及下血无时，月水不调。用荜茇盐炒，蒲黄炒，等分为末，炼蜜丸梧子大。每空心温酒服三十丸，两服即止。名二神丸。陈氏方。**偏头风痛**荜茇为末，令患者口含温水，随左右痛，以左右鼻吸一字，有效。经验良方。**鼻流清涕**荜茇末吹之，有效。卫生易简方。**风虫牙痛**荜茇末揩之，煎苍耳汤漱去涎。本草权度：用荜茇末、木鳖子肉，研膏化开，嗜鼻。圣济总录：用荜茇、胡椒等分，为末，化蜡丸麻子大，每以一丸塞孔中。

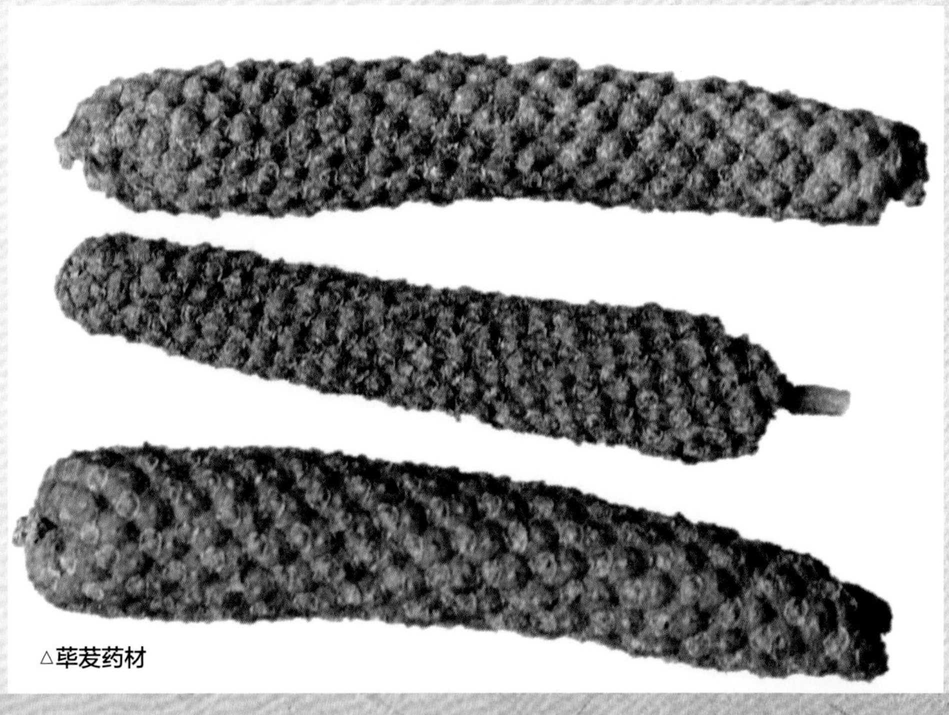

△荜茇药材

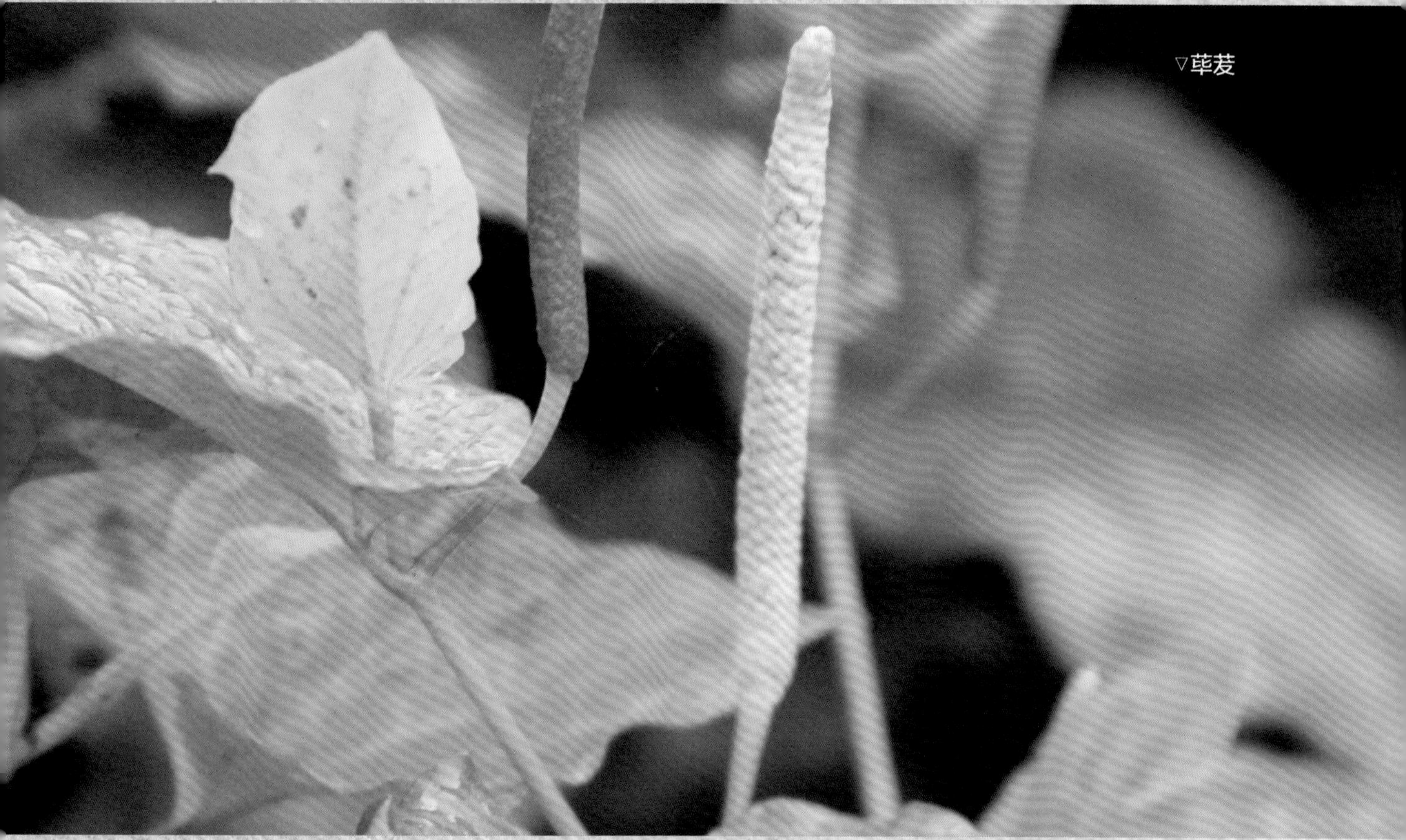

▽荜茇

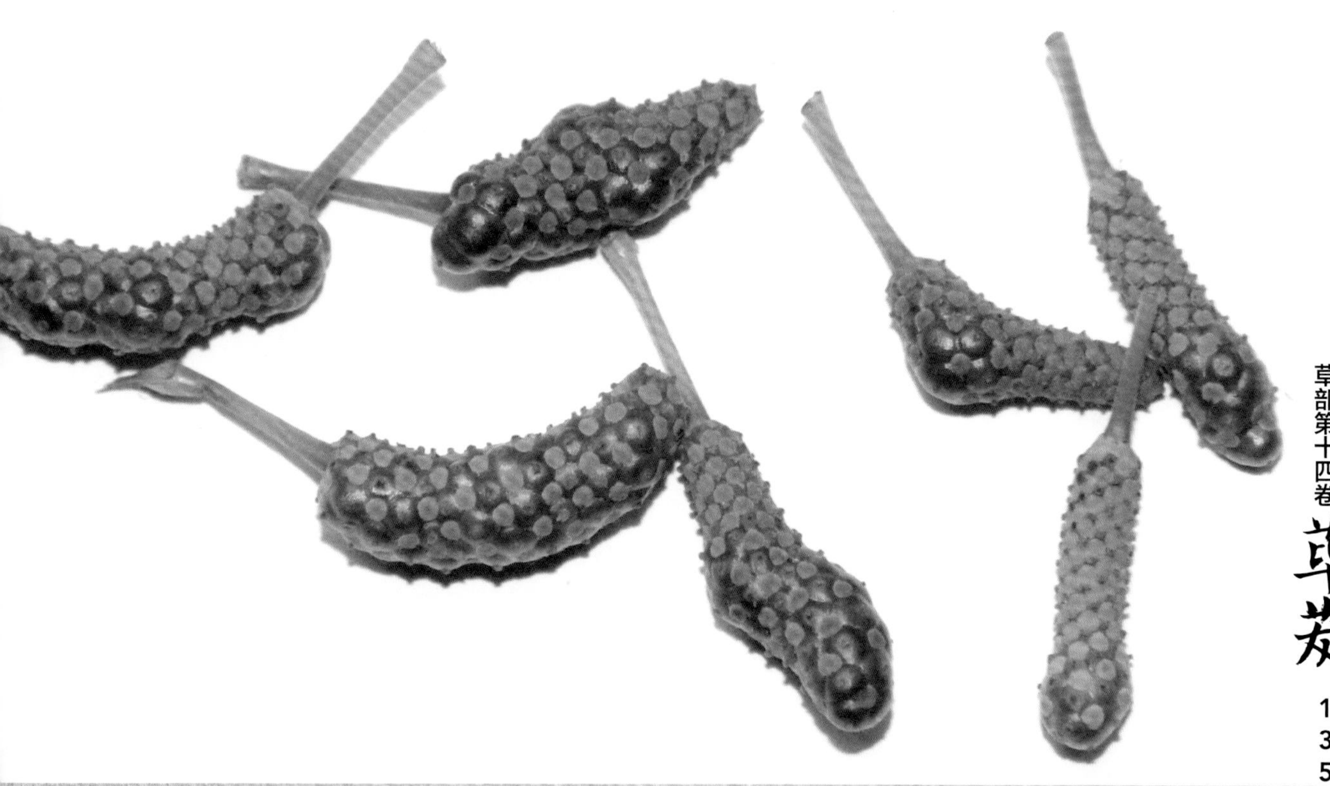

荜勃没

‖**气味**‖

辛，温，无毒。

‖**主治**‖

五劳七伤，冷气呕逆，心腹胀满，食不消化，阴汗寒疝核肿，妇人内冷无子，治腰肾冷，除血气。藏器。

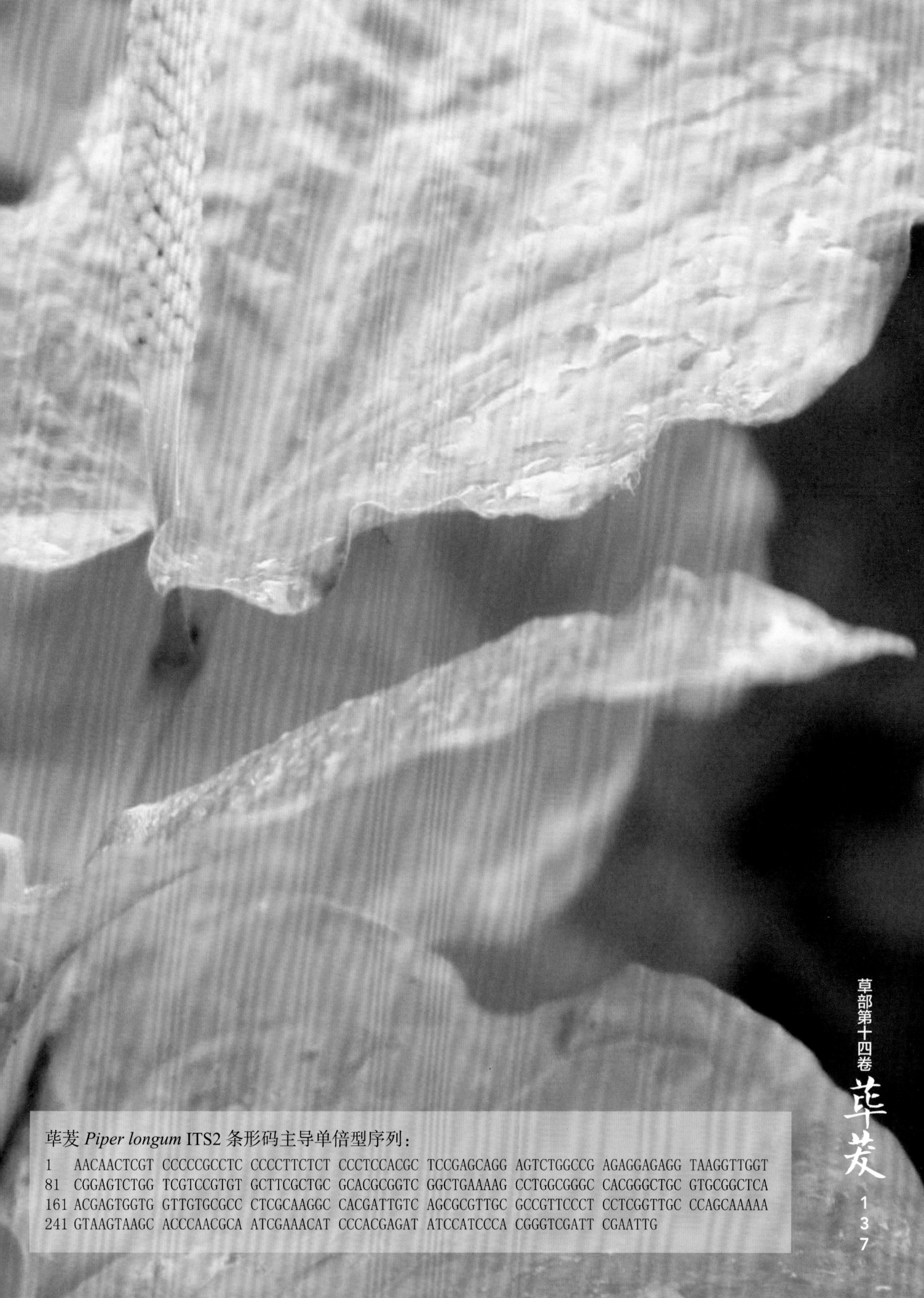

荜茇 *Piper longum* ITS2 条形码主导单倍型序列：

1 AACAACTCGT CCCCCGCCTC CCCCTTCTCT CCCTCCACGC TCCGAGCAGG AGTCTGGCCG AGAGGAGAGG TAAGGTTGGT
81 CGGAGTCTGG TCGTCCGTGT GCTTCGCTGC GCACGCGGTC GGCTGAAAAG CCTGGCGGGC CACGGGCTGC GTGCGGCTCA
161 ACGAGTGGTG GTTGTGCGCC CTCGCAAGGC CACGATTGTC AGCGCGTTGC GCCGTTCCCT CCTCGGTTGC CCAGCAAAAA
241 GTAAGTAAGC ACCCAACGCA ATCGAAACAT CCCACGAGAT ATCCATCCCA CGGGTCGATT CGAATTG

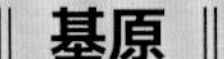

‖ 基原 ‖

据《纲目彩图》《纲目图鉴》《大辞典》《中华本草》等综合分析考证，本品为胡椒科植物蒟酱 *Piper betle* L.。分布于我国东南、西南及台湾等地。

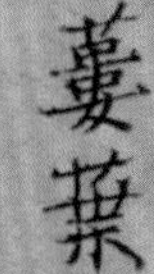

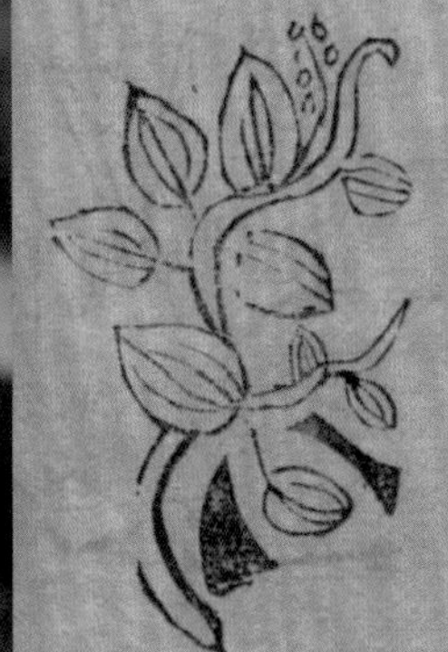

蒟酱

《唐本草》

蒟音矩。

‖ 释名 ‖

蒟子广志**土荜茇**食疗**苗名扶恶士，蒌藤。**[时珍曰] 按嵇含云：蒟子可以调食，故谓之酱，乃荜茇之类也。故孟诜食疗谓之土荜茇。其蔓叶名扶留藤，一作扶檑，一作浮留，莫解其义。蒌则留字之讹也。

‖ 集解 ‖

[恭曰] 蒟酱生巴蜀中，蜀都赋所谓流味于番禺者。蔓生，叶似王瓜而厚大光泽，味辛香，实似桑椹，而皮黑肉白。西戎亦时将来，细而辛烈。交州、爱州人家多种之，蔓生，其子长大，苗名浮留藤。取叶合槟榔食之，辛而香也。[颂曰] 今夔川、岭南皆有之。昔汉武帝使唐蒙晓谕南越。越王食蒙以蒟酱，曰：此出番禺城下。武帝感之，遂开牂牁、越巂也。刘渊林注蜀都赋云：蒟酱缘木而生，其子如桑椹，熟时正青，长二三寸。以蜜及盐藏而食之，辛香。与苏恭所说大同小异。盖渊林所云乃蜀产，苏恭所云乃海南者

△蒟酱（*Piper betle*）

尔。今惟贵荜茇而不尚蒟酱，故鲜有用者。[李珣曰] 广州记云：出波斯国，实状若桑根，紫褐色者为上，黑者是老根不堪。然近多黑色，少见褐者。黔中亦有，形状滋味一般。[时珍曰] 蒟酱，今两广、滇南及川南、渝、泸、威、茂、施诸州皆有之。其苗谓之蒌叶，蔓生依树，根大如箸。彼人食槟榔者，以此叶及蚌灰少许同嚼食之，云辟瘴疠，去胸中恶气。故谚曰：槟榔浮留，可以忘忧。其花实即蒟子也。按嵇含草木状云：蒟酱即荜茇也。生于番国者大而紫，谓之荜茇。生于番禺者小而青，谓之蒟子。本草以蒟易蒌子，非矣。蒌子一名扶留，其草形全不相同。时珍窃谓蒟子蔓生，荜茇草生，虽同类而非一物，然其花实气味功用则一也。嵇氏以二物为一物，谓蒟子非扶留，盖不知扶留非一种也。刘歆期交州记云：扶留有三种：一名获扶留，其根香美；一名扶留藤，其味亦辛；一名南扶留，其叶青味辛是矣。今蜀人惟取蒌叶作酒曲，云香美。

‖ **修治** ‖

[敩曰] 凡采得后，以刀刮上粗皮，捣细。每五钱，用生姜自然汁五两拌之，蒸一日，曝干用。

根、叶、子

‖ **气味** ‖

辛，温，无毒。[时珍曰] 气热味辛，阳也，浮也。

‖ **主治** ‖

下气温中，破痰。唐本。**咳逆上气，心腹虫痛，胃弱虚泻，霍乱吐逆，解酒食味。**李珣。**散结气，心腹冷痛，消谷。**孟诜。**解瘴疠，去胸中恶邪气，温脾燥热。**时珍。

‖ **附方** ‖

新一。**牙疼**蒟酱、细辛各半两，大皂荚五铤，去子，每孔入青盐烧存性，同研末，频掺吐涎。御药院方。

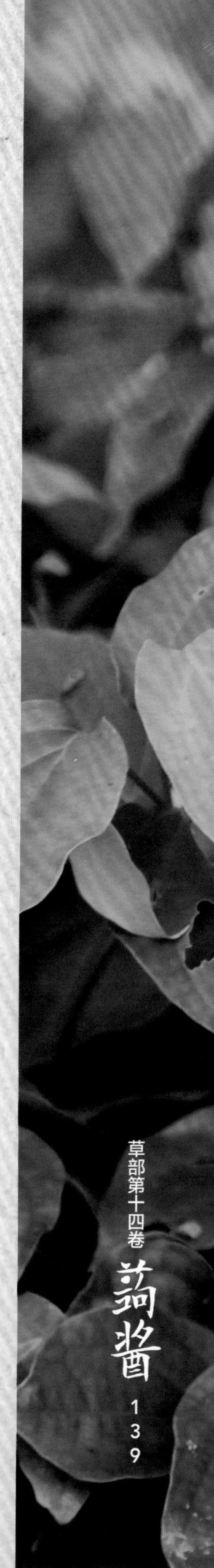

肉豆蔻

宋《开宝》

‖ **基原** ‖

据《纲目彩图》《中药志》《纲目图鉴》《药典图鉴》等综合分析考证，本品为肉豆蔻科植物肉豆蔻 *Myristica fragrans* Houtt.。广东、台湾、云南等地均有栽培。《药典》收载肉豆蔻药材为肉豆蔻科植物肉豆蔻的干燥种仁。

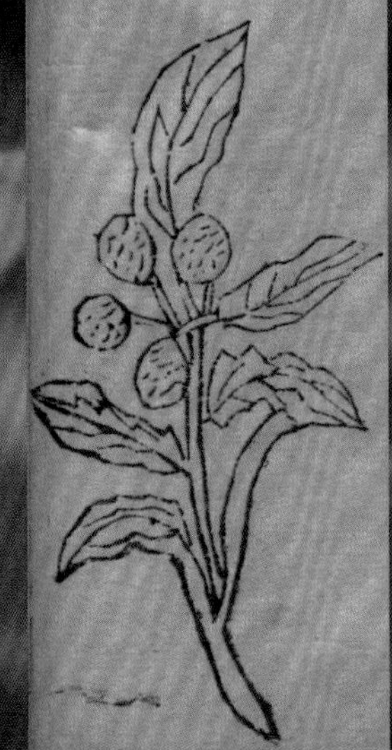

△肉豆蔻（*Myristica fragrans*）

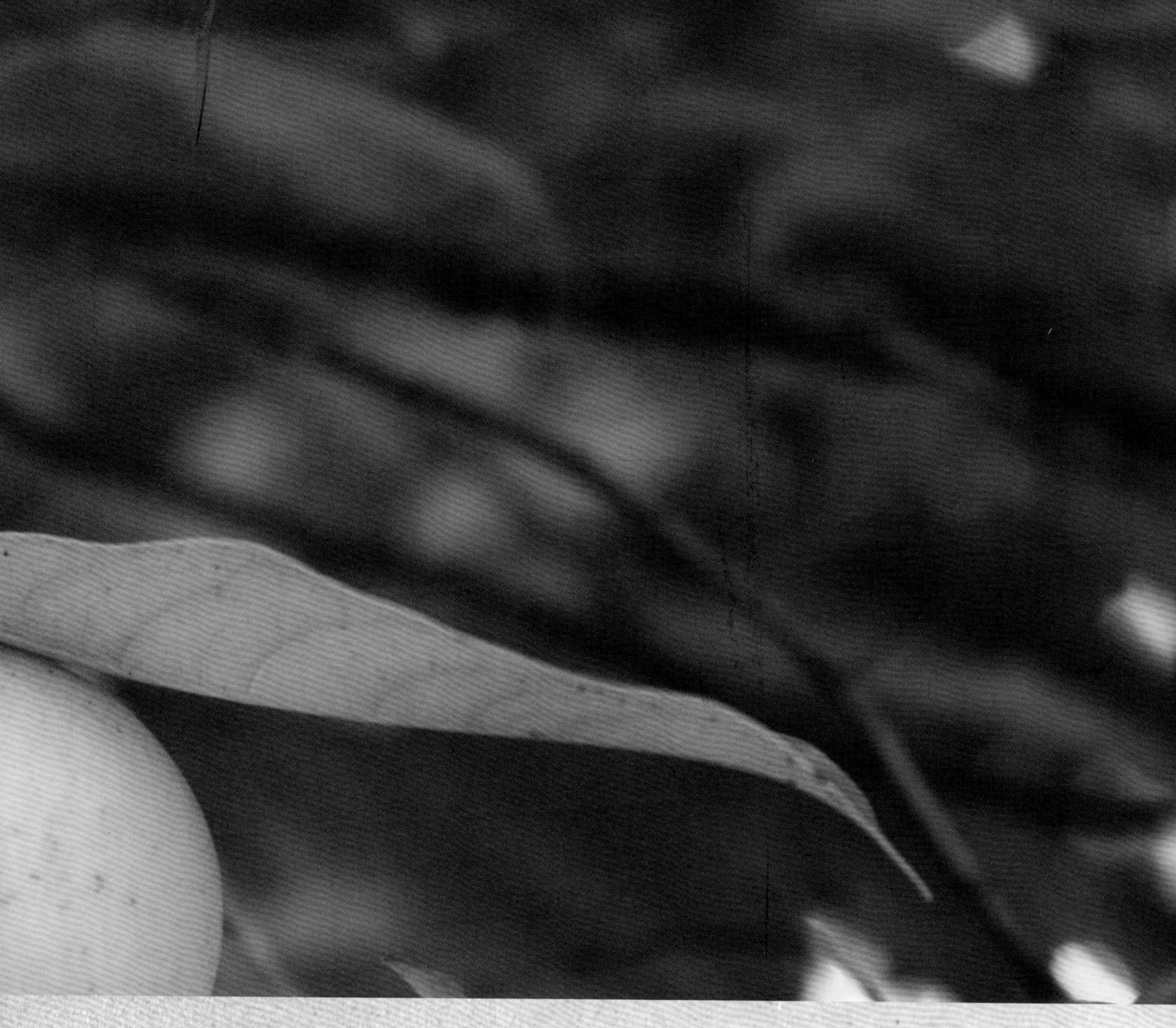

‖ **释名** ‖

肉果纲目 **迦拘勒。**[宗奭曰] 肉豆蔻对草豆蔻为名，去壳只用肉。肉油色者佳，枯白瘦虚者劣。[时珍曰] 花实皆似豆蔻而无核，故名。

‖ **集解** ‖

[藏器曰] 肉豆蔻生胡国，胡名迦拘勒。大舶来即有，中国无之。其形圆小，皮紫紧薄，中肉辛辣。[珣曰] 生昆仑，及大秦国。[颂曰] 今岭南人家亦种之。春生苗，夏抽茎开花，结实似豆蔻，六月、七月采。[时珍曰] 肉豆蔻花及实状虽似草豆蔻，而皮肉之颗则不同。颗外有皱纹，而内有斑缬纹，如槟榔纹。最易生蛀，惟烘干密封，则稍可留。

实

‖ **修治** ‖

[敩曰] 凡使，须以糯米粉熟汤搜裹豆蔻，于煻灰火中煨熟，去粉用。勿令犯铁。

‖ **气味** ‖

辛，温，无毒。[权曰] 苦、辛。[好古曰] 入手足阳明经。

‖ **主治** ‖

温中，消食止泄，治积冷心腹胀痛，霍乱中恶，鬼气冷疰，呕沫冷气，小儿乳霍。开宝。**调中下气，开胃，解酒毒。消皮外络下气。**大明。**治宿食痰饮，止小儿吐逆，不下乳，腹痛。**甄权。**主心腹虫痛，脾胃虚冷，气并冷热，虚泄赤白痢，研末粥饮服之。**李珣。**暖脾胃，固大肠。**时珍。

‖ **发明** ‖

[大明曰] 肉豆蔻调中下气，消皮外络下气，味珍，力更殊。[宗奭曰] 亦善下气，多服则泄气，得中则和平其气。[震亨曰] 属金与土，为丸温中补脾。日华子称其下气，以脾得补而善运化，气自下也。非若陈皮、香附之快泄。寇氏不详其实，遂以为不可服也。[机曰] 痢疾用此涩肠，为伤乳泄泻之要药。[时珍曰] 土爱暖而喜芳香，故肉豆蔻之辛温，理脾胃而治吐利。

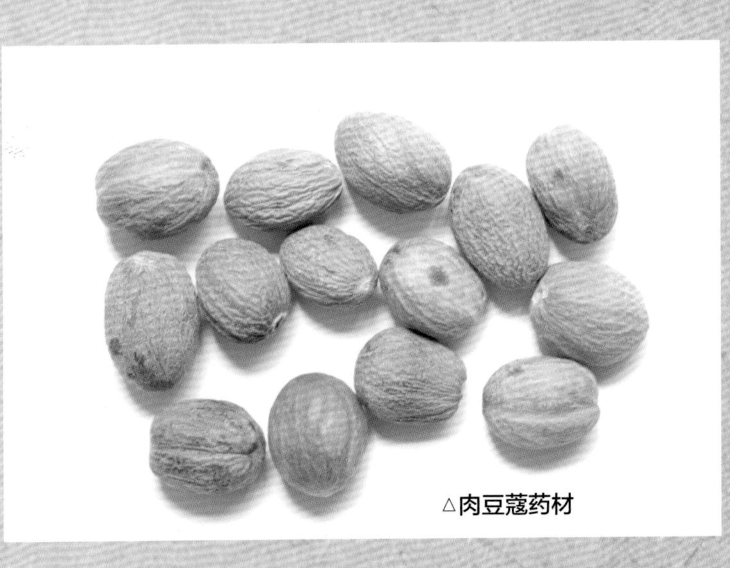

△肉豆蔻药材

▽肉豆蔻

‖ **附方** ‖

旧一，新六。**暖胃除痰**进食消食。肉豆蔻二个，半夏姜汁炒五钱，木香二钱半，为末。蒸饼丸芥子大，每食后津液下五丸、十丸。普济。**霍乱吐利**肉豆蔻为末，姜汤服一钱。普济方。**久泻不止**肉豆蔻煨一两，木香二钱半，为末。枣肉和丸，米饮服四五十丸。又方：肉豆蔻煨一两，熟附子七钱，为末糊丸，米饮服四五十丸。又方：肉豆蔻煨，粟壳炙，等分为末，醋糊丸，米饮服四五十丸。并百一选方。**老人虚泻**肉豆蔻三钱，面裹煨熟，去面研，乳香一两，为末。陈米粉糊丸梧子大。每服五七十丸，米饮下。此乃常州侯教授所传方。瑞竹堂方。**小儿泄泻**肉豆蔻五钱，乳香二钱半，生姜五片，同炒黑色，去姜，研为膏收，旋丸绿豆大。每量大小，米饮下。全幼心鉴。**脾泄气痢**豆蔻一颗，米醋调面裹，煨令焦黄，和面研末。更以桄子炒研末一两，相和。又以陈廪米炒焦，为末和匀。每以二钱煎作饮，调前二味三钱，旦暮各一服，便瘥。续传信方。**冷痢腹痛**不能食者。肉豆蔻一两去皮，醋和面裹煨，捣末。每服一钱，粥饮调下。圣惠方。

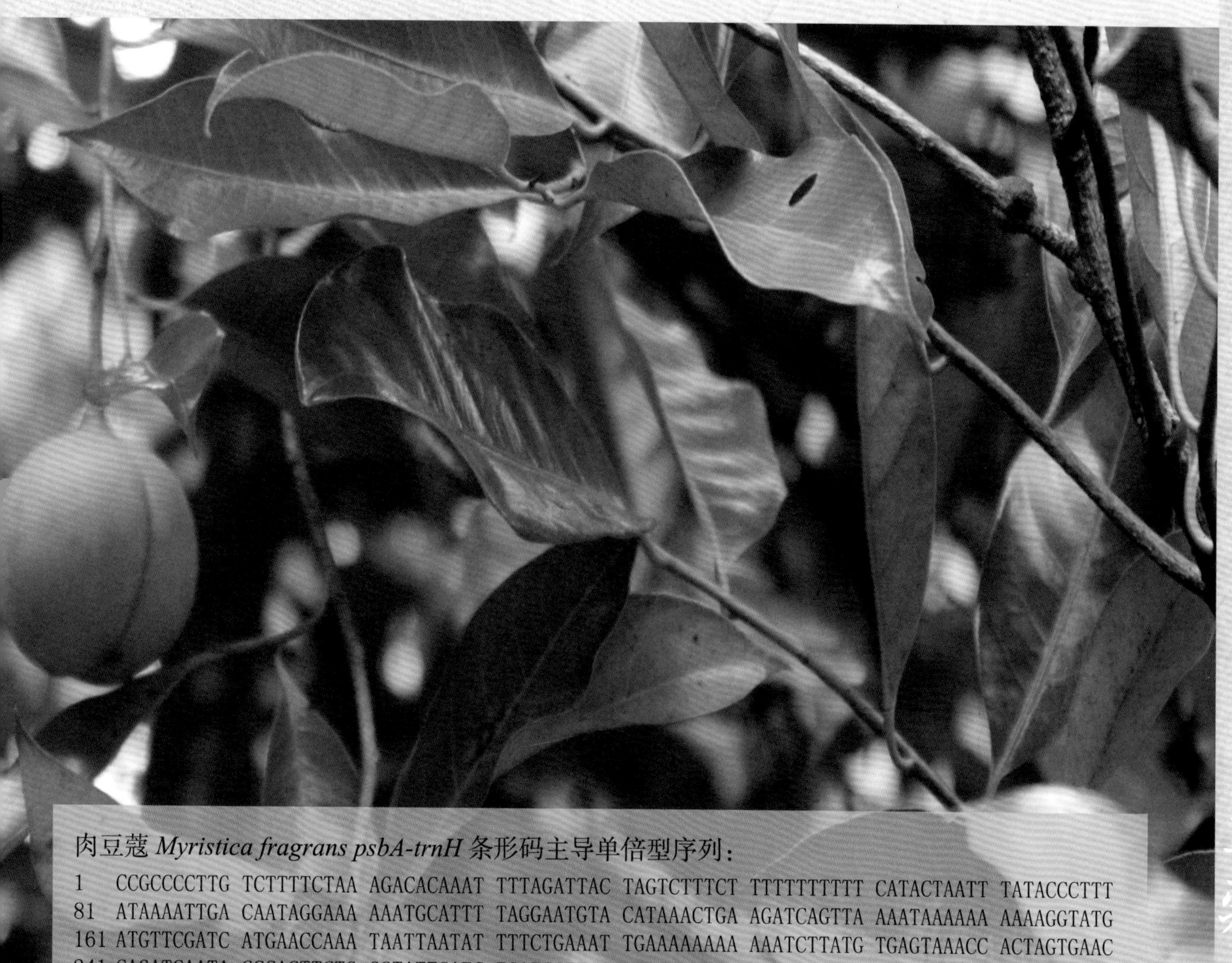

肉豆蔻 *Myristica fragrans psbA-trnH* 条形码主导单倍型序列：

1 CCGCCCCTTG TCTTTTCTAA AGACACAAAT TTTAGATTAC TAGTCTTTCT TTTTTTTTTT CATACTAATT TATACCCTTT
81 ATAAAATTGA CAATAGGAAA AAATGCATTT TAGGAATGTA CATAAACTGA AGATCAGTTA AAATAAAAAA AAAAGGTATG
161 ATGTTCGATC ATGAACCAAA TAATTAATAT TTTCTGAAAT TGAAAAAAAA AAATCTTATG TGAGTAAACC ACTAGTGAAC
241 CAGATCAATA CCCACTTCTG GGTATTGATC TGATCCTTCA ATGACTCGTA TACACTAATA CCGAAGTATT AGCCATTTGT
321 TGATAGAG

补骨脂

宋《开宝》

‖ **基原** ‖

据《纲目彩图》《纲目图鉴》《中药志》《中药图鉴》等综合分析考证，本品为豆科植物补骨脂 *Psoralea corylifolia* L.。分布于河南、山西、陕西、安徽、江西、四川等地。《药典》收载补骨脂药材为豆科植物补骨脂的干燥成熟果实；秋季果实成熟时采收果序，晒干，搓出果实，除去杂质。

補骨脂

△补骨脂（*Psoralea corylifolia*）

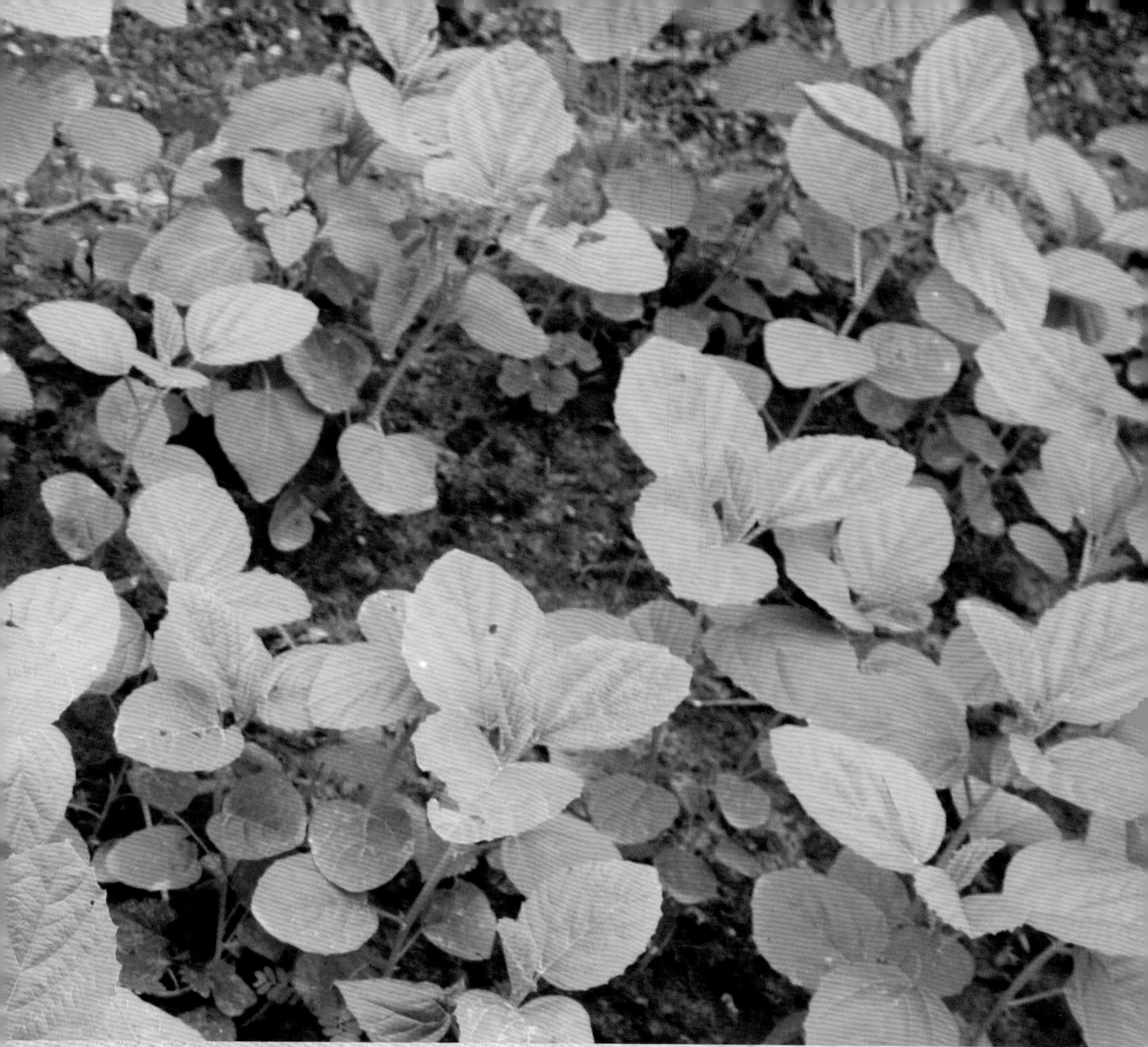

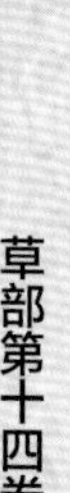

‖释名‖

破故纸开宝**婆固脂**药性论**胡韭子**日华。[时珍曰] 补骨脂言其功也。胡人呼为婆固脂，而俗讹为破故纸也。胡韭子，因其子之状相似，非胡地之韭子也。

‖集解‖

[志曰] 补骨脂生岭南诸州及波斯国。[颂曰] 今岭外山坂间多有之。四川合州亦有，皆不及番舶者佳。茎高三四尺，叶小似薄荷，花微紫色，实如麻子，圆扁而黑，九月采。[大明曰] 徐表南州记云：是胡韭子也。南番者色赤，广南者色绿，入药微炒用。

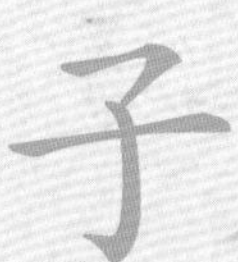

‖修治‖

[敩曰] 此性燥毒，须用酒浸一宿，漉出，以东流水浸三日夜，蒸之，从巳至申，日干用。一法：以盐同炒过。曝干用。

‖气味‖

辛，大温，无毒。[权曰] 苦、辛。[珣曰] 恶甘草。[时珍曰] 忌芸薹及诸血，得胡桃、胡麻良。

‖主治‖

五劳七伤，风虚冷，骨髓伤败，肾冷精流，及妇人血气堕胎。开宝。**男子腰疼，膝冷囊湿，逐诸冷痹顽，止小便，腹中冷。**甄权。**兴阳事，明耳目。**大明。**治肾泄，通命门，暖丹田，敛精神。**时珍。

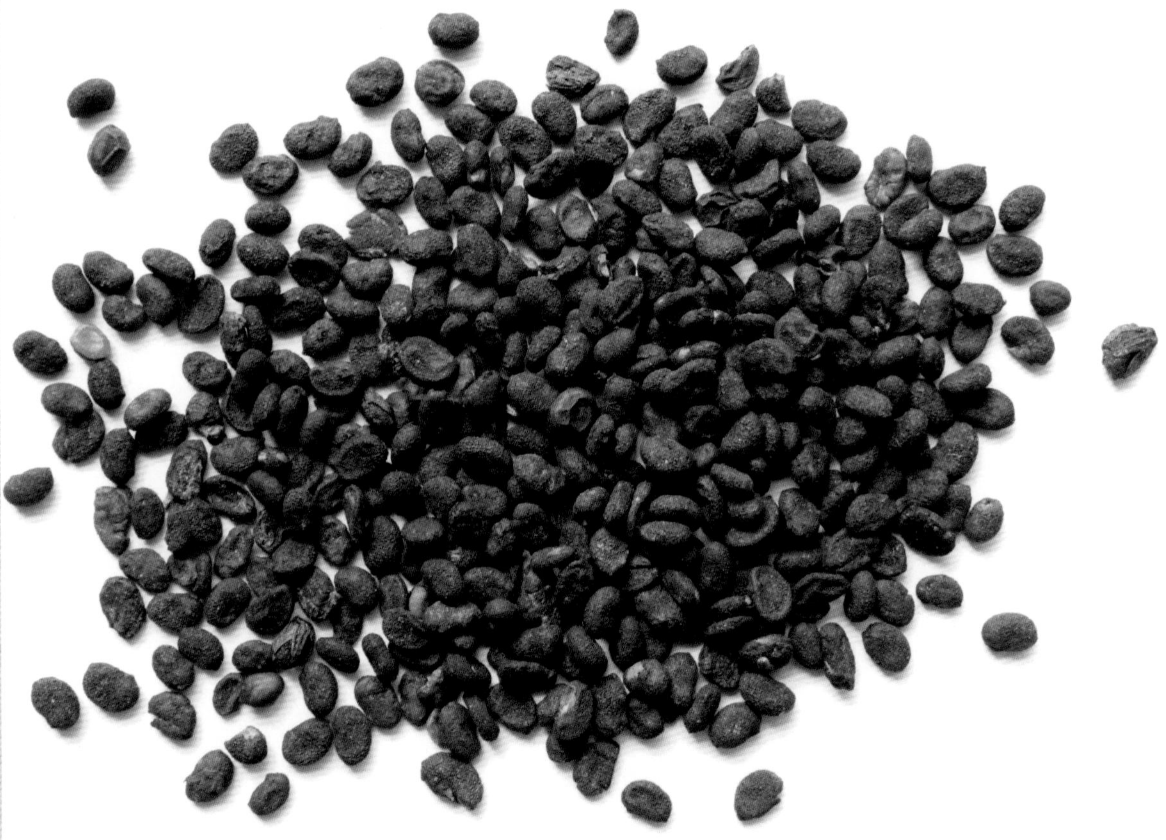

△补骨脂饮片

‖发明‖

[颂曰] 破故纸今人多以胡桃合服，此法出于唐郑相国。自叙云：予为南海节度，年七十有五。越地卑湿，伤于内外，众疾俱作，阳气衰绝，服乳石补药，百端不应。元和七年，有诃陵国舶主李摩诃，知予病状，遂传此方并药。予初疑而未服，摩诃稽首固请，遂服之。经七八日而觉应验，自尔常服，其功神效。十年二月。罢郡归京，录方传之。用破故纸十两，净择去皮，洗过曝，捣筛令细。胡桃瓤二十两，汤浸去皮，细研如泥，更以好蜜和，令如饴糖，瓷器盛之。旦日以暖酒二合，调药一匙服之，便以饭压。如不饮酒人，以暖热水调之，弥久则延年益气，悦心明目，补添筋骨。但禁芸薹、羊血，余无所忌。此物本自外番随海舶而来，非中华所有。番人呼为补骨脂，语讹为破故纸也。王绍颜续传信方，载其事颇详，故录之。[时珍曰] 此方亦可作丸，温酒服之。按白飞霞方外奇方云：破故纸属火，收敛神明，能使心包之火与命门之火相通。故元阳坚固，骨髓充实，涩以治脱也。胡桃属木，润燥养血。血属阴，恶燥。故油以润之。佐破故纸，有木火相生之妙。故语云：破故纸无胡桃，犹水母之无虾也。又破故纸恶甘

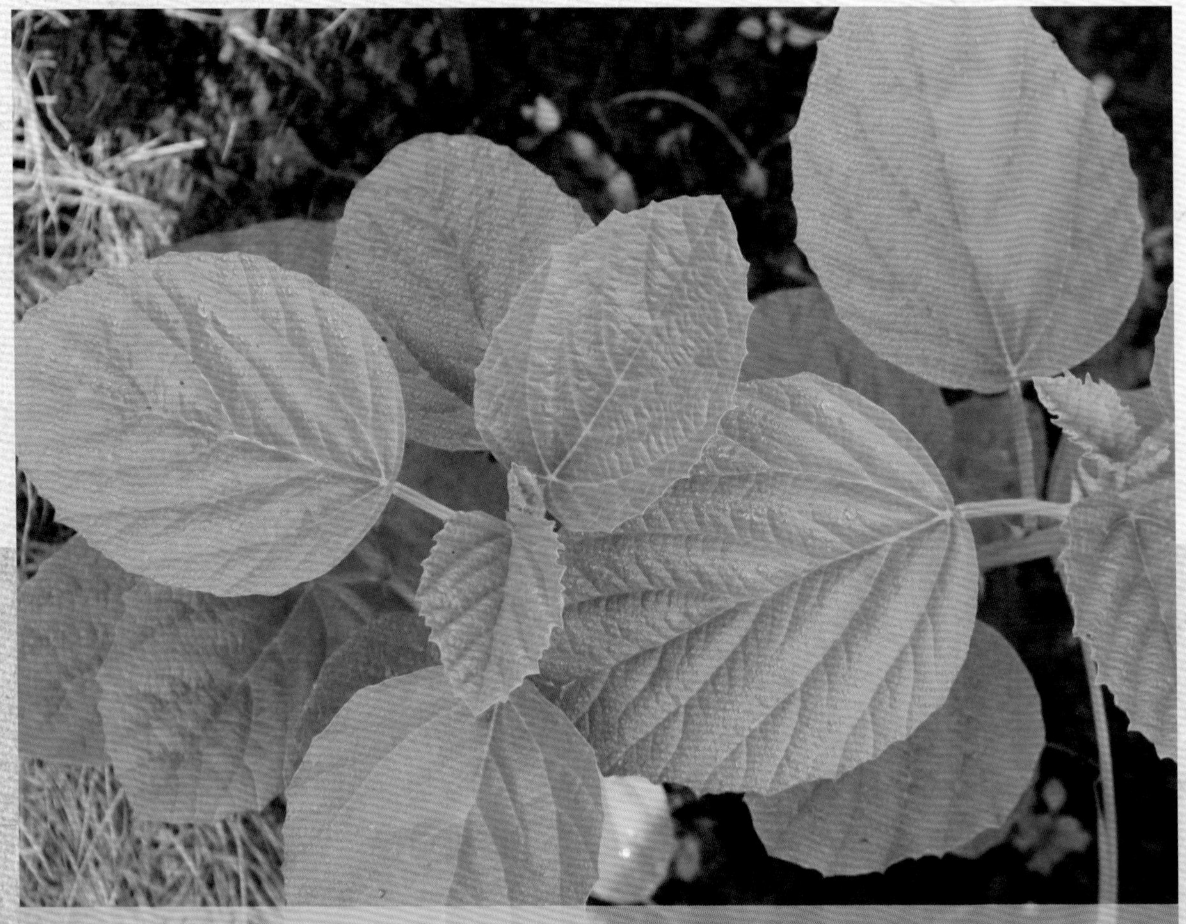

补骨脂 *Psoralea corylifolia* ITS2 条形码主导单倍型序列：

1 CACATCGTTA CCCCCCACAC GACCTCCCCC TCTCCGGAGG CGGGACCGTT CGGGGGGTGC ACGCTGACCT CCCGCGGGCA
81 ACGCCCCGCG GTTGGTTCAA ATCCGAGTCC GTGGCCGGGT GCGTCGTGGT ACAATGGTGG ATGGGCTAAC CACGCTCGAG
161 ACCAACCACG CGGGCCCCGA CCGCAGGACT CTCCGACGAC CCTCCGCGTG CCTCCTCTGG CACGCTCCCA ACG

草，而瑞竹堂方青娥丸内加之。何也？岂甘草能调和百药，恶而不恶耶？又许叔微学士本事方云：孙真人言补肾不若补脾，予曰补脾不若补肾。肾气虚弱。则阳气衰劣，不能熏蒸脾胃。脾胃气寒，令人胸膈痞塞，不进饮食，迟于运化，或腹胁虚胀，或呕吐痰涎，或肠鸣泄泻。譬如鼎釜中之物，无火力，虽终日不熟，何能消化？济生二神丸，治脾胃虚寒泄泻，用破故纸补肾，肉豆蔻补脾。二药虽兼补，但无斡旋。往往常加木香以顺其气，使之斡旋，空虚仓廪。仓廪实虚，则受物矣。屡用见效，不可不知。

‖ **附方** ‖

旧二，新一十三。**补骨脂丸**治下元虚败，脚手沉重，夜多盗汗，纵欲所致。此药壮筋骨，益元气。补骨脂四两炒香，菟丝子四两酒蒸，胡桃肉一两去皮，乳香、没药、沉香各研二钱半，炼蜜丸如梧子大。每服二三十丸，空心盐汤、温酒任下。自夏至起冬至止，日一服。此乃唐宣宗时，张寿太尉知广州，得方于南番人。有诗云：三年时节向边隅，人信方知药力殊，夺得春光来在手，青娥休笑白髭须。和剂方。**男女虚劳**男子女人五劳七伤，下元久冷，一切风病，四肢疼痛，驻颜壮气，乌髭须。补骨脂一斤，酒浸一宿，晒干，却用乌油麻一升和炒，令麻子声绝，簸去，只取补骨脂为末，醋煮面糊丸如梧子大，每服二三十丸，空心温酒、盐汤任下。经验方。**肾虚腰痛**经验方用破故纸一两，炒为末，温酒服三钱，神妙。或加木香一钱。和剂局方青娥丸：治肾气虚弱，风冷乘之。或血气相搏，腰痛如折，俯仰不利，或因劳役伤肾，或卑湿伤腰，或损坠堕伤，或风寒客搏，或气滞不散，皆令腰痛，或腰间如

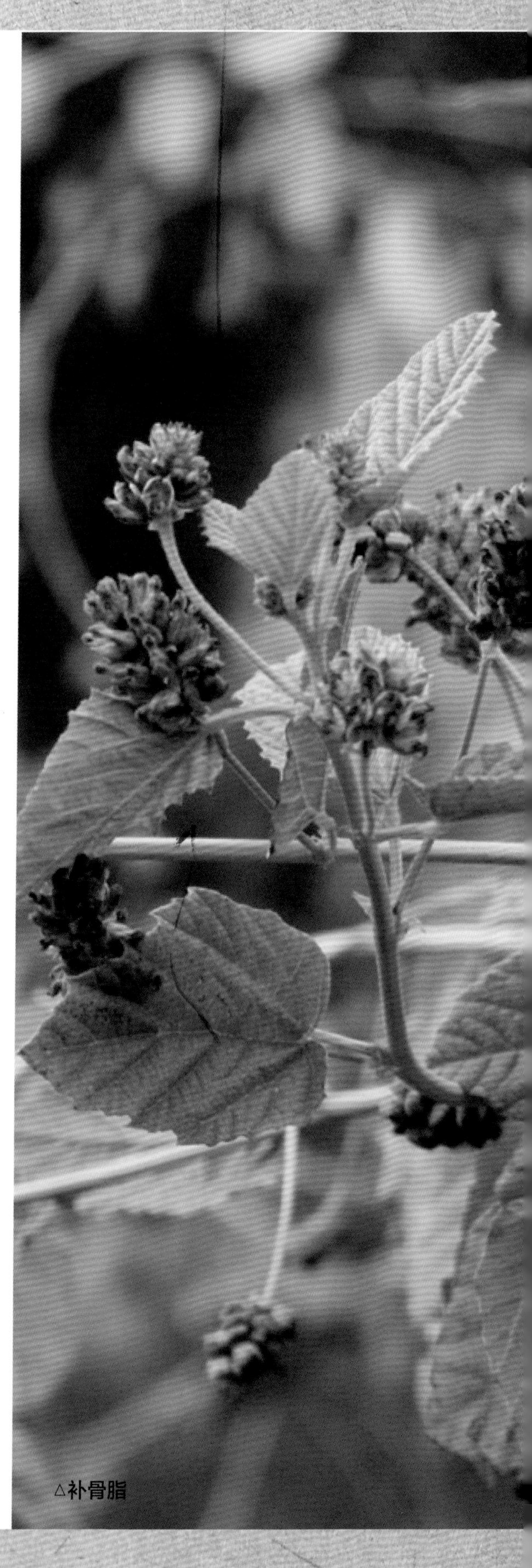
△补骨脂

物重坠。用破故纸酒浸炒一斤，杜仲去皮，姜汁浸炒一斤，胡桃肉去皮二十个，为末，以蒜捣膏一两，和丸梧子大。每空心温酒服二十丸，妇人淡醋汤下。常服壮筋骨，活血脉，乌髭须，益颜色。**妊娠腰痛**通气散：用破故纸二两，炒香为末，先嚼胡桃肉半个，空心温酒调下二钱。此药神妙。妇人良方。**定心补肾**养血返精丸：破故纸炒二两，白茯苓一两，为末。没药五钱，以无灰酒浸高一指，煮化和末。丸梧子大。每服三十丸，白汤下。昔有人服此，至老不衰。盖故纸补肾，茯苓补心，没药养血，三者既壮，自然身安。朱氏集验方。**精气不固**破故纸、青盐等分，同炒为末。每服二钱，米饮下。三因方。**小便无度**肾气虚寒，破故纸十两酒蒸，茴香十两盐炒，为末。酒糊丸梧子大。每服百丸，盐酒下，或以米糁猪肾煨食之。普济方。**小儿遗尿**膀胱冷也。夜属阴，故小便不禁。破故纸炒为末，每夜热汤服五分。婴童百问。**玉茎不痿**精滑无歇，时时如针刺，捏之则脆，此名肾漏。用破故纸、韭子各一两，为末。每用三钱，水二盏，煎六分服，日三次，愈则止。夏子益奇方。**脾肾虚泻**二神丸：用破故纸炒半斤，肉豆蔻生用四两，为末，肥枣丸，研膏，和丸梧子大。每空心米饮服五七十丸。本事方加木香二两，名三神丸。**水泻久痢**破故纸炒一两，粟壳炙四两，为末，炼蜜丸弹子大。每服一丸，姜、枣同水煎服。百一选方。**牙痛日久**肾虚也。补骨脂二两，青盐半两，炒研擦之。御药院方。**风虫牙痛**上连头脑。补骨脂炒半两，乳香二钱半，为末擦之。或为丸塞孔内。自用有效。传信适用方。**打坠腰痛**瘀血凝滞。破故纸炒、茴香炒、辣桂等分，为末。每热酒服二钱。故纸主腰痛行血。直指方。

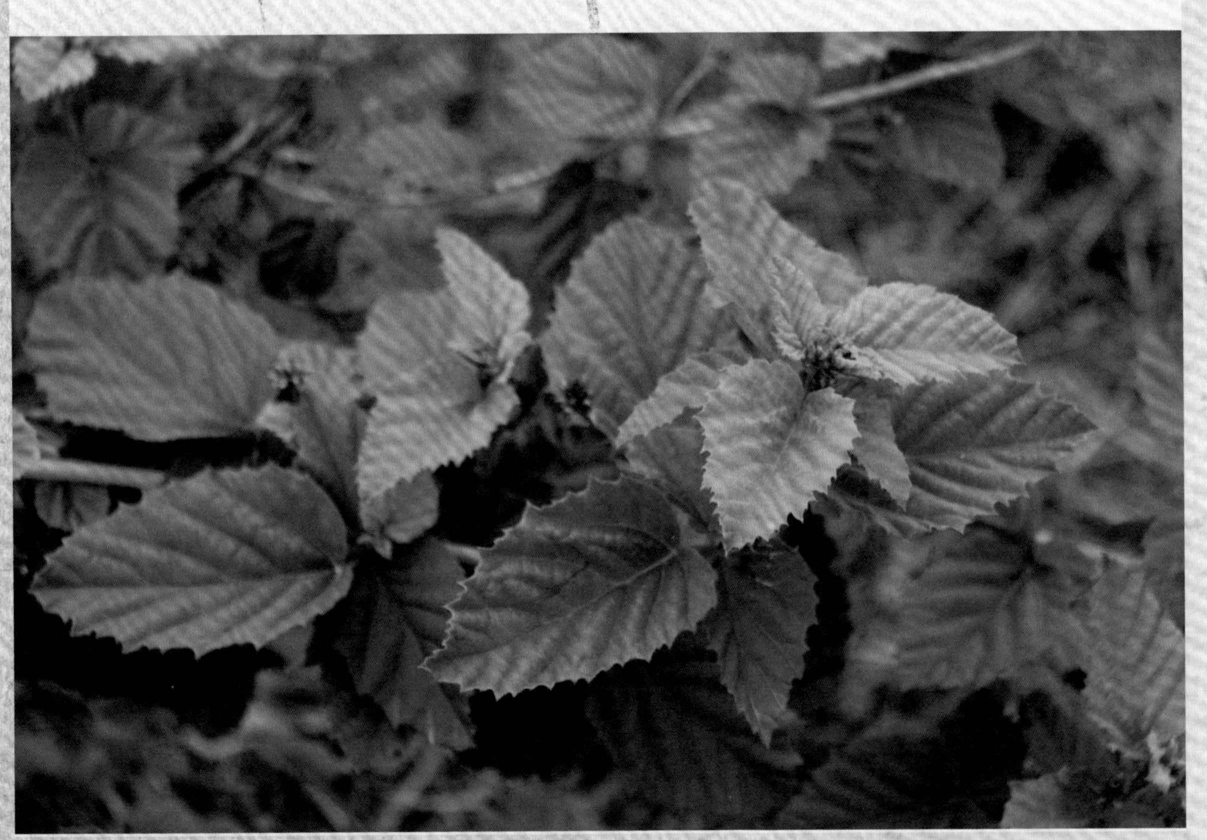

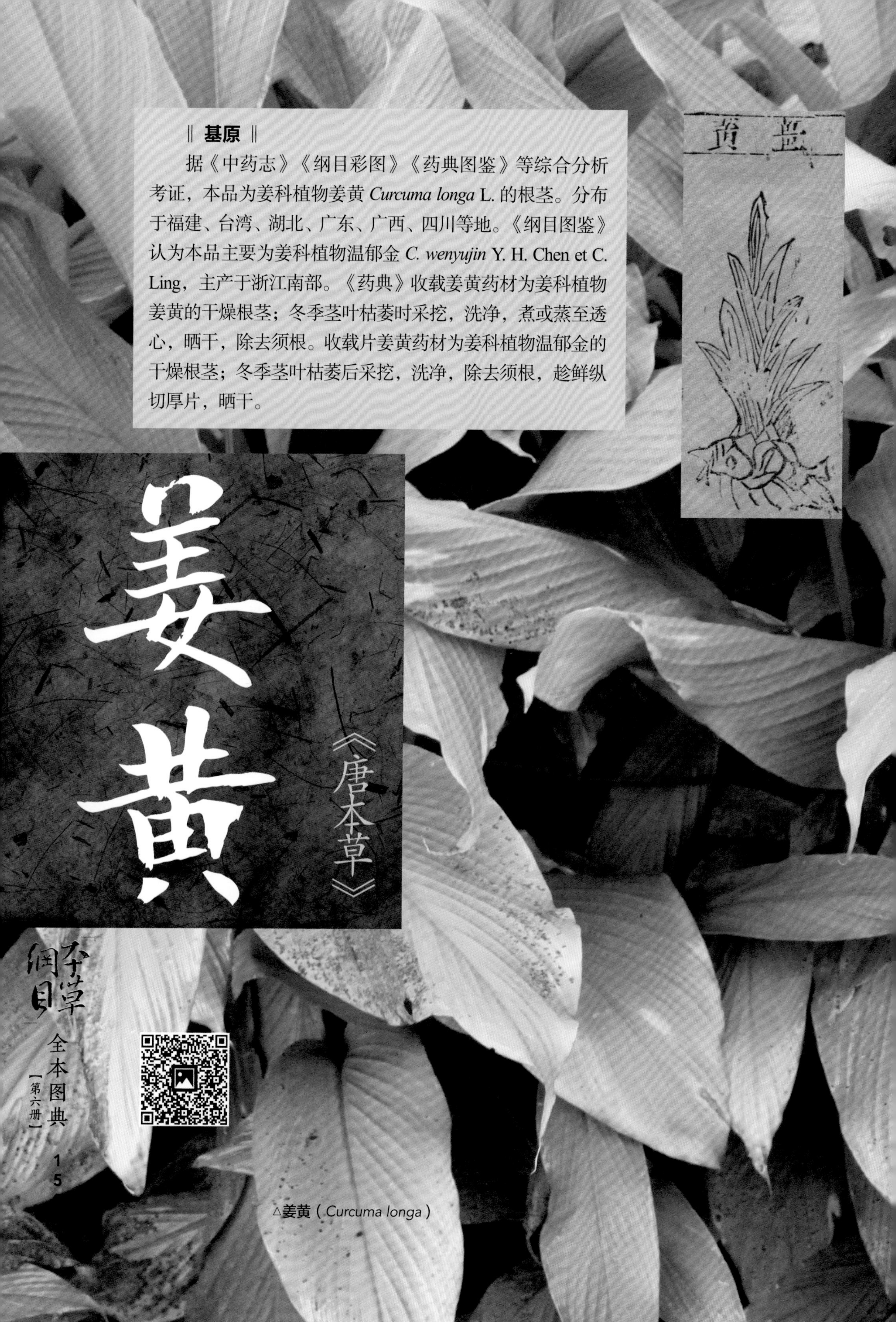

‖ **基原** ‖

据《中药志》《纲目彩图》《药典图鉴》等综合分析考证，本品为姜科植物姜黄 *Curcuma longa* L. 的根茎。分布于福建、台湾、湖北、广东、广西、四川等地。《纲目图鉴》认为本品主要为姜科植物温郁金 *C. wenyujin* Y. H. Chen et C. Ling，主产于浙江南部。《药典》收载姜黄药材为姜科植物姜黄的干燥根茎；冬季茎叶枯萎时采挖，洗净，煮或蒸至透心，晒干，除去须根。收载片姜黄药材为姜科植物温郁金的干燥根茎；冬季茎叶枯萎后采挖，洗净，除去须根，趁鲜纵切厚片，晒干。

姜黄

《唐本草》

△姜黄（*Curcuma longa*）

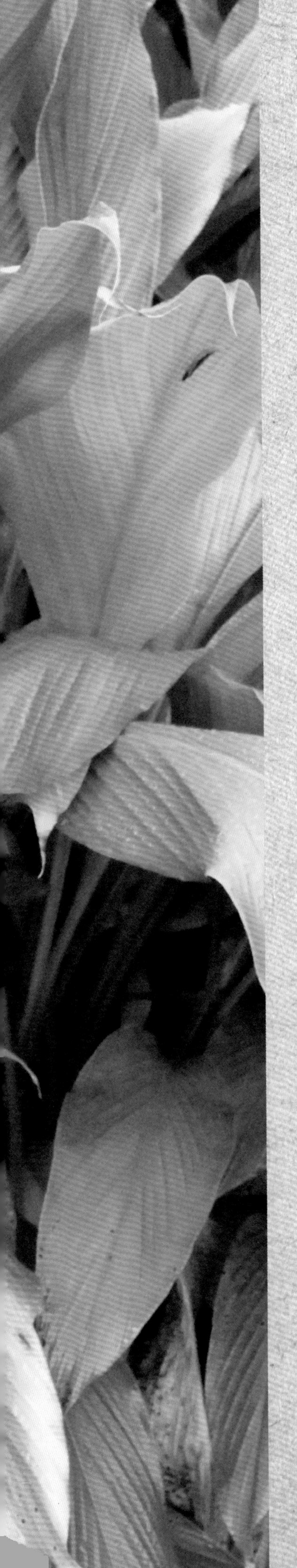

‖ 释名 ‖

蒁音述。**宝鼎香**纲目。

‖ 集解 ‖

[恭曰] 姜黄根叶都似郁金。其花春生于根，与苗并出，入夏花烂无子。根有黄、青、白三色。其作之方法，与郁金同。西戎人谓之蒁。其味辛少苦多，亦与郁金同，惟花生异耳。[藏器曰] 姜黄真者，是经种三年以上老姜，能生花。花在根际，一如蘘荷。根节坚硬，气味辛辣，种姜处有之，终是难得。西番亦有来者。与郁金、蒁药相似。如苏恭所说，即是蒁药而非姜黄。又言姜黄是蒁，郁金是胡蒁。如此则三物无别，递相连名，总称为蒁，则功状当不殊，而今郁金味苦寒，色赤，主马热病；姜黄味辛温，色黄；蒁味苦色青。三物不同，所用各别。[大明曰] 海南生者，即蓬莪蒁；江南生者，即为姜黄。[颂曰] 姜黄今江、广、蜀川多有之。叶青绿，长一二尺许，阔三四寸，有斜文如红蕉叶而小。花红白色，至中秋渐凋。春末方生，其花先生，次方生叶，不结实。根盘屈黄色，类生姜而圆，有节。八月采根，片切暴干。蜀人以治气胀，及产后败血攻心，甚验。蛮人生啖，云可以祛邪辟恶。按郁金、姜黄、蒁药三物相近，苏恭不能分别，乃为一物。陈藏器以色味分别三物，又言姜黄是三年老姜所生。近年汴都多种姜，往往有姜黄生卖，乃是老姜。市人买啖，云治气为最。大方亦时用之。又有廉姜，亦是其类，而自是一物。[时珍曰] 近时以扁如干姜形者，为片子姜黄；圆如蝉腹形者，为蝉肚郁金，并可浸水染色。蒁形虽似郁金，而色不黄也。

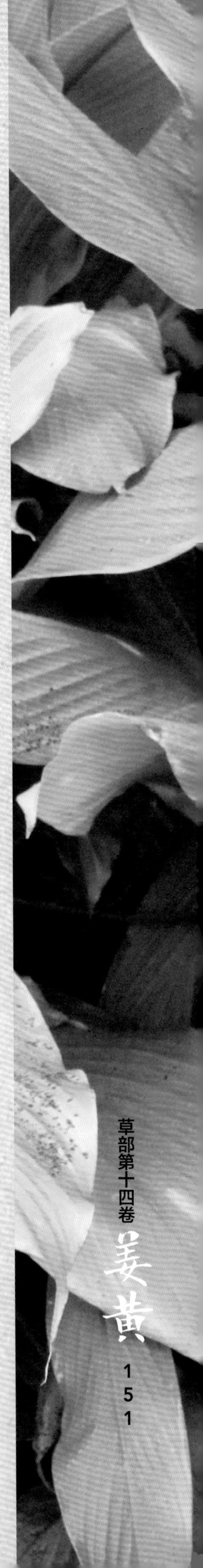

根

‖ **气味** ‖

辛、苦、大寒，无毒。[藏器曰] 辛少苦多，性热不冷，云大寒，误矣。

‖ **主治** ‖

心腹结积疰忤，下气破血，除风热，消痈肿，功力烈于郁金。唐本。**治癥瘕血块，通月经，治扑损瘀血，止暴风痛冷气，下食。**大明。**祛邪辟恶，治气胀，产后败血攻心。**苏颂。**治风痹臂痛。**时珍。

‖ **发明** ‖

[时珍曰] 姜黄、郁金、莪药三物，形状功用皆相近。但郁金入心治血；而姜黄兼入脾，兼治气；莪药则入肝，兼治气中之血，为不同尔。古方五痹汤用

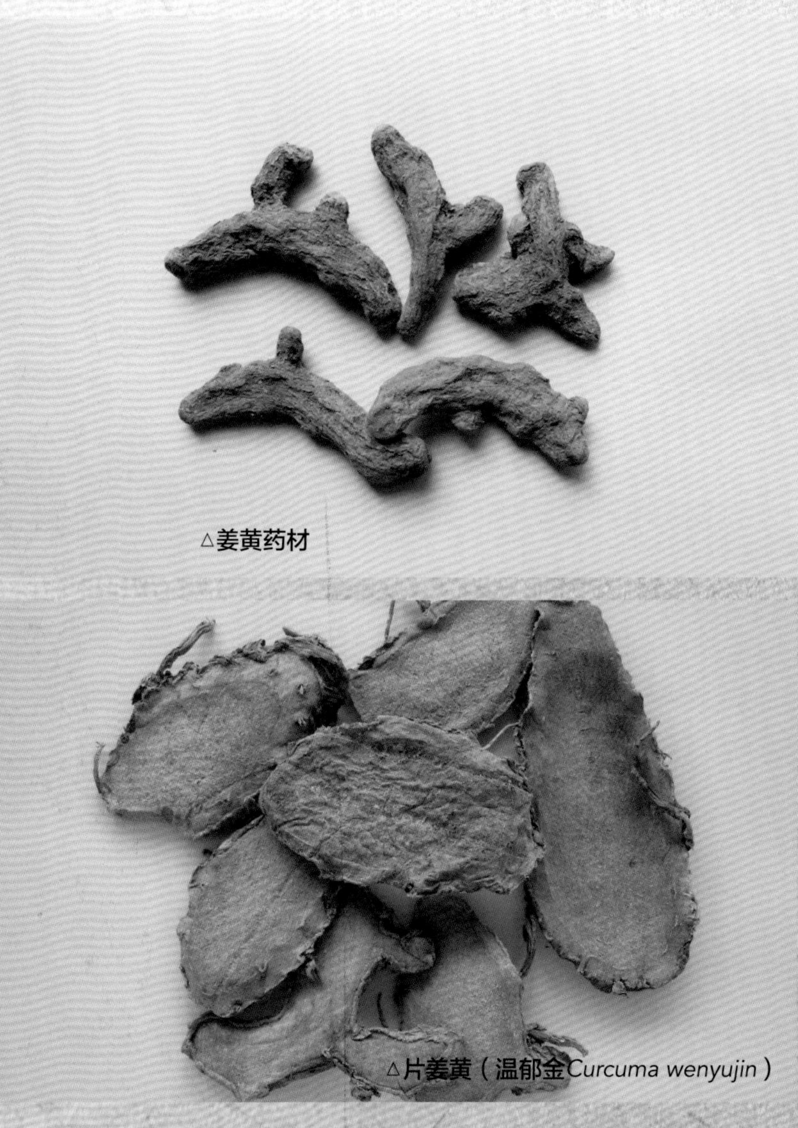

△姜黄药材

△片姜黄（温郁金 *Curcuma wenyujin*）

片子姜黄，治风寒湿气手臂痛。戴原礼要诀云：片子姜黄能入手臂治痛。其兼理血中之气可知。

‖ **附方** ‖

旧二，新二。**心痛难忍**姜黄一两，桂三两，为末。醋汤服一钱。经验方。**胎寒腹痛**啼哭吐乳，大便泻青，状若惊搐，出冷汗。姜黄一钱，没药、木香、乳香二钱，为末，蜜丸芡子大。每服一丸，钓藤煎汤化下。和剂方。**产后血痛**有块。用姜黄、桂心等分，为末，酒服方寸匕。血下尽即愈。昝殷产宝。**疮癣初生**姜黄末掺之妙。千金翼。

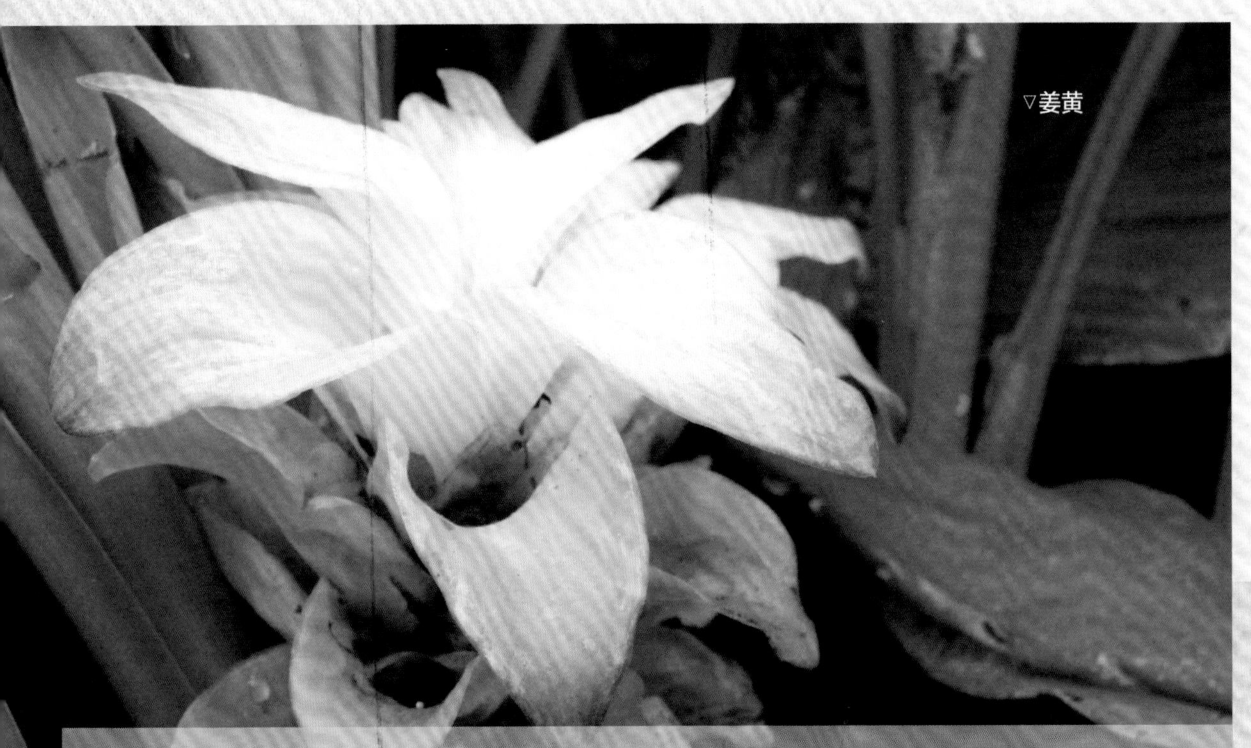

▽姜黄

姜黄 *Curcuma longa* ITS2 条形码主导单倍型序列：

```
1   GCATCGTCGC TTTTGCTCCA TGCTTTGTCG GCATTGAGCG CGGAAGTTGG CCCCGTGTGC CCTCTCGGGC ACAGTCGGTC
81  GAAGAGCGGG TAGTCGGTAA TCGTCGAGCA CGATGGACGT TGGTCGTCGC GAGCGAGAAC TGAACGTCGT CCTCGTCGTT
161 TTGGGATGAG CCCTCAATAA AGAGACCCTG TGTGATTGAT GATTGCGGAG CCGCGCGAAA GCGCCGCGTC AATCATTTGC
241 GTG
```

温郁金 *Curcuma wenyujin* ITS2 条形码主导单倍型序列：

```
1   CATTGTCGCT TTTGCTCCAT GCTTTGTCGG CATTGAGCGC GGAAGTTGGC CCCGTGTGCC CTCGGGCACA GTCGGTCGAA
81  GAGCGGGTAG TCGGTAATCG TCGAGCACGA TGGACGTTGG TCGTCGCGAG CGAGAACTGA ACGTCGTCCT CGTCGTTTTG
161 GGATGAGCCC TCAAGAGACC CTGTGTGATT GATGATTGCG GACCCGCGCG AAAGCGCCGC GTCAATCATT TG
```

‖ **基原** ‖

据《纲目图鉴》《中华本草》等综合分析考证，本品为姜科植物姜黄 *Curcuma longa* L.。《纲目彩图》《中药图鉴》《中药志》认为还包括同属植物温郁金 *C. wenyujin* Y. H. Chen et C. Ling、广西莪术 *C. kwangsiensis* S. G. Lee et C. F. Liang、蓬莪术 *C. phaeocaulis* Val.。姜黄、温郁金参见本卷“姜黄”项下，广西莪术主产于广西、广东，蓬莪术参见本卷“蓬莪茂”项下。现代临床所用药材郁金为姜科姜黄属多种植物的块根。《药典》收载郁金药材为姜科植物温郁金、姜黄、广西莪术或蓬莪术的干燥块根，前两者分别习称“温郁金”和“黄丝郁金”，其余按性状不同习称“桂郁金”或“绿丝郁金”；冬季茎叶枯萎后采挖，除去泥沙和细根，蒸或煮至透心，干燥。

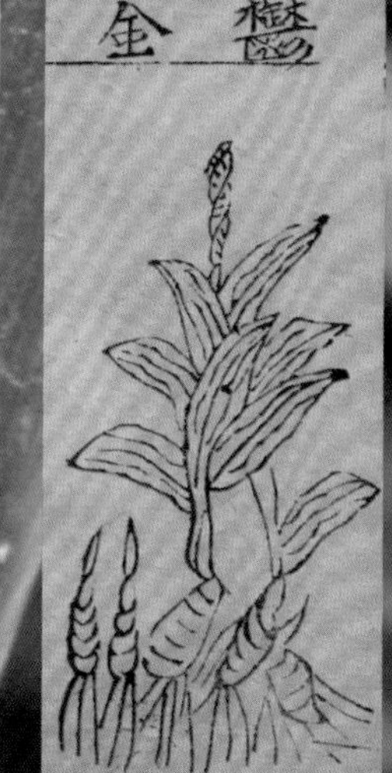

郁金

《唐本草》

△郁金原植物

‖ **释名** ‖

马蒁。[震亨曰] 郁金无香而性轻扬，能致达酒气于高远。古人用治郁遏不能升者，恐命名因此也。[时珍曰] 酒和郁鬯，昔人言是大秦国所产郁金花香，惟郑樵通志言即是此郁金。其大秦三代时未通中国，安得有此草？罗愿尔雅翼亦云是此根，和酒令黄如金，故谓之黄流。其说并通。此根形状皆似莪蒁，而医马病，故名马蒁。

‖ **集解** ‖

[恭曰] 郁金生蜀地及西戎。苗似姜黄，花白质红，末秋出茎心而无实。其根黄赤，取四畔子根去皮火干，马药用之，破血而补，胡人谓之马蒁。岭南者有实似小豆蔻，不堪啖。[颂曰] 今广南、江西州郡亦有之，然不及蜀中者佳。四月初生苗似姜黄，如苏恭所说。[宗奭曰] 郁金不香。今人将染妇人衣最鲜明，而不耐日炙，微有郁金之气。[时珍曰] 郁金有二：郁金香是用花，见本条；此是用根者。其苗如姜，

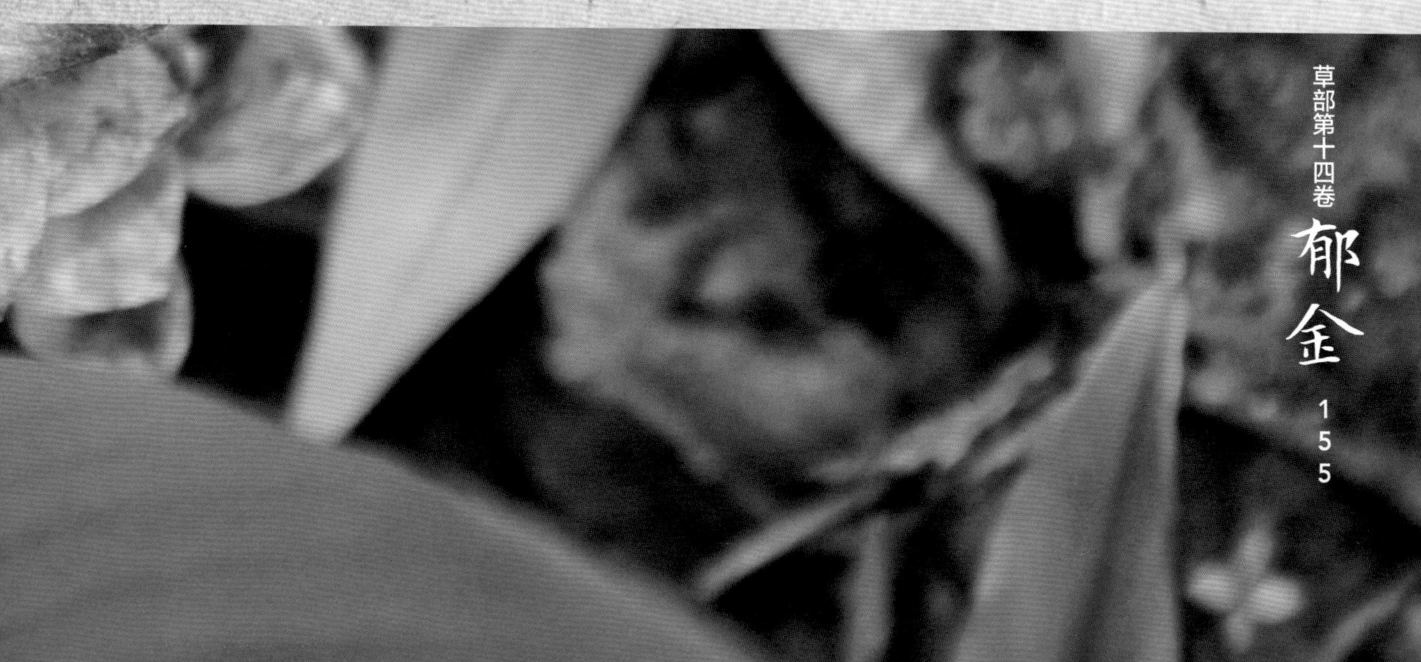

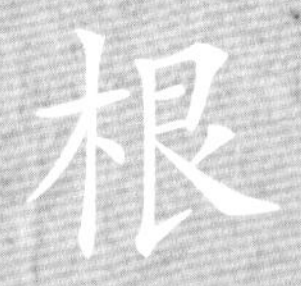

其根大小如指头，长者寸许，体圆有横纹如蝉腹状，外黄内赤。人以浸水染色，亦微有香气。

‖ **气味** ‖

辛、苦，寒，无毒。[元素曰]气味俱厚，纯阴。[独孤滔曰]灰可结砂子。

‖ **主治** ‖

血积下气，生肌止血，破恶血，血淋尿血，金疮。唐本。**单用，治女人宿血气心痛，冷气结聚，温醋摩服之。亦治马胀。**甄权。**凉心。**元素。**治阳毒入胃，下血频痛。**李杲。**治血气心腹痛，产后败血冲心欲死，失心颠狂蛊毒。**时珍。

‖ **发明** ‖

[震亨曰]郁金属火、属土与水，其性轻扬上行，治吐血衄血，唾血血腥，及经脉逆行，并宜郁金末加韭汁、姜汁、童尿同服，其血自清。痰中带血者，加竹沥。又鼻血上行者，郁金、韭汁加四物汤服之。[时珍曰]郁金入心及包络，治血病。经验方治失心颠狂，用真郁金七两，明矾三两，为末，薄糊丸梧子大。每服五十丸，白汤

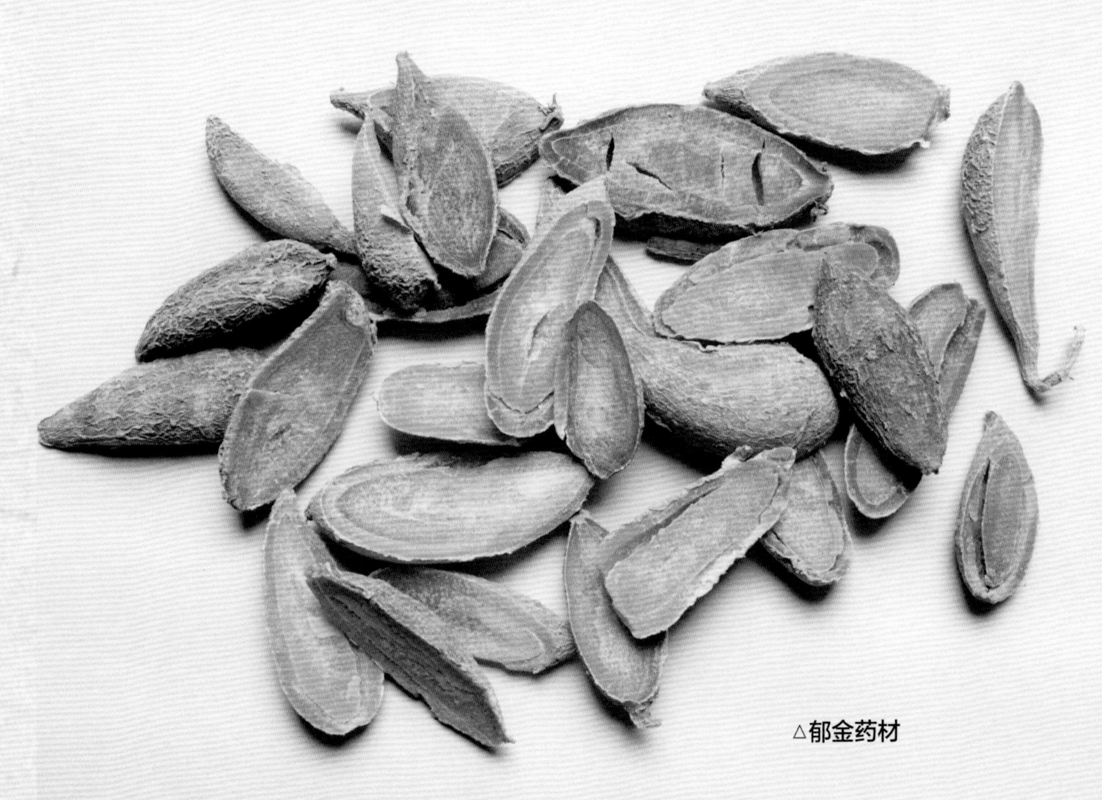

△郁金药材

下。有妇人颠狂十年，至人授此。初服心胸间有物脱去，神气洒然，再服而苏，此惊忧痰血络聚心窍所致。郁金入心去恶血，明矾化顽痰故也。庞安常伤寒论云：斑豆始有白泡，忽搐入腹，渐作紫黑色，无脓，日夜叫乱者。郁金一枚，甘草二钱半，水半碗煮干，去甘草，切片焙研为末，入真脑子炒半钱。每用一钱，以生猪血五七滴，新汲水调下。不过二服。甚者毒气从手足心出，如痈状乃瘥，此乃五死一生之候也。又范石湖文集云：岭南有挑生之害，于饮食中行厌胜法，鱼肉能反生于人腹中，而人以死，则阴役其家。初得觉胸腹痛，次日刺人，十日则生在腹中也。凡胸膈痛，即用升麻或胆矾吐之。若膈下痛，急以米汤调郁金末二钱服，即泻出恶物。或合升麻、郁金服之，不吐则下。李巽岩侍郎为雷州推官，鞫狱得此方，活人甚多也。

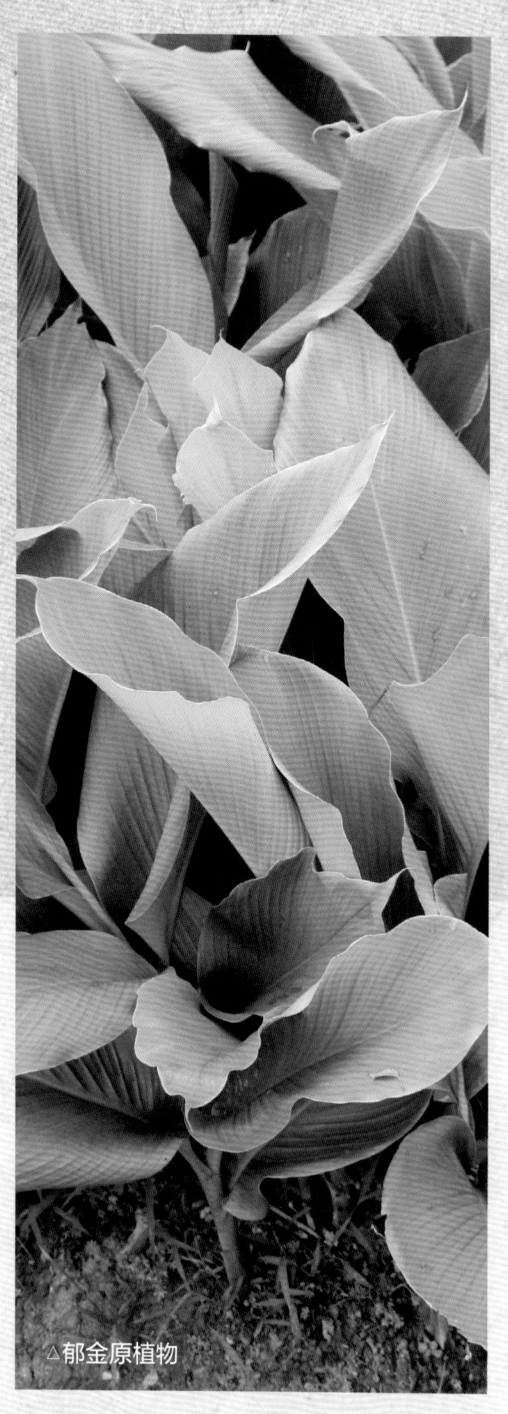
△郁金原植物

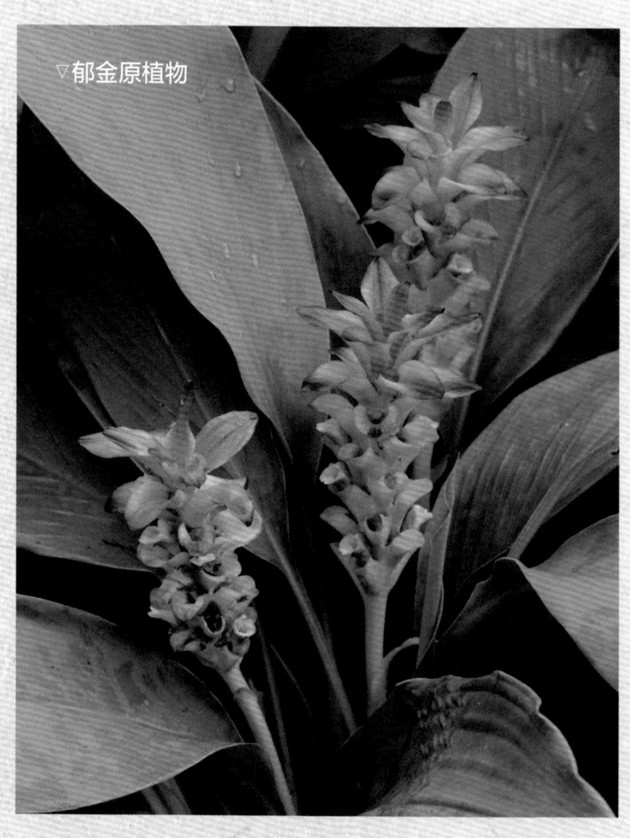
▽郁金原植物

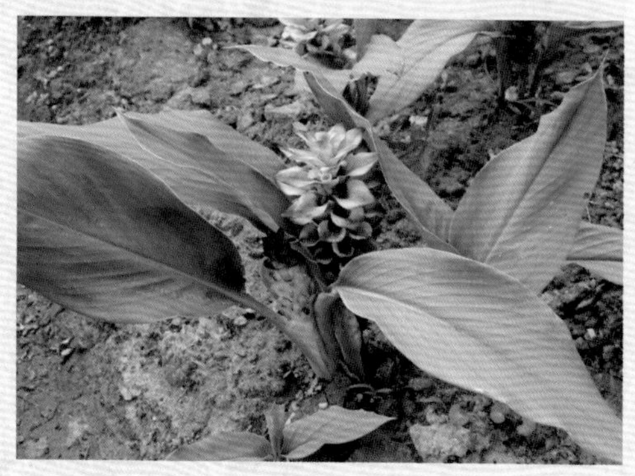

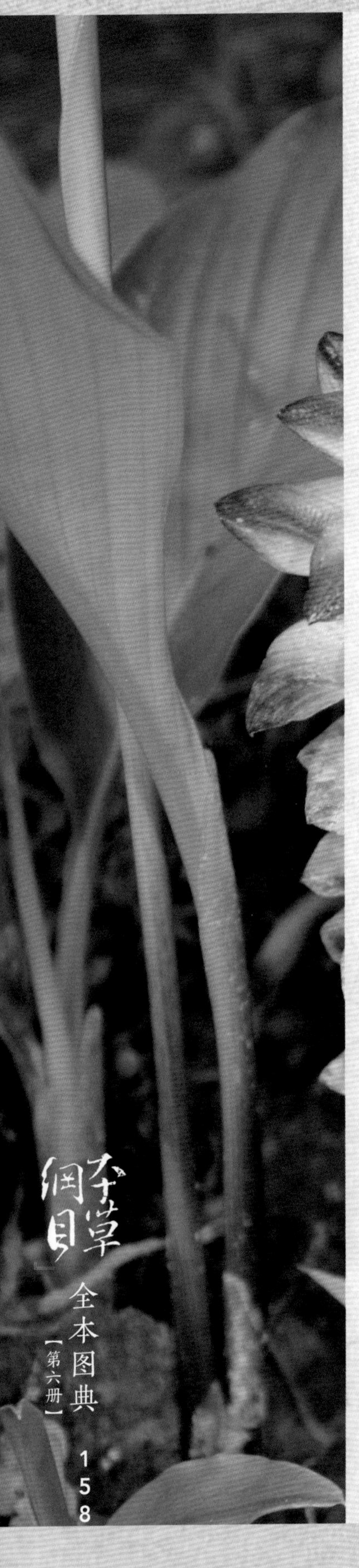

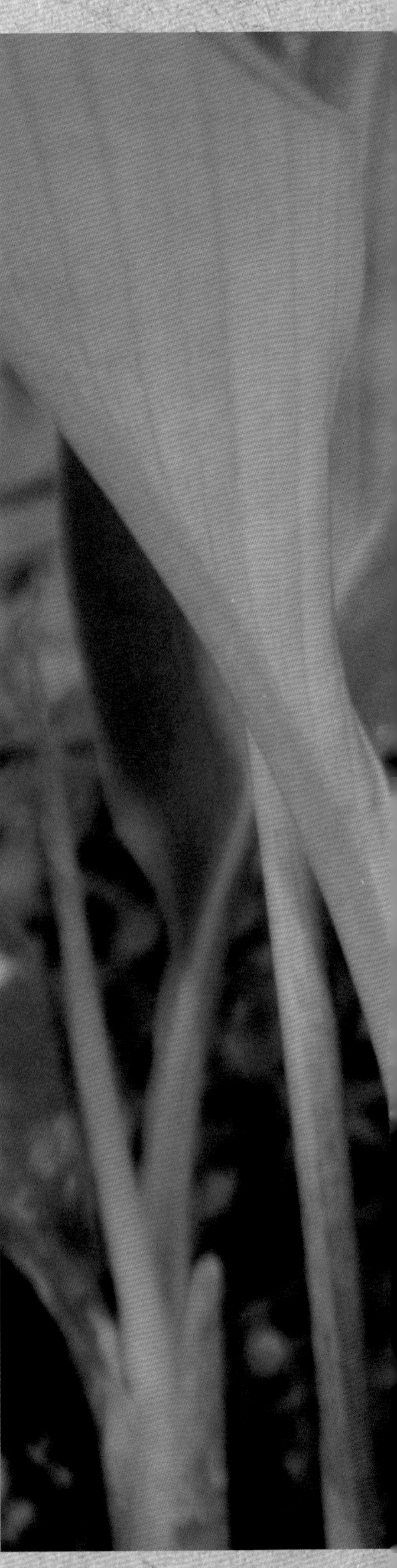

‖ **附方** ‖

旧三，新十。**失心颠狂**方见发明下。**痘毒入心**方见发明下。**厥心气痛**不可忍。郁金、附子、干姜等分，为末。醋糊丸梧子大，朱砂为衣。每服三十丸，男酒女醋下。奇效方。**产后心痛**血气上冲欲死。郁金烧存性，为末二钱，米醋一呷，调灌即苏。袖珍方。**自汗不止**郁金末，卧时调涂于乳上。集简方。**衄血吐血**川郁金为末，井水服二钱。甚者再服。黎居士易简方。**阳毒下血**热气入胃，痛不可忍。郁金五大个，牛黄一皂荚子，为散。每服用醋浆水一盏，同煎三沸，温服。孙用和秘宝方。**尿血不定**郁金末一两，葱白一握，水一盏，煎至三合，温服，日三服。经验方。**风痰壅滞**郁金一分，藜芦十分，为末。每服一字，温浆水调下。仍以浆水一盏漱口，以食压之。经验方。**挑生蛊毒**方见发明下。**中砒霜毒**郁金末二钱，入蜜少许，冷水调服。事林广记。**痔疮肿痛**郁金末，水调涂之，即消。医方摘要。**耳内作痛**郁金末一钱，水调，倾入耳内，急倾出之。圣济总录。

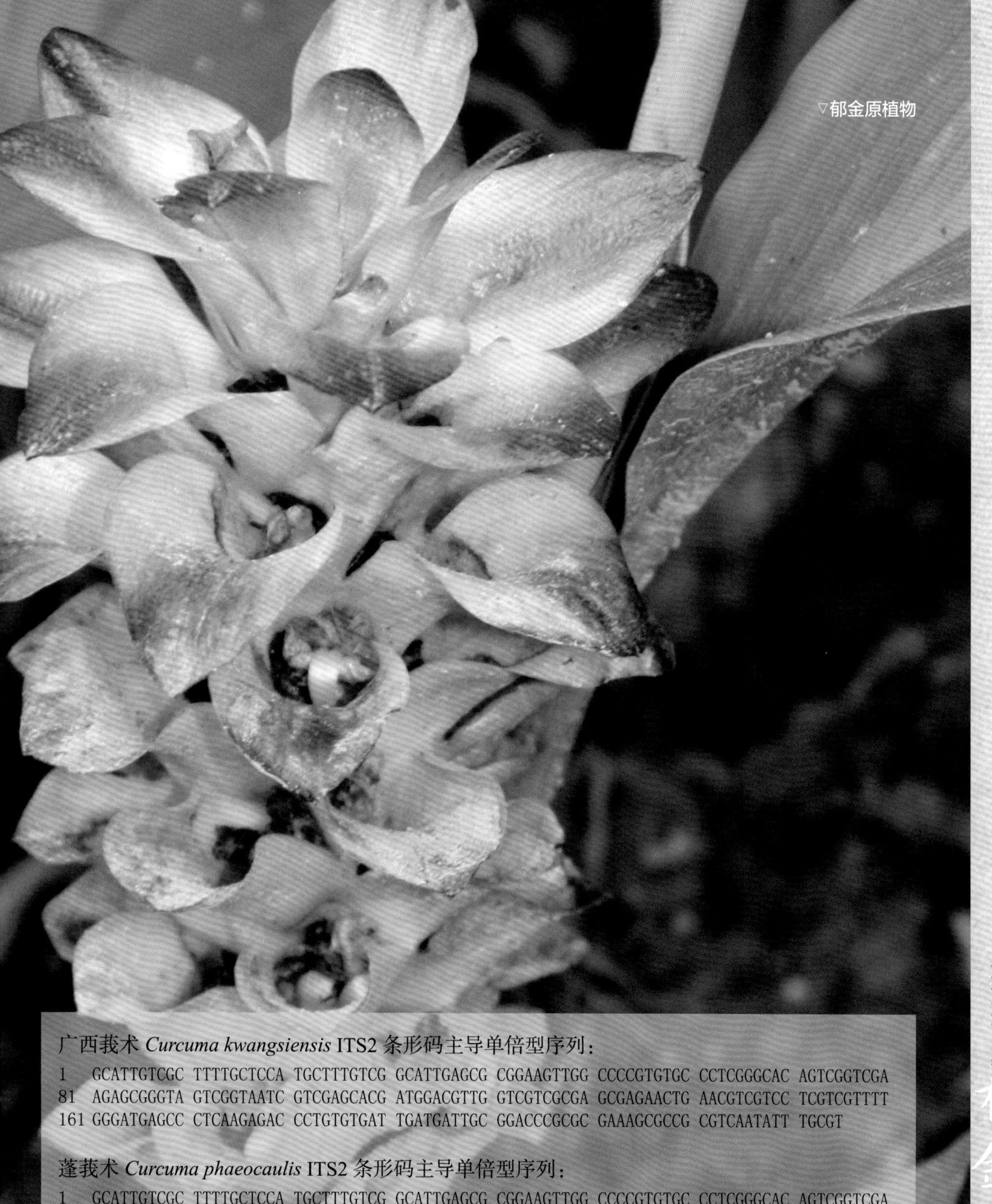

▽郁金原植物

广西莪术 *Curcuma kwangsiensis* ITS2 条形码主导单倍型序列：

1 GCATTGTCGC TTTTGCTCCA TGCTTTGTCG GCATTGAGCG CGGAAGTTGG CCCCGTGTGC CCTCGGGCAC AGTCGGTCGA
81 AGAGCGGGTA GTCGGTAATC GTCGAGCACG ATGGACGTTG GTCGTCGCGA GCGAGAACTG AACGTCGTCC TCGTCGTTTT
161 GGGATGAGCC CTCAAGAGAC CCTGTGTGAT TGATGATTGC GGACCCGCGC GAAAGCGCCG CGTCAATATT TGCGT

蓬莪术 *Curcuma phaeocaulis* ITS2 条形码主导单倍型序列：

1 GCATTGTCGC TTTTGCTCCA TGCTTTGTCG GCATTGAGCG CGGAAGTTGG CCCCGTGTGC CCTCGGGCAC AGTCGGTCGA
81 AGAGCGGGTA GTCGGTAATC GTCGAGCACG ATGGACGTTG GTCGTCGCGA GCGAGAACTG AACGTCGTCC TCGTCGTTTT
161 GGGATGAGCC CTCAAGAGAC CCTGTGTGAT TGATGATTGC GGACCCGCGC GAAAGCGCCG CGTCAAT

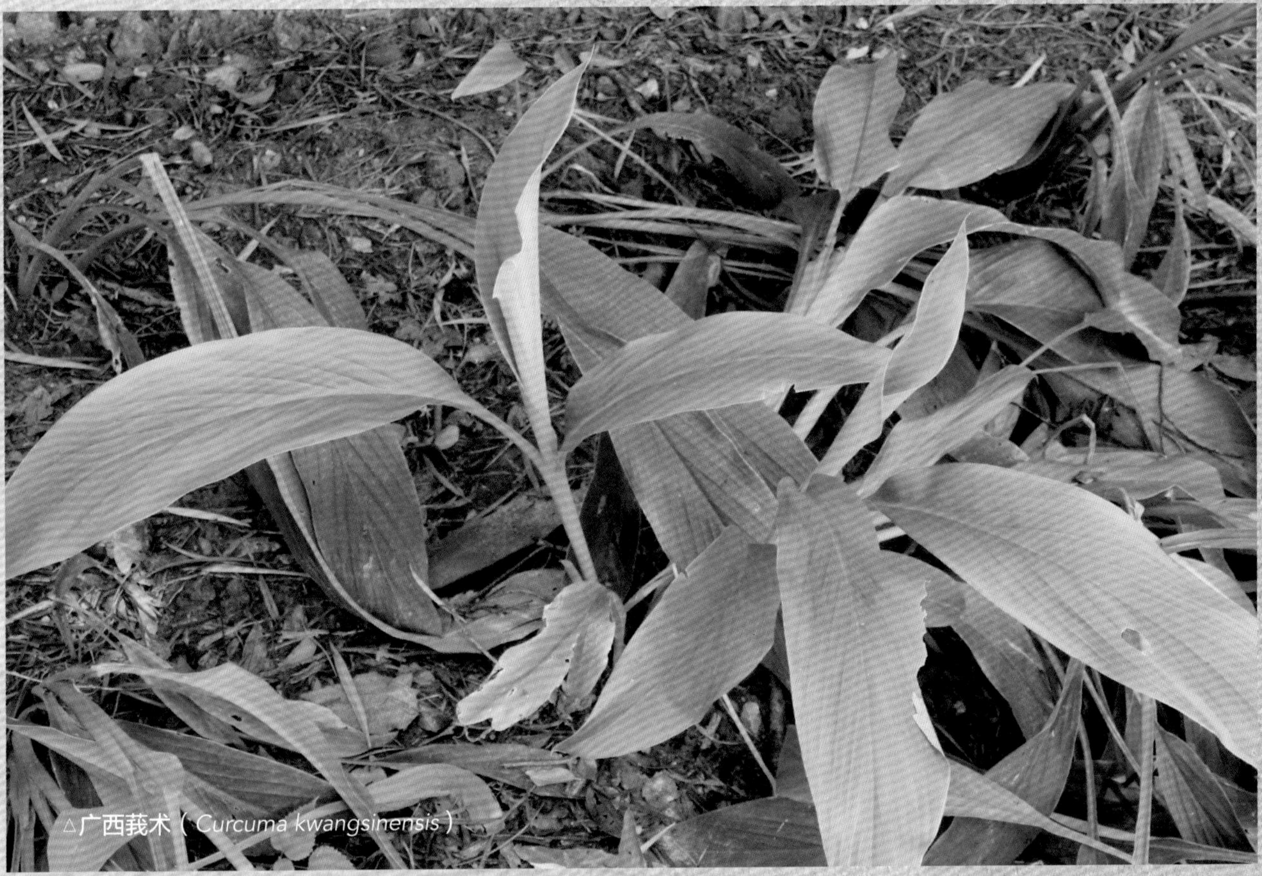

△广西莪术（*Curcuma kwangsinensis*）

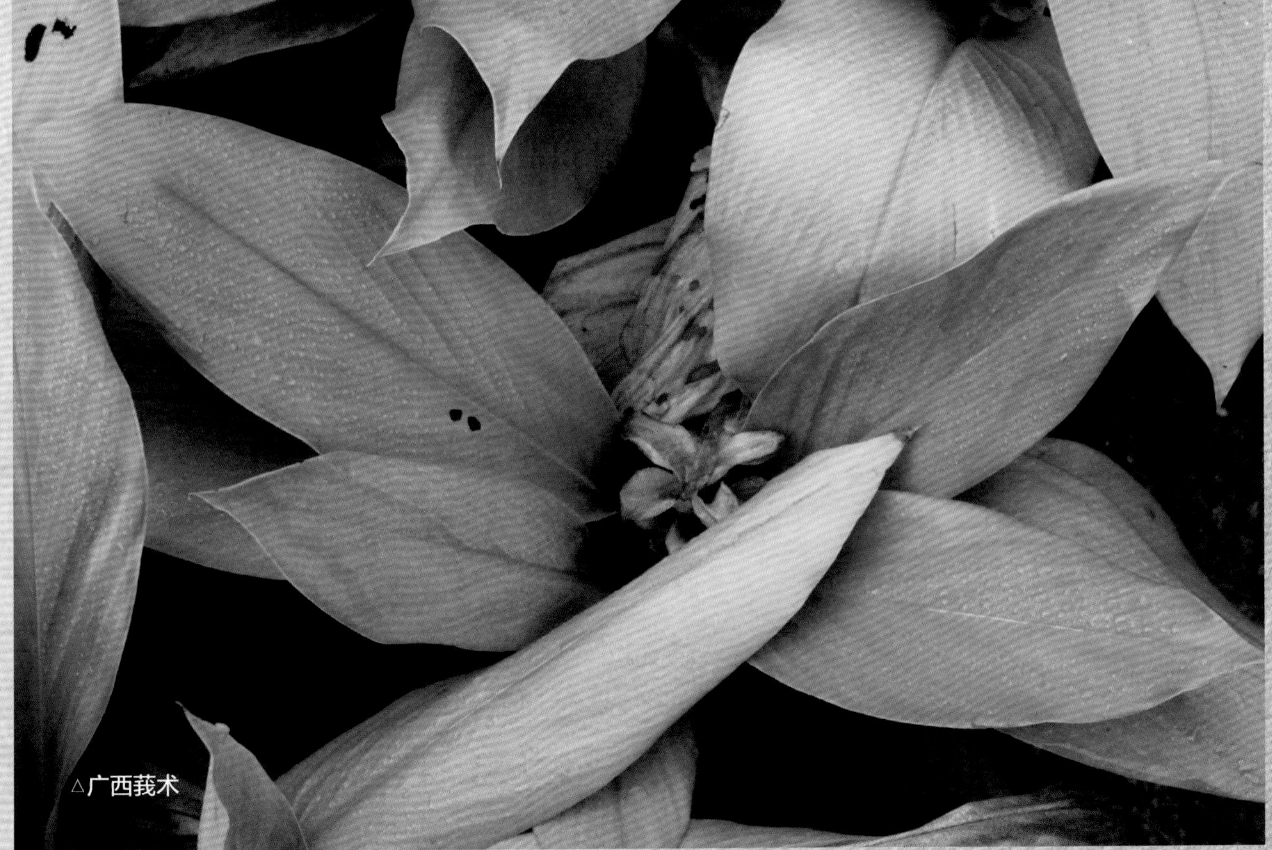
△广西莪术

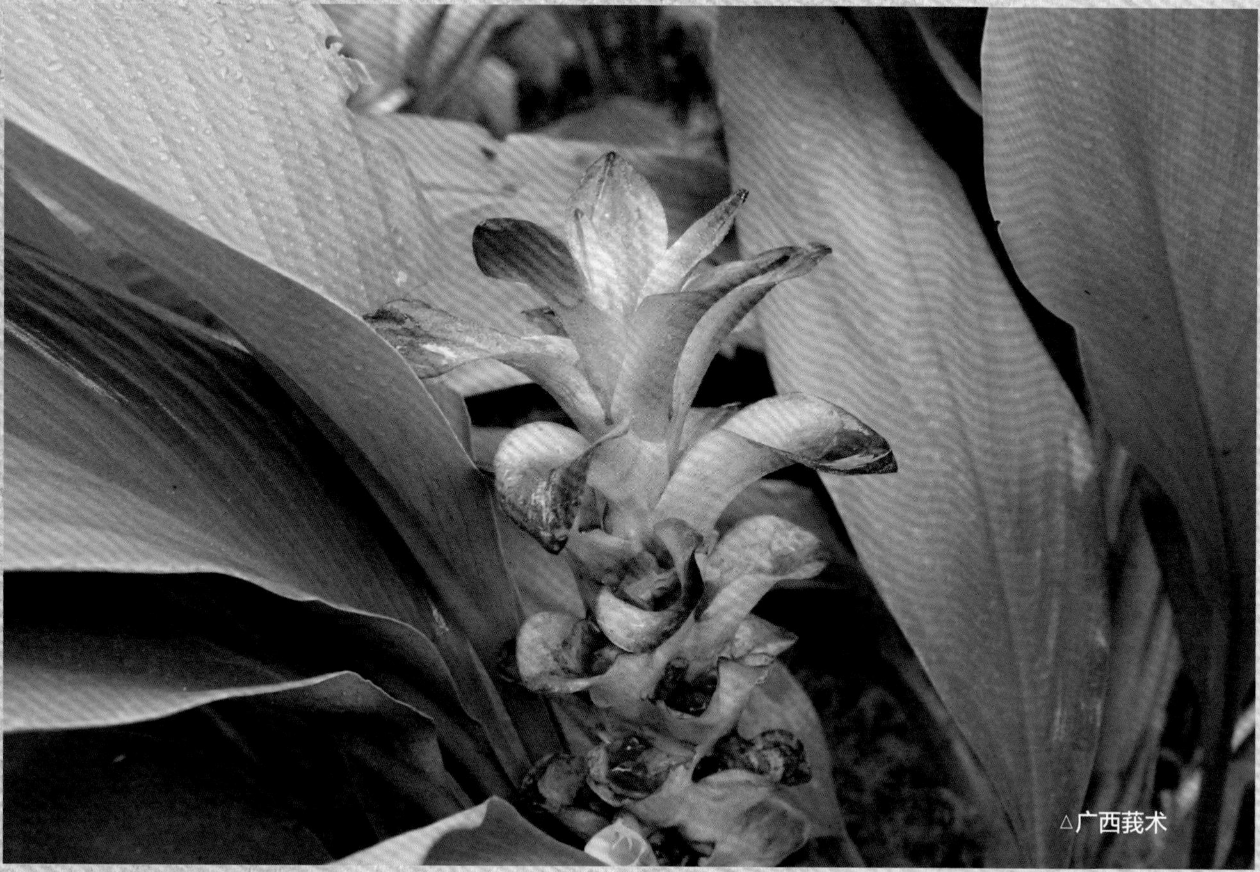

△广西莪术

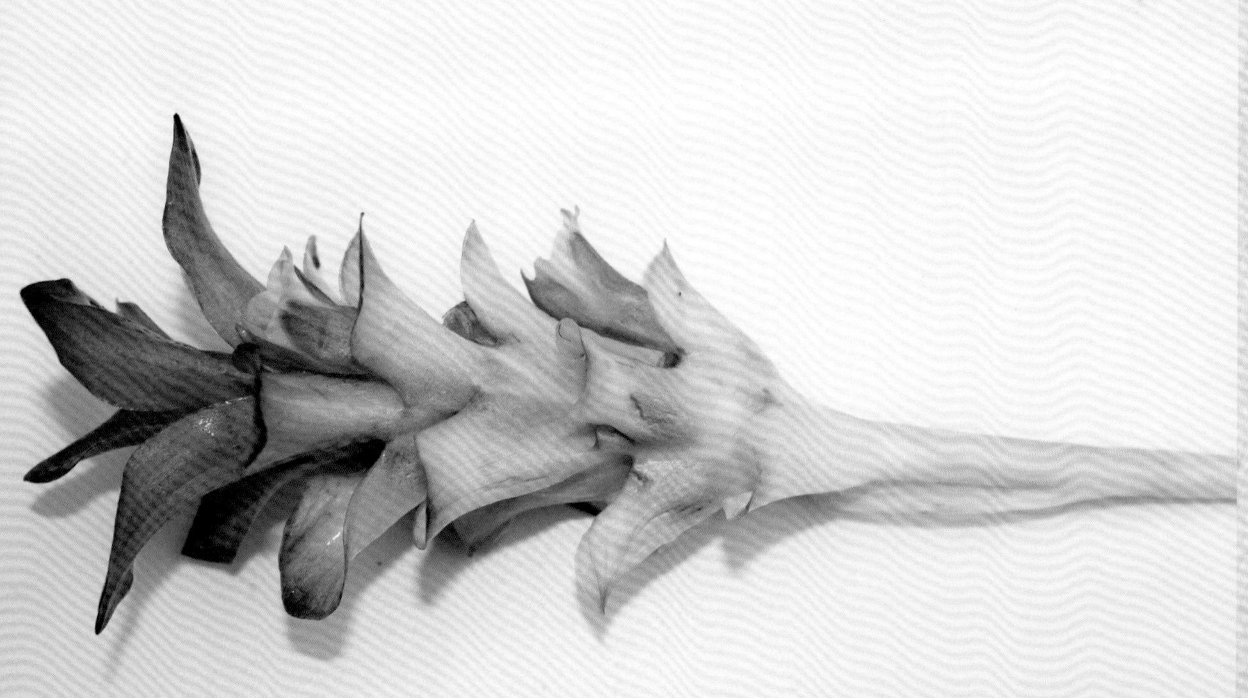

△广西莪术（花序）

蓬莪茂

音述。宋《开宝》

‖ **基原** ‖

据《纲目彩图》《纲目图鉴》等综合分析考证，本品为姜科植物蓝心姜 *Curcuma aeruginosa* Roxb.。分布于广东、广西、四川、云南等地。《纲目图鉴》认为可能还包括同属植物蓬莪术 *C. phaeocaulis* Val.，分布于福建、广东、广西、四川等地。《药典》收载莪术药材为姜科植物蓬莪术、广西莪术 *C. kwangsiensis* S. G. Lee et C. F. Liang 或温郁金 *C. wenyujin* Y. H. Chen et C. Ling。后者习称“温莪术”；冬季茎叶枯萎后采挖，洗净，蒸或煮至透心，晒干或低温干燥后除去须根及杂质。

蓬莪茂

△蓬莪术（*Curcuma phaeocaulis*）

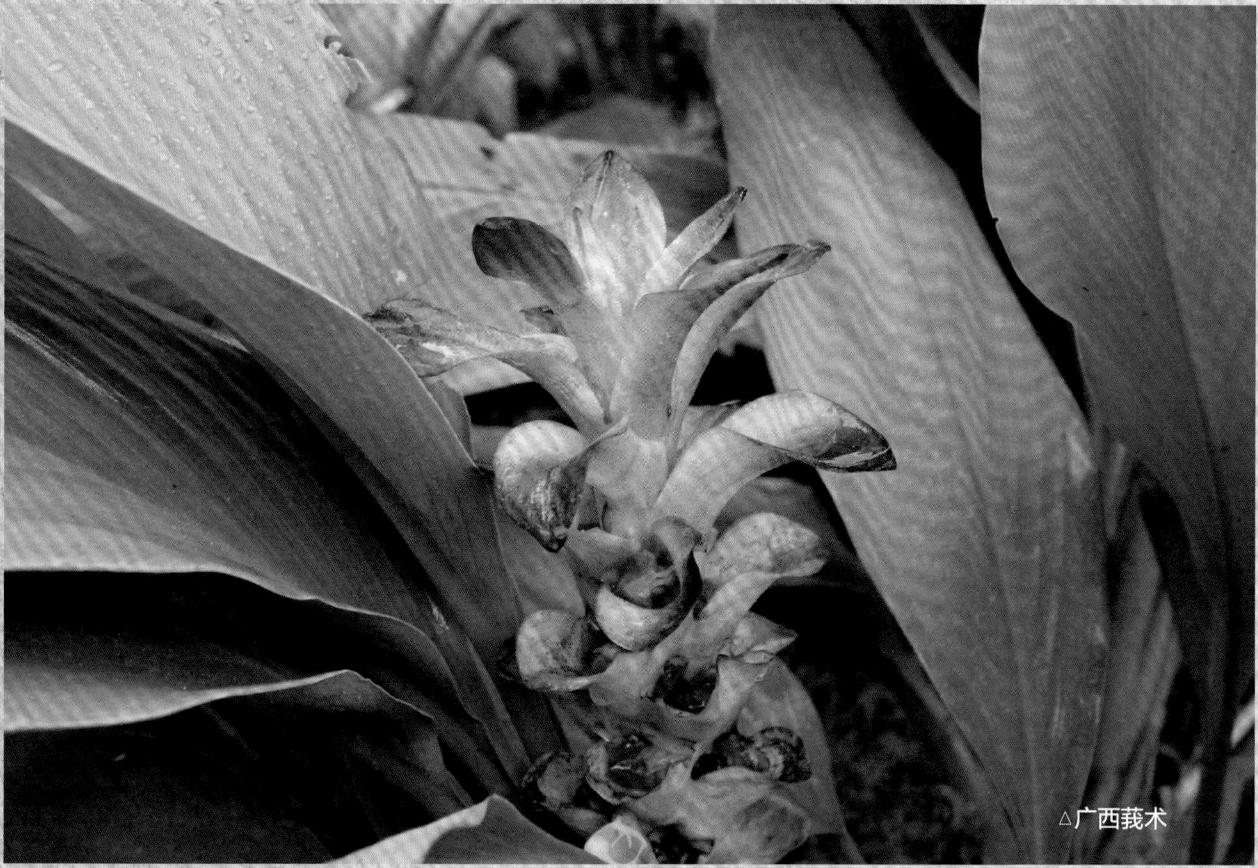

△广西莪术

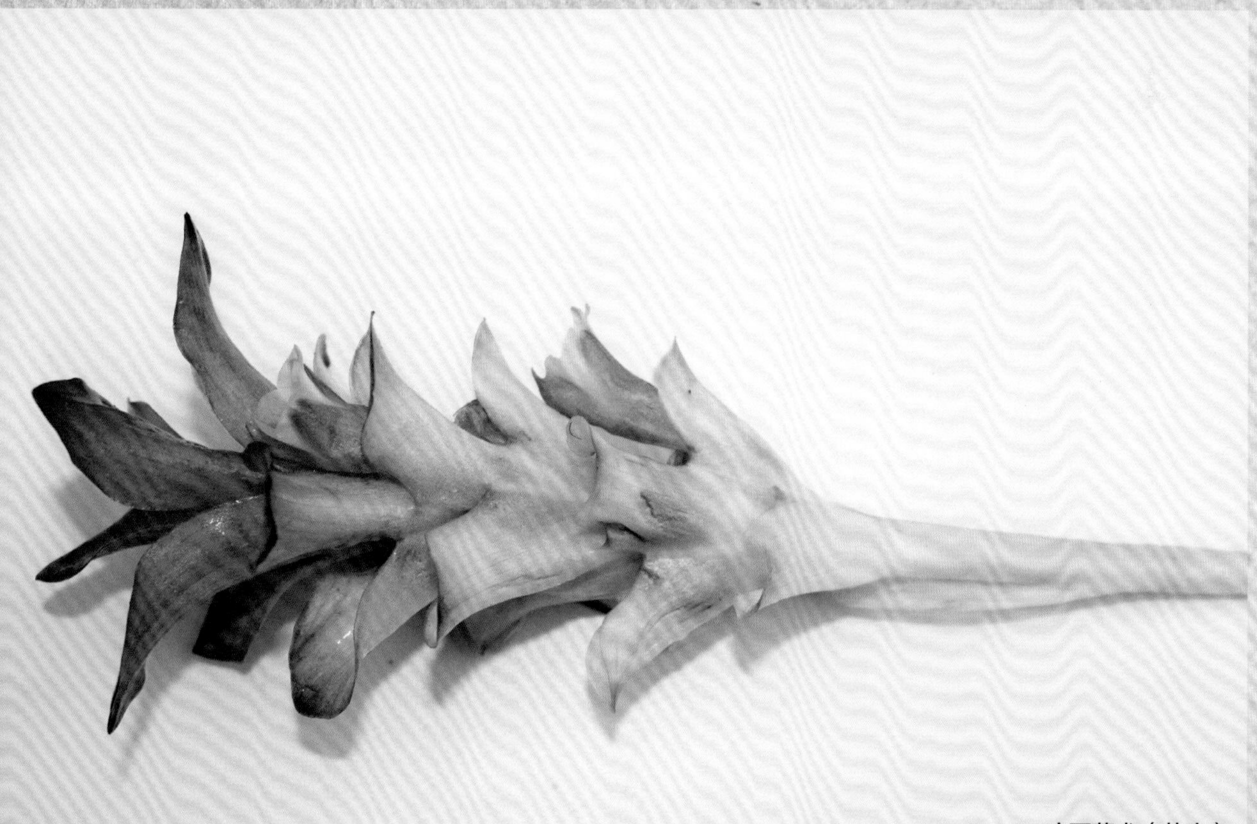

△广西莪术（花序）

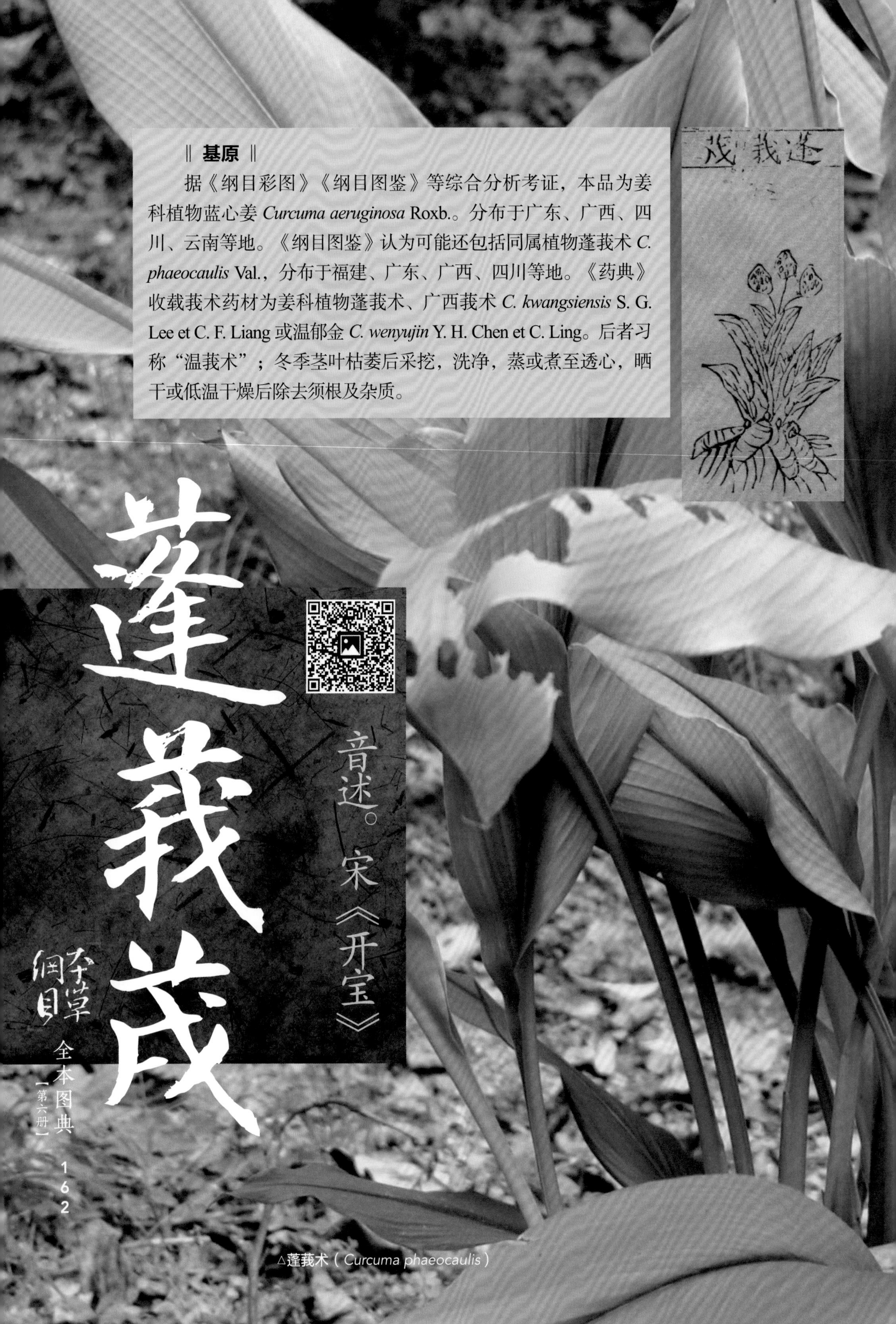

蓬莪茂

音述。宋《开宝》

‖ **基原** ‖

据《纲目彩图》《纲目图鉴》等综合分析考证，本品为姜科植物蓝心姜 *Curcuma aeruginosa* Roxb.。分布于广东、广西、四川、云南等地。《纲目图鉴》认为可能还包括同属植物蓬莪术 *C. phaeocaulis* Val.，分布于福建、广东、广西、四川等地。《药典》收载莪术药材为姜科植物蓬莪术、广西莪术 *C. kwangsiensis* S. G. Lee et C. F. Liang 或温郁金 *C. wenyujin* Y. H. Chen et C. Ling。后者习称“温莪术”；冬季茎叶枯萎后采挖，洗净，蒸或煮至透心，晒干或低温干燥后除去须根及杂质。

△蓬莪术（*Curcuma phaeocaulis*）

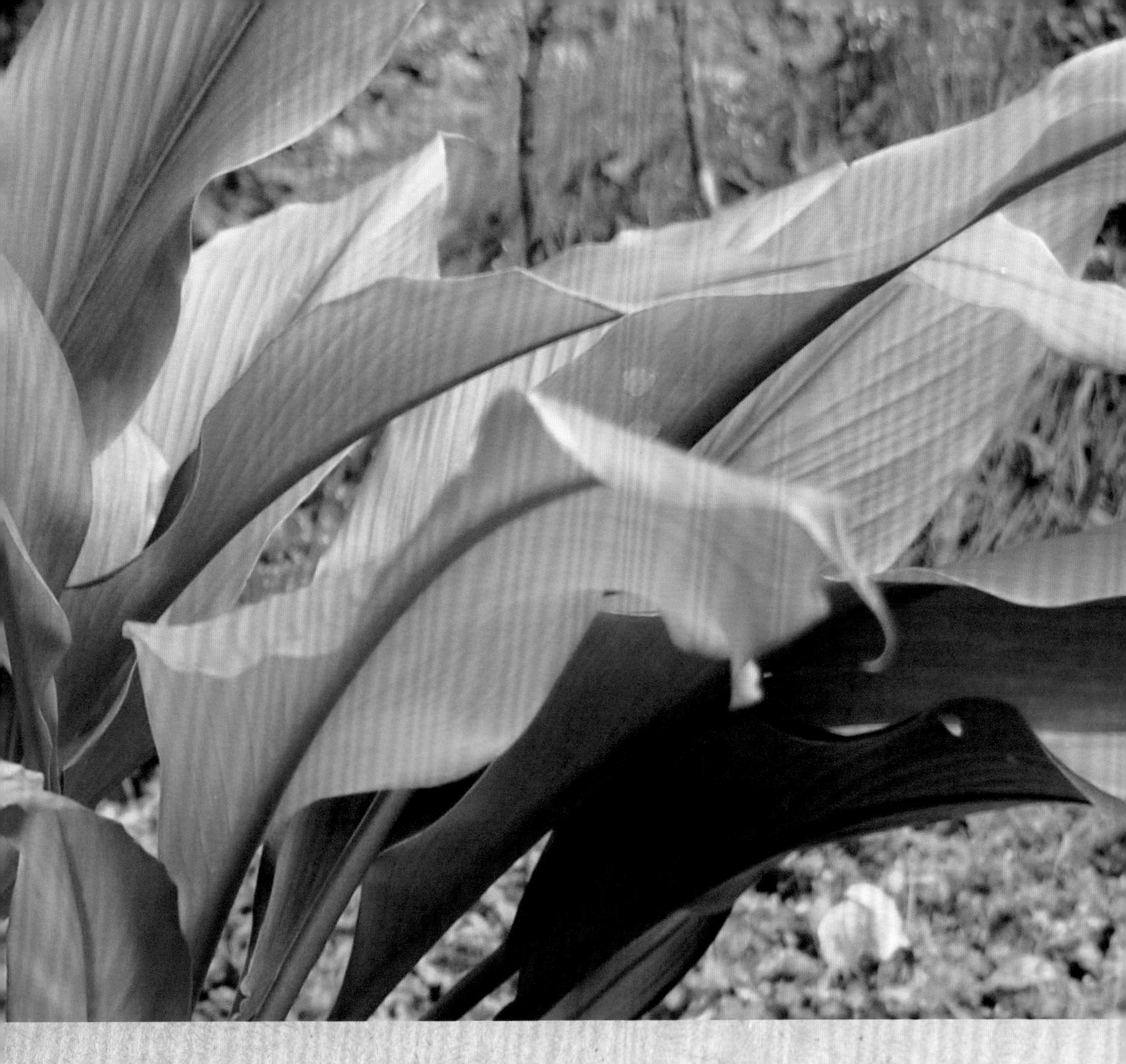

‖ **释名** ‖

蒁药。

‖ **集解** ‖

[志曰] 蓬莪茂生西戎及广南诸州。叶似蘘荷，子似干椹，茂在根下并生，一好一恶，恶者有毒。西人取之，先放羊食，羊不食者弃之。[藏器曰] 一名蓬莪，黑色；二名蒁，黄色；三名波杀，味甘有大毒。[大明曰] 即南中姜黄根也。海南生者名蓬莪蒁。[颂曰] 今江浙或有之。三月生苗。在田野中。其茎如钱大，高二三尺。叶青白色，长一二尺，大五寸以来，颇类蘘荷。五月有花作穗，黄色，头微紫。根如生姜，而茂在根下，似鸡鸭卵，大小不常。九月采，削去粗皮，蒸熟暴干用。

根

‖ **修治** ‖

[敩曰] 凡使，于砂盆中以醋磨令尽，然后于火畔熁干，重筛过用。[颂曰] 此物极坚硬，难捣治，用时热灰火中煨令透，乘热捣之，即碎如粉。[时珍曰] 今人多以醋炒或煮熟入药，取其引入血分也。

‖ **气味** ‖

苦、辛，温，无毒。[大明曰] 得酒醋良。

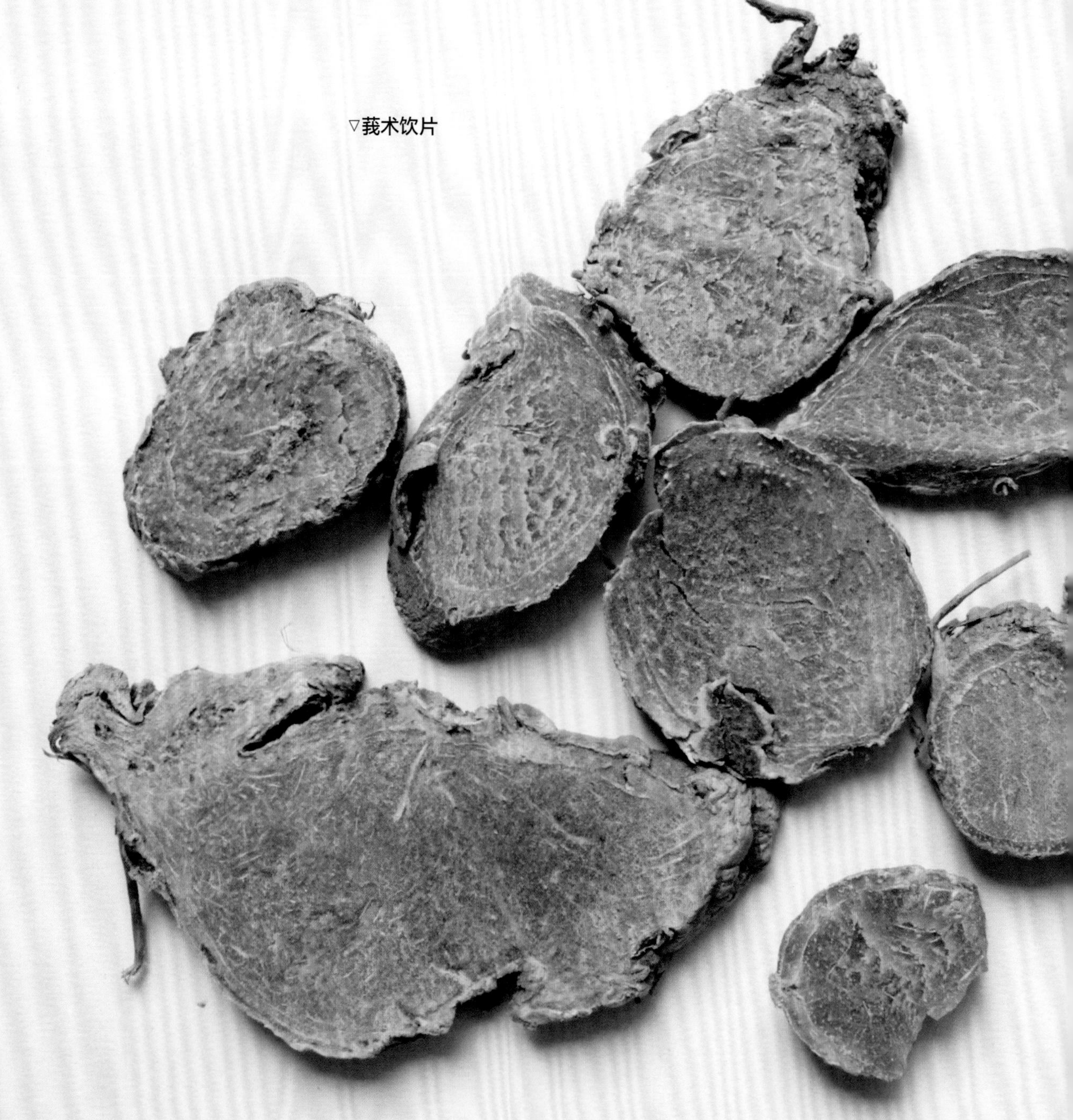

▽莪术饮片

‖ **主治** ‖

心腹痛，中恶疰忤鬼气，霍乱冷气，吐酸水，解毒，食饮不消，酒研服之。又疗妇人血气结积，丈夫奔豚。开宝。**破痃癖冷气，以酒醋磨服。**甄权。**治一切气，开胃消食，通月经，消瘀血，止扑损痛下血，及内损恶血。**大明。**通肝经聚血。**好古。

‖ **发明** ‖

[颂曰] 蓬莪茂，古方不见用者。今医家治积聚诸气，为最要之药。与荆三棱同用之良，妇人药中亦多使。[好古曰] 蓬莪色黑，破气中之血，入气药发诸香。虽为泄剂，亦能益气，故孙尚药用治气短不能接续，及大小七香丸、集香丸、诸汤散多用此也。又为肝经血分药。[时珍曰] 郁金入心，专治血分之病；姜黄入脾，兼治血中之气；莲入肝，治气中之血，稍为不同。按王执中资生经云：执中久患心脾疼，服醒脾药反胀。用耆域所载蓬莪莲面裹炮熟研末，以水与酒醋煎服，立愈。盖此药能破气中之血也。

‖ **附方** ‖

旧一，新七。**一切冷气**抢心切痛，发即欲死。久患心腹痛时发者，此可绝根。蓬莪茂二两醋煮，木香一两煨，为末。每服半钱，淡醋汤下。卫生家宝方。**小肠脏气**非时痛不可忍。蓬莪茂研末，空心葱酒服一钱。杨子建护命方。**妇人血气**游走作痛，及腰痛。蓬莪茂、干漆二两，为末，酒服二钱。腰痛核桃酒下。普济方。**小儿盘肠**内钓痛。以莪茂半两。用阿魏一钱化水浸一日夜，焙研。每服一字，紫苏汤下。保幼大全。**小儿气痛**蓬莪茂炮熟为末。热酒服一大钱。十全博救方。**上气喘急**蓬莪茂五钱，酒一盏半，煎八分服。保生方。**气短不接**正元散：治气不接续，兼治滑泄，及小便热，王丞相服之有验。用蓬莪茂一两，金铃子去核一两，为末。入蓬砂一钱，炼过研细。每服二钱。温酒或盐汤空心服。孙用和秘宝方。**初生吐乳**不止。蓬莪茂少许，盐一绿豆，以乳一合，煎三五沸，去滓，入牛黄两粟大，服之甚效也。保幼大全。**浑身燎泡**方见荆三棱。

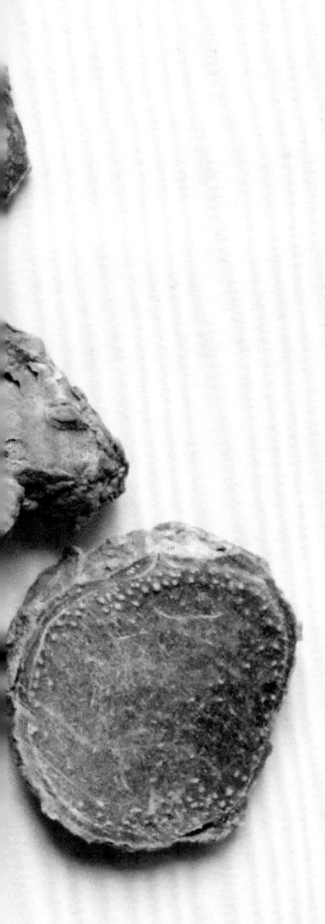

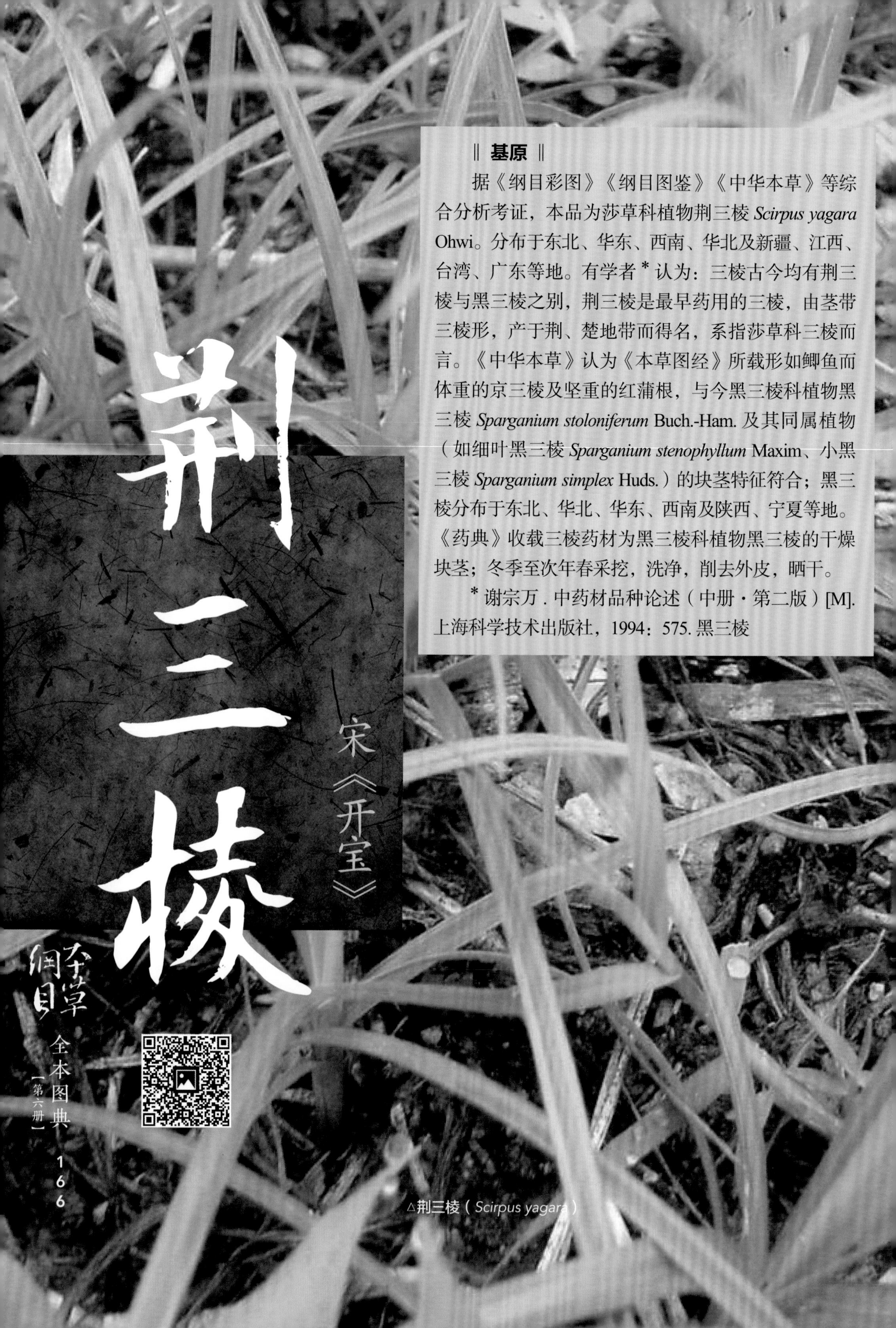

荆三棱

宋《开宝》

‖ 基原 ‖

据《纲目彩图》《纲目图鉴》《中华本草》等综合分析考证，本品为莎草科植物荆三棱 *Scirpus yagara* Ohwi。分布于东北、华东、西南、华北及新疆、江西、台湾、广东等地。有学者 * 认为：三棱古今均有荆三棱与黑三棱之别，荆三棱是最早药用的三棱，由茎带三棱形，产于荆、楚地带而得名，系指莎草科三棱而言。《中华本草》认为《本草图经》所载形如鲫鱼而体重的京三棱及坚重的红蒲根，与今黑三棱科植物黑三棱 *Sparganium stoloniferum* Buch.-Ham. 及其同属植物（如细叶黑三棱 *Sparganium stenophyllum* Maxim、小黑三棱 *Sparganium simplex* Huds.）的块茎特征符合；黑三棱分布于东北、华北、华东、西南及陕西、宁夏等地。《药典》收载三棱药材为黑三棱科植物黑三棱的干燥块茎；冬季至次年春采挖，洗净，削去外皮，晒干。

* 谢宗万 . 中药材品种论述（中册 · 第二版）[M]. 上海科学技术出版社，1994：575. 黑三棱

△荆三棱（*Scirpus yagara*）

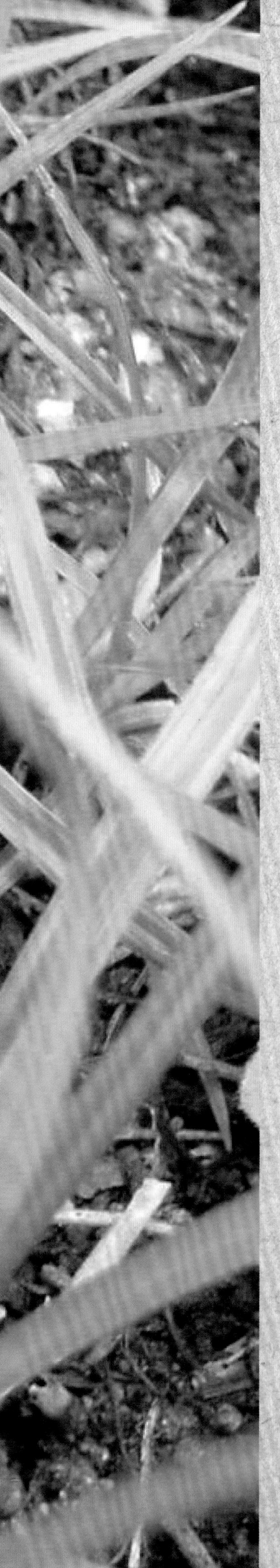

校正：并入开宝草三棱。

‖**释名**‖

京三棱开宝**草三棱**开宝**鸡爪三棱**开宝**黑三棱**图经**石三棱。**[颂曰] 三棱，叶有三棱也。生荆楚地，故名荆三棱以著其地，开宝本草作京者误矣。又出草三棱条，云即鸡爪三棱，生蜀地，二月、八月采之。其实一类，随形命名尔，故并见之。

‖**集解**‖

[藏器曰] 三棱总有三四种。京三棱，黄色体重，状若鲫鱼而小，又有黑三棱，状如乌梅而稍大，体轻有须，相连蔓延，作漆色，蜀人以织为器，一名葜者是也。疗体并同。[颂曰] 京三棱旧不著所出地土，今荆襄、江淮、济南、河陕间皆有之，多生浅水旁及陂泽中。春生苗，叶似莎草极长，高三四尺，又似茭蒲叶而有三棱。五六月抽茎，高四五尺，大如人指，有三棱如削成。茎端开花，大体皆如莎草而大，黄紫色。苗下即魁，初生成块如附子大，或有扁者，其旁有根横贯，一根则连数魁，魁上亦出苗。其魁皆扁长，如小鲫鱼，体重者，三棱也。其根末将尽一魁，未发苗，小圆如乌梅者，黑三棱也。又根之端钩曲如爪者，鸡爪三棱也。皆皮黑肌白而至轻。或云：不出苗只生细根者，谓之鸡爪三棱。又不生细根者，谓之黑三棱，大小不常，其色黑，去皮即白。三者本一种，但力有刚柔，各适其用。因其形为名，如乌头、乌喙、云母、云华之类，本非两物也。今人乃妄以凫茈、香附子为之。又河中府有石三棱，根黄白色，形如钗股，叶绿如蒲，苗高及尺，叶上亦有三棱，四月开花，白色如蓼蒁花，五月采根，亦消积气。今举世所用三棱，皆淮南红蒲根也。泰州尤多。其体至坚重，刻削鱼形，叶扁茎圆，不复有三棱，不知何缘命名为三棱也？虽太医亦不以为谬。流习既久，用根者不识其苗，采药者莫究其用，因缘差失，不复辨别。今三棱皆独旁引二根，无直下根，其形大体多如鲫

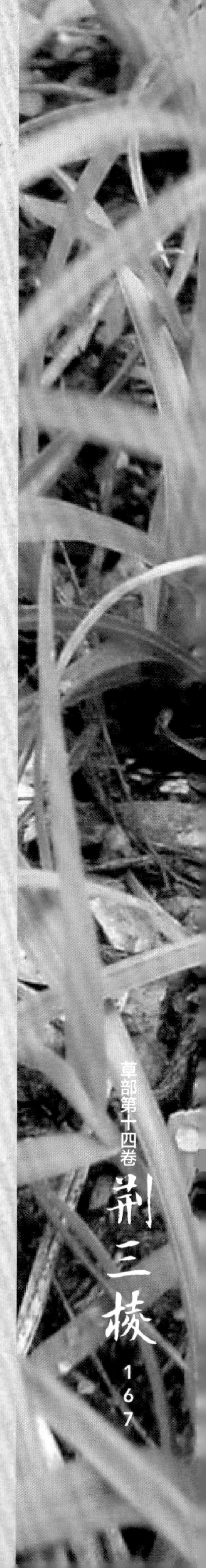

鱼。[时珍曰] 三棱多生荒废陂池湿地。春时丛生，夏秋抽高茎，茎端复生数叶，开花六七枝，花皆细碎成穗，黄紫色，中有细子。其叶茎花实俱有三棱，并与香附苗叶花实一样，但长大尔。其茎光滑三棱，如棕之叶茎。茎中有白穰，剖之织物，柔韧如藤。吕忱字林云：䕨草生水中，根可缘器。即此草茎，非根也。抱朴子言䕨根花鲤，亦是此草。其根多黄黑须，削去须皮，乃如鲫状，非本根似鲫也。

根

‖ **修治** ‖

[元素曰] 入用须炮熟。[时珍曰] 消积须用醋浸一日，炒或煮熟焙干，入药乃良。

‖ **气味** ‖

苦，平，无毒。[藏器曰] 甘，平，温。[大明曰] 甘、涩，凉。[元素曰] 苦、甘，无毒，阴中之阳。能泻真气，真气虚者勿用。

‖ **主治** ‖

老癖癥瘕，积聚结块，产后恶血血结，通月水，堕胎，止痛利气。开宝。**治气胀，破积气，消扑损瘀血，妇人血脉不调，心腹痛，产后腹痛血运。**大明。**心膈痛，饮食不消。**元素。**通肝经积血，治疮肿坚硬。**好古。**下乳汁。**时珍。

‖ **发明** ‖

[好古曰] 三棱色白属金，破血中之气，肝经血分药也。三棱、莪茂治积块疮硬者，乃

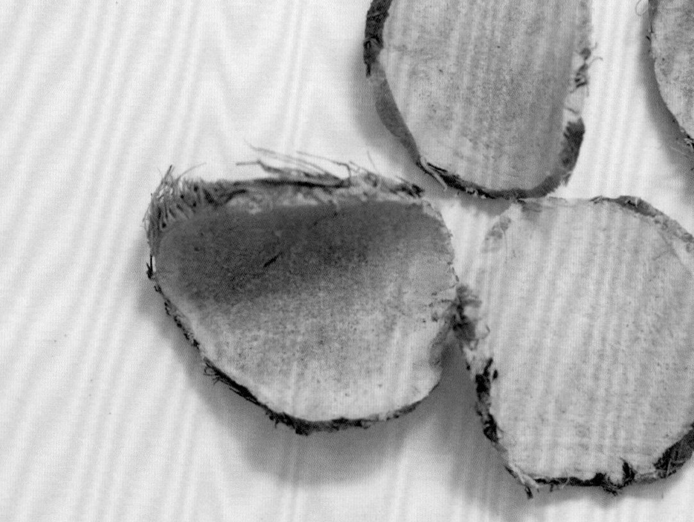

△荆三棱饮片

坚者削之也。[志曰] 俗传昔人患癥癖死，遗言令开腹取之。得病块，干硬如石，文理有五色。以为异物，削成刀柄。后因以刀刈三棱，柄消成水，乃知此药可疗癥癖也。[时珍曰] 三棱能破气散结，故能治诸病。其功可近于香附而力峻，故难久服。按戴原礼证治要诀云：有人病癥癖腹胀，用三棱、莪茂，以酒煨煎服之，下一黑物如鱼而愈也。

‖ **附方** ‖

旧三，新五。**癥瘕鼓胀**三棱煎：用三棱根切一石，水五石，煮三石，去滓更煎，取三斗汁入锅中，重汤煎如稠糖，密器收之。每旦酒服一匕，日二服。千金翼方。**痃癖气块**草三棱、荆三棱、石三棱、青橘皮、陈橘皮、木香各半两，肉豆蔻、槟榔各一两，硇砂二钱，为末。糊丸梧子大，每姜汤服三十丸。奇效方。**痃癖不瘥**胁下硬如石。京三棱一两炮，川大黄一两，为末，醋熬成膏。每日空心生姜橘皮汤下一匙，以利下为度。圣惠方。**小儿气癖**三棱煮汁作羹粥，与奶母食，日亦以枣许与儿食，小儿新生百日及十岁以下，无问痫热痃癖等皆理之。秘妙不可具言，大效。子母秘录。**痞气胸满**口干，肌瘦食减，或时壮热。石三棱、京三棱、鸡爪三棱并炮，蓬莪茂三枚，槟榔一枚，青橘皮五十片醋浸去白，陈仓米一合醋浸淘过，巴豆五十个去皮，同青皮、仓米炒干，去豆为末，糊丸绿豆大。每米饮下三丸，日一服。圣济总录。**反胃恶心**药食不下。京三棱炮一两半，丁香三分，为末。每服一钱，沸汤点服。圣济总录。**乳汁不下**京三棱三个，水二碗，煎汁一碗洗奶，取汁出为度，极妙。外台秘要。**浑身燎泡**如棠梨状，每个出水，有石一片，如指甲大，其泡复生，抽尽肌肤肉，即不可治。用荆三棱、蓬莪茂各五两，为末。分三服，酒调连进愈。危氏得效方。

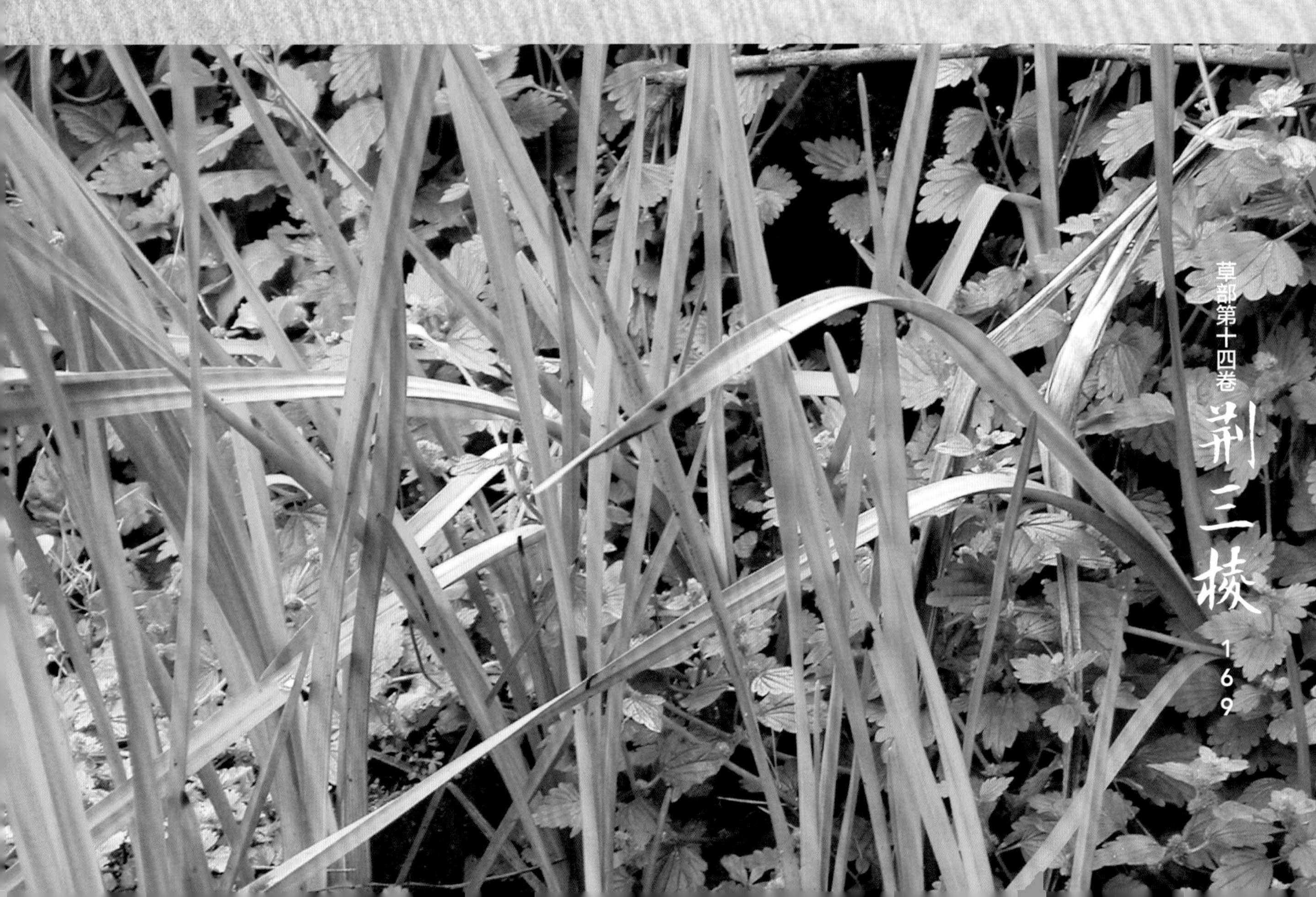

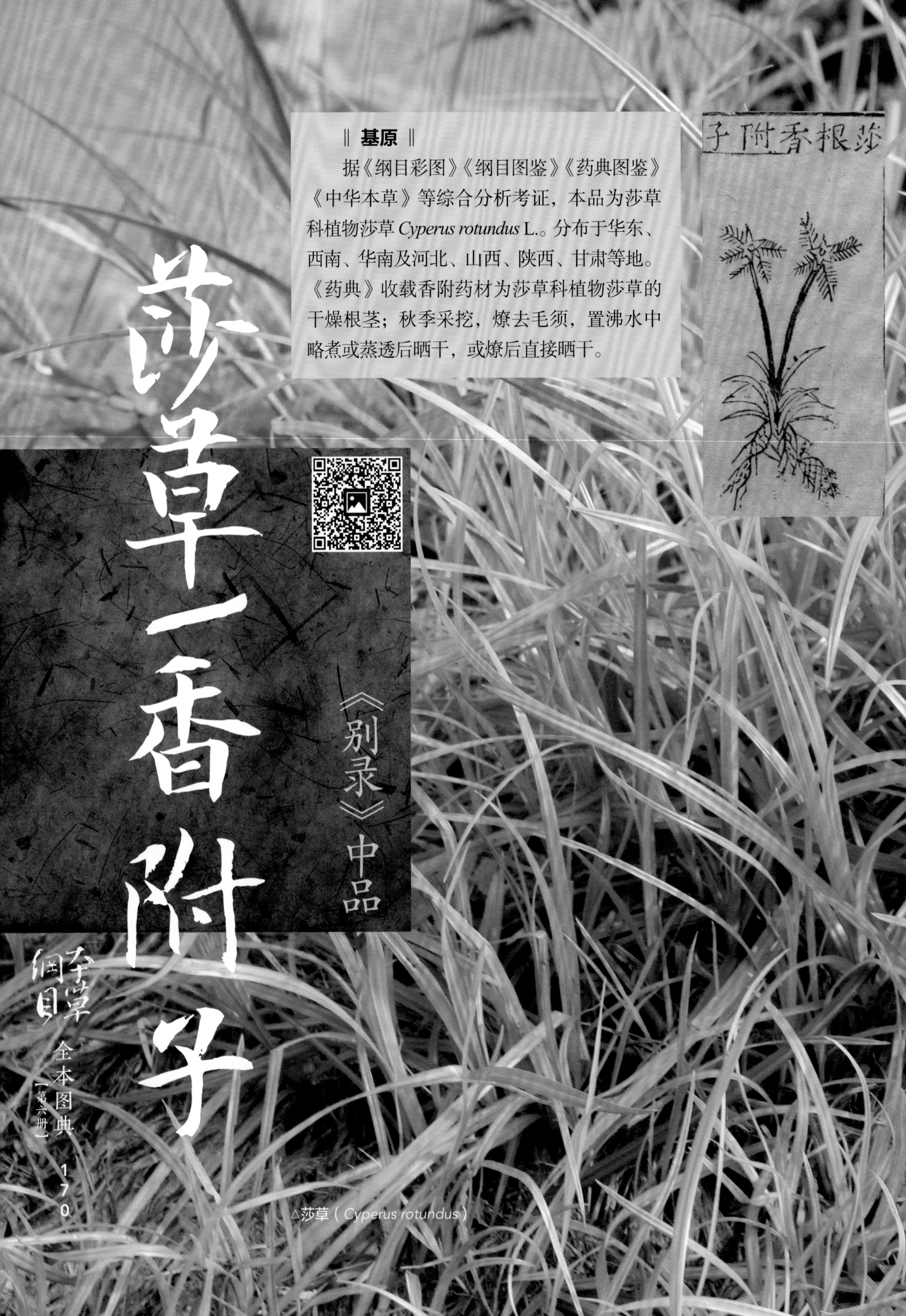

莎草香附子

《别录》中品

‖ **基原** ‖

据《纲目彩图》《纲目图鉴》《药典图鉴》《中华本草》等综合分析考证，本品为莎草科植物莎草 *Cyperus rotundus* L.。分布于华东、西南、华南及河北、山西、陕西、甘肃等地。《药典》收载香附药材为莎草科植物莎草的干燥根茎；秋季采挖，燎去毛须，置沸水中略煮或蒸透后晒干，或燎后直接晒干。

△莎草（*Cyperus rotundus*）

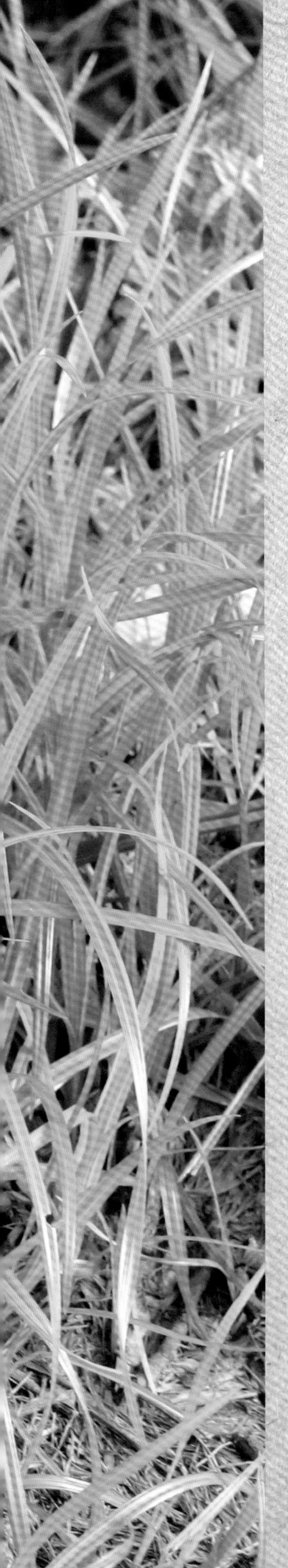

‖释名‖

雀头香唐本**草附子**图经**水香棱**图经**水巴戟**图经**水莎**图经**侯莎**尔雅**莎结**图经**夫须**别录**续根草**图经**地藾根**图经**地毛**广雅。[时珍曰] 别录止云莎草，不言用苗用根。后世皆用其根，名香附子，而不知莎草之名也。其草可为笠及雨衣，疏而不沾，故字从草从沙。亦作蓑字，因其为衣垂緌，如孝子衰衣之状，故又从衰也。尔雅云：薃（音浩）侯，莎，其实缇是也。又云：薹，夫须也。薹乃笠名，贱夫所须也。其根相附连续而生，可以合香，故谓之香附子。上古谓之雀头香。按江表传云，魏文帝遣使于吴求雀头香，即此。其叶似三棱及巴戟，而生下湿地，故有水三棱，水巴戟之名。俗人呼为雷公头。金光明经谓之月萃哆。记事珠谓之抱灵居士。

‖集解‖

[别录曰] 莎草生田野，二月、八月采。[弘景曰] 方药不复用，古人为诗多用之，而无识者。乃有鼠蓑，疗体异此。[恭曰] 此草根名香附子，一名雀头香，所在有之，茎叶都似三棱，合和香用之。[颂曰] 今处处有之。苗叶如薤而瘦，根如箸头大。谨按唐玄宗天宝单方图，载水香棱功状与此相类。云水香棱原生博平郡池泽中，苗名香棱，根名莎结，亦名草附子。河南及淮南下湿地即有，名水莎。陇西谓之地藾根。蜀郡名续根草，亦名水巴戟。今涪都最饶，名三棱草。用茎作鞋履，所在皆有。采苗及花与根疗病。[宗奭曰] 香附子今人多用。虽生于莎草根，然根上或有或无。有薄皲皮，紫黑色，非多毛也。刮去皮则色白。若便以根为之，则误矣。[时珍曰] 莎叶如老韭叶而硬，光泽有剑脊棱。五六月中抽一茎，三棱中空，茎端复出数叶。开青花成穗如黍，中有细子。其根有须，须下结子一二枚，转相延生，子上有细黑毛，大者如羊枣而两头尖。采得燎去毛，暴干货之。此乃近时日用要药。而陶氏不识，诸注亦略，乃知古今药物兴废不同。如此则本草诸药，亦不可以今之不识，便废弃不收，安知异时不为要药如香附者乎？

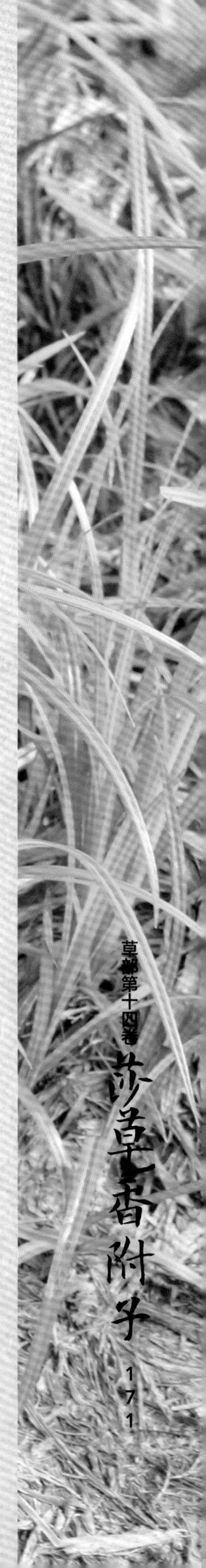

根

‖ **修治** ‖

[敩曰] 凡采得阴干，于石臼中捣之，切忌铁器。[时珍曰] 凡采得连苗暴干，以火燎去苗及毛。用时以水洗净，石上磨去皮。用童子小便浸透，洗晒捣用。或生或炒，或以酒醋盐水浸，诸法各从本方。详见于下。又稻草煮之，味不苦。

‖ **气味** ‖

甘，微寒，无毒。[宗奭曰] 苦。[颂曰] 天宝单方云：辛，微寒，无毒，性涩。[元素曰] 甘、苦，微寒，气厚于味，阳中之阴，血中之气药也。[时珍曰] 辛、微苦、甘，平。足厥阴、手少阳药也。能兼行十二经，入脉气分。得童子小便、醋、芎䓖、苍术良。

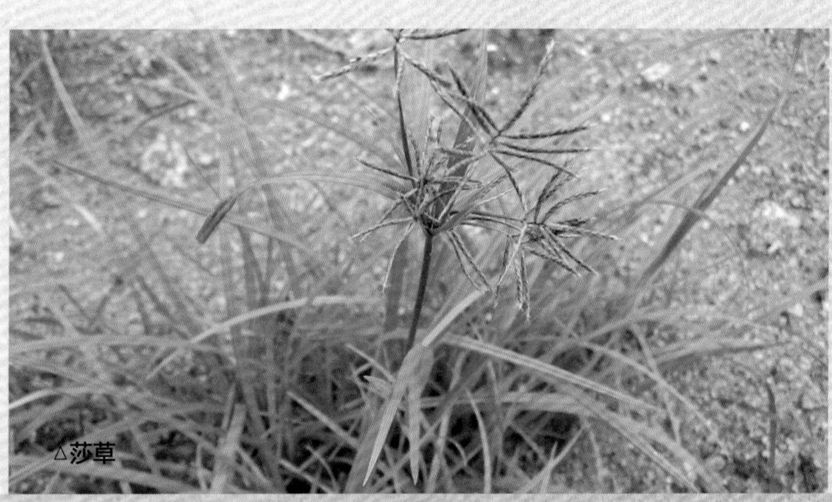

△莎草

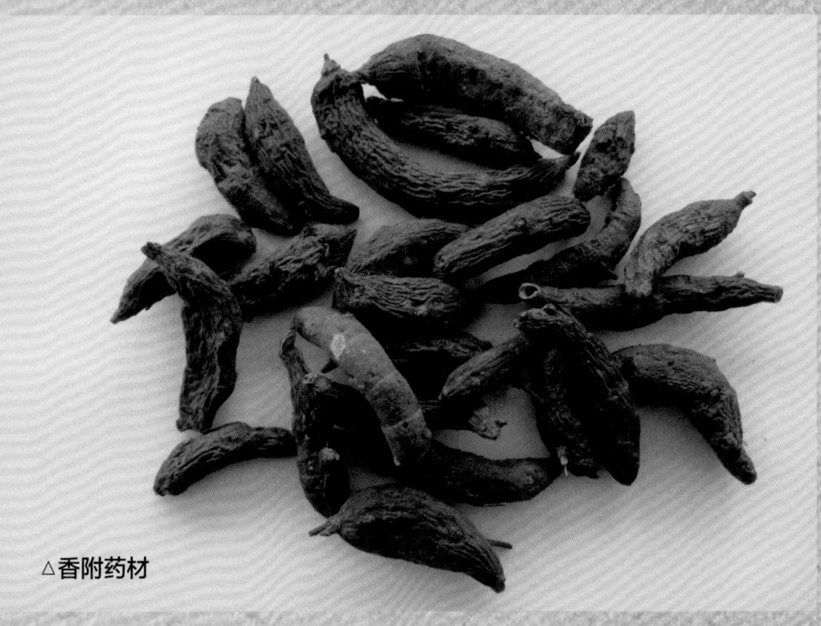

△香附药材

‖ **主治** ‖

除胸中热，充皮毛，久服令人益气，长须眉。别录。治心腹中客热，膀胱间连胁下气妨，常日忧愁不乐，心忪少气。苏颂。治一切气，霍乱吐泻腹痛，肾气膀胱冷气。李杲。散时气寒疫，利三焦，解六郁，消饮食积聚，痰饮痞满，胕肿腹胀，脚气，止心腹肢体头目齿耳诸痛，痈疽疮疡，吐血下血尿血，妇人崩漏带下，月候不调，胎前产后百病。时珍。

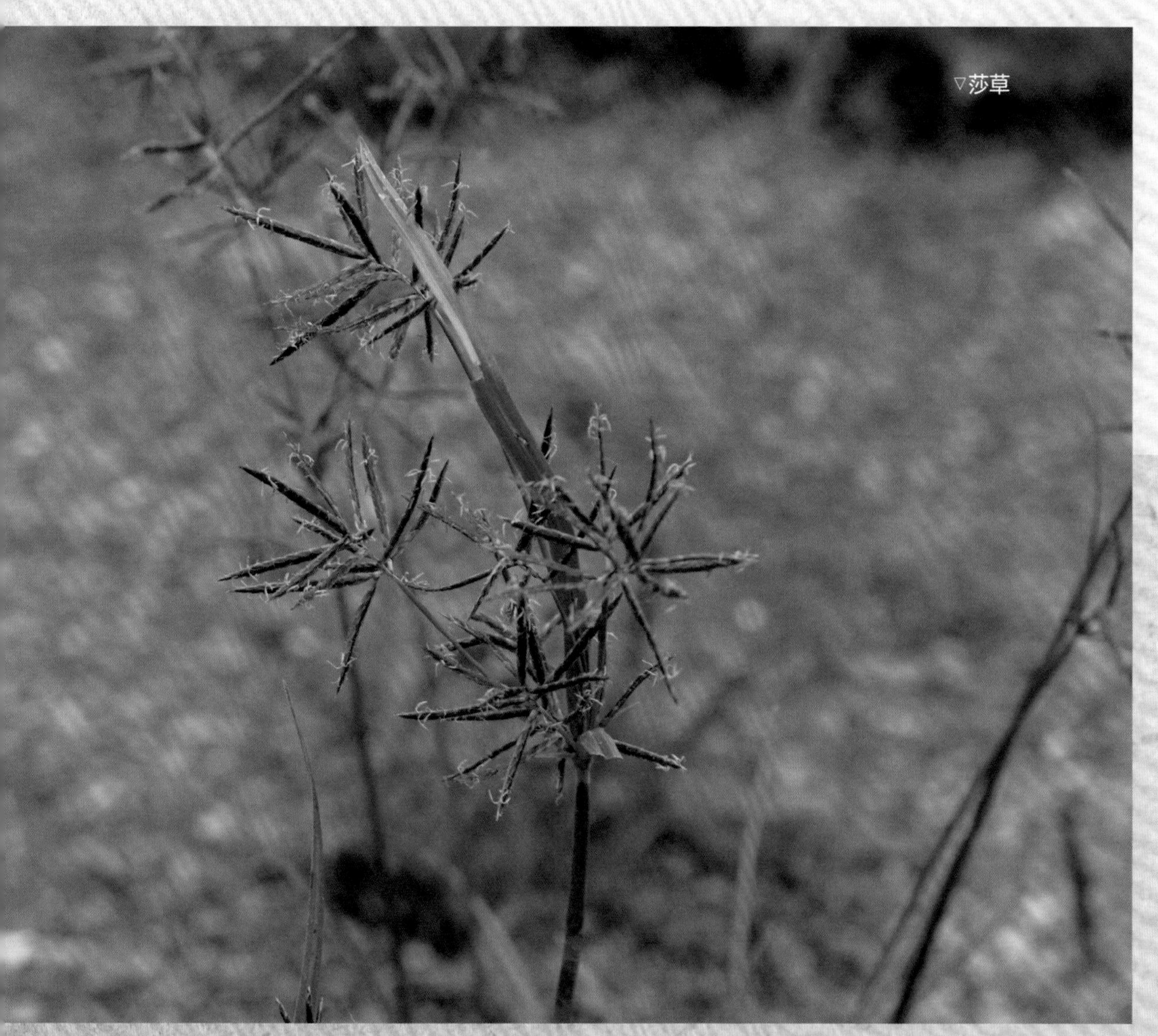

▽莎草

苗及花

‖**主治**‖

丈夫心肺中虚风及客热，膀胱连胁下时有气妨，皮肤瘙痒瘾疹，饮食不多，日渐瘦损，常有忧愁心忪少气等证。并收苗花二十余斤剉细，以水二石五斗，煮一石五斗，斛中浸浴，令汗出五六度，其瘙痒即止。四时常用，瘾疹风永除。天宝单方图。**煎饮散气郁，利胸膈，降痰热，**时珍。

‖**发明**‖

[好古曰] 香附治膀胱两胁气妨，心忪少气，是能益气，乃血中之气药也。本草不言治崩漏，而方中用治崩漏，是能益气而止血也。又能逐去瘀血，是推陈也。正如巴豆治大便不通而又止泄泻同意。又云：香附阳中之阴，血中之气药，凡气郁血气必用之。炒黑能止血治崩漏，此妇人之仙药也。多服亦能走气。[震亨曰] 香附须用童子小便浸过，能总解诸郁，凡血气必用之药，引至气分而生血，此正阴生阳长之义。本草不言补，而方家言于老人有益，意有存焉。盖于行中有补理。天之所以为天者，健而有常也。健运不息，所以生生无穷，即此理尔。今即香中亦用之。[时珍曰] 香附之气平而不寒，香而能窜，其味多辛能散，微苦能降，微甘能和。乃足厥阴肝、手少阳三焦气分主药，而兼通十二经气分。生则上行胸膈，外达皮肤；熟则下走肝肾，外彻腰足；炒黑则止血，得童溲浸炒则入血分而补虚，盐水浸炒则入血分而润燥，青盐炒则补肾气，酒浸炒则行经络，醋浸炒则消积聚，姜汁炒则化痰饮。得参、术则补气，得归、苄则补血，得木香则疏滞和中，得檀香则理气醒脾，得沉香则升降诸气，得芎䓖、苍术则总解诸郁，得栀子、黄连则能降火热，得茯神则交济心肾，得茴香、破故纸则引气归元，得厚朴、半夏则决壅消胀，得紫苏、葱白则解散邪气，得三棱、莪茂则消磨积块，得艾叶则治血气暖子宫，乃气病之总司，女科之主帅也。飞霞子韩悉云：香附能推陈致新，故诸书皆云益气。而俗有耗气之说，宜于女人不宜于男子者，非矣。盖妇人以血用事，气行则无疾。老人精枯血闭，惟气是资。小儿气日充，则形乃日固。大凡病则气滞而馁，故香附于气分为君药，世所罕知，臣以参、芪，佐以甘草，治虚怯甚速也。悉游方外时，悬壶轻赍，治百病黄鹤丹，治妇人青囊丸，随宜用

引，辄有小效。人索不已，用者当思法外意可也。黄鹤丹乃铢衣翁在黄鹤楼所授之方，故名。其方用香附一斤，黄连半斤，洗晒为末，水糊丸梧子大。假如外感，葱姜汤下；内伤，米饮下；气病，木香汤下；血病，酒下；痰病，姜汤下；火病，白汤下。余可类推。青囊丸乃邵应节真人祷母病，感方士所授者，方用香附略炒一斤，乌药略炮五两三钱，为末，水醋煮面糊为丸。随证用引，如头痛，茶下；痰气，姜汤下；多用酒下为妙。

‖ **附方** ‖

旧一，新四十七。**服食法**[颂曰] 唐玄宗天宝单方图云：水香棱根名莎结，亦名草附子，说已见前。其味辛，微寒，无毒。凡丈夫心中客热，膀胱间连胁下气妨，常日忧愁不乐，心忪少气者。取根二大升，捣熬令香，以生绢袋盛，贮于三大斗无灰清酒中浸之。三月后，浸一日即堪服；十月后，即七日，近暖处乃佳。每空腹温饮一盏，日夜三四次，常令酒气相续，以知为度。若不饮酒，即取根十两，加桂心五两，芜荑三两，和捣为散，以蜜和为丸，捣一千杵，丸如梧子大。每空腹酒及姜蜜汤饮汁等下二十丸，日再服，渐加至三十丸，以瘥为度。**交感丹**凡人中年精耗神衰，盖由心血少，火不下降；肾气惫，水不上升，致心肾隔绝，营卫不和。上则多惊；中则塞痞，饮食不下；下则虚冷遗精。愚医徒知峻补下田，非惟不能生水滋阴，而反见衰悴。但服此方半年，屏去一切暖药，绝嗜欲，然后习秘固溯流之术，其效不可殚述。俞通奉年五十一，遇铁瓮城申先生授此，服之老犹如少，年至八十五乃终也。因普示群生，同登寿域。香附子一斤，新水浸一宿，石上擦去毛，炒黄，茯神去皮木，四两，为末。炼蜜丸弹子

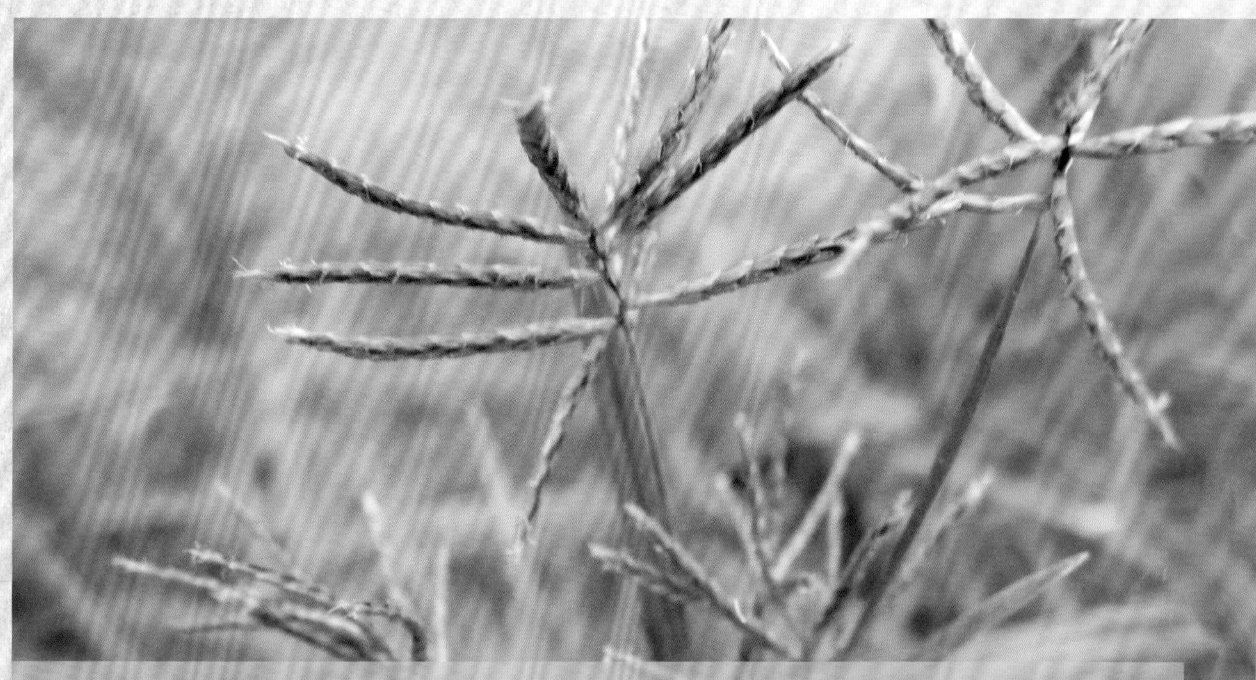

莎草 *Cyperus rotundus* ITS2 条形码主导单倍型序列：

1 GAAGCCCATC AACGCTCGGT CACCCGACCG CACGCGGACA GTGGCCCTCC GAGCCGTGTA GGCGCGGCGG GCCGAAGCGC
81 GAGGCCGTCG ACCGCGTCGG GGGCGGCAAG TGGTGGGCTA CAGCGCATGC CGACCCCGAC CCGTGCCGAC ACCCGGCCCC
161 TAACGACCCC ACGACGAGGA GACTGTCGCC GCCGCGCGAC GCCTTCGGAC CG

△莎草

大。每服一丸，侵早细嚼，以降气汤下。降气汤用香附子如上法半两，茯神二两，炙甘草一两半，为末。点沸汤服前药。萨谦斋瑞竹堂经验方。**一品丸**治气热上攻，头目昏眩，及治偏正头痛。大香附子去皮，水煮一时，捣晒焙研为末，炼蜜丸弹子大。每服一丸，水一盏，煎八分服。女人，醋汤煎之。奇效良方。**升降诸气**治一切气病，痞胀喘哕，噫酸烦闷，虚痛走注，常服开胃消痰，散壅思食。早行山行，尤宜服之，去邪辟瘴。香附子炒四百两，沉香十八两，缩砂仁四十八两。炙甘草一百二十两，为末。每服一钱，入盐少许，白汤点服。和剂局方。**一切气疾**心腹胀满，噎塞，噫气吞酸，痰逆呕恶，及宿酒不解。香附子一斤，缩砂仁八两，甘草炙四两，为末。每白汤入盐点服。为粗末煎服亦可。名快气汤。和剂局方。**调中快气**心腹刺痛。小乌沉汤：香附子擦去毛焙二十两，乌药十两，甘草炒一两，为末。每服二钱，盐汤随时点服。和剂局方。**心脾气痛**白飞霞方外奇方云：凡人胸膛软处一点痛者，多因气及寒起，或致终身，或子母相传。俗名心气痛，非也，乃胃脘有滞尔。惟此独步散，治之甚妙。香附米醋浸，略炒为末，高良姜酒洗七次，略炒为末。俱各封收。因寒者，姜二钱，附一钱；因气者，附二钱，姜一钱；因气与寒者，各等分，和匀。以热米汤入姜汁一匙，盐一捻，调下立止。不过七八次除根。王璆百一方云：内翰吴幵夫人，心痛欲死，服此即愈。类编云：梁混心脾痛数年不愈，供事秽迹佛，梦传此方，一服而愈，因名神授一匕散。**心腹诸痛**艾附丸：治男女心气痛、腹痛、少腹痛、血气痛，不可忍者。香附子二两，蕲艾叶半两，以醋汤同煮熟，去艾炒为末，米醋糊丸梧子大，每白汤服五十丸。集简方。**停痰宿饮**风气上攻，胸膈不利。香附皂荚水浸、半夏各一两，白矾末半两，姜汁面糊丸梧子大。每服三四十丸，姜汤随时下。仁存方。**元脏腹冷**及开胃。香附子炒为末。每用二钱，姜、盐同煎服。普济方。**酒肿虚肿**香附去皮，米醋煮干，焙研为末，米醋糊丸服。久之败水从小便出。神效。经验方。**气虚浮肿**香附子一斤，童子小便浸三日，焙为末。糊丸。每米饮下四五十丸，日二。丹溪心法。**老小痃癖**往来疼痛。香附、南星等分，为末。姜汁糊丸梧子大，每姜汤下二三十丸。圣惠。**癞疝胀痛**及小肠气。香附末二钱，以海藻一钱煎酒，空心调下，并食海藻。濒湖集简方。**腰痛揩牙**香附子五两，生姜二两，取自然汁浸一宿，炒黄为末，入青盐二钱，擦牙数次，其痛即止。乾坤生意。**血气刺痛**香附子炒一两，荔枝核烧存性五钱。为末。每服二钱。米饮调下。妇人良方。**女人诸病**瑞竹堂方：四制香附丸：治妇人女子经候不调，兼诸病，大香附子擦去毛一斤，分作四分：四两醇酒浸，四两醇醋浸，四两盐水浸，四两童子小便浸。春三、秋五、夏一、冬七日。淘洗净，晒干捣烂，微焙为末，醋煮面糊丸梧子大，每酒下七十丸。瘦人加泽兰、赤茯苓末二两，气虚加四君子料，血虚加四物料。法生堂方：煮附济阴丸：治妇人月经不调，久成癥积。一切风气。用香附子一斤，分作四分，以童溲、盐水、酒、醋各浸三日，艾叶一斤，浆水浸过。醋糊和作饼，晒干，晚蚕砂半斤炒，莪茂四两酒浸，当归四两酒浸，各焙为末。醋糊丸梧子大，每服七十丸，米饮下，日二。醋附丸：治妇人室女一切经候不调，血气刺痛，腹胁膨胀，心怔乏力，面色痿黄，头运恶心，崩漏带下，便血，癥瘕积聚，及妇人数堕胎，由气不升降，服此尤妙，香附子米醋浸半日，砂锅煮干，捣焙，石臼为末，醋糊为丸，醋汤下。澹寮方：艾附丸：治同上。香附子一斤，熟艾四两，醋煮，当归酒浸二两，为末。如上丸服。**妇人气盛**血衰，变生诸癥，头运腹满，皆宜抑气散主之。香附子四两，炒茯苓、甘草炙各一两，橘红二两，为末。每服二钱，沸汤下。济生方。**下血血崩**血如山崩，或五色漏带，并宜常服，滋血调气，乃妇人之仙药也。香附子去毛炒焦为末，极热酒服二钱立愈。昏迷甚者三钱，米饮下。亦可加棕灰。许学士本事方。**赤白带下**及血崩不止。香附子、赤芍药等分，为末。盐一捻，水二盏，煎一盏，食前温服。圣惠方。**安胎顺气**铁罩散：香附子炒为末，浓煎紫苏汤服一二钱。一加砂仁。中藏经。**妊娠恶阻**胎气不安，气不升降，呕吐酸水，起坐不便，饮食不进。二香散：用香附子一两，藿香叶、甘草各二钱，为末。每服二钱，沸汤入盐调下。圣惠方。**临产顺胎**九月、十月服此，永无惊恐。福胎饮：用香附子四两，缩砂仁炒三两，甘草炙一两，为末。每服二钱。米饮下。朱氏集验方。**产后狂言**血运，烦渴不止。生香附子去毛为末。每服二钱，姜、枣水煎服，同上。**气郁吐血**丹溪用童子小便调香附末二钱服。澹寮方：治吐血不止。莎草根一两，白茯苓半两，为末。每服二钱，陈粟米饮下。**肺破咯血**香附末一钱，米饮下，日二服。百一选方。**小便尿血**香附子、新地榆等分，各煎汤。先服香附汤三五呷，后服地榆汤至尽。未效再服。指迷方。**小便血淋**痛不可忍。香附子、陈皮、赤茯苓等分，水煎服。十便良方。**诸般下血**香附，童子小便浸一日，捣碎，米醋拌焙为末。每服二钱，米饮下。直指方：用香附以醋、酒各半煮熟，焙研为末。黄秫米糊丸梧子大。每服四十丸，米饮下，日二服。戴原礼云：只以香附子末二钱，入百草霜、麝香各少许，同服，效尤速也。**老小脱肛**香附子、荆芥穗等分为末，每服一匙，水一大碗，煎十数沸淋洗。三因方。**偏正头风**香附子炒一斤，乌头炒一两，甘草二两，为末，炼蜜丸弹子大。每服一丸，葱茶嚼下。本事方。**气郁头痛**澹寮方：用香附子炒四两，川芎二两，为末。每服二钱，腊茶清调下。常服除根明目。华佗中藏经加甘草一两，石膏二钱半。**头风睛痛**方同妊娠恶阻。**女人头痛**香附子末，茶服三钱，日三五服。经验良方。**肝虚睛痛**冷泪羞明。补肝散用香附子一两，夏枯草半两，为末。每服一钱，茶清下。简易方。**耳卒聋闭**香附子瓦炒研末，萝卜子煎汤，早夜各服二钱。忌铁器。卫生易简方。**聤耳出汁**香附末，以绵杖送入。蔡邦度知府常用，有效。经验良方。**诸般牙痛**香附、艾叶煎汤漱之。仍以香附末擦之，去涎。普济方。**牢牙去风**益气乌髭，治牙疼牙宣，乃铁瓮先生妙方也。香附子炒存性三两，青盐、生姜各半两，为末。日擦。济生方。**消渴累年**不愈。莎草根一两，白茯苓半两，为末。每陈粟米饮服三钱，日二。**痈疽疮疡**曾孚先云：凡痈疽疮疡，皆因气滞血凝而致，宜服诸香药，引气通血。常器之云：凡气血闻香即行，闻臭即逆。疮疡皆由气涩而血聚，最忌臭秽不洁，触之毒必引蔓。陈正节公云：大凡疽疾，多因怒气而得，但服香附子药，进食宽气，大有效也。独胜散：用香附子去毛，以生姜汁淹一宿，焙干碾为细末，无时以白汤服二钱。如疮初作，以此代茶。疮溃后，亦宜服之。或只以局方小乌沉汤，少用甘草，愈后服至半年，尤妙。陈自明外科精要。**蜈蚣咬伤**嚼香附涂之，立效。袖珍方。

瑞香《纲目》

‖ **基原** ‖

据《纲目彩图》《纲目图鉴》《草药大典》《汇编》等综合分析考证，本品为瑞香科植物瑞香 *Daphne odora* Thunb.。分布于浙江、江西、湖南、四川、贵州等地。《纲目图鉴》认为可能还包括同属植物黄瑞香 *D. giraldii* Nitsche。《药典》四部收载祖师麻药材为瑞香科植物黄瑞香的干燥茎皮及根皮。

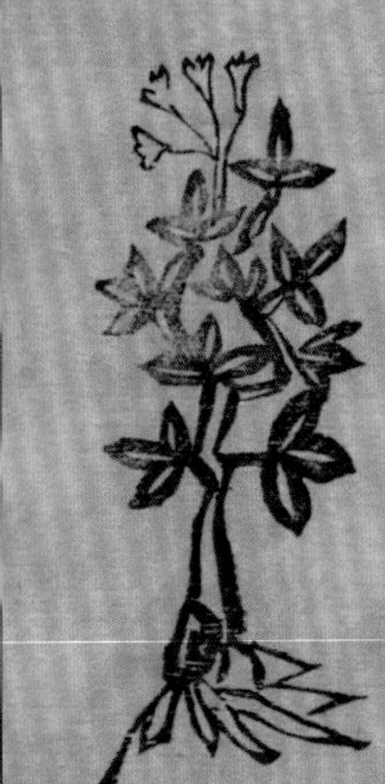

△瑞香（*Daphne odora*）

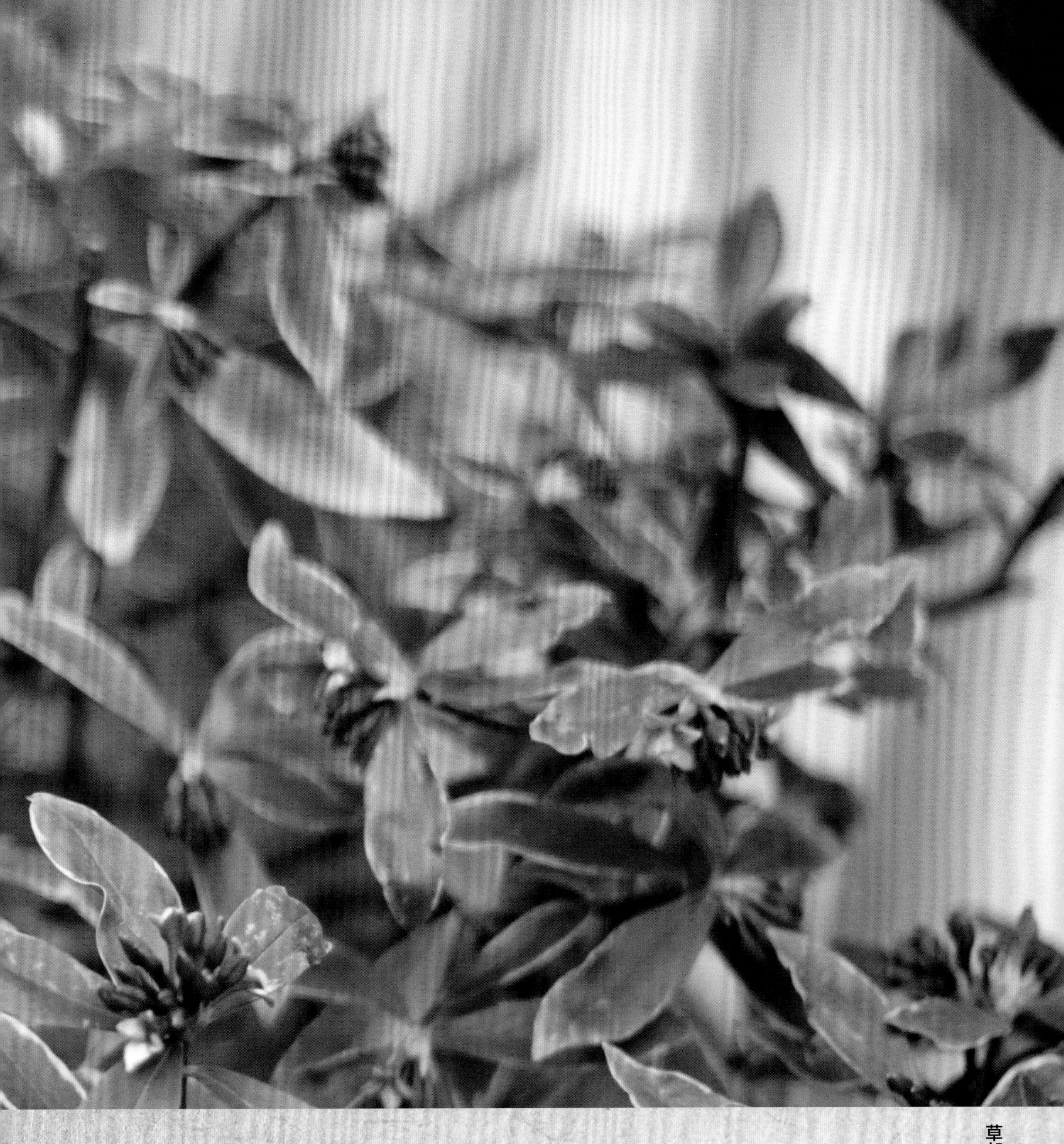

‖**集解**‖

[时珍曰] 南土处处山中有之。枝干婆娑，柔条厚叶。四时不凋。冬春之交。开花成簇，长三四分，如丁香状，有黄、白、紫三色。格古论云：瑞香高者三四尺，有数种：有枇杷叶者，杨梅叶者，柯叶者，毬子者，挛枝者。惟挛枝者花紫香烈，枇杷叶者结子。其始出于庐山，宋时人家栽之，始著名，挛枝者其节挛曲，如断折之状也。其根绵软而香。

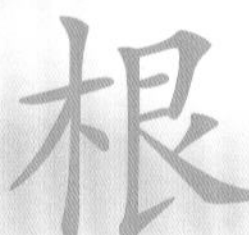

‖ **气味** ‖

甘、咸，无毒。

‖ **主治** ‖

急喉风，用白花者研水灌之。时珍。出医学集成。

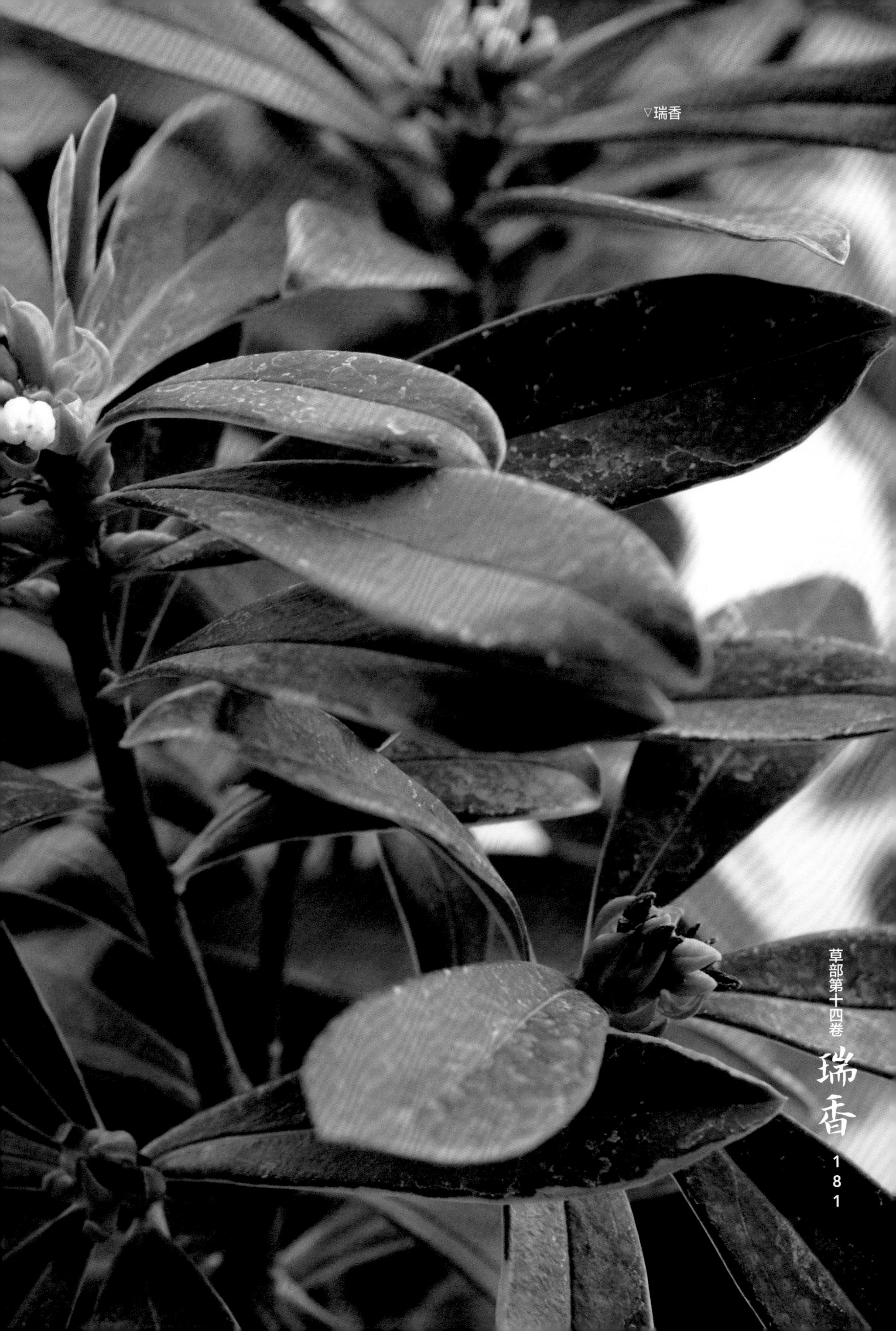

瑞香

茉莉

《纲目》

‖ **基原** ‖

据《纲目彩图》《纲目图鉴》《草药大典》《汇编》等综合分析考证，本品为木犀科植物茉莉 *Jasminum sambac* (L.) Ait。分布于广东、广西、云南、贵州等地，我国南方广为栽培。

△茉莉（*Jasminum sambac.*）

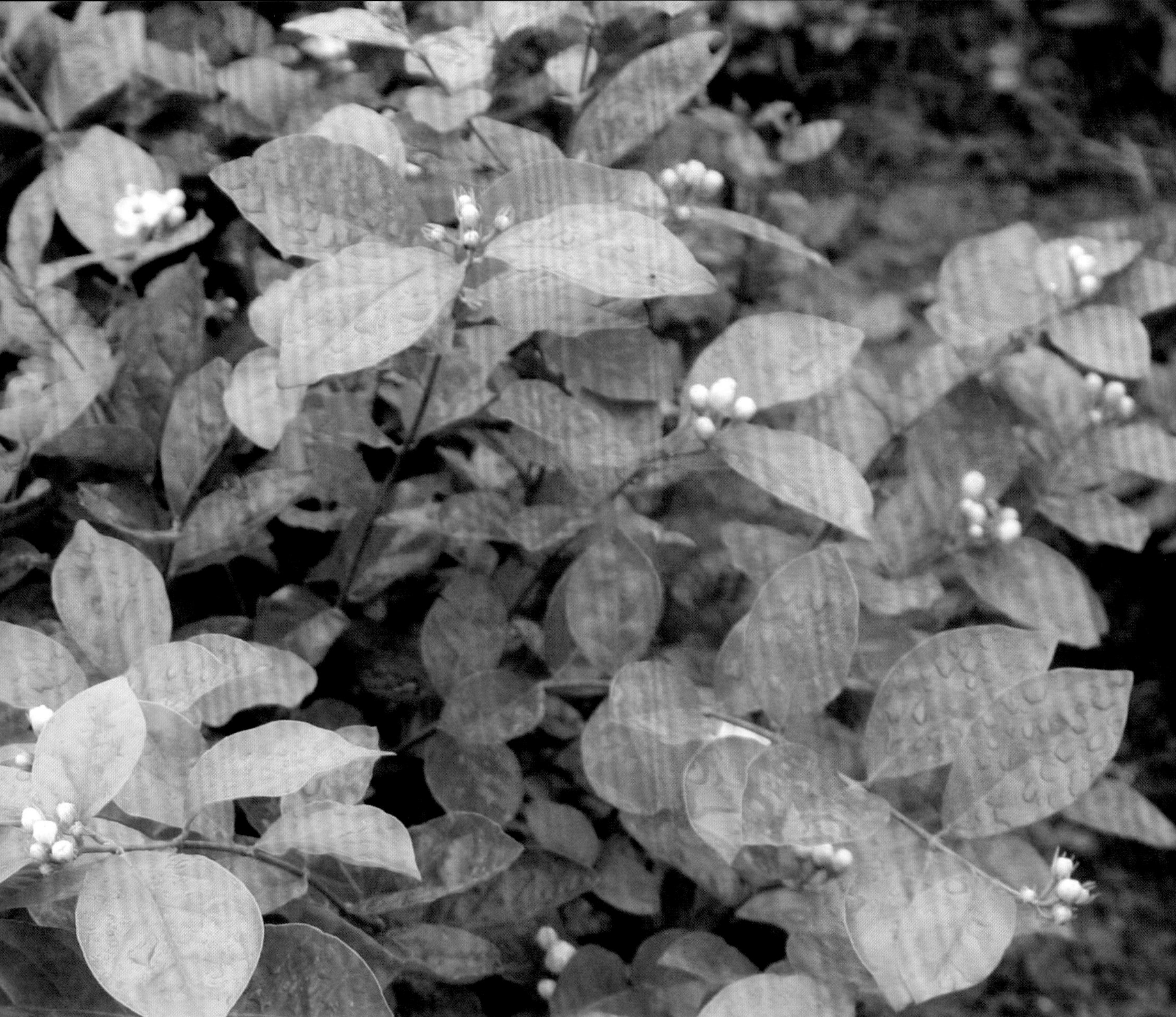

‖ **释名** ‖

柰花。[时珍曰] 嵇含草木状作末利，洛阳名园记作抹厉，佛经作抹利，王龟龄集作没利，洪迈集作末丽。盖末利本胡语，无正字，随人会意而已。韦居呼为狎客，张敏叔呼为远客。杨慎丹铅录云：晋书都人簪柰花，即今末利花也。

‖ **集解** ‖

[时珍曰] 末利原出波斯，移植南海，今滇、广人栽莳之。其性畏寒，不宜中土。弱茎繁枝，绿叶团尖。初夏开小白花，重瓣无蕊，秋尽乃止，不结实。有千叶者，红色者，蔓生者。其花皆夜开，芬香可爱。女人穿为首饰，或合面脂。亦可熏茶，或蒸取液以代蔷薇水。又有似末利而瓣大，其香清绝者，谓之狗牙，亦名雪瓣，海南有之。素馨、指甲，皆其类也，并附于下。

花

‖ **气味** ‖

辛，热，无毒。

‖ **主治** ‖

蒸油取液，作面脂头泽，长发润燥香肌，亦入茗汤。时珍。

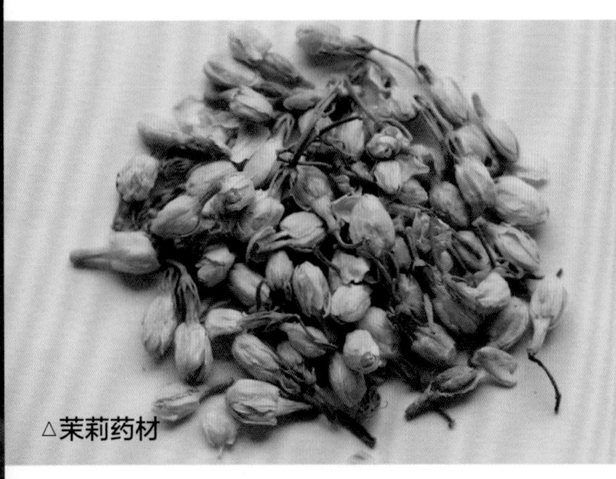

△茉莉药材

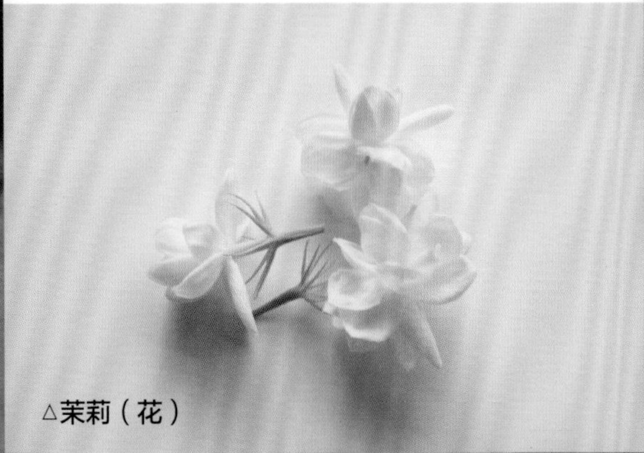

△茉莉（花）

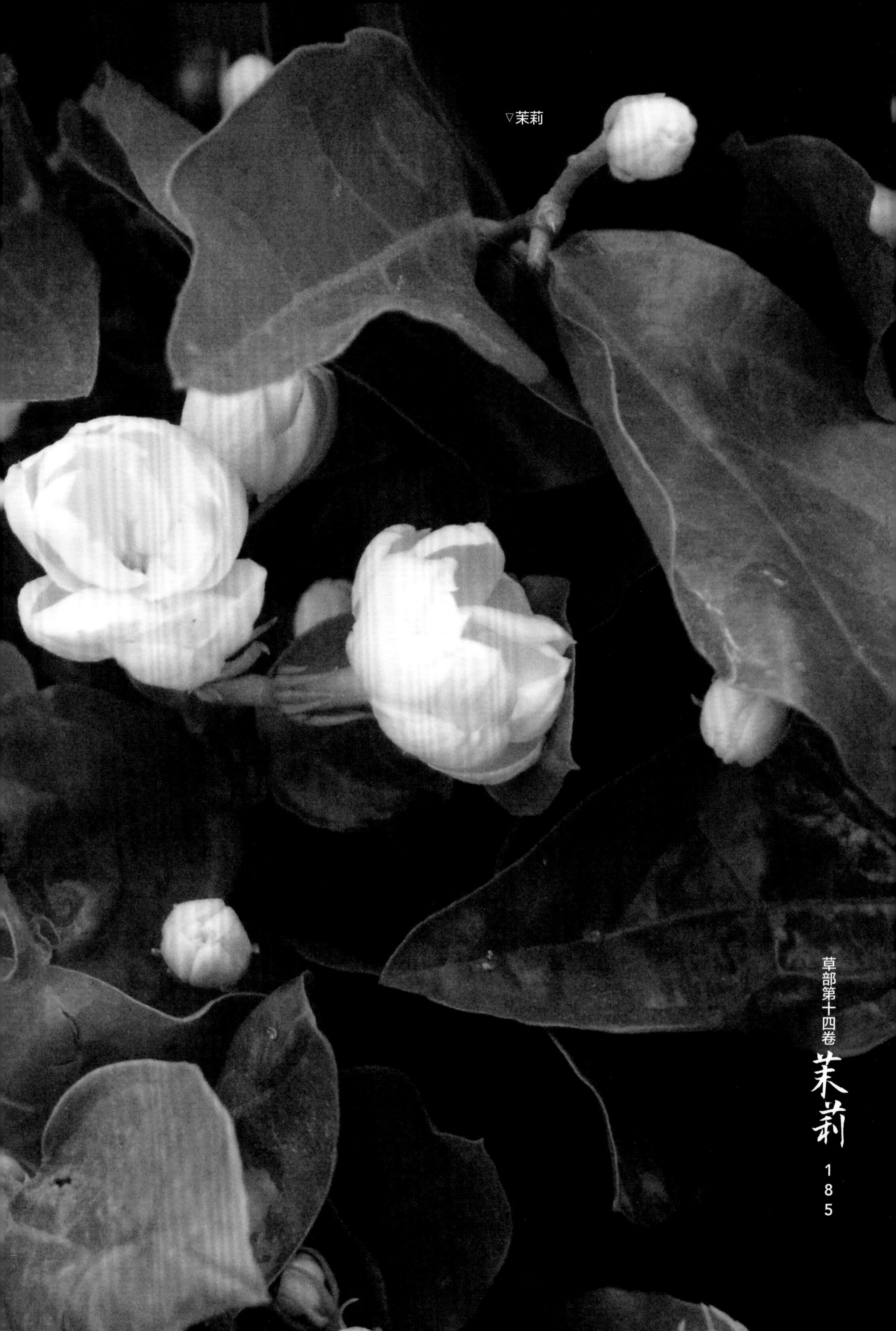
▽茉莉

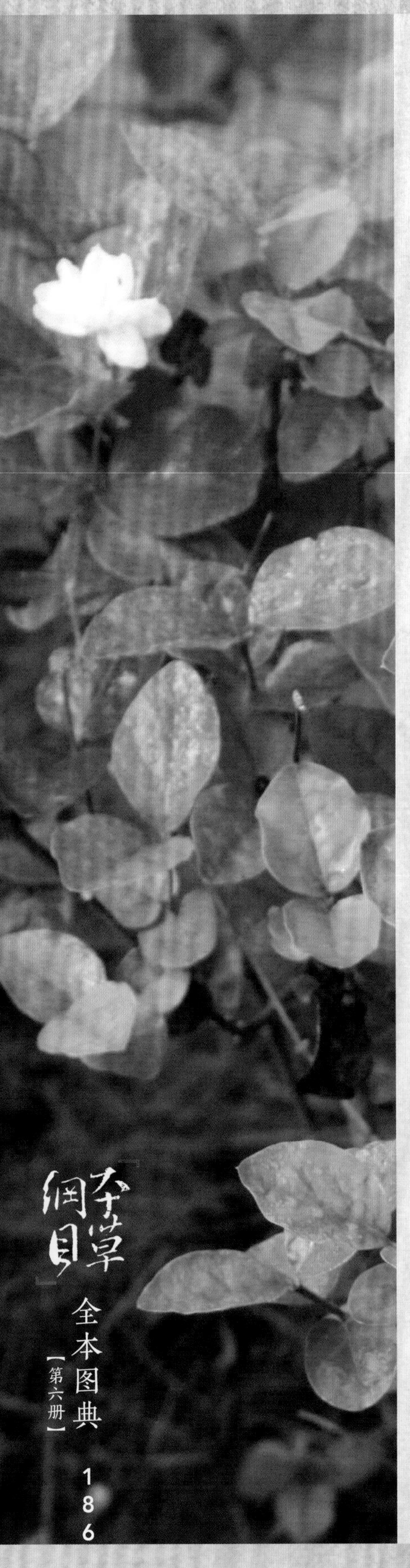

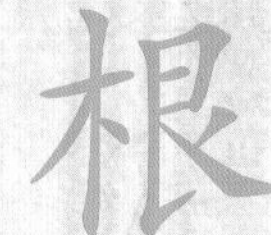

根

‖ **气味** ‖

热，有毒。

‖ **主治** ‖

以酒磨一寸服，则昏迷一日乃醒，二寸二日，三寸三日。凡跌损骨节脱臼接骨者用此，则不知痛也。汪机。

‖ **附录** ‖

素馨 [时珍曰] 素馨亦自西域移来，谓之耶悉茗花，即酉阳杂俎所载野悉蜜花也。枝干袅娜，叶似末利而小。其花细瘦四瓣，有黄、白二色。采花压油泽头，甚香滑也。

指甲花 有黄、白二色，夏月开，香似木犀，可染指甲，过于凤仙花。

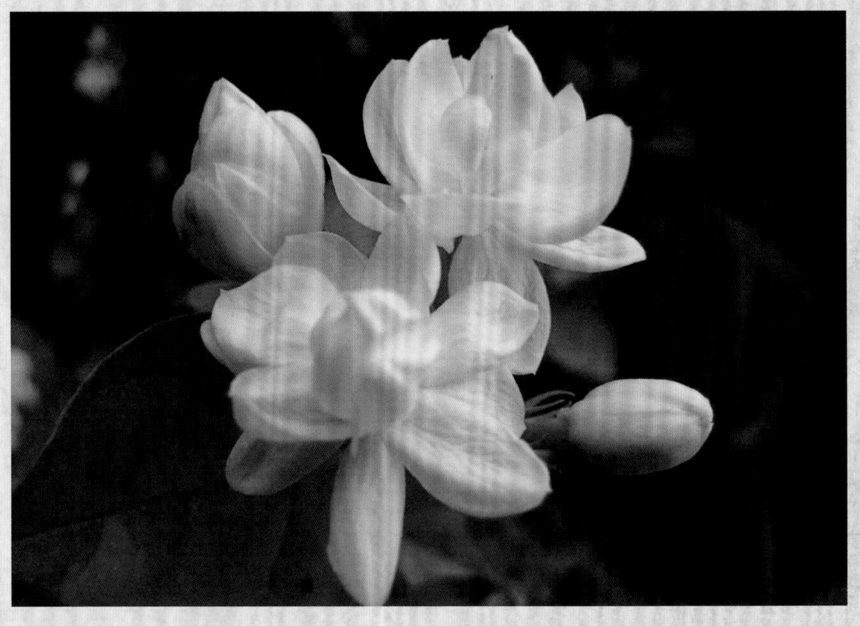

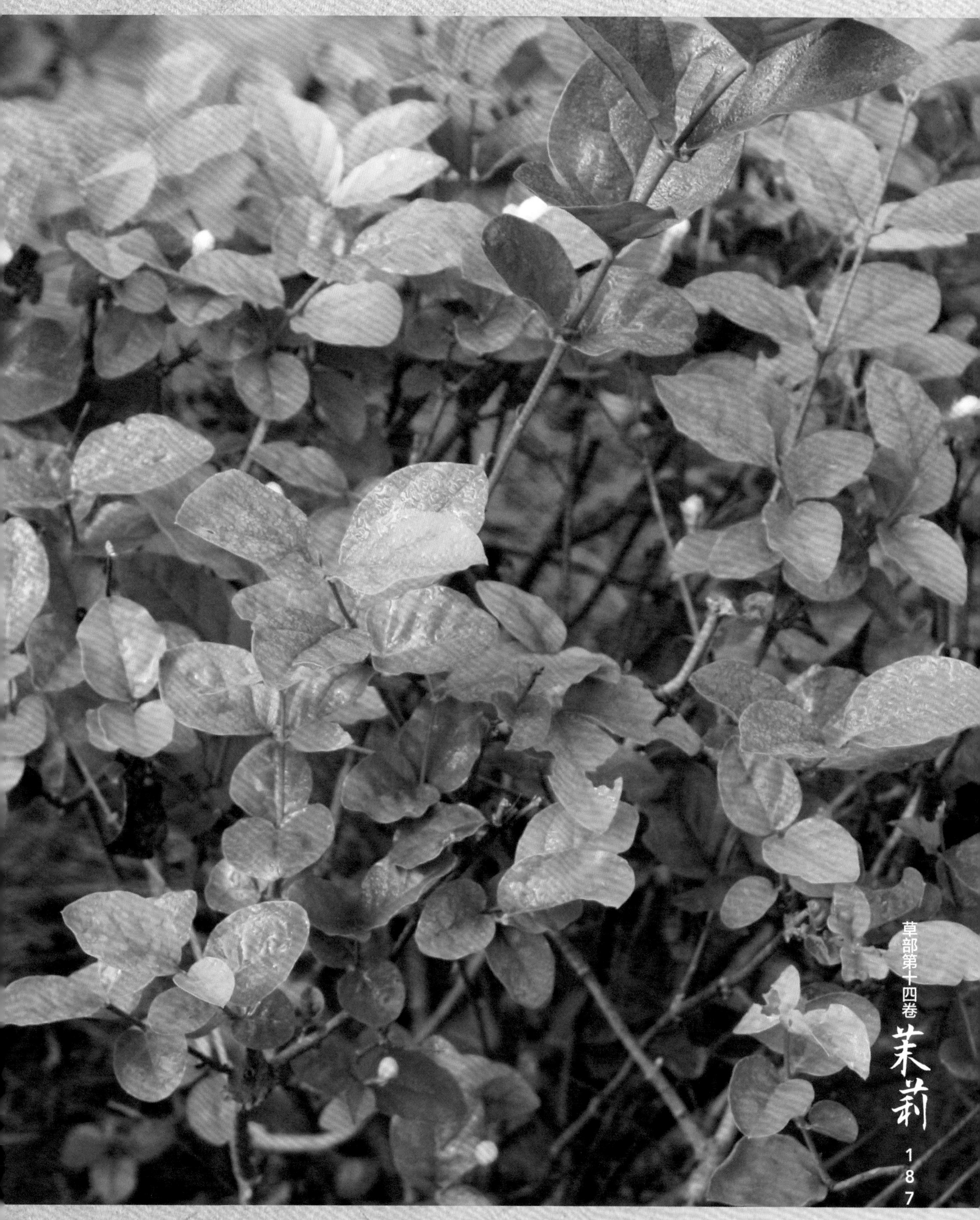

茉莉

‖ **基原** ‖

据《纲目彩图》《大辞典》《中华本草》等综合分析考证，本品为百合科植物郁金香 *Tulipa gesneriana* L.。原产欧洲，我国各地多有引种。

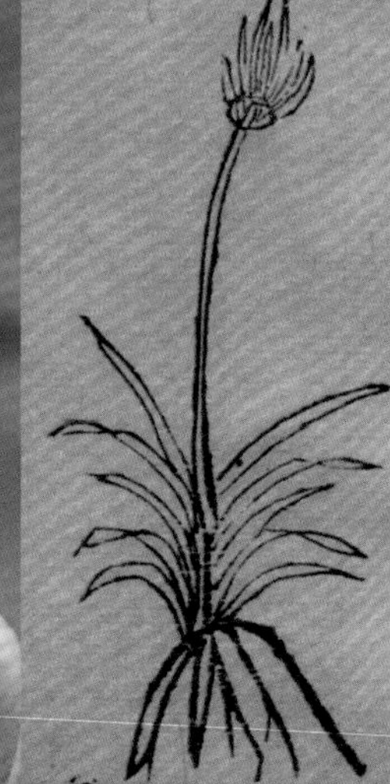

郁金香

宋《开宝》

△郁金香（*Tulipa gesneriana*）

校正：[禹锡曰] 陈氏言郁是草英，不当附于木部。今移入此。

‖**释名**‖

郁香御览**红蓝花**纲目**紫述香**纲目**草麝香　茶矩摩**佛书。[颂曰] 许慎说文解字云：郁。芳草也。十叶为贯，百二十贯筑以煮之。郁鬯乃百草之英，合而酿酒以降神，乃远方郁人所贡，故谓之郁。郁，今郁林郡也。[时珍曰] 汉郁林郡，即今广西、贵州、浔、柳、邕、宾诸州之地。一统志惟载柳州罗城县出郁金香，即此也。金光明经谓之茶矩摩香。此乃郁金花香，与今时所用郁金根，名同物异。唐慎微本草收此入彼下，误矣。按赵古则六书本义：鬯字象米在器中，以匕扱之之意。郁字从臼，奉缶置于几上，鬯有彡饰，五体之意。俗作郁。则郁乃取花筑酒之意，非指地言。地乃因此草得名耳。

‖**集解**‖

[藏器曰] 郁金香生大秦国，二月、三月有花，状如红蓝，四月、五月采花，即香也。[时珍曰] 按郑玄云：郁草似兰。杨孚南州异物志云：郁金出罽宾。国人种之，先以供佛，数日萎，然后取之。色正黄，与芙蓉花裹嫩莲者相似，可以香酒。又唐书云：太宗时，伽毘国献郁金香，叶似麦门冬，九月花开，状似芙蓉，其色紫碧，香闻数十步，花而不实，欲种者取根。二说皆同，但花色不同，种或不一也。古乐府云，中有郁金苏合香者，是此郁金也。晋左贵嫔有郁金颂云：伊有奇草，名曰郁金。越自殊域，厥珍来寻。芳香酷烈，悦目怡心，明德惟馨，淑人是钦。

‖**气味**‖

苦，温，无毒。[藏器曰] 平。

‖**主治**‖

蛊野诸毒，心腹间恶气鬼疰，鸦鹘等一切臭。入诸香药用。藏器。

‖ 基原 ‖
据《纲目彩图》《纲目图鉴》《汇编》等综合分析考证，本品为禾本科植物茅香 *Hierochloe odorata* (L.) Beauv.。主要分布于华北、西北及云南等地。《纲目图鉴》认为还包括禾本科植物香茅 *Cymbopogon citratus* (DC.) Stapf，并可能包括同属植物枫茅 *C. nardus* (L.) Rendle；香茅分布于福建、四川、云南、台湾、广东、广西等地。
香茅
茅香
宋《开宝》

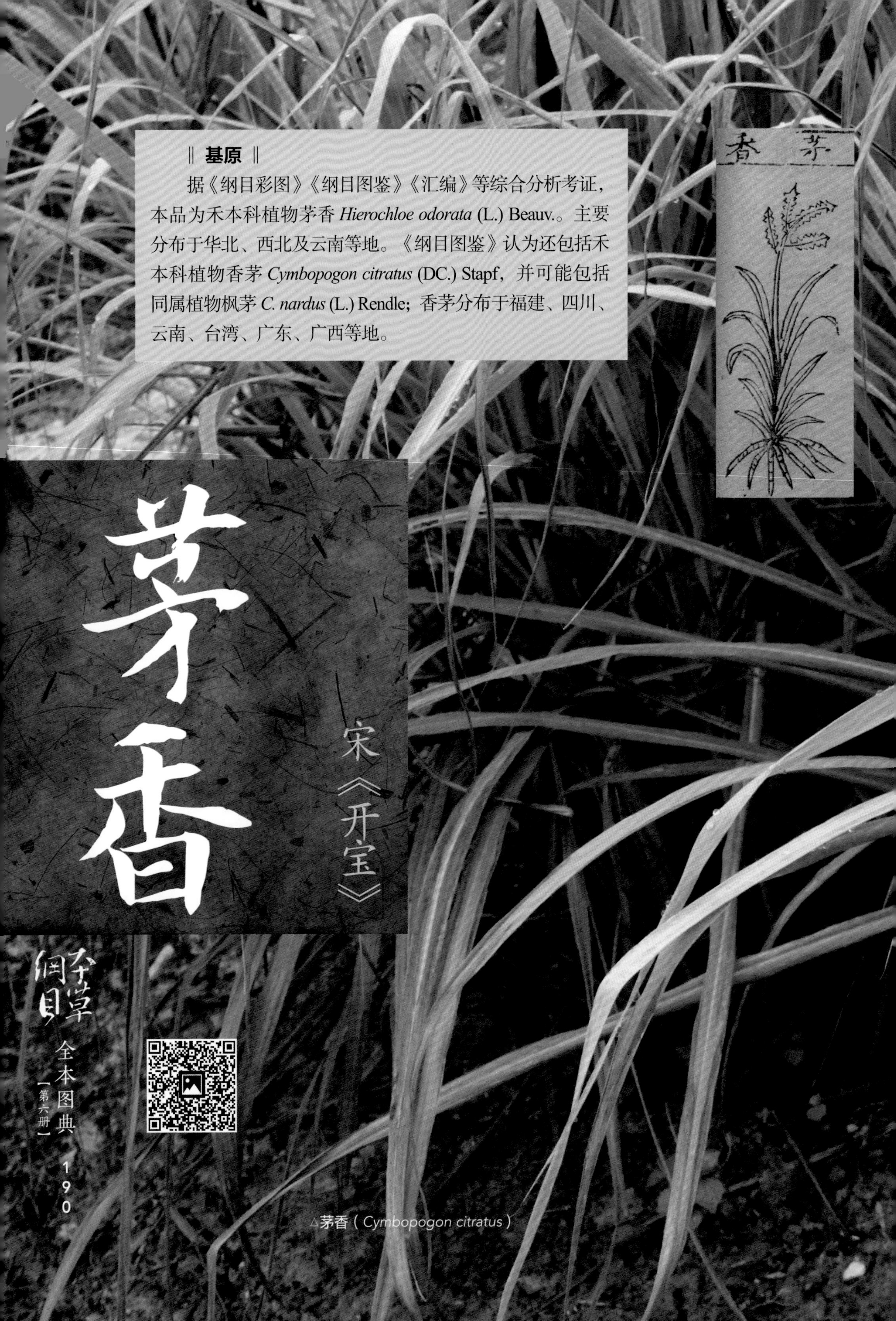

△茅香（*Cymbopogon citratus*）

校正：并入宋图经香麻。

‖ **释名** ‖

嗢尸罗金光明经**香麻。**[时珍曰] 苏颂图经复出香麻一条，云出福州，煎汤浴风甚良，此即香茅也。闽人呼茅如麻故尔。今并为一。

‖ **集解** ‖

[志曰] 茅香生剑南道诸州，其茎叶黑褐色，花白色，即非白茅香也。[颂曰] 今陕西、河东、汴东州郡亦有之，辽、泽州充贡。三月生苗，似大麦。五月开白花，亦有黄花者。有结实者，有无实者。并正月、二月采根，五月采花，八月采苗。[宗奭曰] 茅香根如茅，但明洁而长。可作浴汤，同藁本尤佳。仍入印香中，合香附子用。[时珍曰] 茅香凡有二：此是一种香茅也；其白茅香，别是南番一种香草，唐慎微本草不知此义，乃以白茅花及白茅香诸注引入茅香之下。今并提归各条。

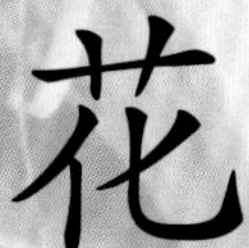

花

‖ **气味** ‖

苦，温，无毒。

‖ **主治** ‖

中恶，温胃止呕吐，疗心腹冷痛。开宝。

‖ **附方** ‖

新一。**冷劳久病**茅香花、艾叶四两，烧存性，研末，粟米饭丸梧子大。初以蛇床子汤下二十丸至三十丸，微吐不妨，后用枣汤下，立效。圣济总录。

苗、叶

‖ **主治** ‖

作浴汤，辟邪气，令人身香。开宝。

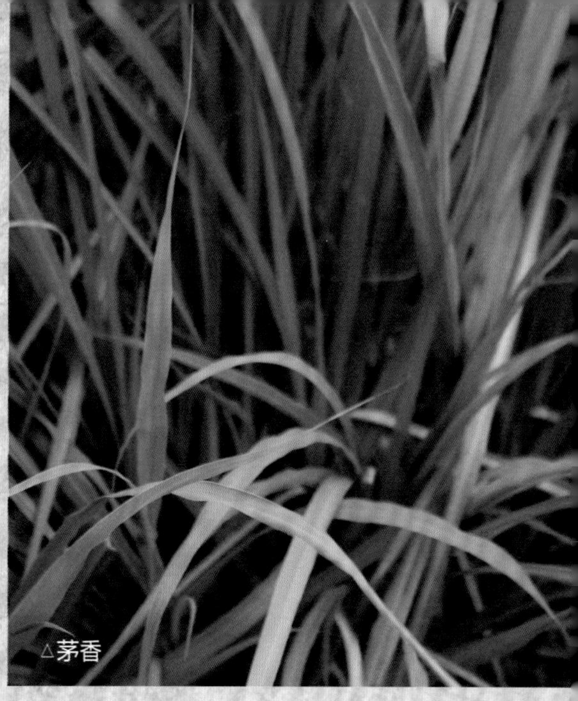

△茅香

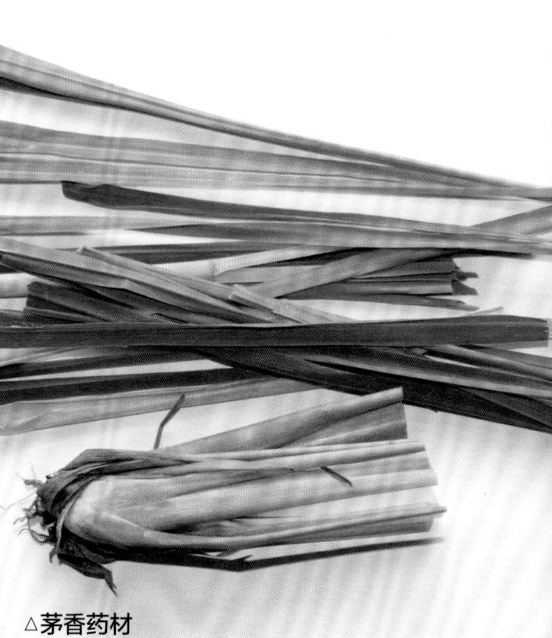

△茅香药材

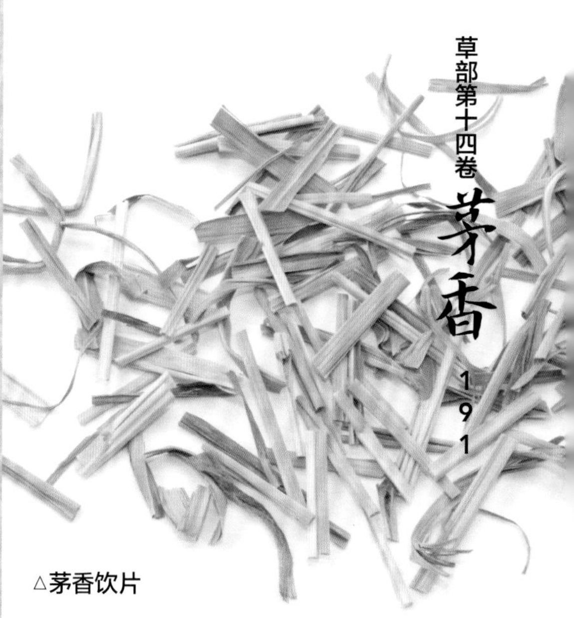

△茅香饮片

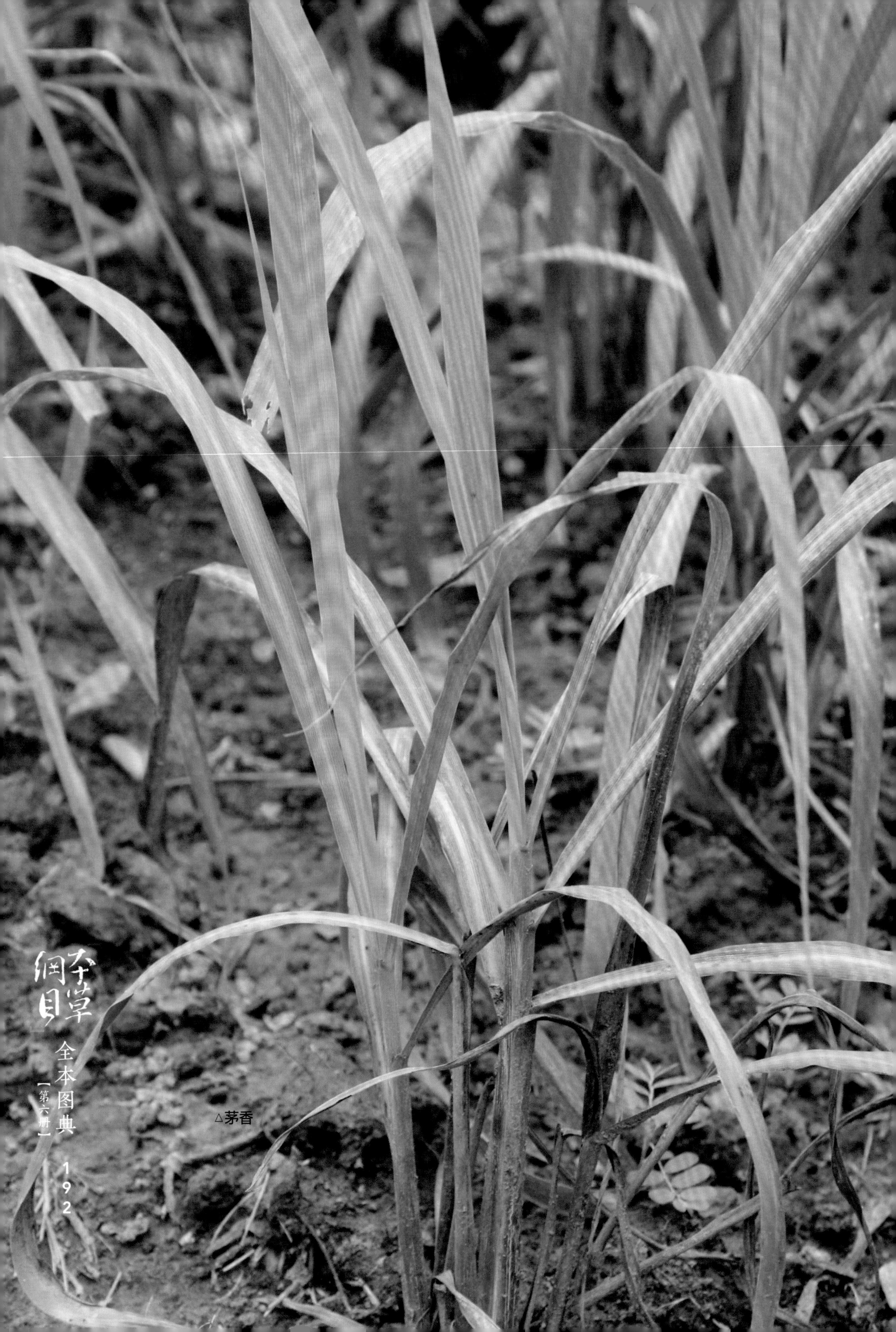

△茅香

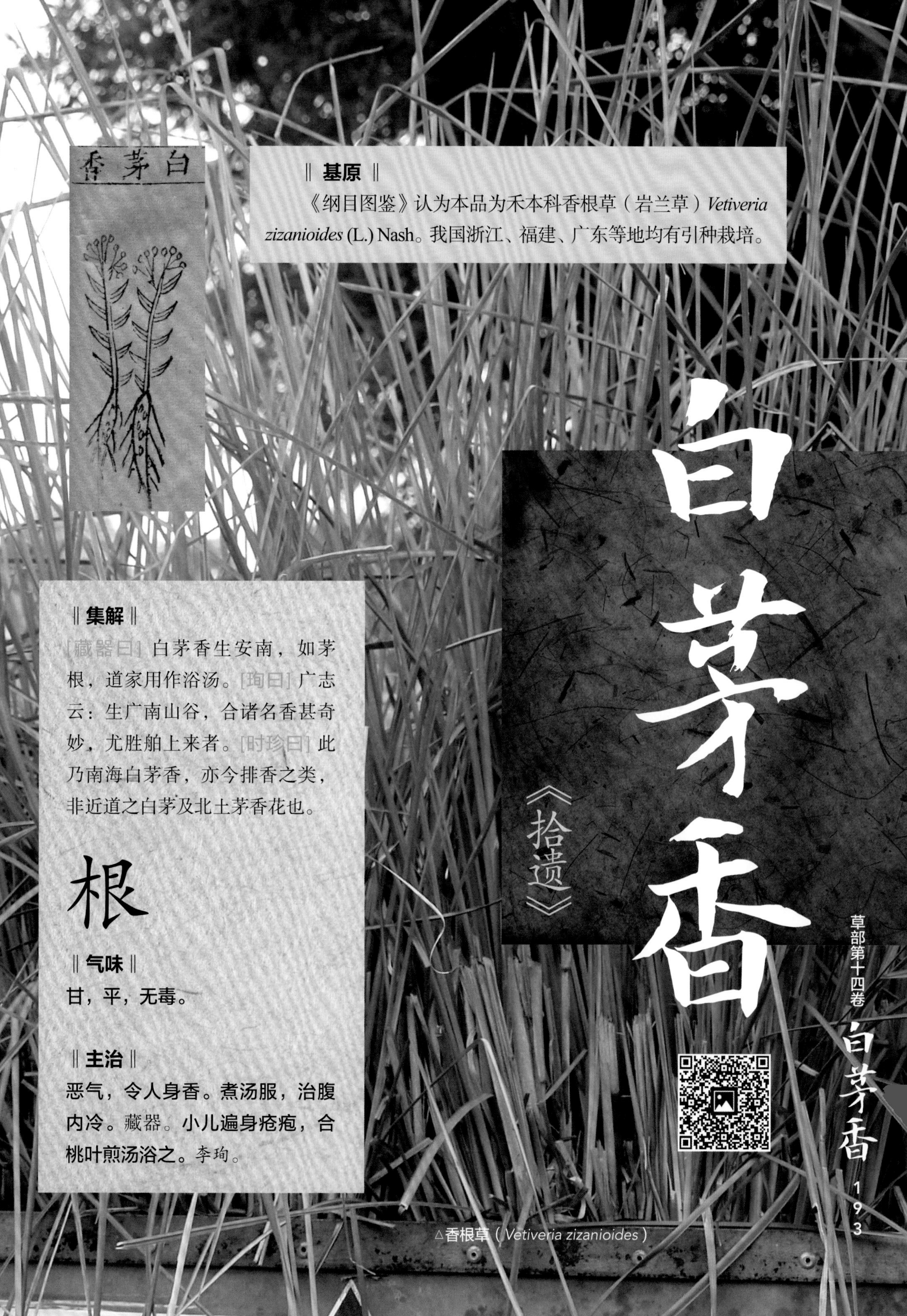

‖ 基原 ‖

《纲目图鉴》认为本品为禾本科香根草（岩兰草）*Vetiveria zizanioides* (L.) Nash。我国浙江、福建、广东等地均有引种栽培。

白茅香

《拾遗》

‖ 集解 ‖

[藏器曰] 白茅香生安南，如茅根，道家用作浴汤。[珣曰] 广志云：生广南山谷，合诸名香甚奇妙，尤胜舶上来者。[时珍曰] 此乃南海白茅香，亦今排香之类，非近道之白茅及北土茅香花也。

根

‖ 气味 ‖

甘，平，无毒。

‖ 主治 ‖

恶气，令人身香。煮汤服，治腹内冷。藏器。小儿遍身疮疱，合桃叶煎汤浴之。李珣。

△香根草（*Vetiveria zizanioides*）

排草香

《纲目》

‖ **基原** ‖

据《纲目彩图》《纲目图鉴》《中华本草》等综合分析考证，本品为唇形科植物香排草 *Anisochilus carnosus* (L.) Wall.。主要分布于广东、广西南宁一带。《药典》四部收载香排草药材为唇形科植物香排草的干燥带茎的根茎及根。

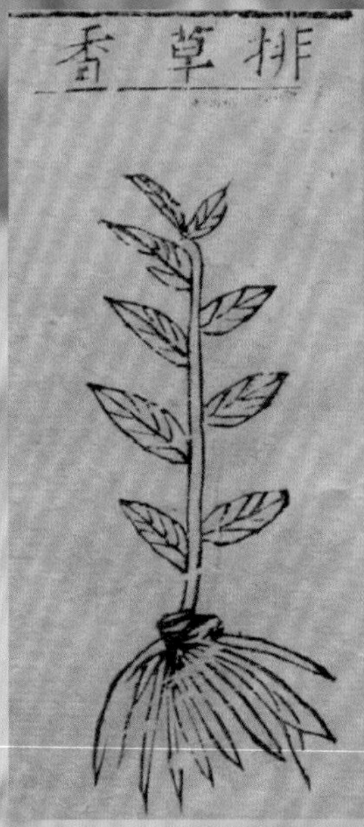

△香排草（*Anisochilus carnos*

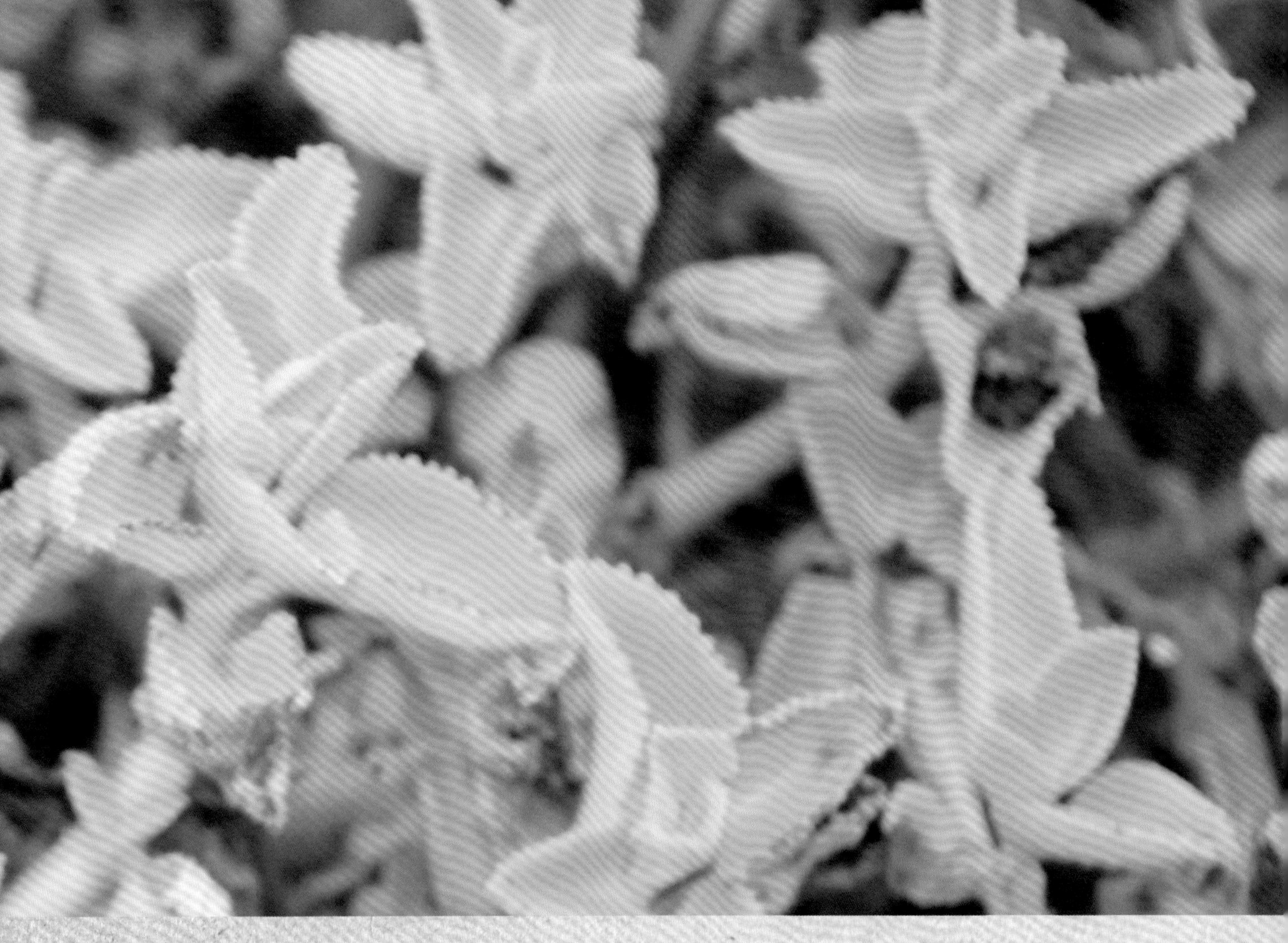

‖ **集解** ‖

[时珍曰] 排草香出交趾，今岭南亦或莳之，草根也，白色，状如细柳根，人多伪杂之。案范成大桂海志云：排草香状如白茅香，芬烈如麝香，人亦用以合香，诸香无及之者。又有麝香木，出古城，乃老朽树心节，气颇类麝。

根

‖ **气味** ‖

辛，温，无毒。

‖ **主治** ‖

辟臭，去邪恶气。时珍。

‖ **附录** ‖

瓶香[珣曰] 案陈藏器云：生南海山谷，草之状也。其味寒无毒，主鬼魅邪精，天行时气，并宜烧之。水煮，洗水肿浮气。与生姜、芥子煎汤，浴风疟甚效。

耕香[藏器曰]生乌许国，茎生细叶，味辛温无毒，主鬼气，调中去臭。[时珍曰]二香皆草状，恐亦排草之类也，故附之。

迷迭香

《拾遗》

‖ **基原** ‖

据《纲目彩图》《纲目图鉴》《中华本草》等综合分析考证，本品为唇形科植物迷迭香 *Rosmarinus officinalis* L.。原产南欧，我国各地多有引种。

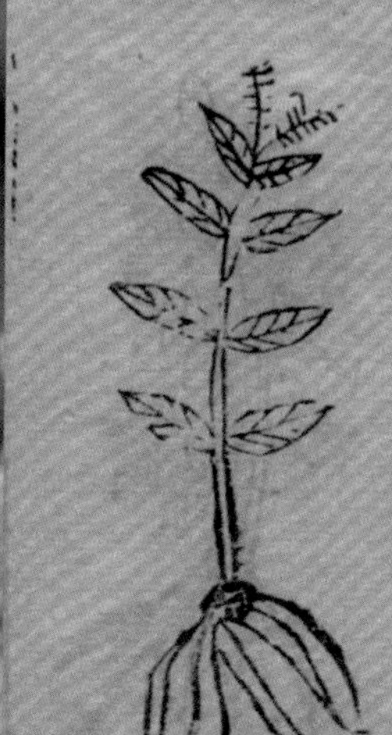

△迷迭香（*Rosmarinus officinalis*）

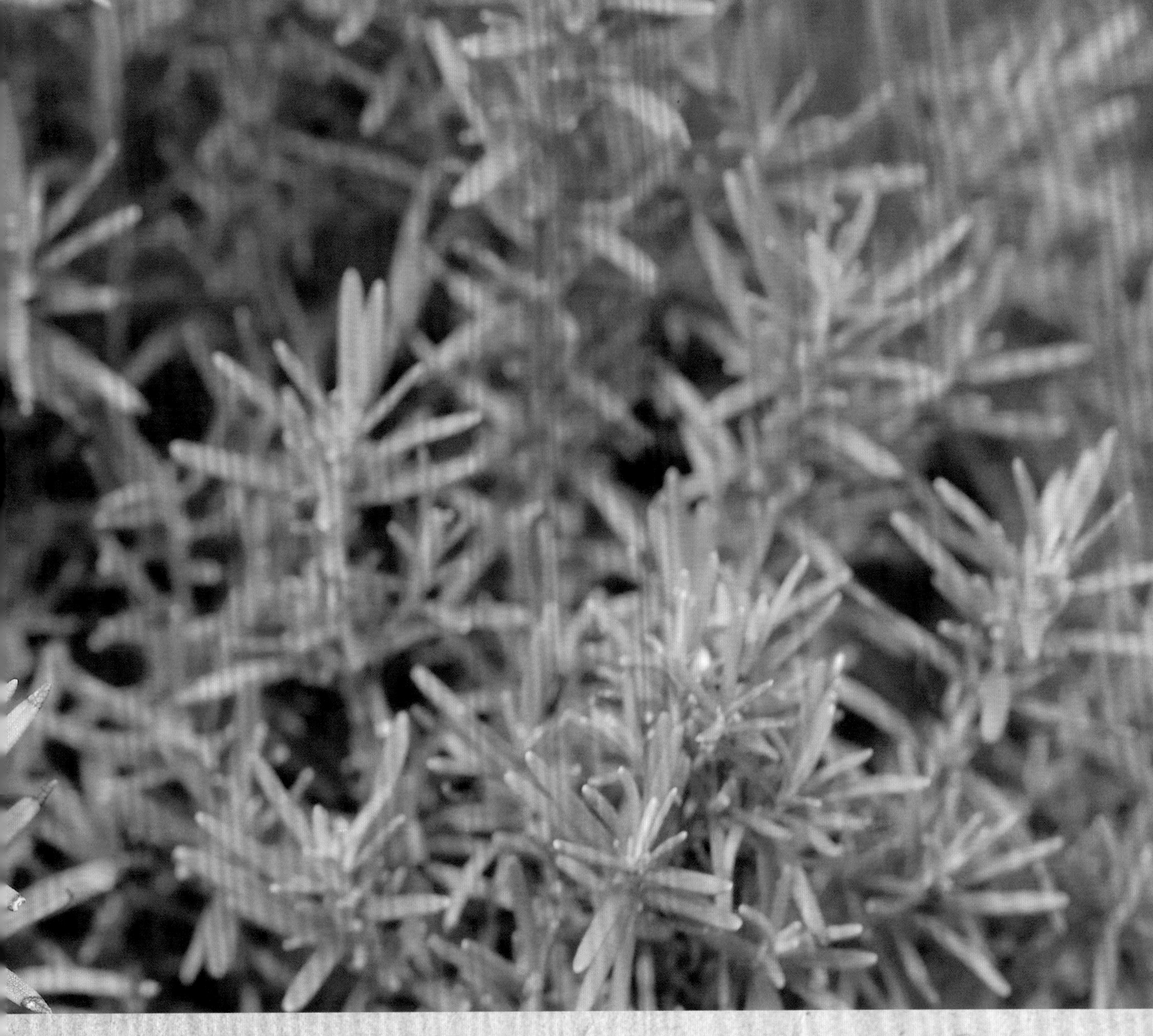

‖ **集解** ‖

[藏器曰] 广志云：出西海。魏略云：出大秦国。[时珍曰] 魏文帝时，自西域移植庭中，同曹植等各有赋。大意其草修干柔茎，细枝弱根。繁花桔实，严霜弗凋。收采幽杀，摘去枝叶。入袋佩之，芳香甚烈。与今之排香同气。

‖ **气味** ‖

辛，温，无毒。

‖ **主治** ‖

恶气，令人衣香，烧之去鬼。藏器。[珣曰] 性平不温。合羌活为丸，烧之。辟蚊蚋。

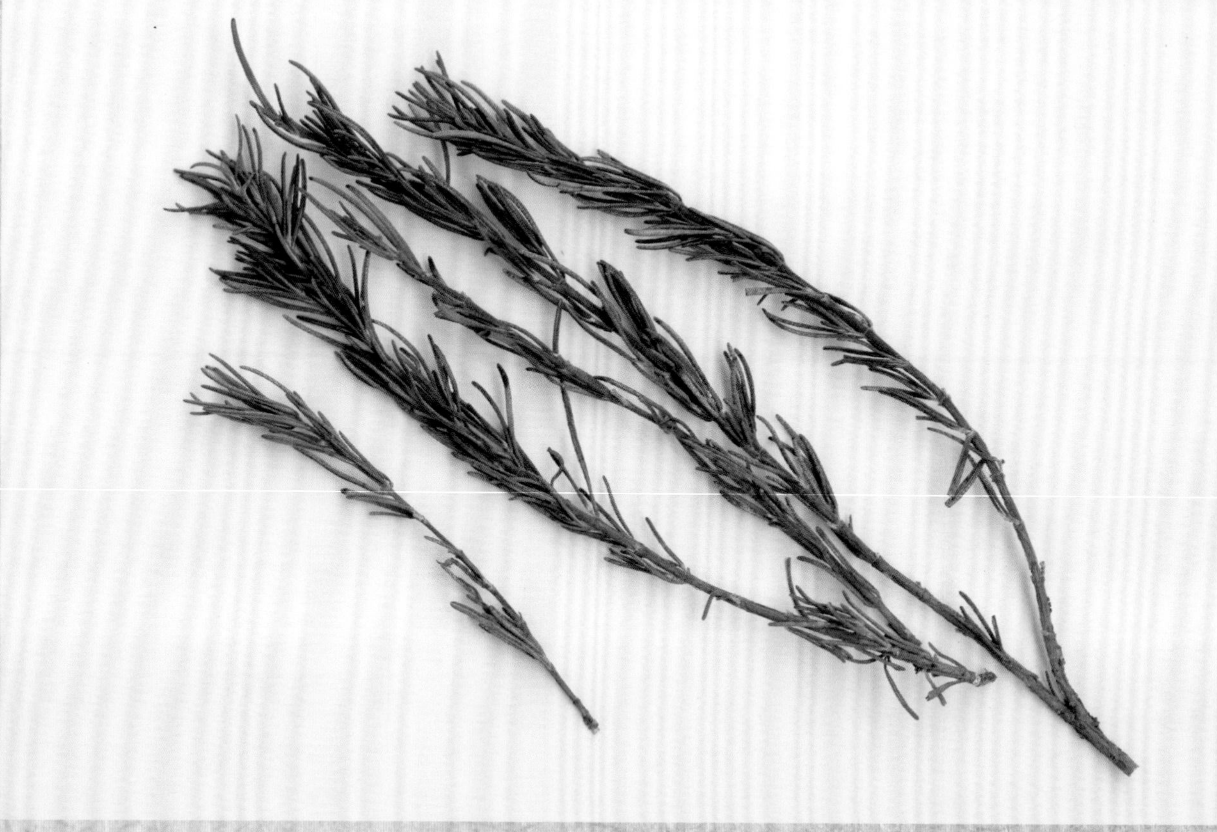

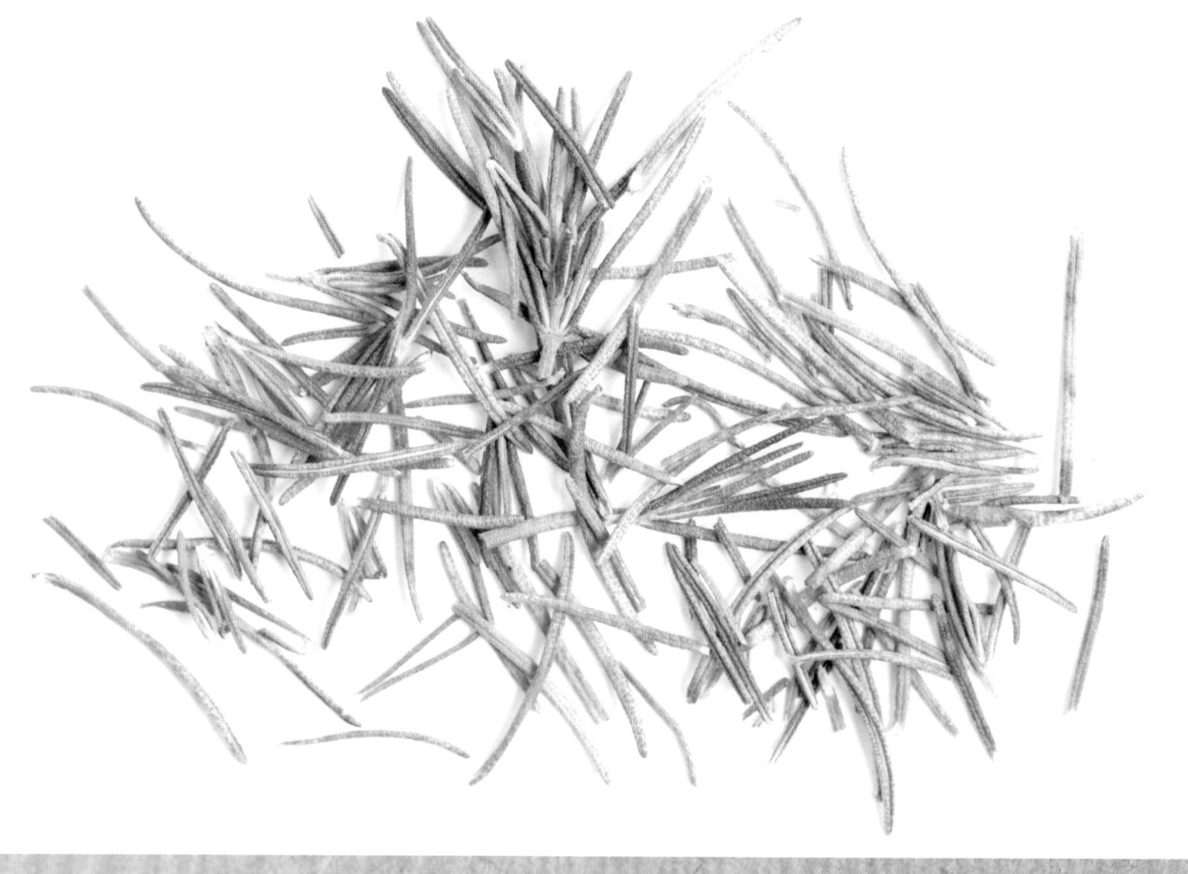

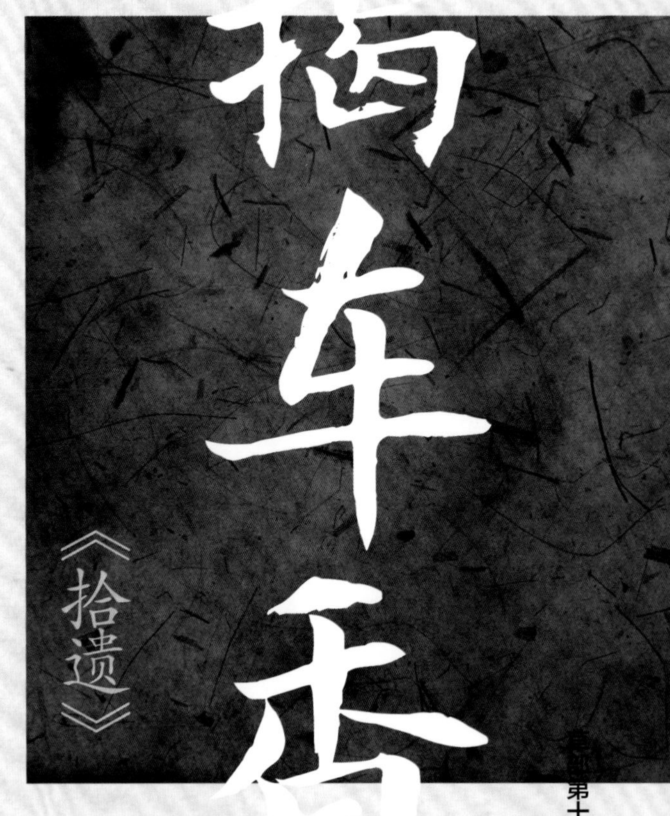

‖**集解**‖

[藏器曰] 广志云：藒车香生徐州，高数尺，黄叶白花。尔雅：藒车，乞舆。郭璞云：香草也。[珣曰] 生海南山谷，齐民要术云：凡诸树木虫蛀者，煎此香冷淋之，即辟也。[时珍曰] 楚词：畦留夷与藒车。则昔人常栽莳之，与今兰香、零陵相类也。

‖**气味**‖

辛，温，无毒。[珣曰] 微寒。

‖**主治**‖

鬼气，去臭，及虫鱼蛀蠹。藏器。**治霍乱，辟恶气，熏衣佳。**珣。

‖ **基原** ‖

据《纲目彩图》《纲目图鉴》《大辞典》《中华本草》等综合分析考证，本品为菊科植物艾纳香 *Blumea balsamifera* (L.) DC.。分布于广西、广东、贵州、云南等地。《药典》收载艾片药材为菊科植物艾纳香的新鲜叶经提取加工制成的结晶。

艾纳香

宋《开宝》

△艾纳香（*Blumea balsamifera*）

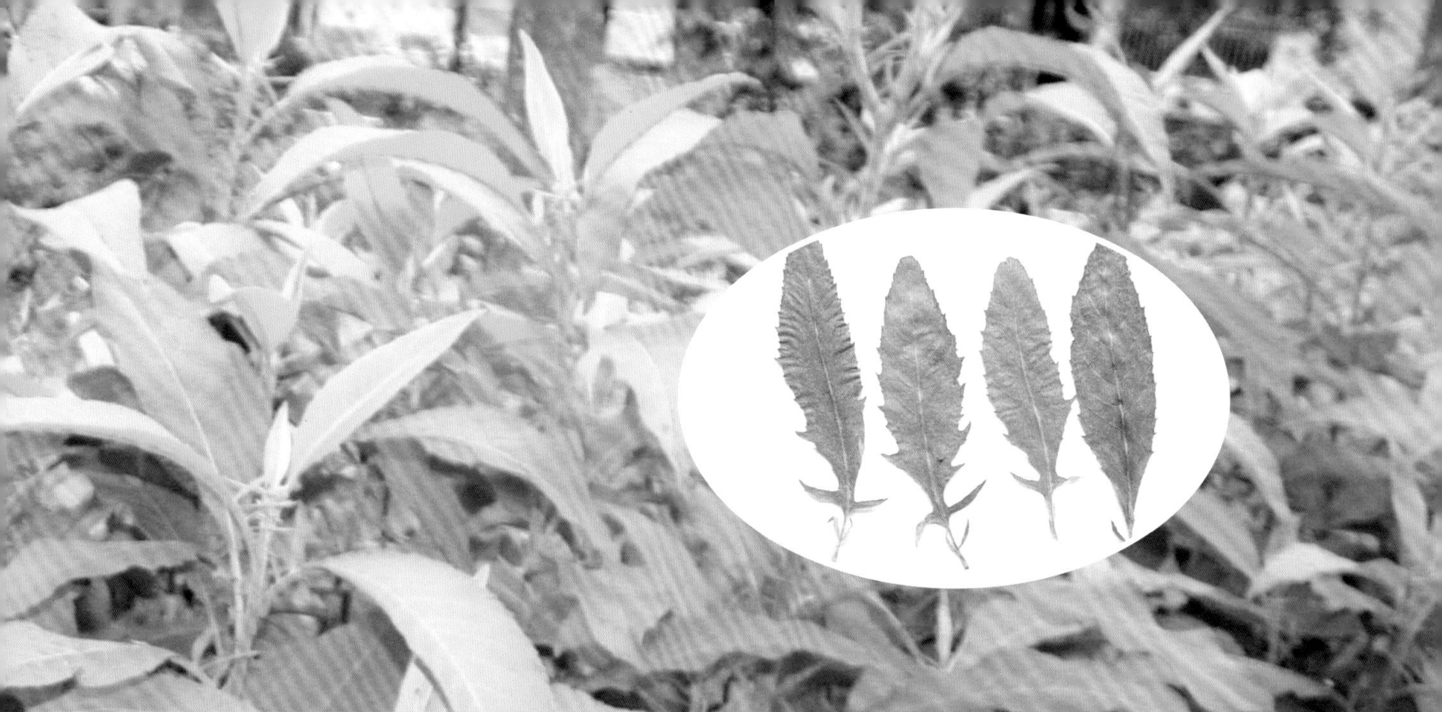

艾纳香 *Blumea balsamifera* ITS2 条形码主导单倍型序列：

```
1   CGTCTCGCGT CGCTCCTAAA CCATGTCTCC TCAAAAAGGA TGTGCGAGAT AGGGGCGGAT ACTGGTCTCC CGTGCCTATG
81  GTGTGGTTGG CCGAAATTAC GAGTCTCCTT TTCATGGACA CACGGCAAGT GGTGGTTGAG CTGACCTTAG TTTCGTGTTT
161 GTGTGTTCGT AGATGTATTG GAAGACCTAG CAAAAGTACC CTAGTGCGTC GTTTTGCGGC GGTGCTTCGA CCG
```

‖**集解**‖

[志曰] 广志云：艾纳出西国，似细艾。又有松树皮上绿衣，亦名艾纳，可以和合诸香，烧之能聚其烟，青白不散，而与此不同。[禹锡曰] 案古乐府云：行胡从何方，列国持何来，氍毹（毾）（毲）五木香，迷迭艾纳及都梁。是也。

‖**气味**‖

甘，温、平，无毒。

‖**主治**‖

恶气杀虫，主腹冷泄痢。志。**伤寒五泄，心腹注气，止肠鸣，下寸白，烧之辟瘟疫，合蜂窠浴脚气良。**珣。**治癣辟蛇。**藏器。

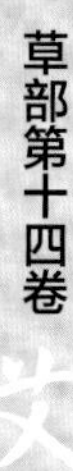

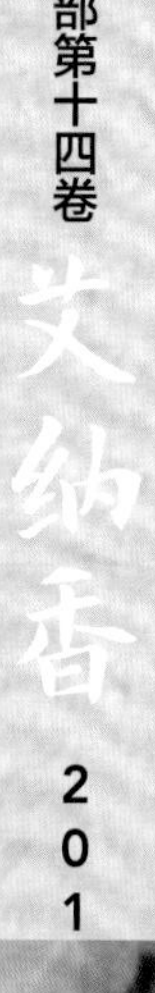

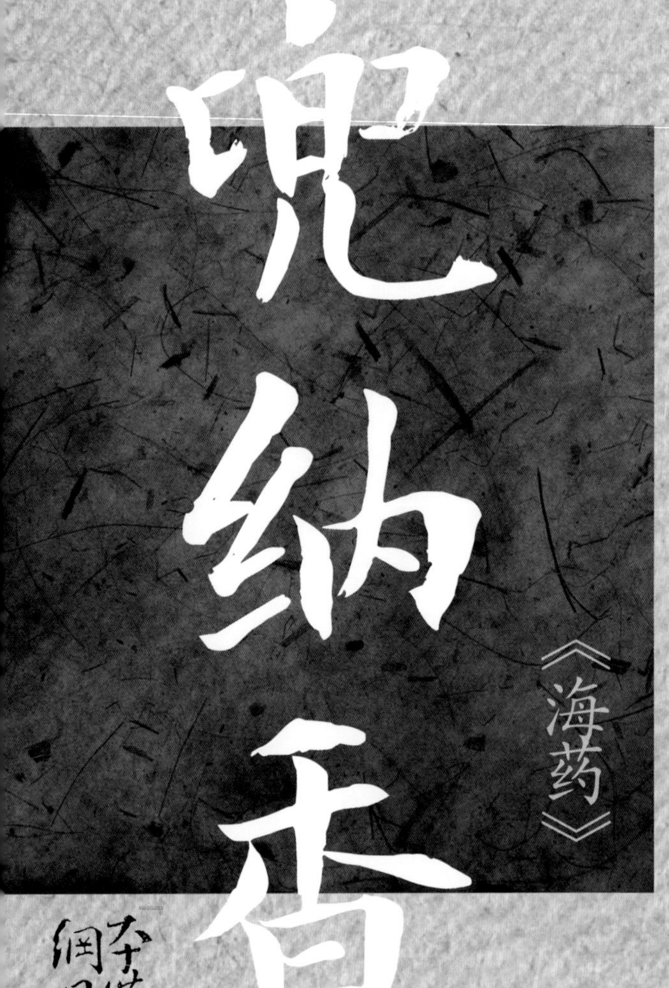

兜纳香《海药》

‖ **集解** ‖

[珣曰] 案广志云：出西海剽国诸山。魏略云：出大秦国。草类也。

‖ **气味** ‖

辛，平，无毒。[藏器曰] 甘，温。

‖ **主治** ‖

温中，除暴冷。藏器。**恶疮肿瘘，止痛生肌，并入膏用。烧之，辟远近恶气。带之夜行，壮胆安神。与茅香、柳枝煎汤浴小儿，易长。**李珣。

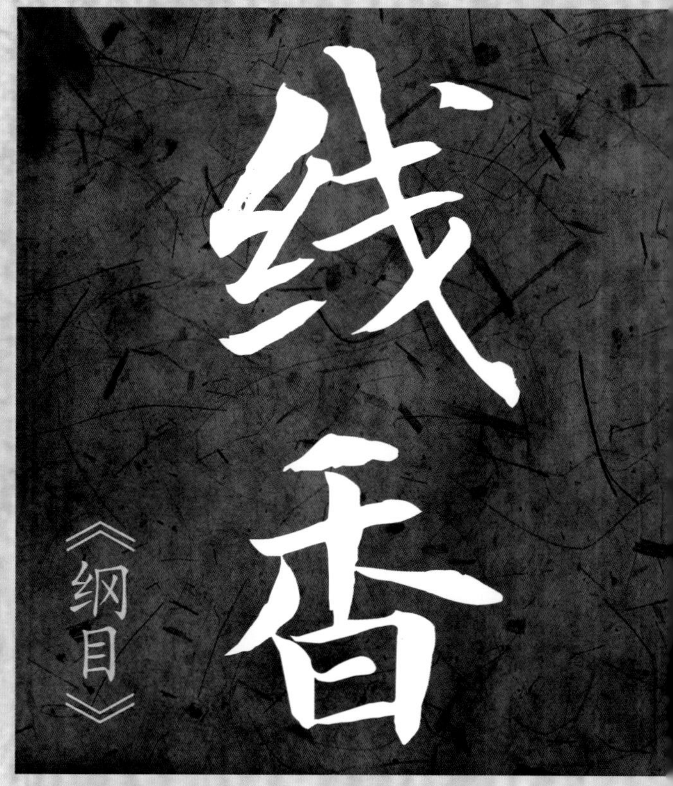

‖ **集解** ‖

[时珍曰] 今人合香之法甚多，惟线香可入疮科用。其料加减不等。大抵多用白芷、芎䓖、独活、甘松、三柰、丁香、藿香、藁本、高良姜、角茴香、连乔、大黄、黄芩、柏木、兜娄香末之类，为末，以榆皮面作糊和剂，以唧筒笮成线香，成条如线也。亦或盘成物象字形，用铁铜丝悬爇者，名龙挂香。

‖ **气味** ‖

辛，温，无毒。

‖ **主治** ‖

熏诸疮癣。时珍。

‖ **附方** ‖

新一。**杨梅毒疮**龙挂香、孩儿茶、皂角子各一钱，银朱二钱，为末，纸卷作捻，点灯置桶中，以鼻吸烟。一日三次，三日止。内服解毒药，疮即干。集简方。

‖ **基原** ‖

据《纲目彩图》《纲目图鉴》《药典图鉴》《中药志》等综合分析考证，本品为唇形科植物广藿香 *Pogostemon cablin* (Blanco) Benth.。分布于福建、台湾、广东、海南、广西等地。另外，还有唇形科植物藿香 *Agastache rugosa* (Fisch. et Mey.) O. Ktze.，《中华本草》及相关考证 * 均认为《滇南本草》之“土藿香”即为此种，分布于东北、华北、西南及陕西、河南等地。《药典》收载广藿香药材为唇形科植物广藿香的干燥地上部分；枝叶茂盛时采割，日晒夜闷，反复至干。《药典》四部收载藿香药材为唇形科植物藿香的干燥地上部分。

* 郝近大.《中国药典》应收载(土)藿香 [C].// 第十四届全国药学史本草学术会议论文集. 中国中医科学院，2007：52.

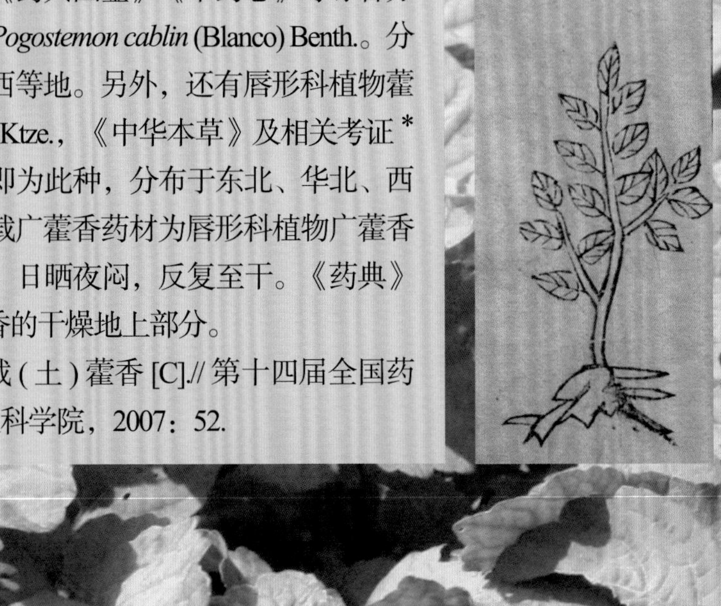

藿香

宋《嘉祐》

△广藿香（*Pogostemon cablin*）

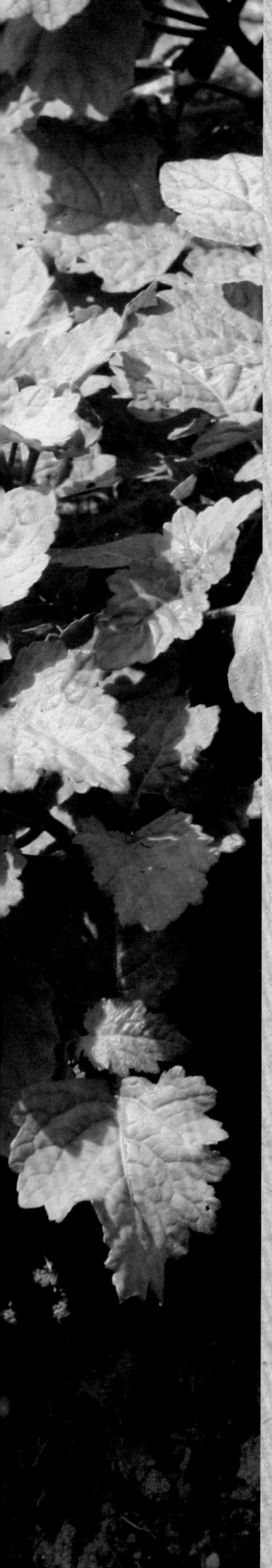

校正：[承曰]宜入草部。

‖释名‖

兜娄婆香。[时珍曰]豆叶曰藿，其叶似之，故名。楞严经云：坛前以兜娄婆香煎水洗浴。即此。法华经谓之多摩罗跋香，金光明经谓之钵怛罗香，皆兜娄二字梵言也。涅槃又谓之迦箅香。

‖集解‖

[禹锡曰]按广志云：藿香出海边国。茎如都梁，叶似水苏，可着衣服中。嵇含南方草木状云：出交趾、九真、武平、兴古诸地，吏民自种之。榛生，五六月采，日干乃芬香。[颂曰]藿香岭南多有之。人家亦多种。二月生苗，茎梗甚密，作丛，叶似桑而小薄，六月七月采之。须黄色乃可收。金楼子及俞益期笺皆云：扶南国人言：五香共是一木。其根是旃檀，节是沉香，花是鸡舌，叶是藿香，胶是熏陆。故本草以五香共条，义亦出此。今南中藿香乃是草类，与嵇含所说正相符合。范晔合香方云：零藿虚燥，古人乃以合香。即此扶南之说，似涉欺罔也。[时珍曰]藿香方茎有节中虚，叶微似茄叶，洁古、东垣惟用其叶，不用枝梗。今人并枝梗用之，因叶多伪故耳。唐史云：顿逊国出藿香，插枝便生，叶如都梁者，是也。刘欣期交州记言藿香似苏合香者，谓其气相似，非谓形状也。

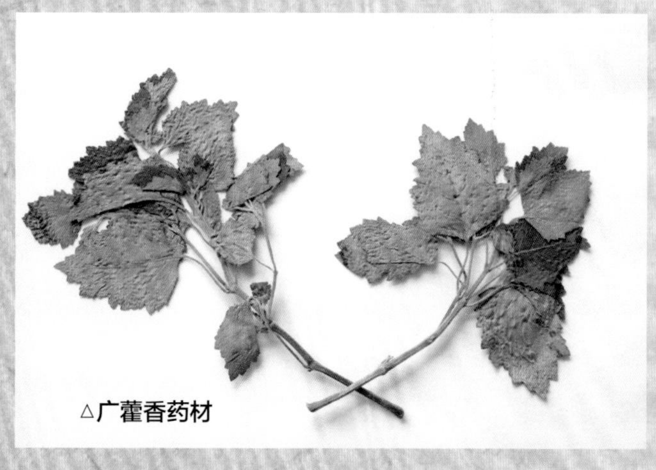
△广藿香药材

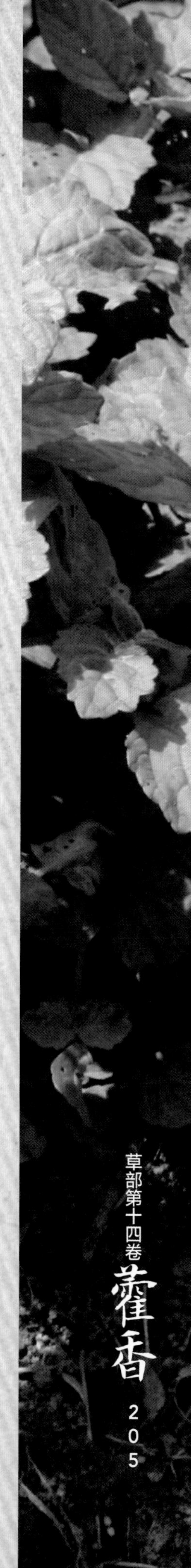

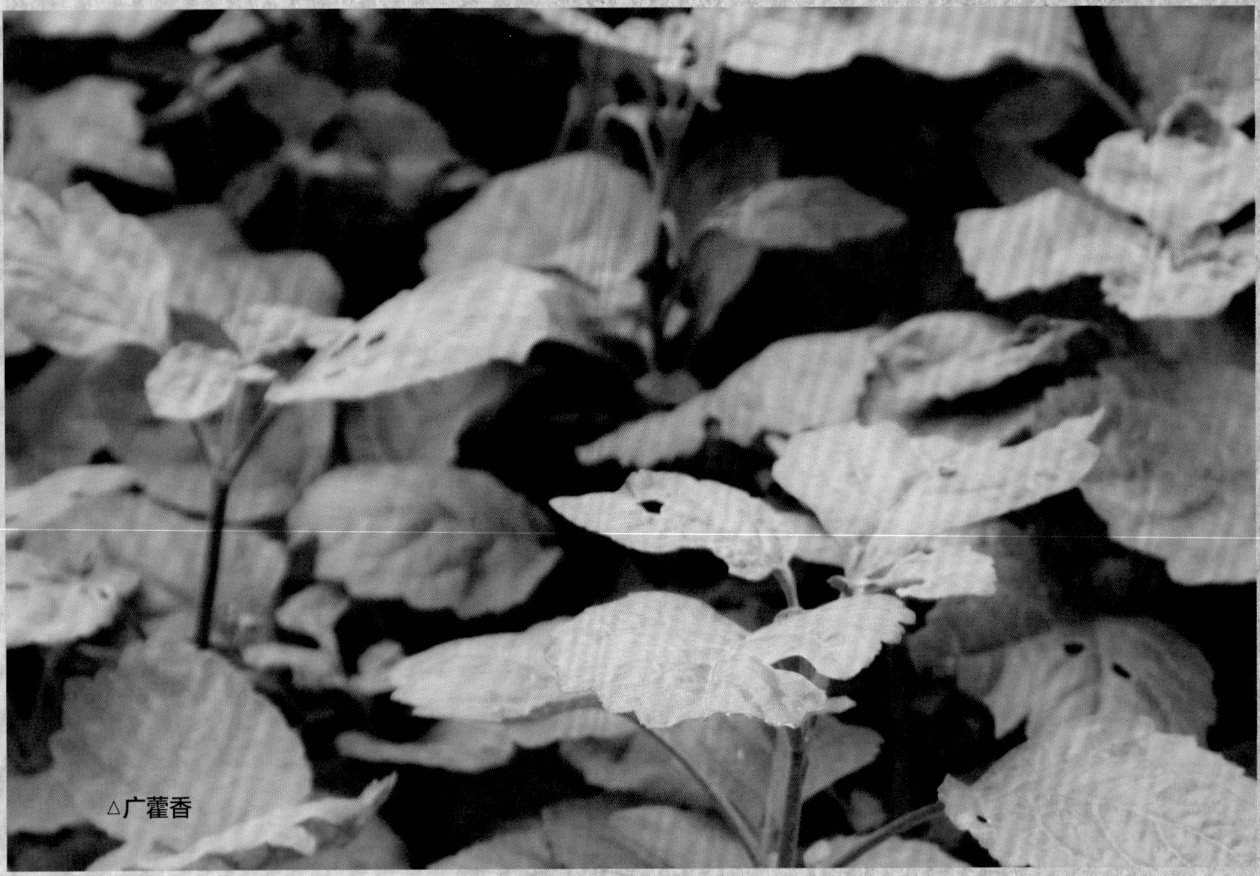

△广藿香

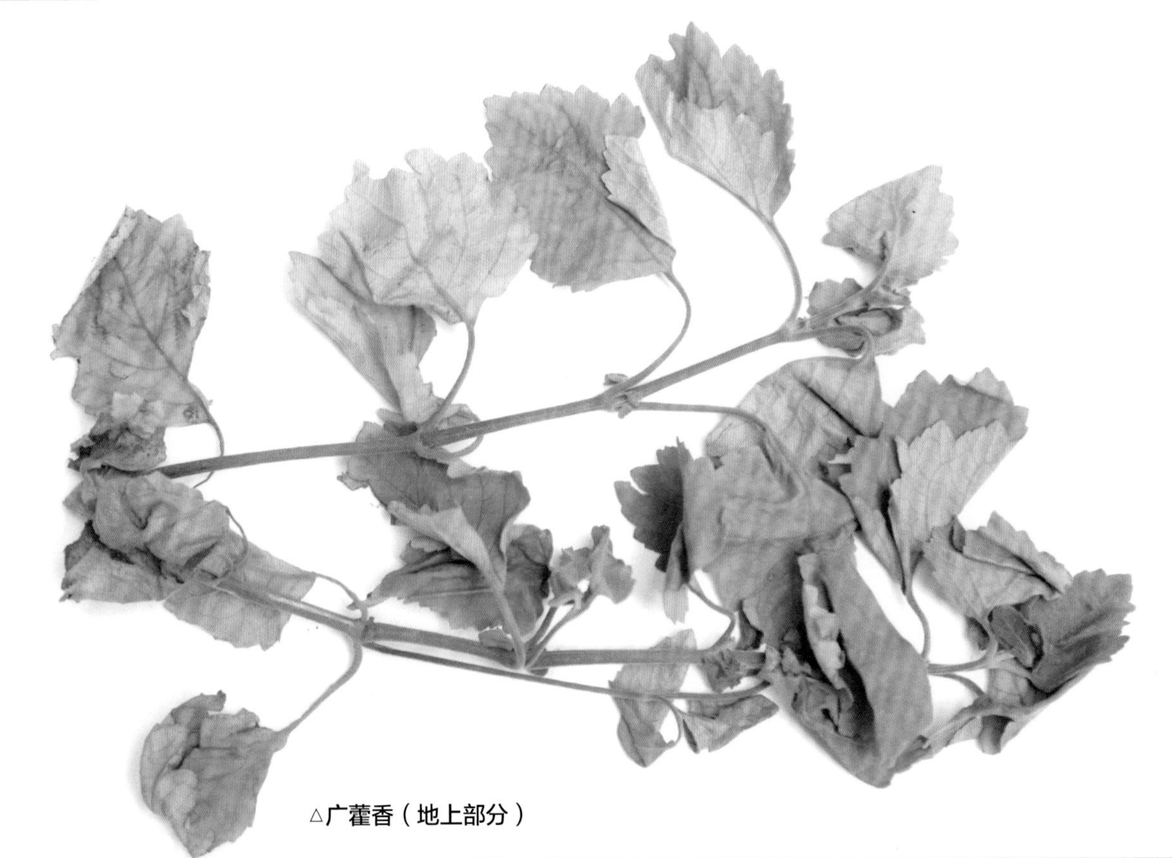
△广藿香（地上部分）

广藿香 *Pogostemon cablin* ITS2 条形码主导单倍型序列：

```
1   CGCATCGCGT CGCCCCCTCC CCGCGCCCAA ACGCGCGGCG GTGGTGGAAA GTGGTCCCCC GTGCGCGGTG TCGCGCGGTC
81  GGCCCAAATG TGATCCCCGG CGACGCACGT CACGACAAGT GGTGGTTGTA CCCTCAACGC GCTTTGTCGT GCACCACCGT
161 GTCGGGACGC ATGATCAGAC CCAATGGCAC GTGCGAGCAC GTCGCCTTCG ACCG
```

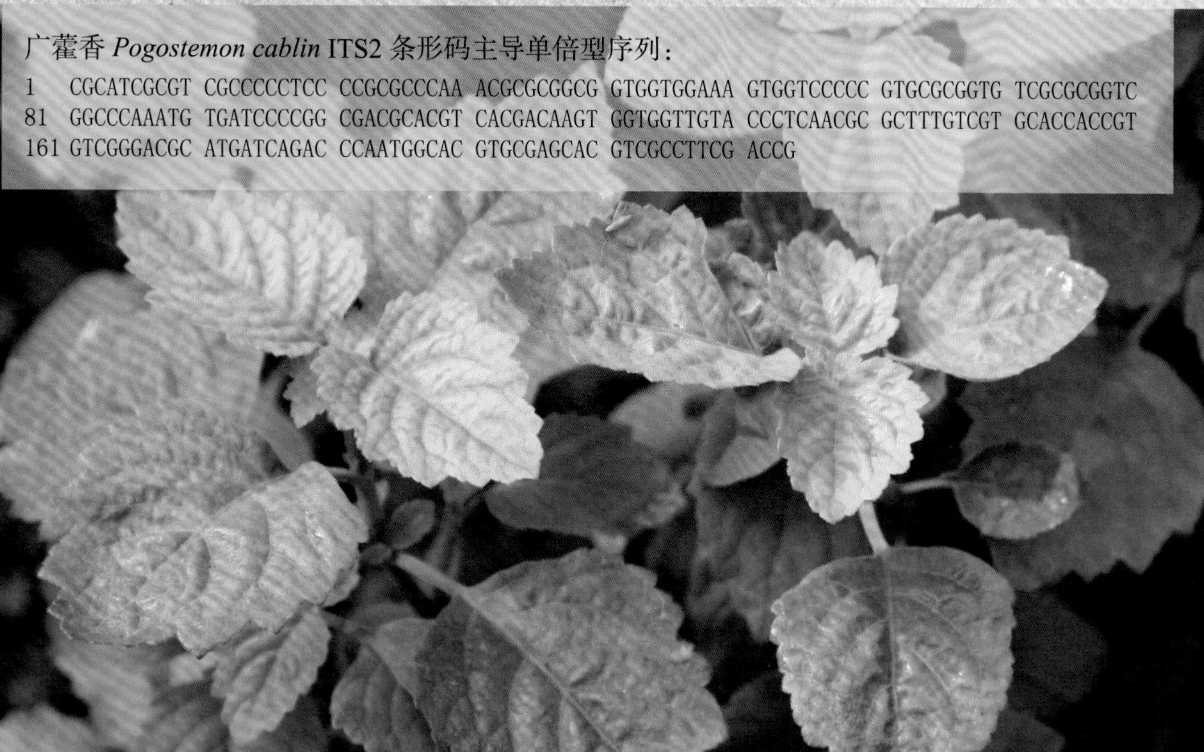

△广藿香

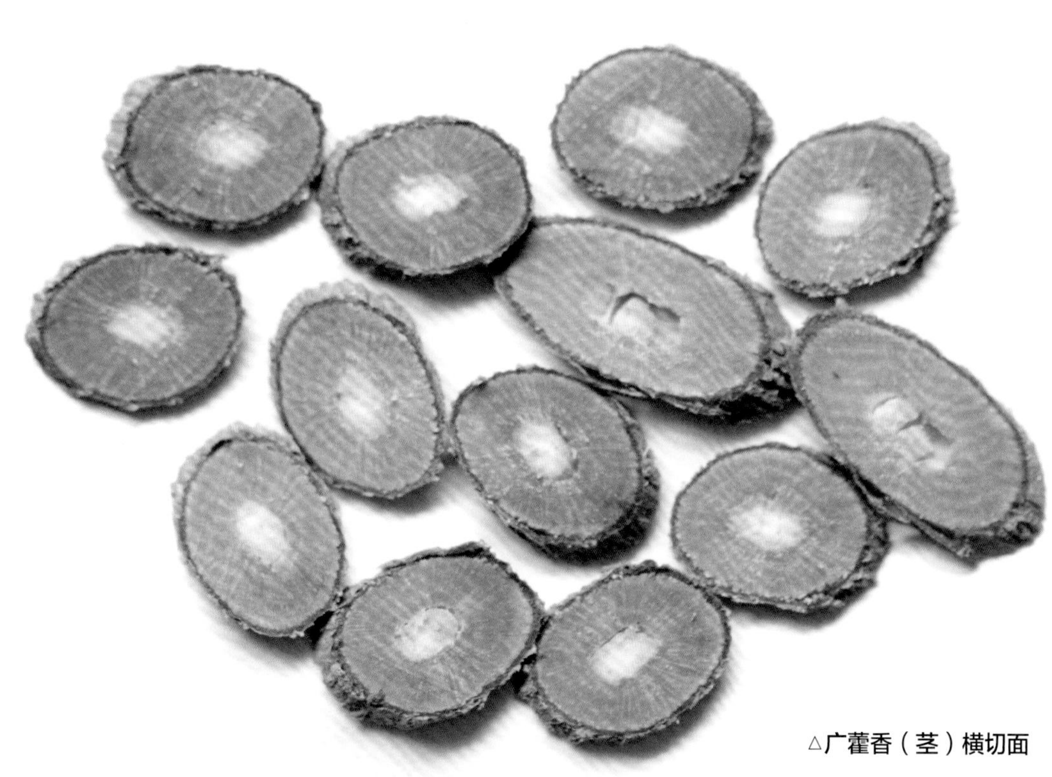

△广藿香（茎）横切面

枝叶

‖**气味**‖

辛，微温，无毒。[元素曰] 辛、甘。又曰：甘、苦，气厚味薄，浮而升，阳也。[杲曰] 可升可降，阳也。入手、足太阴经。

‖**主治**‖

风水毒肿，去恶气，止霍乱心腹痛。别录。**脾胃吐逆为要药。**苏颂。**助胃气，开胃口，进饮食。**元素。**温中快气，肺虚有寒，上焦壅热，饮酒口臭，煎汤漱之。**好古。

‖**发明**‖

[杲曰] 芳香之气助脾胃，故藿香能止呕逆，进饮食。[好古曰] 手、足太阴之药。故入顺气乌药散，则补肺；入黄芪四君子汤，则补脾也。

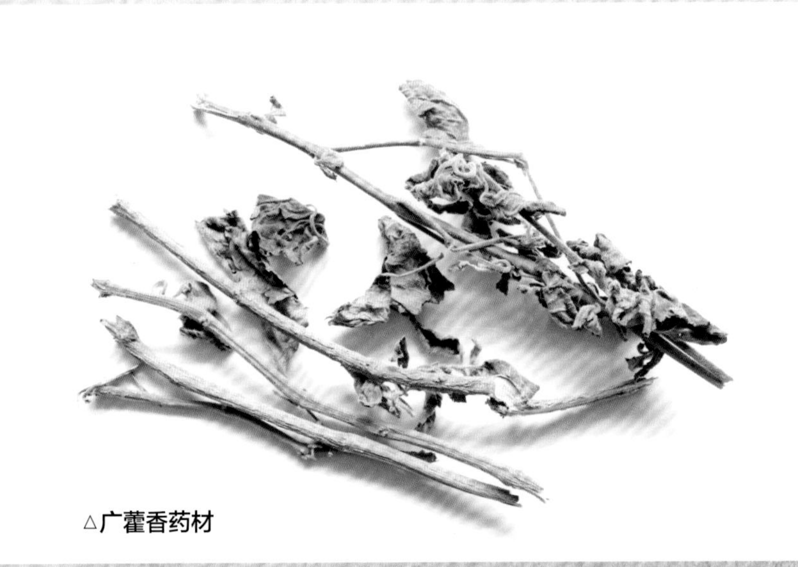

△广藿香药材

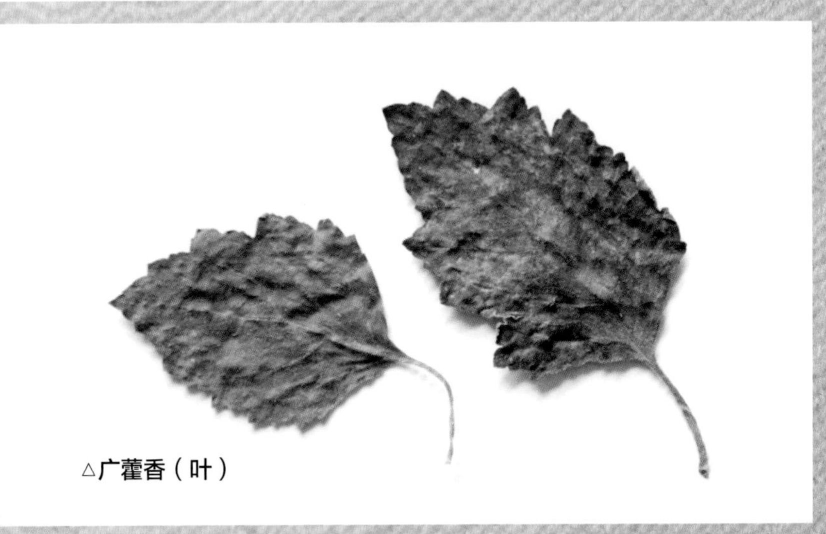

△广藿香（叶）

‖ **附方** ‖

新六。**升降诸气**藿香一两，香附炒五两，为末，每以白汤点服一钱。经效济世方。**霍乱吐泻**垂死者，服之回生。用藿香叶、陈皮各半两，水二盏，煎一盏，温服。百一选方。**暑月吐泻**滑石炒二两，藿香二钱半，丁香五分，为末。每服一二钱，淅米泔调服。禹讲师经验方。**胎气不安**气不升降，呕吐酸水。香附、藿香、甘草二钱，为末。每服二钱，入盐少许，沸汤服之。圣惠。**香口去臭**藿香洗净，煎汤，时时噙漱。摘玄方。**冷露疮烂**藿香叶、细茶等分，烧灰，油调涂叶上贴之。应验方。

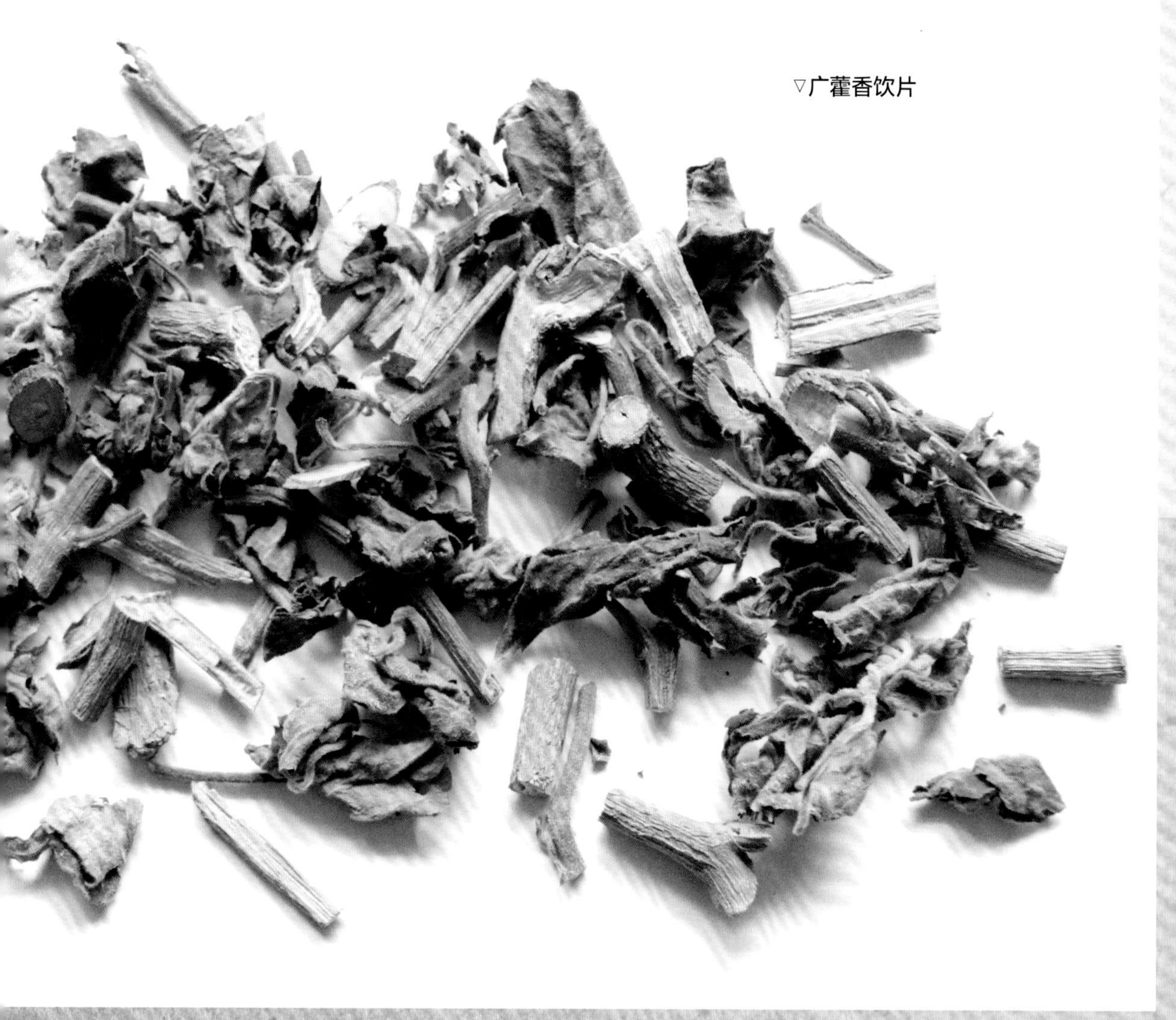

▽广藿香饮片

薰草 零陵香

《别录》中品 宋《开宝》

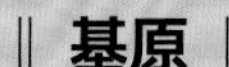

‖ **基原** ‖

据《纲目彩图》《纲目图鉴》《中华本草》等综合分析考证，本品为唇形科植物罗勒 *Ocimum basilicum* L.。主要分布于我国华东、中南、华南、华北及西南等地。《纲目图鉴》《中华本草》认为本品还包括同属其他植物。《药典》四部收载零陵香药材为报春花科植物灵香草 *Lysimachia foenum-graecum Hance* 的干燥全草。

‖ **释名** ‖

蕙草别录 **香草**开宝 **燕草**纲目 **黄零草**玉册。[时珍曰] 古者烧香草以降神，故曰薰，曰蕙。薰者熏也，蕙者和也。汉书云，薰以香自烧，是矣。或云，古人祓除，以此草薰之。故谓之薰。亦通。范成大虞衡志言，零陵即今永州，不出此香，惟融、宜等州甚多，土人以编席荐，性暖宜人。谨按：零陵旧治在今全州。全乃湘水之源，多生此香，今人呼为广零陵香者，乃真薰草也。若永州、道州、武冈州，皆零陵属地也。今镇江、丹阳皆莳而刈之，以酒洒制货之，芬香更烈，谓之香草，与兰草同称。楚辞云：既滋兰之九畹，又树蕙之百亩。则古人皆栽之矣。张揖广雅云：卤，薰也，其叶谓之蕙。而黄山谷言一干数花者为蕙。盖因不识兰草、蕙草，强以

△薰衣草

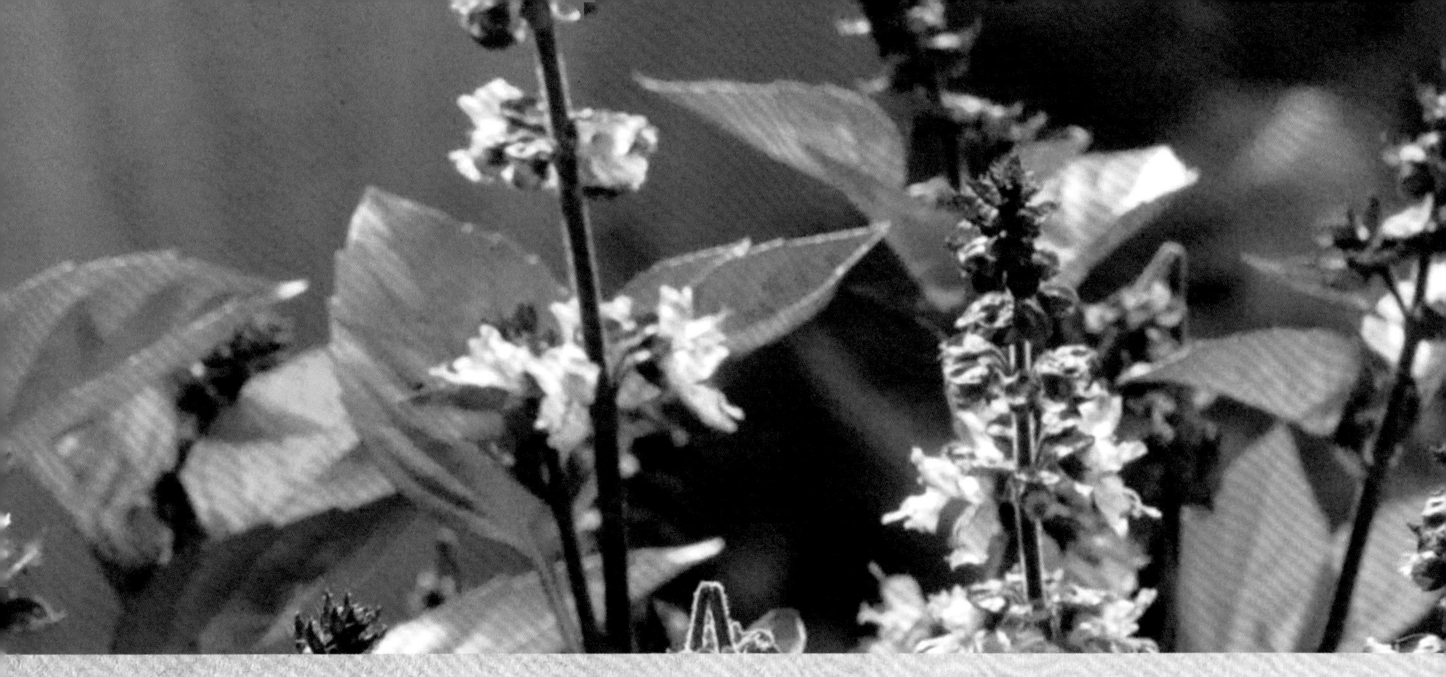

兰花为分别也。郑樵修本草，言兰即蕙，蕙即零陵香，亦是臆见，殊欠分明。但兰草、蕙草，乃一类二种耳。

‖ **集解** ‖

[别录曰] 薰草一名蕙草，生下湿地，三月采阴干，脱节者良。又曰：蕙实，生鲁山平泽。[弘景曰] 桐君药录：薰草叶如麻，两两相对，山海经云：浮山有草，麻叶而方茎，赤华而黑实，气如蘼芜，名曰薰草，可以已疠。今俗人皆呼燕草状如茅而香者为薰草，人家颇种之者，非也。诗书家多用蕙，而竟不知是何草，尚其名而迷其实，皆此类也。[藏器曰] 薰草即是零陵香，薰乃蕙草根也。[志曰] 零陵香生零陵山谷，叶如罗勒。南越志云：土人名燕草，又名薰草，即香草也。山海经薰草即是此。[颂曰] 零陵香今湖广诸州皆有之。多生下湿地，叶如麻，两两相对，茎方，常以七月中旬开花至香，古云薰草是也。岭南人皆作窑灶，以火炭焙干，令黄色乃佳。江淮亦有土生者，亦可作香，但不及湖岭者，至枯槁香尤芬熏耳。古方但用薰草，不用零陵香。今合香家及面脂、澡豆诸法皆用之。都下市肆货之甚便。[时珍曰] 今惟吴人栽造，货之亦广。

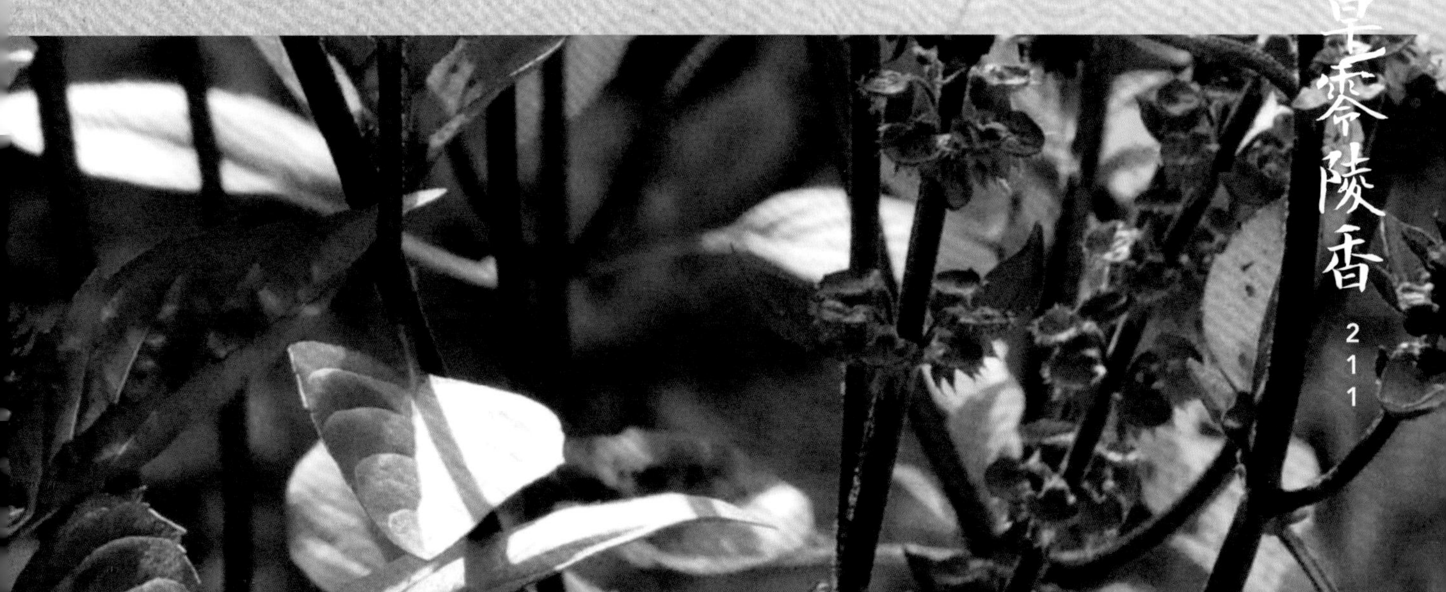

薰草

‖ **气味** ‖

甘，平，无毒。[权曰] 苦，无毒。[珣曰] 辛，温，无毒。不宜多服，令人气喘。[玉册云] 伏三黄、朱砂。

‖ **主治** ‖

明目止泪，疗泄精，去臭恶气，伤寒头痛，上气腰痛。别录。**单用，治鼻中息肉，鼻齆。**甄权。**零陵香：主恶气心腹痛满，下气，令体香，和诸香作汤丸用，得酒良。**开宝。**主风邪冲心，虚劳疳䘌。得升麻、细辛煎饮，治牙齿肿痛善。**李珣。**治血气腹胀，茎叶煎酒服。**大明。**妇人浸油饰头，香无以加。**宗奭。

‖ **发明** ‖

[时珍曰] 薰草芳馨，其气辛散上达，故心腹恶气齿痛鼻塞皆用之。脾胃喜芳香，芳香可以养鼻是也。多服作喘，为能耗散真气也。

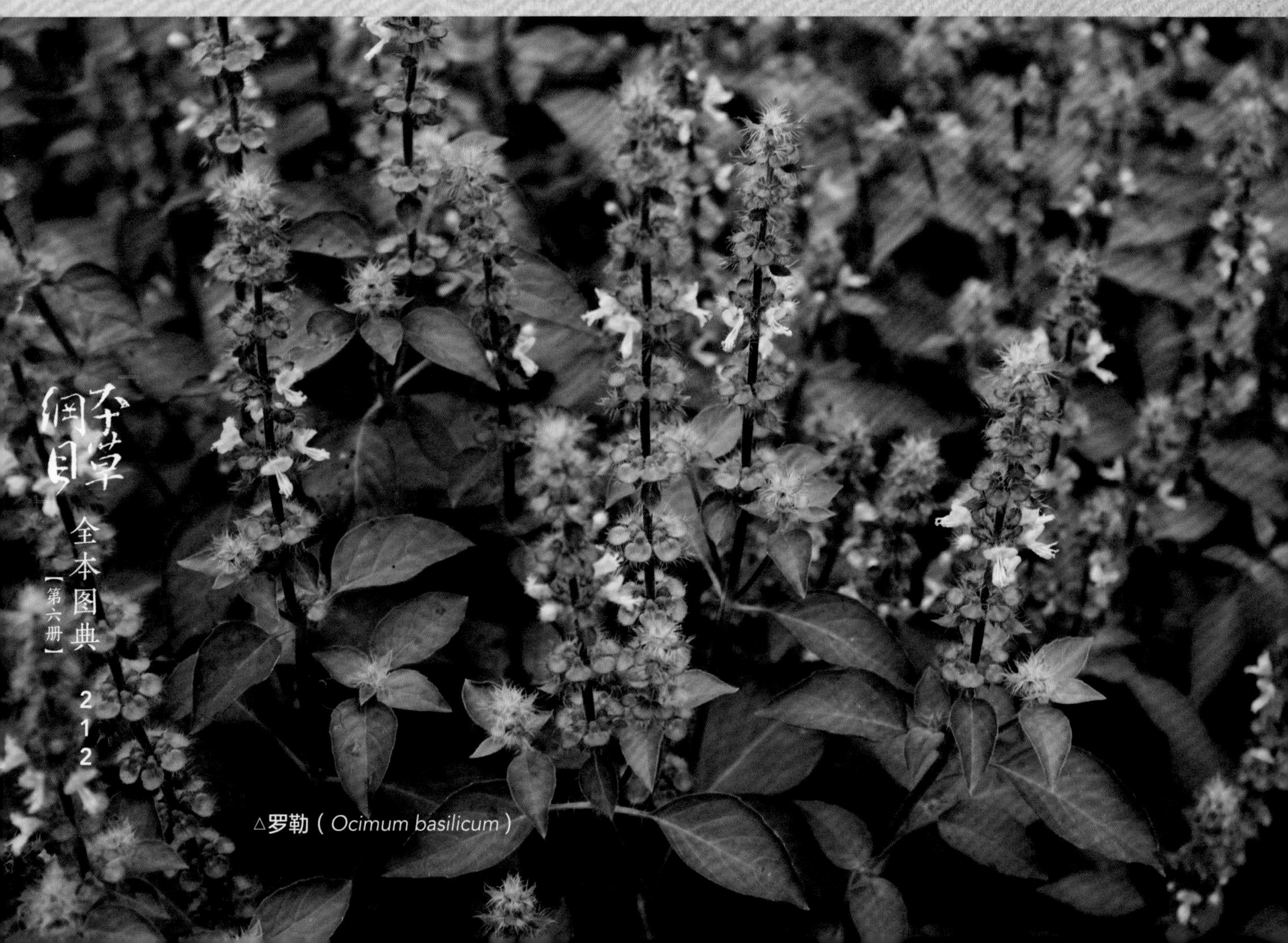

△罗勒（*Ocimum basilicum*）

‖ **附方** ‖

新十。**伤寒下痢**蕙草汤：用蕙草、当归各二两，黄连四两，水六升，煮二升服，日三服。范汪方。**伤寒狐惑**食肛者。蕙草、黄连各四两，㕮咀，以白酸浆一斗，渍一宿，煮取二升，分三服。小品方。**头风旋运**痰逆恶心懒食。真零陵香、藿香叶、莎草根炒等分，为末。每服二钱，茶下，日三服。本事方。**小儿鼻塞**头热。用薰草一两，羊髓三两，铫内慢火熬成膏，去滓，日摩背上三四次。圣惠方。**头风白屑**零陵香、白芷等分，水煎汁，入鸡子白搅匀，傅数十次，终身不生。圣惠方。**牙齿疼痛**零陵香梗叶煎水，含漱之。普济方。**风牙疳牙**零陵香洗炙，荜茇炒，等分，为末掺之。普济方。**梦遗失精**薰草汤：用薰草、人参、白术、白芍药、生地黄各二两，茯神、桂心、甘草炙各二两，大枣十二枚，水八升，煮三升，分二服。外台秘要。**妇人断产**零陵香为末，酒服二钱。每服至一两，即一年绝孕。盖血闻香即散也。医林集要。**五色诸痢**返魂丹：用零陵香草去根。以盐酒浸半月，炒干，每两入广木香一钱半，为末。里急腹痛者，用冷水服一钱半，通了三四次，用热米汤服一钱半，止痢。只忌生梨一味。集简方。

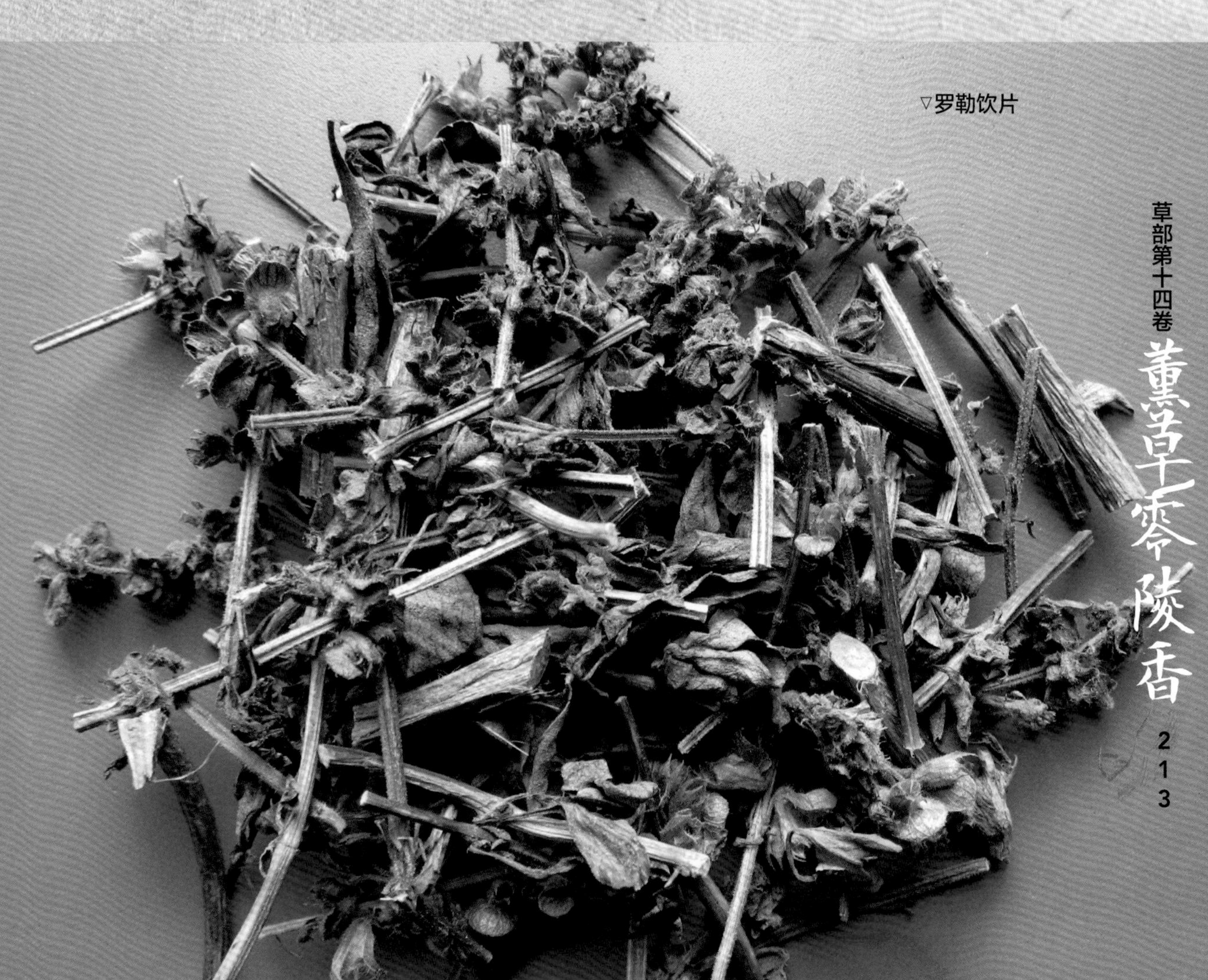

▽罗勒饮片

蕙实

别录有名未用部。[藏器曰] 即兰蕙之蕙也。五月采之，辛香。

‖ **气味** ‖

辛，平，无毒。

‖ **主治** ‖

明目补中。别录。

根茎中涕

‖ **主治** ‖

伤寒寒热出汗，中风面肿，消渴热中，逐水。别录。**主五痔脱肛有虫。**时珍。出千金。

△罗勒

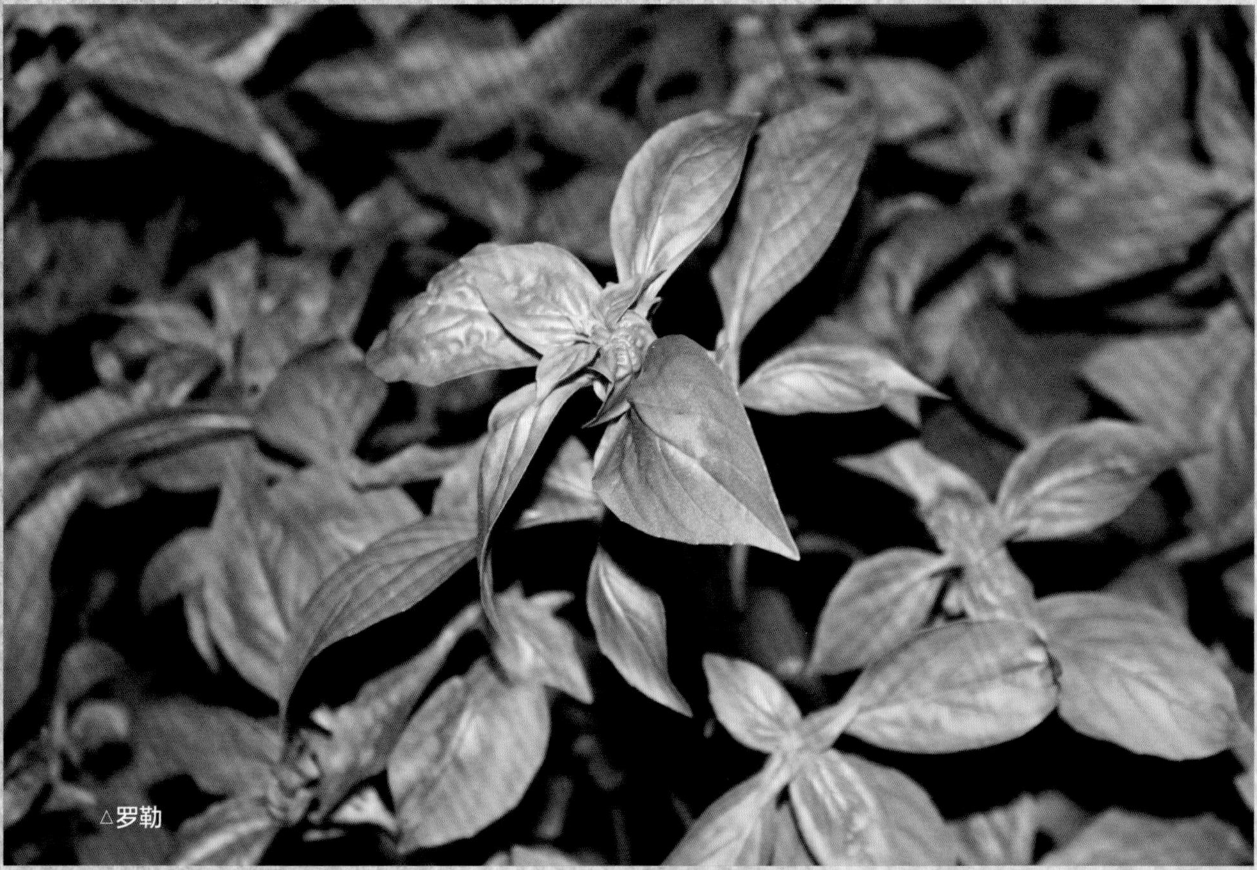

△罗勒

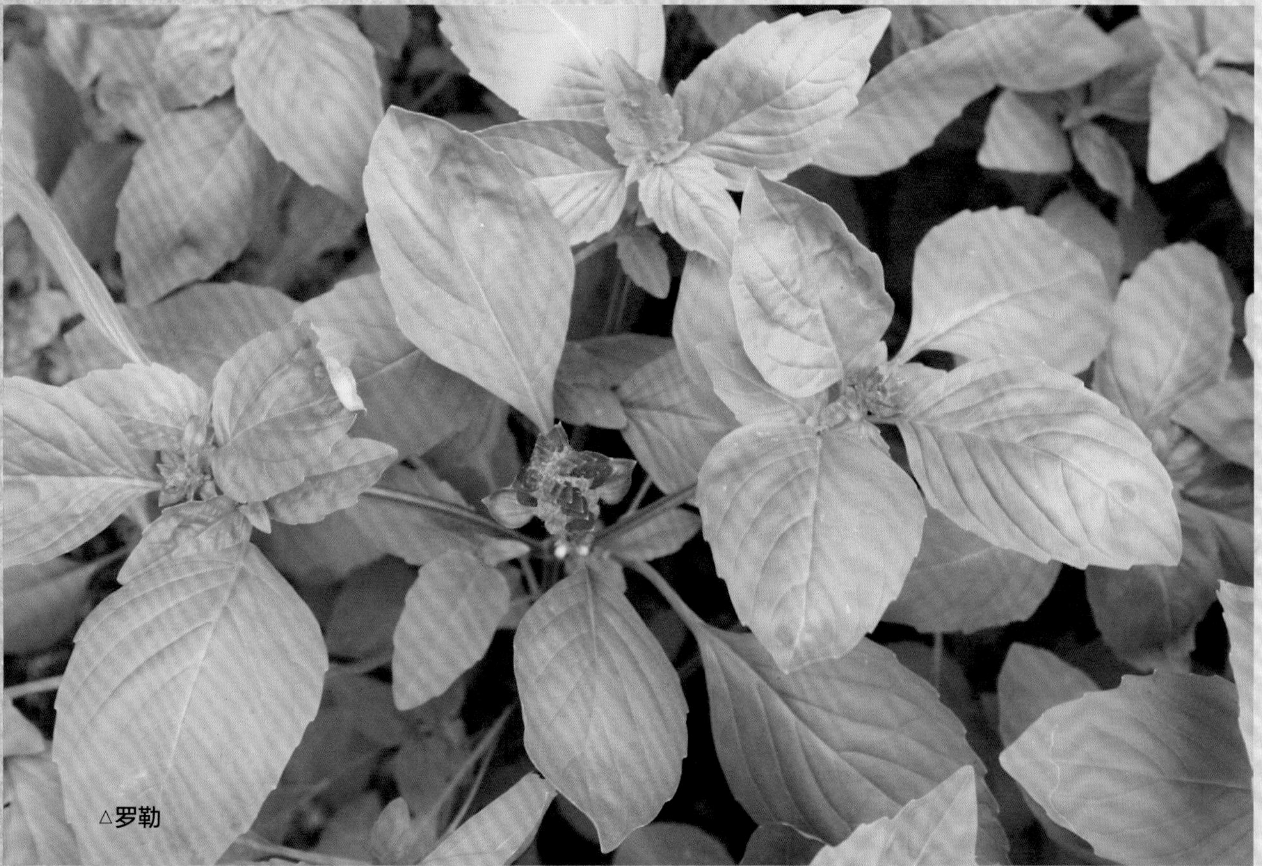

△罗勒

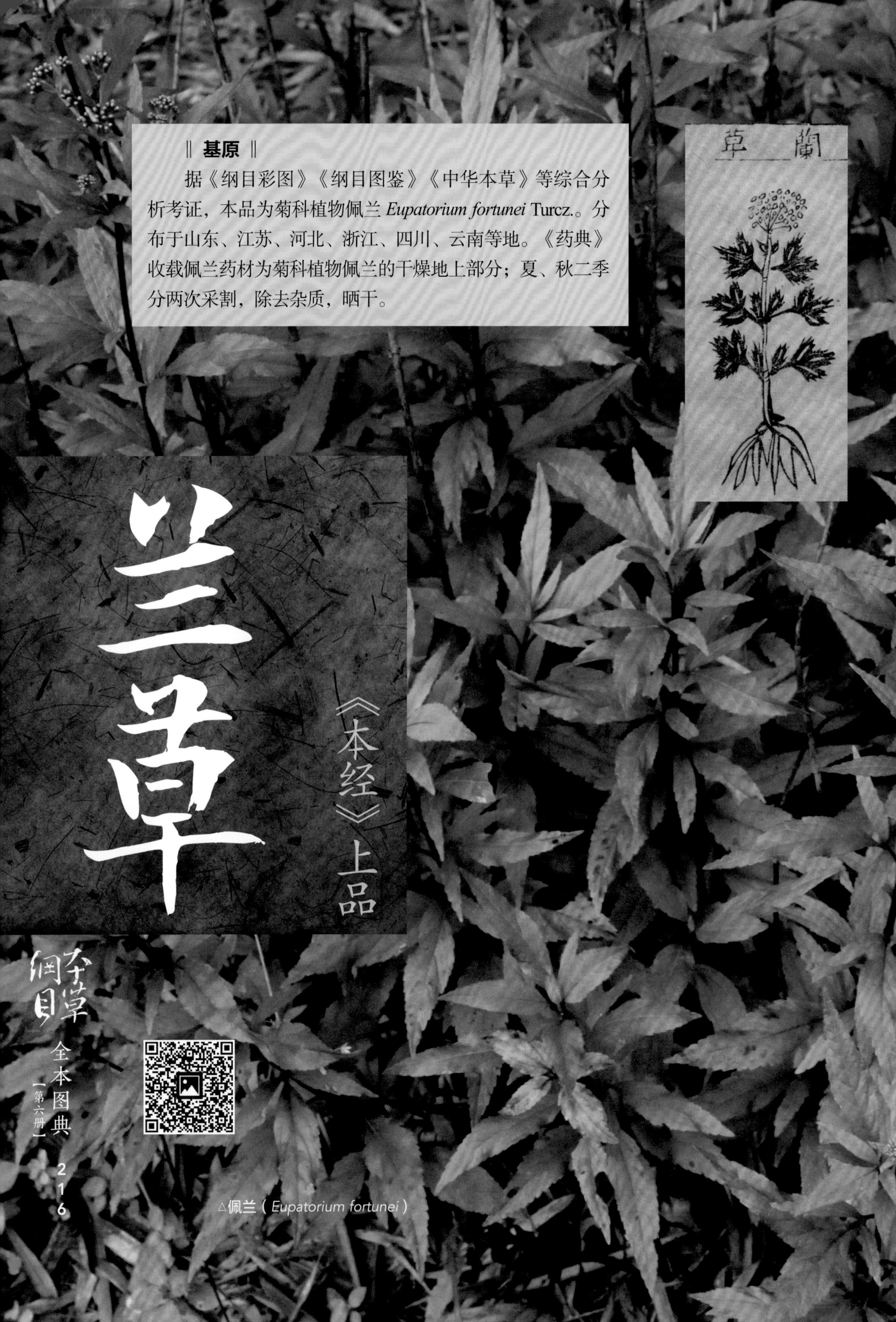

‖ **基原** ‖

据《纲目彩图》《纲目图鉴》《中华本草》等综合分析考证，本品为菊科植物佩兰 *Eupatorium fortunei* Turcz.。分布于山东、江苏、河北、浙江、四川、云南等地。《药典》收载佩兰药材为菊科植物佩兰的干燥地上部分；夏、秋二季分两次采割，除去杂质，晒干。

兰草

《本经》上品

△佩兰（*Eupatorium fortunei*）

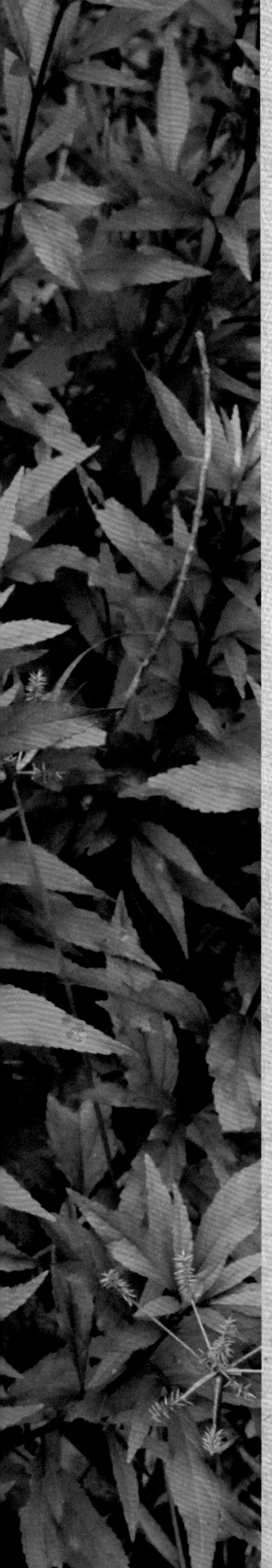

‖**释名**‖

蕑音闲**水香**本经**水香兰**开宝**女兰**纲目**香草**纲目**燕尾香**开宝**大泽兰**炮炙论**兰泽草**弘景**煎泽草**唐本**省头草**纲目**都梁香**李当之**孩儿菊**纲目**千金草**。[志曰] 叶似马兰，故名兰草。其叶有歧，俗呼燕尾香。时人煮水以浴，疗风，故又名香水兰。[藏器曰] 兰草生泽畔，妇人和油泽头，故云兰泽。盛弘之荆州记云：都梁有山，下有水清浅，其中生兰草，因名都梁香。[时珍曰] 都梁即今之武冈州也，又临淮盱眙县亦有都梁山，产此香。兰乃香草，能辟不祥。陆玑诗疏言：郑俗，三月男女秉蕑于水际，以自祓除。盖兰以阑之，蕑以闲之。其义一也。淮南子云：男子种兰，美而不芳。则兰须女子种之，女兰之名，或因乎此。其叶似菊，女子、小儿喜佩之，则女兰、孩菊之名，又或以此也。唐瑶经验方言：江南人家种之，夏月采置发中，令头不脏，故名省头草。其说正合煎泽之义。古人兰蕙皆称香草，如零陵香草、都梁香草。后人省之，通呼为香草尔。近世但知兰花，不知兰草。惟虚谷方回考订，极言古之兰草即今之千金草，俗名孩儿菊者，其说可据。详下正误。

‖**集解**‖

[别录曰] 兰草生太吴池泽，四月、五月采。[弘景曰] 方药俗人并不识用。太吴应是吴国太伯所居，故呼太吴。今东间有煎泽草，名兰香，或是此也。李当之云：是今人所种都梁香草也。泽兰亦名都梁香。[恭曰] 兰即兰泽香草也。圆茎紫萼，八月花白。俗名兰香，煮以洗浴。生溪涧水旁，人间亦多种之，以饰庭池。陶所引煎泽草，都梁香者是也，而不能的识。[保升曰]生下湿地，叶似泽兰，尖长有歧，花红白色而香。[藏器曰] 兰草、泽兰二物同名，陶不能知，苏亦浪别。兰草生泽畔，叶光润，根小紫，五月、六月采，阴干，即都梁香也。泽兰叶尖微有毛，不光润，茎方节紫，初采微辛，干之亦辛。苏云八月花白者，即泽兰也。以注兰草，殊误矣。[时

[时珍曰] 兰草、泽兰一类二种也。俱生水旁下湿处。二月宿根生苗成丛，紫茎素枝，赤节绿叶，叶对节生，有细齿。但以茎圆节长，而叶光有歧者，为兰草；茎微方，节短而叶有毛者，为泽兰。嫩时并可挼而佩之，八九月后渐老，高者三四尺，开花成穗，如鸡苏花，红白色，中有细子。雷敩炮炙论所谓大泽兰，即兰草也；小泽兰，即泽兰也。礼记佩帨兰茝，楚辞纫秋兰以为佩，西京杂记载汉时池苑种兰以降神，或杂粉藏衣书中辟蠹者，皆此二兰也。今吴人莳之，呼为香草，夏月刈取，以酒油洒制，缠作把子，货为头泽佩带，与别录所出太吴之文正相符合。诸家不知二兰乃一物二种，但功用有气血之分，故无定指，惟寇氏、朱氏之误尤甚，故考正于下。或云家莳者为兰草，野生者为兰泽，亦通。

‖ **正误** ‖

[寇宗奭曰] 兰草诸家之说异同，乃未的识，故无定论。今江陵、鼎、澧州山谷之间颇有之，山外平田即无，多生阴地幽谷，叶如麦门冬而阔，且韧，长及一二尺，四时常青，花黄绿色，中间瓣上有细紫点。春芳者为春兰，色深；秋芳者为秋兰，色淡。开时满室尽香，与他花香又别。[朱震亨曰] 兰叶禀金水之气而似有火，人知其花香之贵，而不知其叶有药方。盖其叶能散久积陈郁之气甚有力，即今之栽置座右者。[时珍曰] 二氏所说，乃近世所谓兰花，非古之兰草也。兰有数种，兰草、泽兰生水旁，山兰即兰草之生山中者。兰花亦生山中，与三兰迥别。兰花生近处者，叶如麦门冬而春花；生福建者，叶如菅茅而秋花。黄山谷所谓一干一花为兰，一干数花为蕙者，盖因不识兰草、蕙草，遂以兰花强生分别也。兰草与泽兰同类。故陆玑言兰似

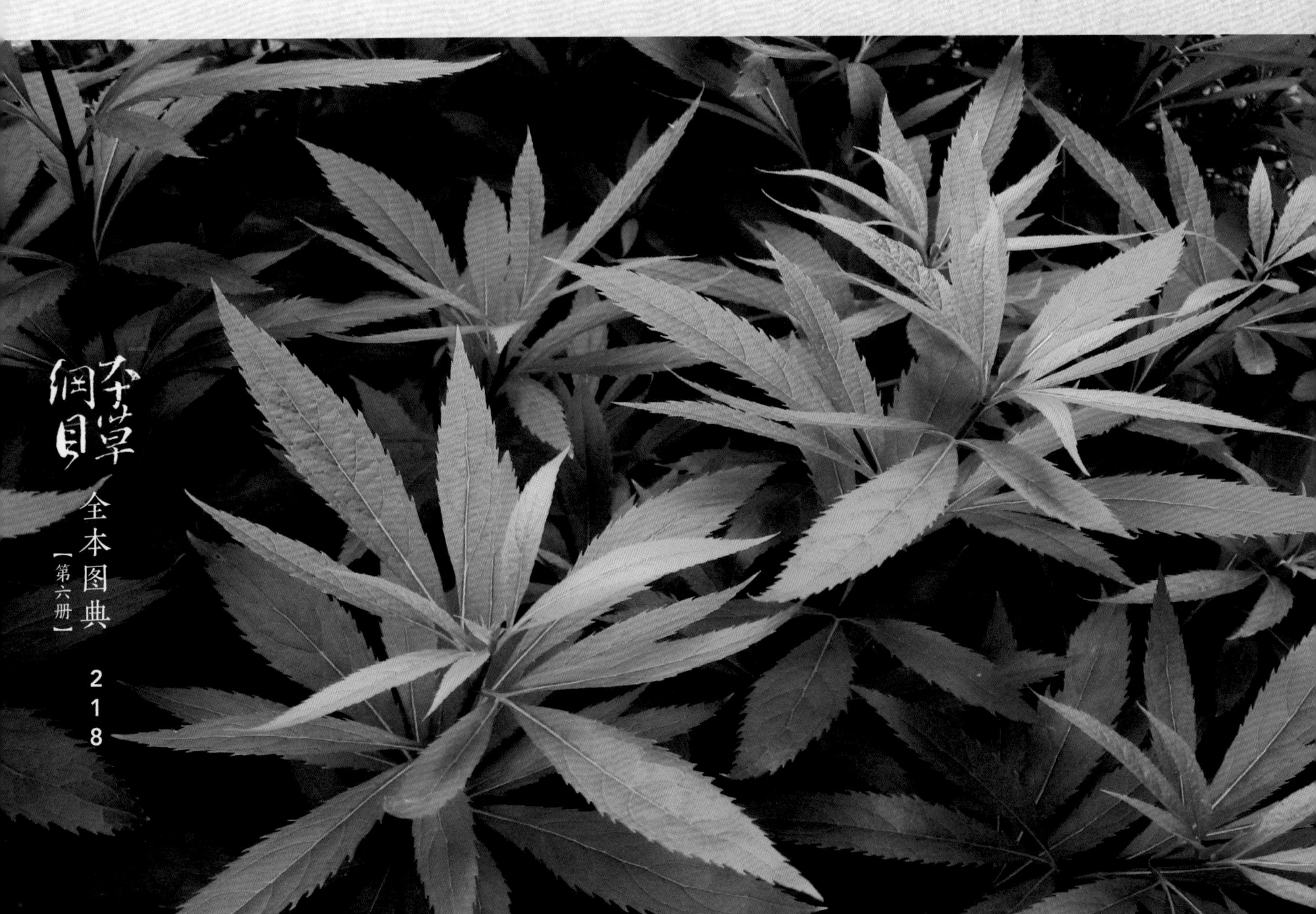

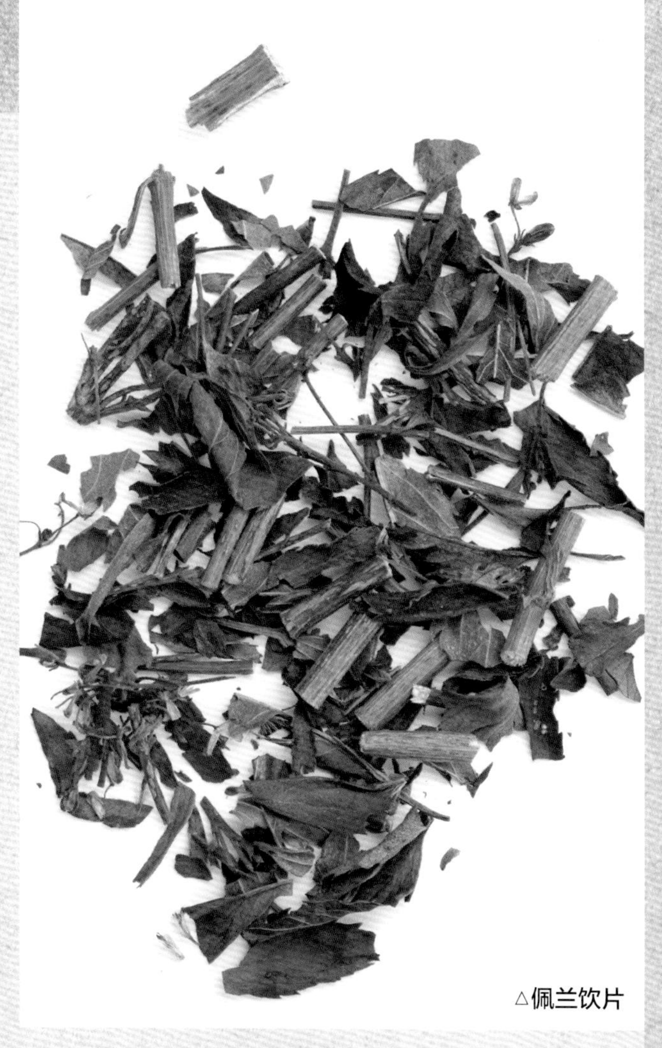
△佩兰饮片

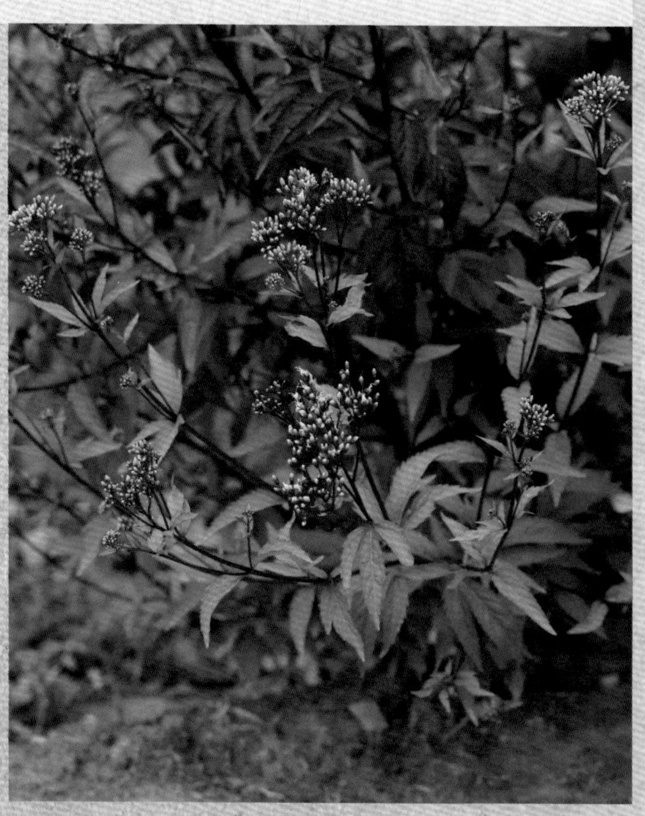

泽兰，但广而长节。离骚言其绿叶紫茎素枝，可纫可佩可藉可膏可浴。郑诗言士女秉蕑。应劭风俗通言尚书奏事，怀香握兰。礼记言诸侯贽薰，大夫贽兰。汉书言兰以自香烧也。若夫兰花，有叶无枝，可玩而不可纫佩藉浴秉握膏焚。故朱子离骚辨证，言古之香草必花叶俱香，而燥湿不变，故可刈佩。今之兰蕙，但花香而叶乃无气，质弱易萎，不可刈佩，必非古人所指甚明。古之兰似泽兰，而蕙即今之零陵香。今之似茅而花有两种者，不知何时误也？熊太古冀越集，言世俗之兰，生于深山穷谷，决非古时水泽之兰也。陈遁斋闲览，言楚骚之兰，或以为都梁香，或以为泽兰，或以为猗兰，当以泽兰为正。今人所种如麦门冬者，名幽兰，非真兰也。故陈止斋著盗兰说以讥之。方虚谷订兰说，言古之兰草，即今之千金草，俗名孩儿菊者。今之所谓兰，其叶如茅而嫩者，根名土续断，因花馥郁，故得兰名也。杨升庵云：世以如蒲萱者为兰，九畹之受诬久矣。又吴草庐有兰说甚详，云兰为医经上品之药，有枝有茎，草之植者也。今所谓兰，无枝无茎。因黄山谷称之，世遂谬指为离骚之兰。寇氏本草亦溺于俗，反疑旧说为非。夫医经为实用，岂可误哉？今之兰，果可利水杀蛊而除痰癖乎？其种盛于闽，朱子乃闽人，岂不识其土产而反辨析如此？世俗至今犹以非兰为兰，何其惑之难解也？呜呼！观诸儒之明析如此，则寇、朱二氏之误可知，而医家用兰草者当不复疑矣。

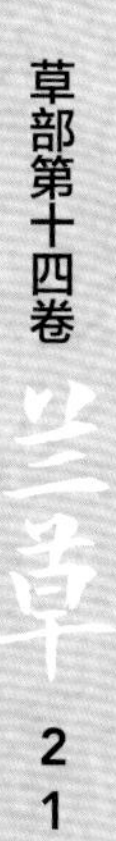

叶

‖ **修治** ‖

见泽兰下。

‖ **气味** ‖

辛，平，无毒。[杲曰] 甘、寒。

‖ **主治** ‖

利水道，杀蛊毒，辟不祥。久服益气轻身不老，通神明。本经。**除胸中痰癖。**别录。**生血，调气，养营。**雷敩。**其气清香，生津止渴，润肌肉，治消渴胆瘅。**李杲。**煮水，浴风病。**马志。**消痈肿，调月经。煎水，解中牛马毒。**时珍。**主恶气，香泽可作膏涂发。**藏器。

‖ **发明** ‖

[时珍曰] 按素问云：五味入口，藏于脾胃，以行其精气。津液在脾，令人口甘，此肥美所发也。其气上溢，转为消渴。治之以兰，除陈气也。王冰注云：辛能发散故也。李东垣治消渴生津饮，用兰叶，盖本于此，详见泽兰下。又此草浸油涂发，去风垢，令香润。史记所谓罗襦襟解，微闻香泽者是也。崔寔四时月令作香泽法：用清油浸兰香、藿香、鸡舌香、苜蓿叶四种，以新绵裹，浸胡麻油，和猪脂纳铜铛中，沸定，下少许青蒿，以绵幕瓶，铛嘴泻出，瓶收用之。

‖ **附方** ‖

新一。**食牛马毒**杀人者。省头草连根叶煎水服，即消。唐瑶经验方。

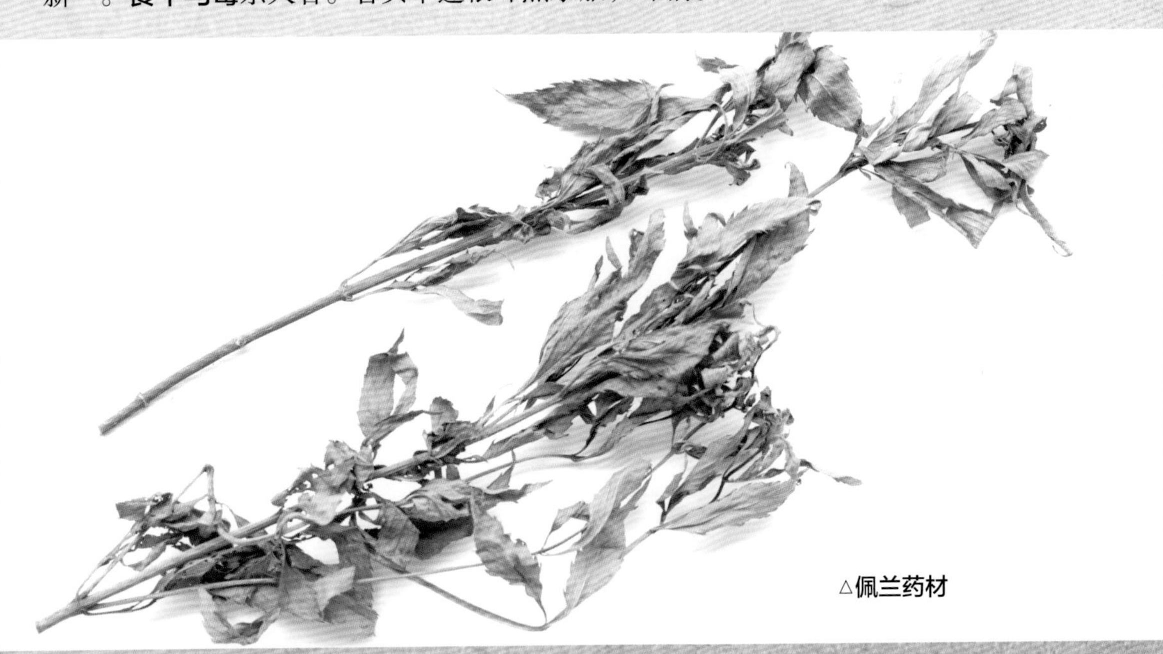

△佩兰药材

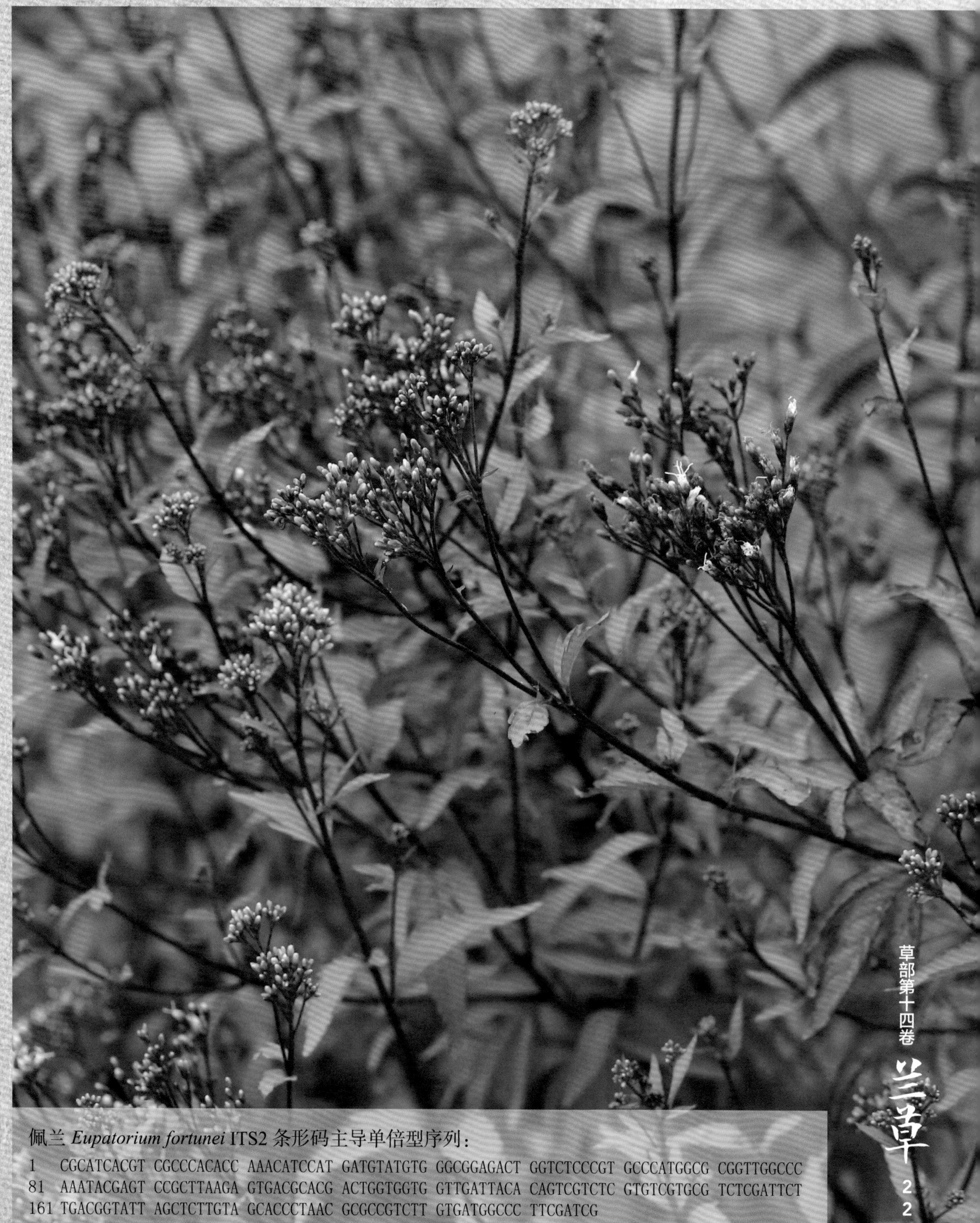

佩兰 *Eupatorium fortunei* ITS2 条形码主导单倍型序列：

```
1   CGCATCACGT CGCCCACACC AAACATCCAT GATGTATGTG GGCGGAGACT GGTCTCCCGT GCCCATGGCG CGGTTGGCCC
81  AAATACGAGT CCGCTTAAGA GTGACGCACG ACTGGTGGTG GTTGATTACA CAGTCGTCTC GTGTCGTGCG TCTCGATTCT
161 TGACGGTATT AGCTCTTGTA GCACCCTAAC GCGCCGTCTT GTGATGGCCC TTCGATCG
```

泽兰

《本经》中品

‖ **基原** ‖

据《纲目彩图》《纲目图鉴》等综合分析考证，本品为唇形科植物地瓜儿苗 *Lycopus lucidus* Turcz.。分布于东北及河北、陕西、四川、贵州、云南等地。《纲目图鉴》《草药大典》《中华本草》认为还包括毛叶地瓜儿苗 *L. lucidus* Turcz. var. *hirtus* Regel。分布于我国大部分地区。《药典》收载泽兰药材为唇形科植物毛叶地瓜儿苗的干燥地上部分；夏、秋二季茎叶茂盛时采割，晒干。

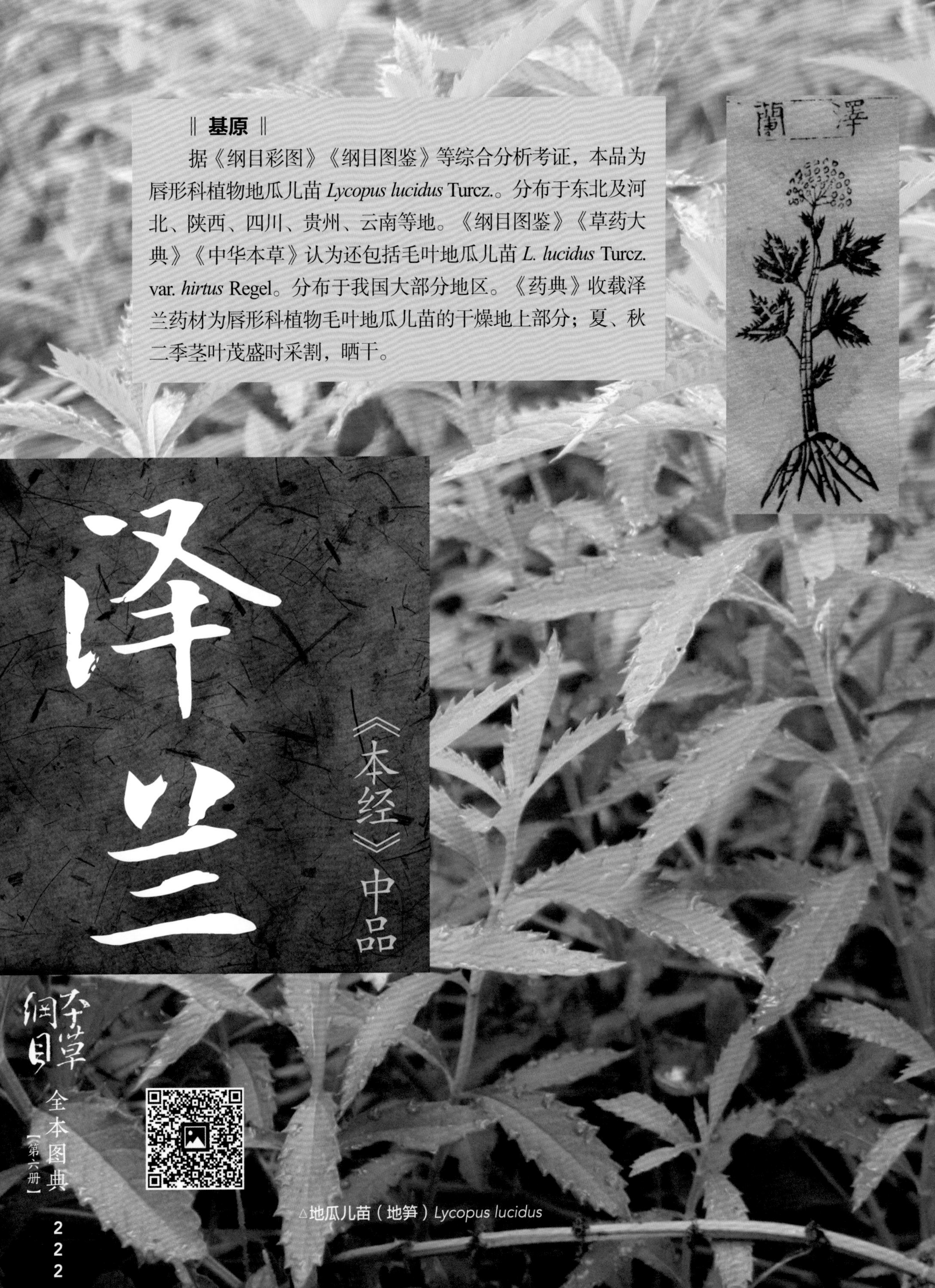

△地瓜儿苗（地笋）*Lycopus lucidus*

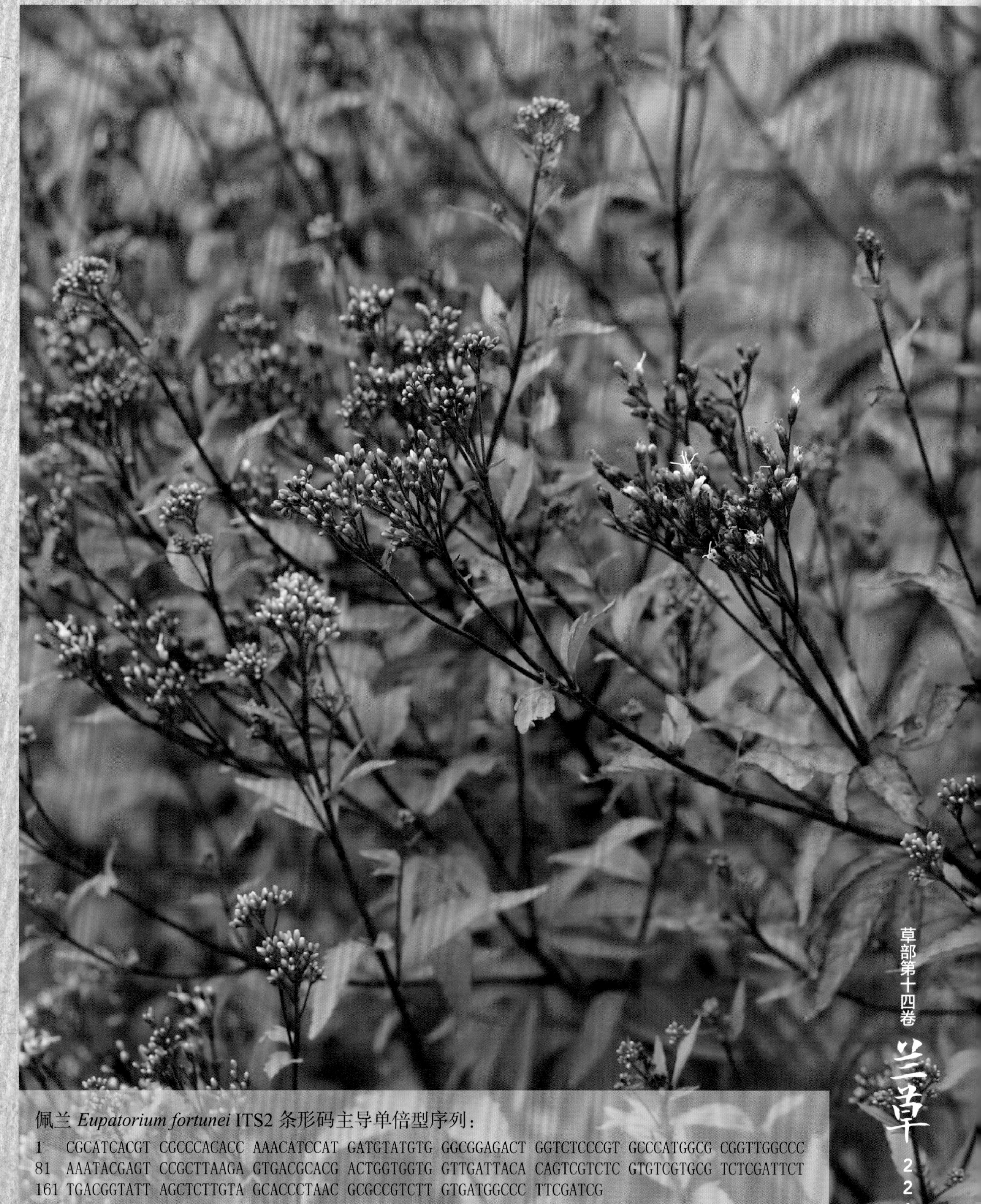

佩兰 *Eupatorium fortunei* ITS2 条形码主导单倍型序列：

1 CGCATCACGT CGCCCACACC AAACATCCAT GATGTATGTG GGCGGAGACT GGTCTCCCGT GCCCATGGCG CGGTTGGCCC
81 AAATACGAGT CCGCTTAAGA GTGACGCACG ACTGGTGGTG GTTGATTACA CAGTCGTCTC GTGTCGTGCG TCTCGATTCT
161 TGACGGTATT AGCTCTTGTA GCACCCTAAC GCGCCGTCTT GTGATGGCCC TTCGATCG

‖ **基原** ‖

据《纲目彩图》《纲目图鉴》等综合分析考证，本品为唇形科植物地瓜儿苗 *Lycopus lucidus* Turcz.。分布于东北及河北、陕西、四川、贵州、云南等地。《纲目图鉴》《草药大典》《中华本草》认为还包括毛叶地瓜儿苗 *L. lucidus* Turcz. var. *hirtus* Regel。分布于我国大部分地区。《药典》收载泽兰药材为唇形科植物毛叶地瓜儿苗的干燥地上部分；夏、秋二季茎叶茂盛时采割，晒干。

泽兰

《本经》中品

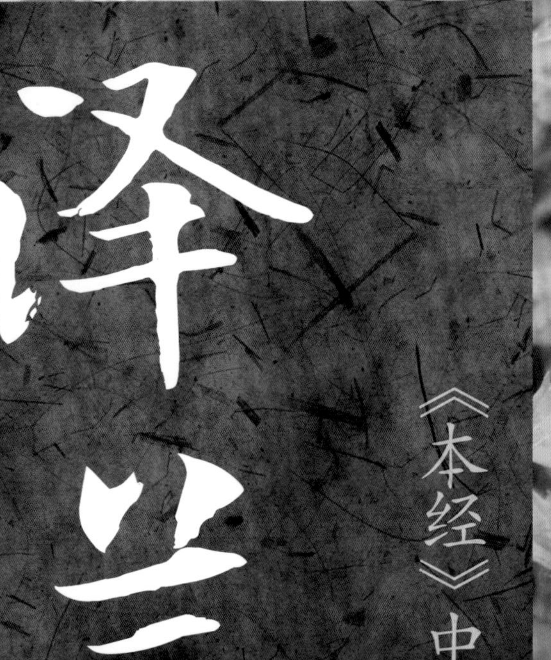

△地瓜儿苗（地笋）*Lycopus lucidus*

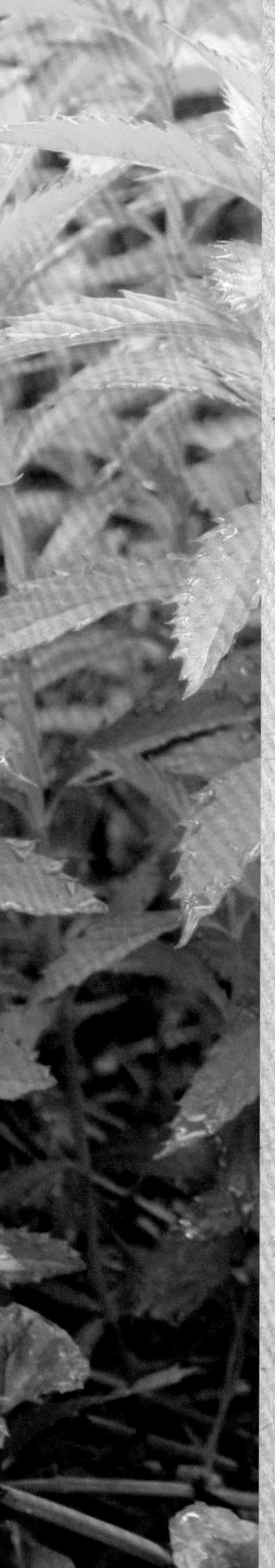

校正：并入嘉祐地笋。

‖**释名**‖

水香吴普**都梁香**弘景**虎兰**本经**虎蒲**别录**龙枣**本经**孩儿菊**纲目**风药**纲目**根名地笋**嘉祐。[弘景曰] 生于泽旁，故名泽兰，亦名都梁香。[时珍曰] 此草亦可为香泽，不独指其生泽旁也。齐安人呼为风药，吴普本草一名水香，陶氏云亦名都梁，今俗通呼为孩儿菊，则其与兰草为一物二种，尤可证矣。其根可食，故曰地笋。

‖**集解**‖

[别录曰] 泽兰生汝南诸大泽旁，三月三日采，阴干。[普曰] 生下地水旁，叶如兰，二月生苗，赤节，四叶相值枝节间。[弘景曰] 今处处有之，多生下湿地，叶微香，可煎油及作浴汤，人家多种之，而叶小异。今山中又有一种甚相似，茎方，叶小强，不甚香。既云泽兰，则山中者为非，而药家乃采用之。[恭曰] 泽兰茎方节紫，叶似兰草而不甚香，今京下用者是也。陶说乃是兰草，茎圆紫萼白花，殊非泽兰也。[颂曰] 今荆、徐、随、寿、蜀、梧州、河中府皆有之。根紫黑色，如粟根。二月生苗，高二三尺。茎干青紫色，作四棱。叶生相对，如薄荷，微香。七月开花，带紫白色，萼通紫色，亦似薄荷花。三月采苗阴干。荆湖岭南人家多种之。寿州出者无花子。此与兰草大抵相类。但兰草生水旁，叶光润，根小紫，五六月盛；而泽兰生水泽中及下湿地，叶尖，微有毛，不光润，方茎紫节，七月八月初采微辛，此为异尔。[敩曰] 凡使须别雌雄。大泽兰茎叶皆圆，根青黄，能生血调气；与荣合小泽兰迥别，叶上斑，根头尖，能破血，通久积。[宗奭曰] 泽兰出土，便分枝梗，叶皆如菊，但尖长尔。吴普言叶似兰，误矣。今兰叶如麦门冬，殊不相似。[时珍曰] 吴普所说，乃真泽兰也。雷敩所说，大泽兰即兰草也，小泽兰即此泽兰也。寇宗奭所说泽兰则是，而破吴普之说则非，盖由误认兰花为兰草也。详见兰草正误下。

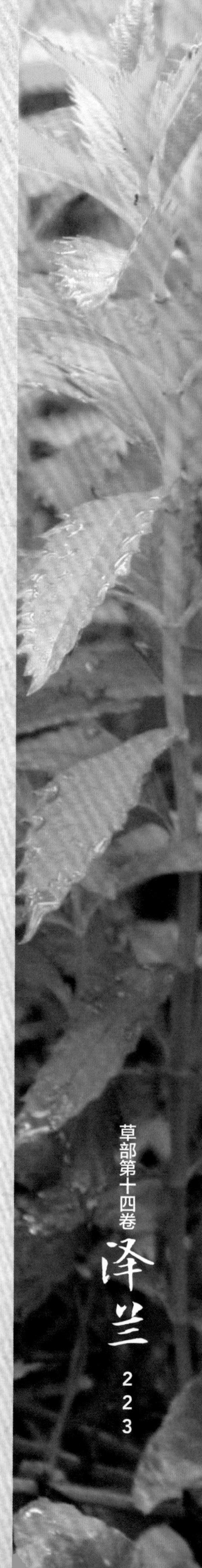

叶

‖ **修治** ‖

[敩曰] 凡用大小泽兰，细剉，以绢袋盛，悬于屋南畔角上，令干用。

‖ **气味** ‖

苦，微温，无毒。[别录曰] 甘。[普曰] 神农、黄帝、岐伯、桐君：酸，无毒。[李当之] 小温。[权曰] 苦、辛。[之才曰] 防己为之使。

‖ **主治** ‖

金疮，痈肿疮脓。本经。**产后金疮内塞。**别录。**产后腹痛，频产血气衰冷，成劳瘦羸，妇人血沥腰痛。**甄权。**产前产后百病。通九窍，利关节，养血气，破宿血，消癥瘕，通小肠，长肌肉，消扑损瘀血，治鼻血吐血，头风目痛，妇人劳瘦，丈夫面黄。**大明。

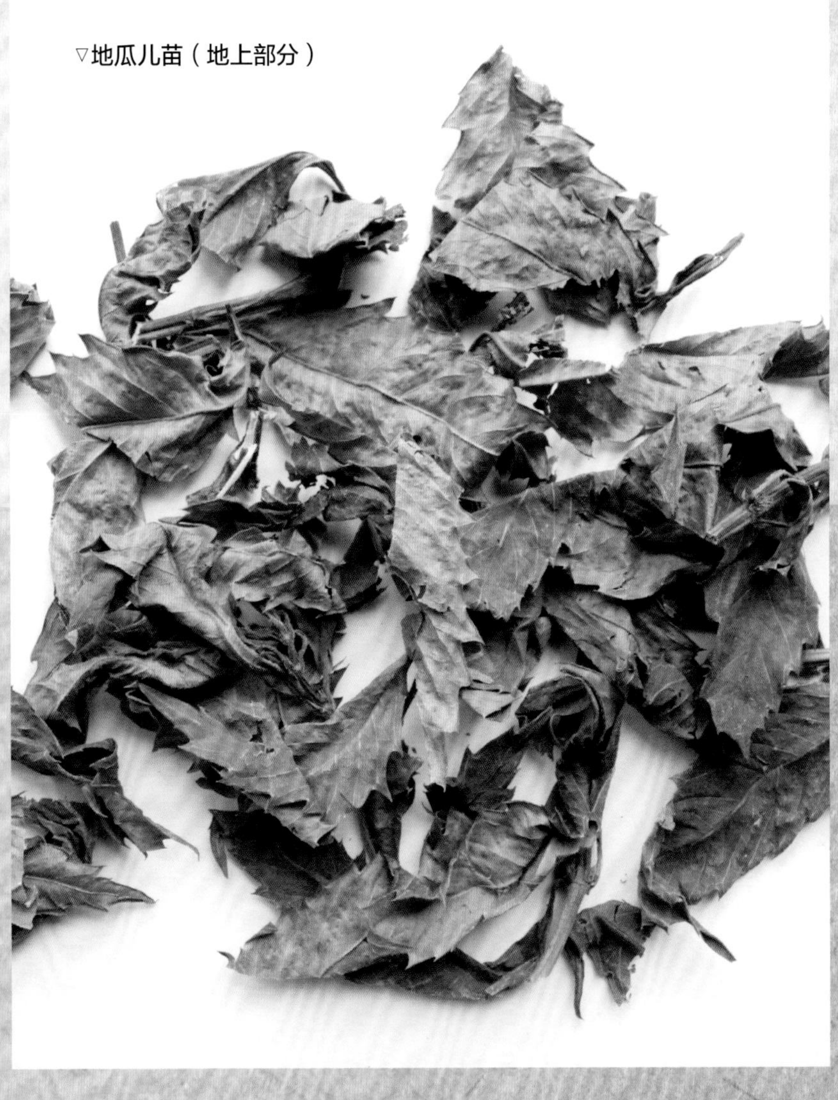

▽地瓜儿苗（地上部分）

‖ **发明** ‖

[颂曰] 泽兰，妇人方中最为急用。古人治妇人泽兰丸甚多。[时珍曰] 兰草、泽兰气香而温，味辛而散，阴中之阳，足太阴、厥阴经药也。脾喜芳香，肝宜辛散。脾气舒，则三焦通利而正气和；肝郁散，则营卫流行而病邪解。兰草走气道，故能利水道，除痰癖，杀蛊辟恶，而为消渴良药；泽兰走血分，故能治水肿，涂痈毒，破瘀血，消癥瘕，而为妇人要药。虽是一类而功用稍殊，正如赤、白茯苓、芍药，补泻皆不同也。雷敩言，雌者调气生血，雄者破血通积，正合二兰主治。大泽兰之为兰草，尤可凭据。血生于气，故曰调气生血也。又荀子云，泽芷以养鼻，谓泽兰、白芷之气，芳香通乎肺也。

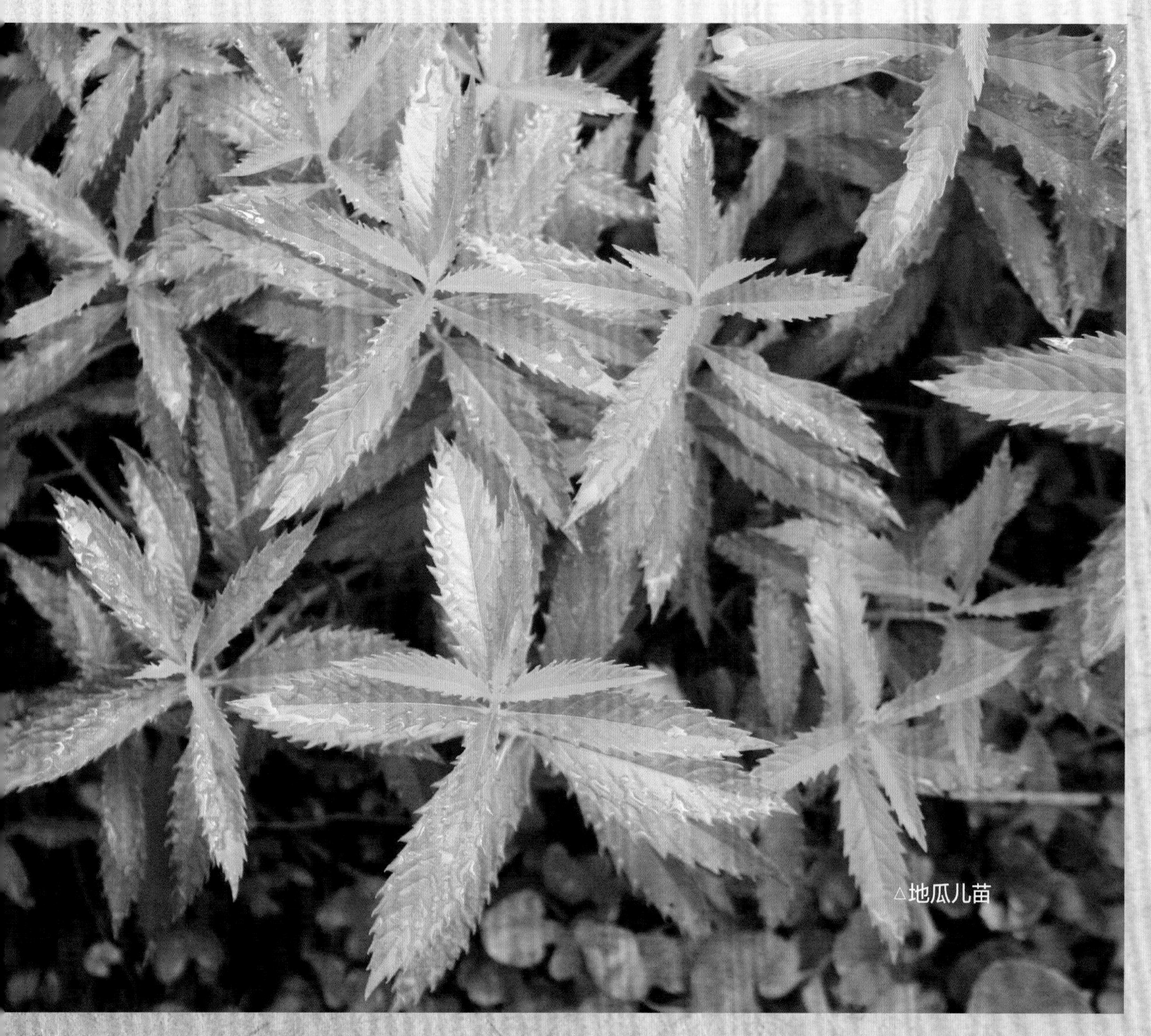
△地瓜儿苗

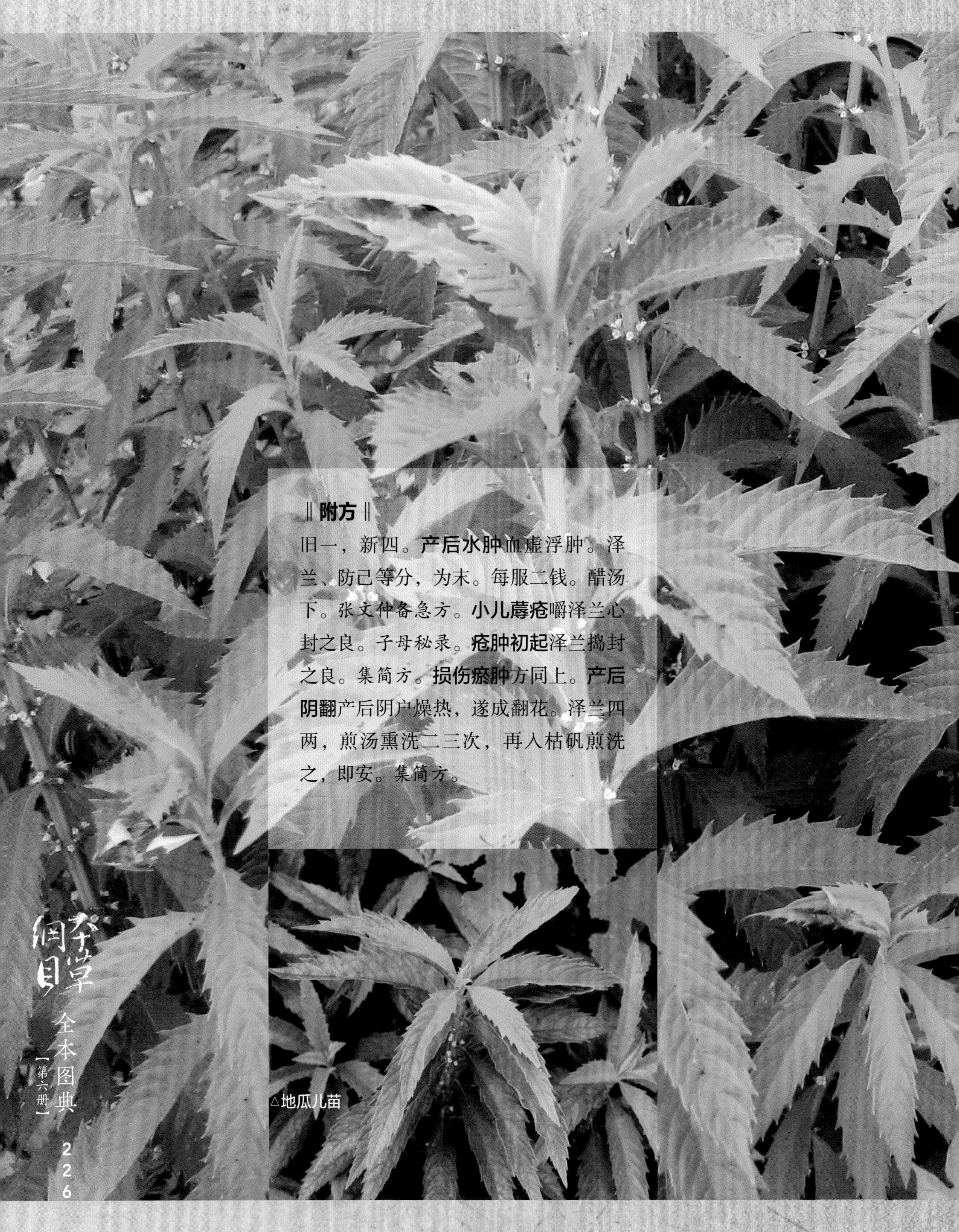

‖ **附方** ‖

旧一，新四。**产后水肿**血虚浮肿。泽兰、防己等分，为末。每服二钱。醋汤下。张文仲备急方。**小儿蓐疮**嚼泽兰心封之良。子母秘录。**疮肿初起**泽兰捣封之良。集简方。**损伤瘀肿**方同上。**产后阴翻**产后阴户燥热，遂成翻花。泽兰四两，煎汤熏洗二三次，再入枯矾煎洗之，即安。集简方。

△地瓜儿苗

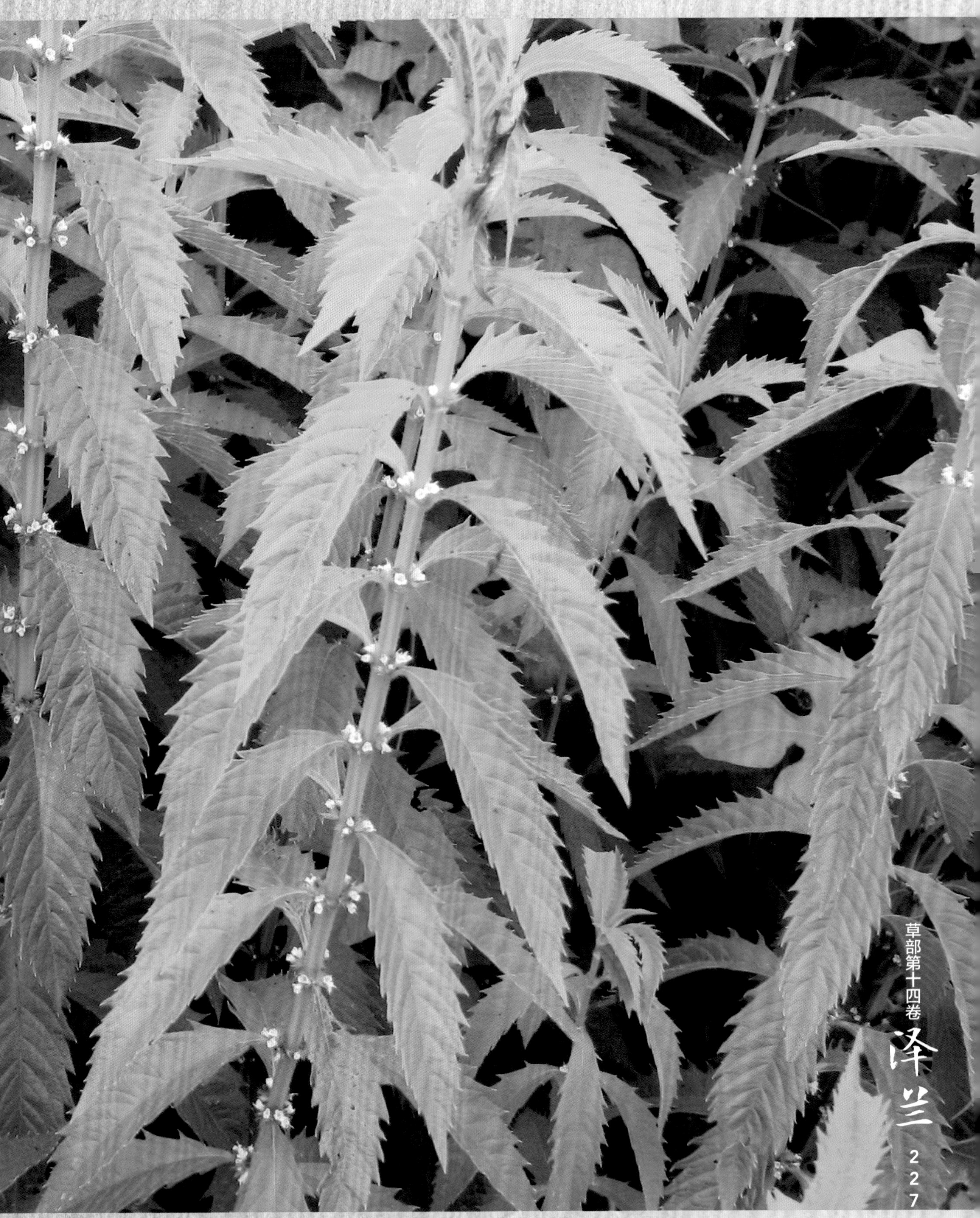

泽兰

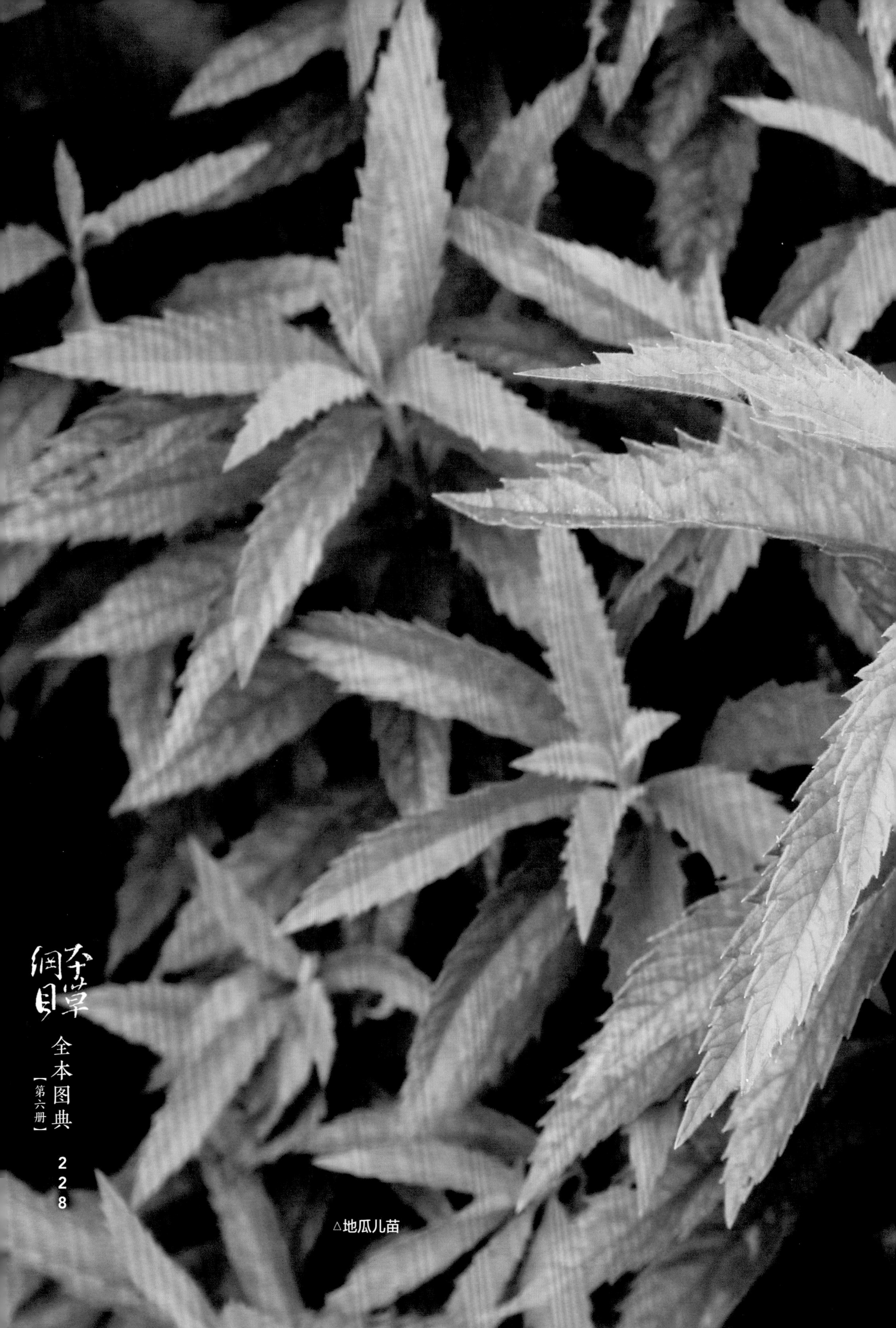

△地瓜儿苗

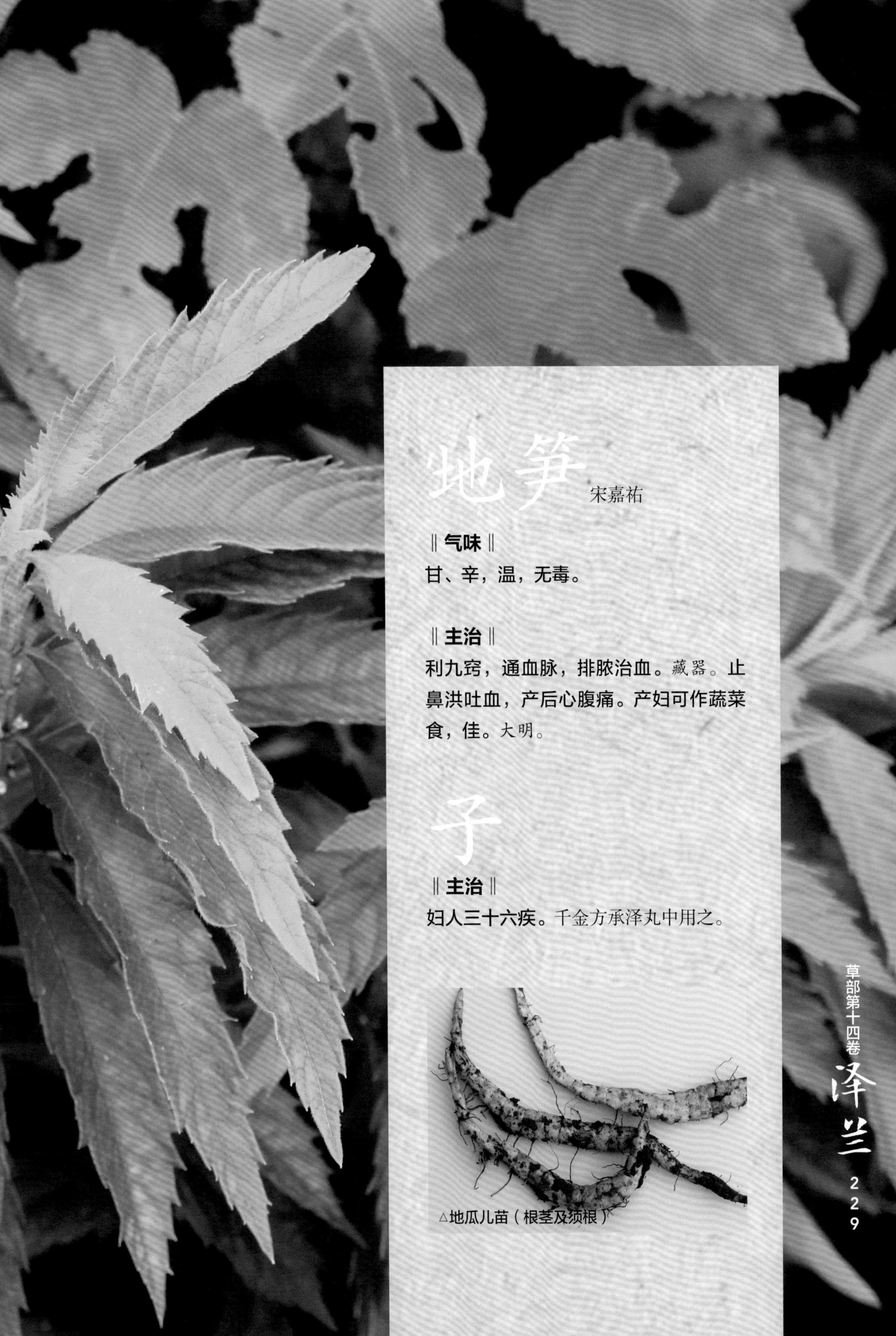

地笋 宋嘉祐

‖ **气味** ‖

甘、辛，温，无毒。

‖ **主治** ‖

利九窍，通血脉，排脓治血。藏器。止鼻洪吐血，产后心腹痛。产妇可作蔬菜食，佳。大明。

子

‖ **主治** ‖

妇人三十六疾。千金方承泽丸中用之。

△地瓜儿苗（根茎及须根）

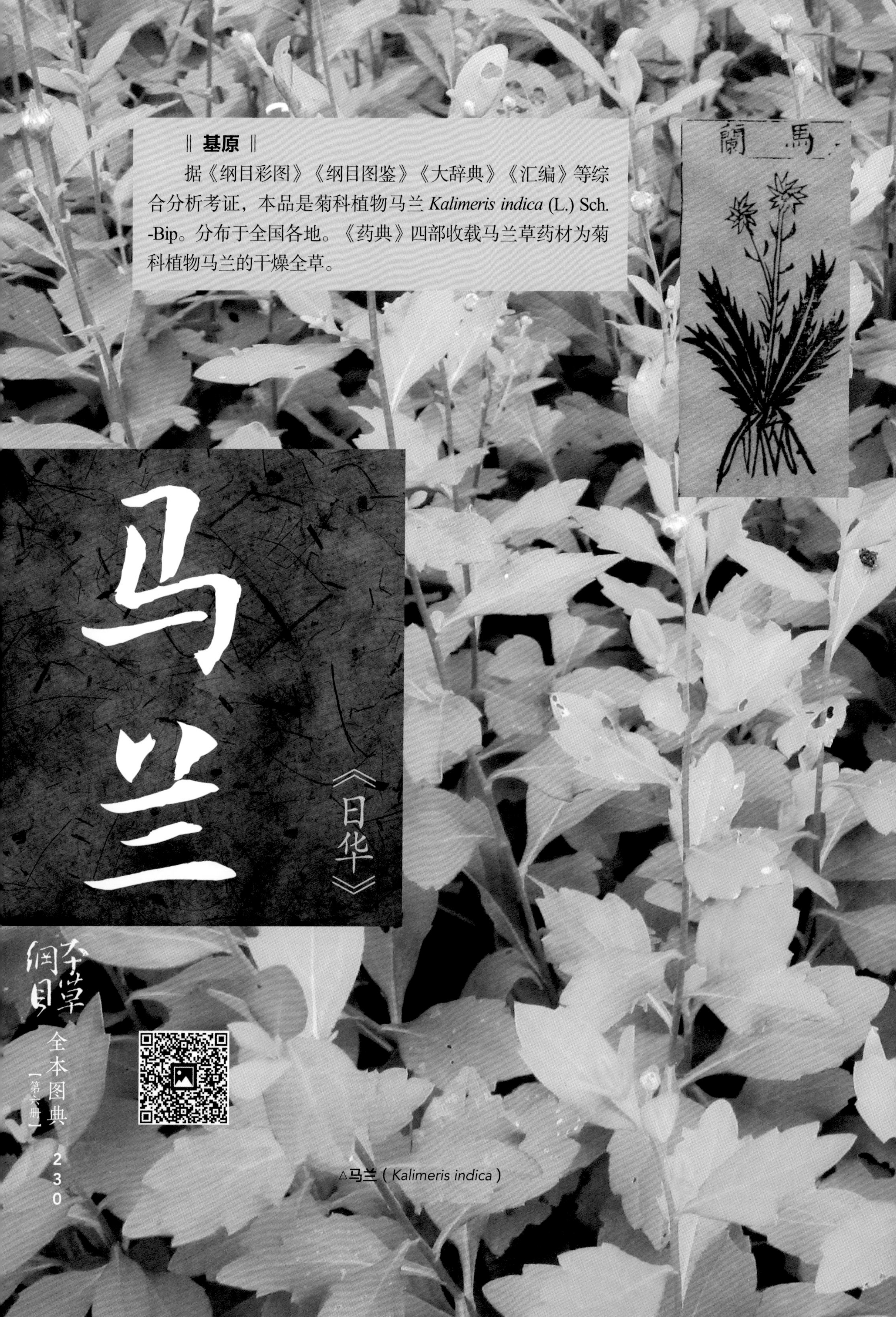

马兰

《日华》

‖ **基原** ‖

据《纲目彩图》《纲目图鉴》《大辞典》《汇编》等综合分析考证，本品是菊科植物马兰 *Kalimeris indica* (L.) Sch.-Bip。分布于全国各地。《药典》四部收载马兰草药材为菊科植物马兰的干燥全草。

△马兰（*Kalimeris indica*）

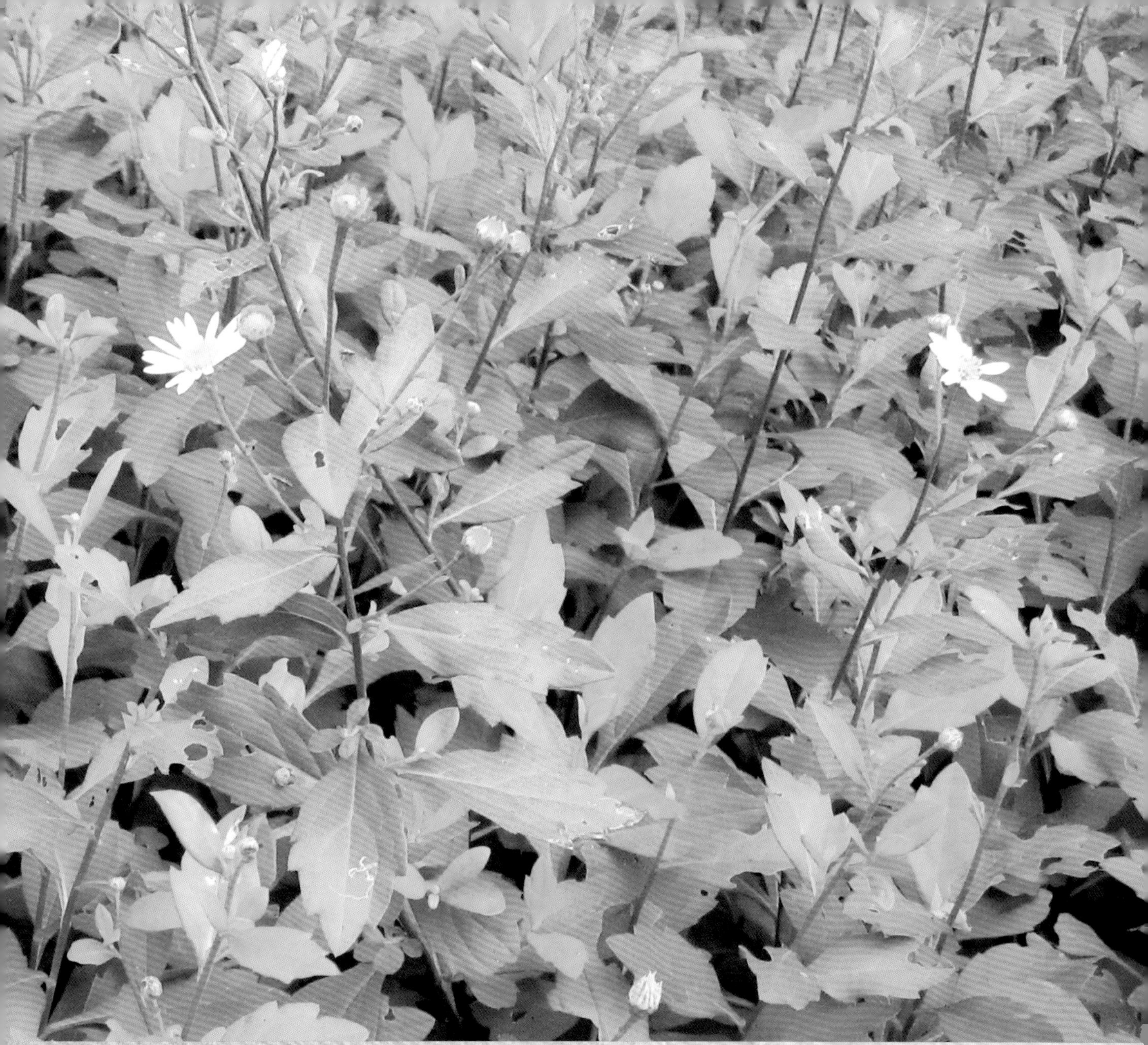

‖ **释名** ‖

紫菊。[时珍曰] 其叶似兰而大，其花似菊而紫，故名。俗称物之大者为马也。

‖ **集解** ‖

[藏器曰] 马兰生泽旁，如泽兰而气臭，楚辞以恶草喻恶人，北人见其花呼为紫菊，以其似单瓣菊花而紫也。又有山兰，生山侧，似刘寄奴，叶无桠，不对生，花心微黄赤，亦大破血，皆可用。[时珍曰] 马兰，湖泽卑湿处甚多，二月生苗，赤茎白根，长叶有刻齿，状似泽兰，但不香尔。南人多采汋晒干为蔬及馒馅。入夏高二三尺，开紫花，花罢有细子。楚辞无马兰之名，陈氏指为恶草，何据？

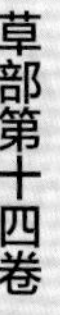

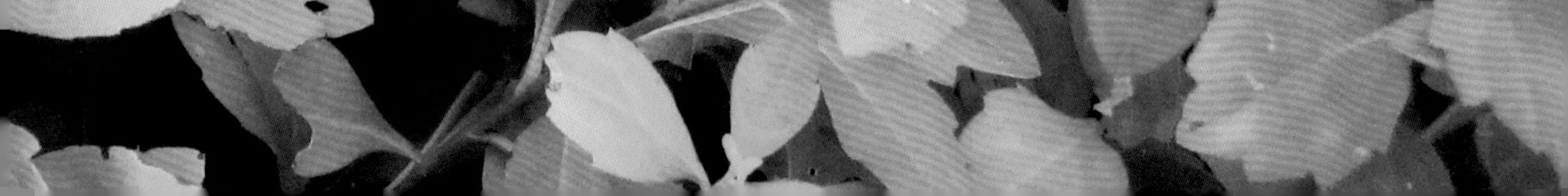

根叶

‖ **气味** ‖

辛，平，无毒。

‖ **主治** ‖

破宿血，养新血，止鼻衄吐血。合金疮，断血痢，解酒疸及诸菌毒、蛊毒。生捣，涂蛇咬。大明。**主诸疟及腹中急痛，痔疮。**时珍。

‖ **发明** ‖

[时珍曰] 马兰辛平，能入阳明血分，故治血与泽兰同功。近人用治痔漏云有效，春夏取生，秋冬取干者，不用盐醋，白水煮食，并饮其汁。或以酒煮焙研，糊丸，米饮日日服之。仍用煎水入盐少许，日日熏洗之。医学集成云：治痔用马兰根，捣傅片时，看肉平即去之。稍迟，恐肉反出也。

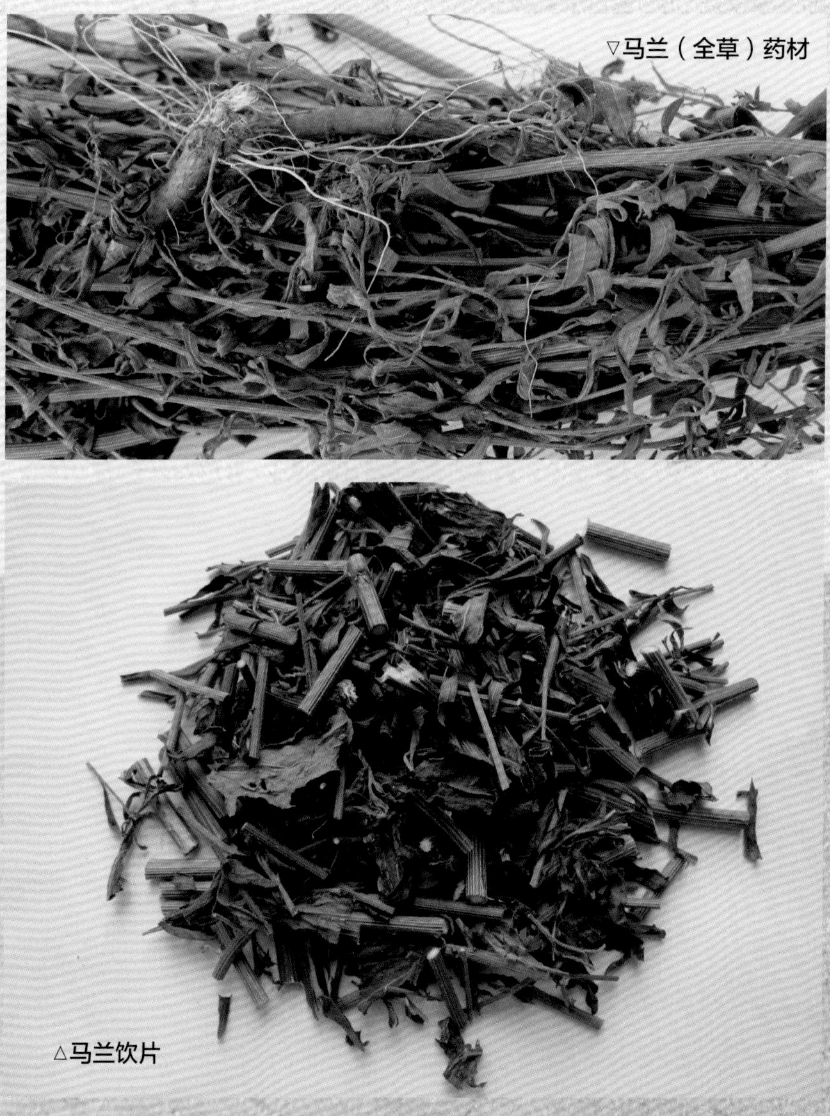

▽马兰（全草）药材

△马兰饮片

‖**附方**‖

新六。**诸疟寒热**赤脚马兰捣汁，入水少许，发日早服。或入少糖亦可。圣济总录。**绞肠沙痛**马兰根叶，细嚼咽汁，立安。寿域神方。**打伤出血**竹节草即马兰，同旱莲草、松香、皂子叶即柜子叶，冬用皮，为末，搽入刀口。摘玄方。**喉痹口紧**用地白根即马兰根，或叶捣汁，入米醋少许，滴鼻孔中，或灌喉中，取痰自开。孙一松试效方。**水肿尿涩**马兰菜一虎口，黑豆、小麦各一撮，酒、水各一钟，煎一钟，食前温服以利小水，四五日愈。杨起简便方。**缠蛇丹毒**马兰、甘草擂醋搽之。济急方。

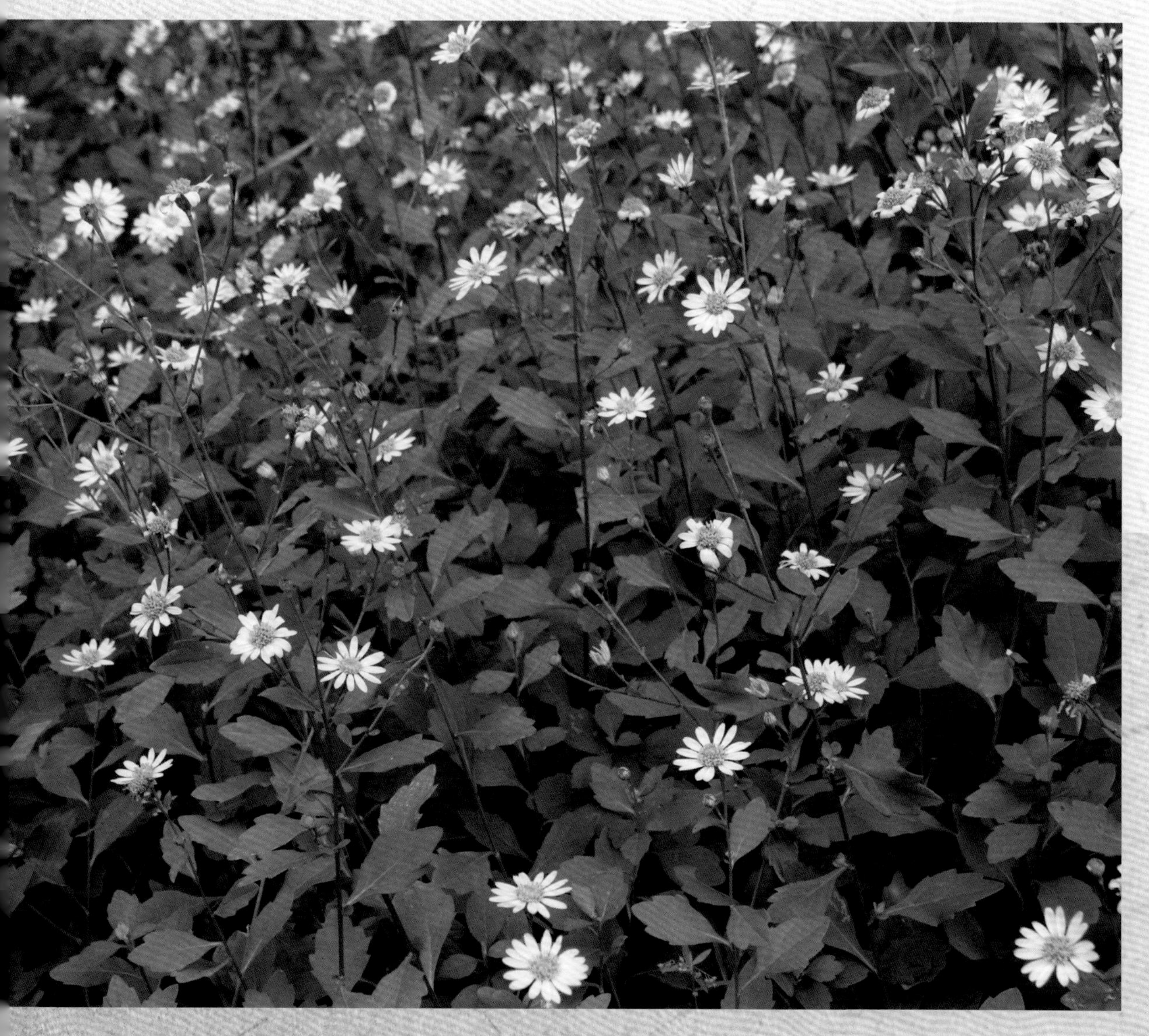

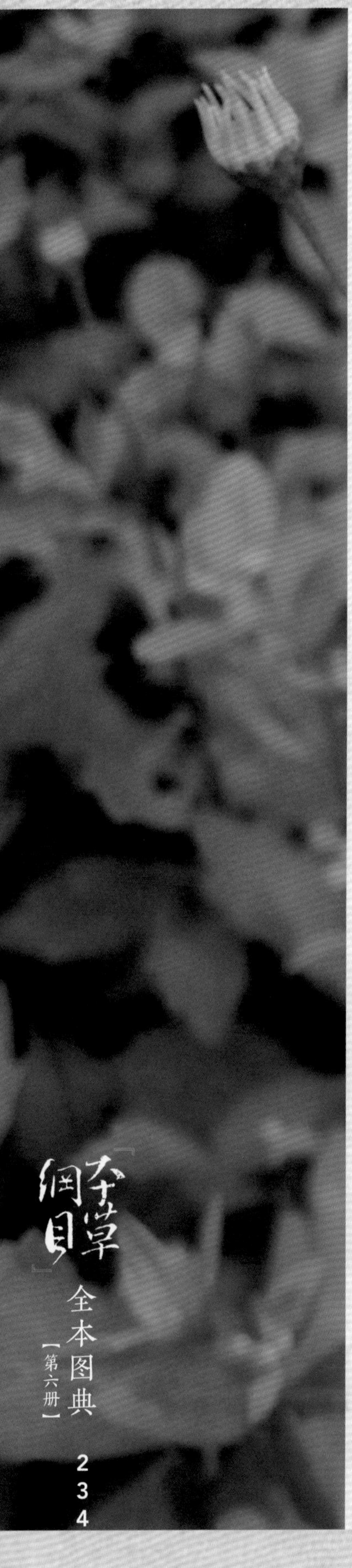

‖ **附录** ‖

麻伯[别录有名未用曰] 味酸、无毒。主益气出汗。一名君莒，一名衍草，一名道止，一名自死。生平陵，如兰，叶黑厚白裹茎，实赤黑，九月采根。

相乌[又曰] 味苦。主阴痿。一名乌葵。如兰香，赤茎，生山阳，五月十五日采，阴干。

天雄草[又曰] 味甘，温，无毒。主益气阴痿。生山泽中，状如兰，实如大豆，赤色。

益奶草拾遗[藏器曰] 味苦，平，无毒。主五痔脱肛，止血，炙令香，浸酒服。生永嘉山谷，叶如泽兰，茎赤，高二三尺也。

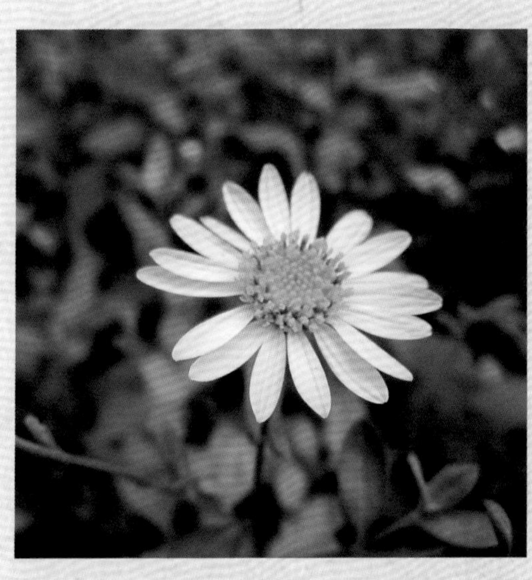

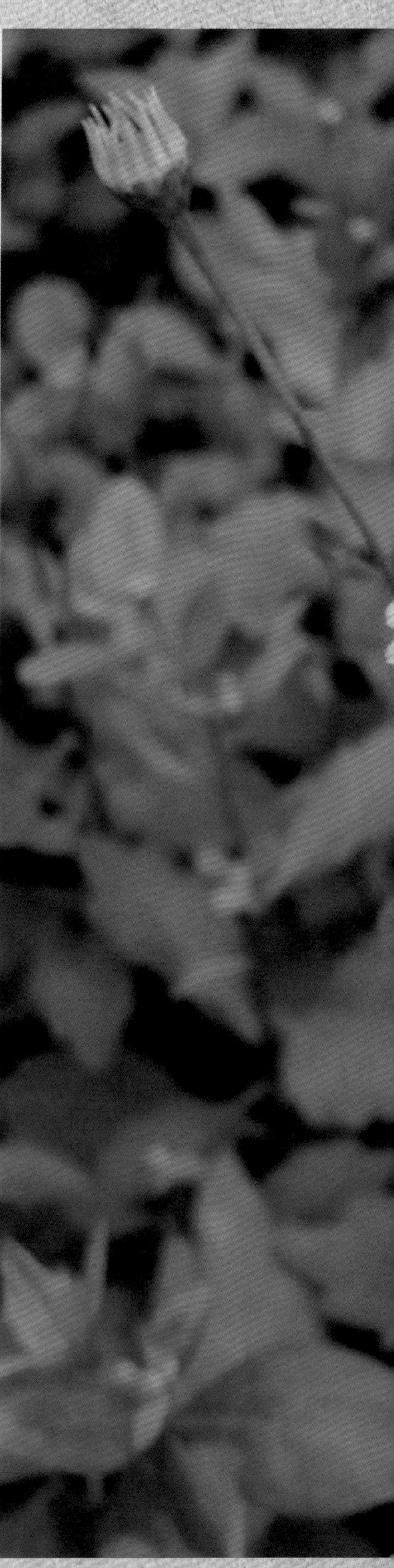

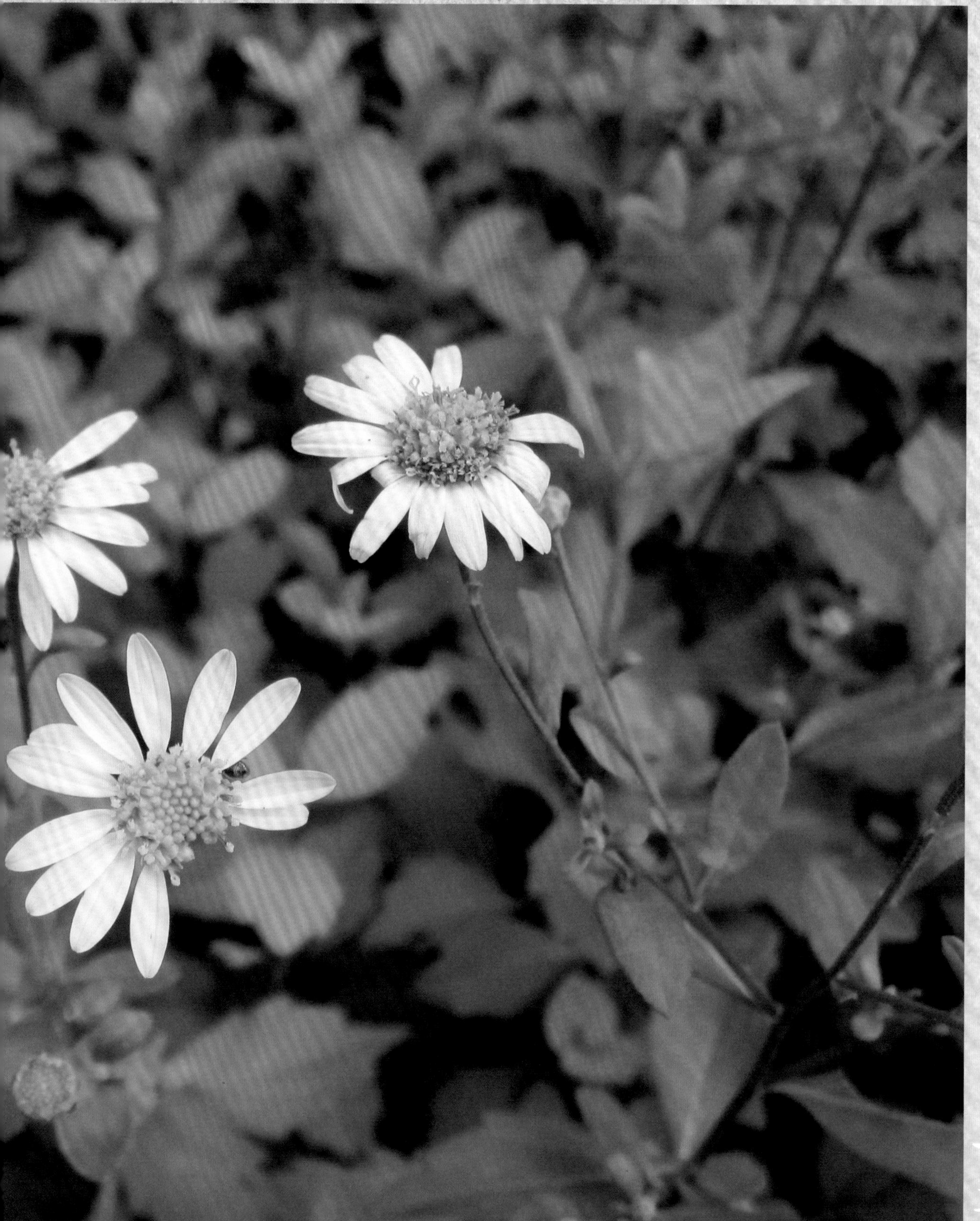

‖ **基原** ‖

据《纲目图鉴》《大辞典》《药典图鉴》《中药图鉴》等综合分析考证，本品为唇形科植物石香薷 *Mosla chinensis* Maxim.。分布于华东、中南地区及四川、贵州、台湾等地。《大辞典》《药典图鉴》还收载有同属植物江香薷 *M. chinensis* ‘Jiangxiangru’。但《纲目彩图》认为本品为唇形科植物海州香薷 *Elsholtzia splendens* Nakai ex F. Maekawa 等。《药典》收载香薷药材为唇形科植物石香薷或江香薷的干燥地上部分；前者习称“青香薷”，后者习称“江香薷”；夏季茎叶茂盛、花盛时择晴天采割，除去杂质，阴干。

香薷

香薷

音柔。《别录》中品

△香薷原植物

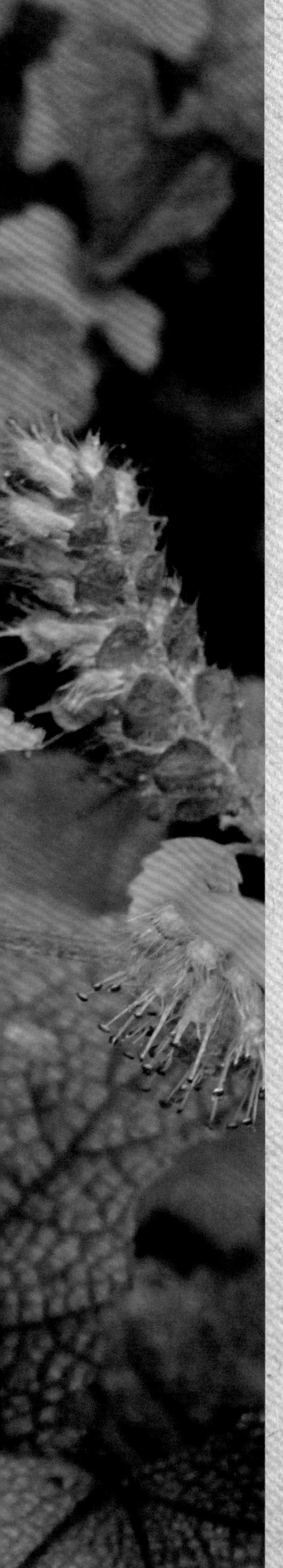

校正： 自菜部移入此。

‖ 释名 ‖

香菜食疗**香茸**同上**香菜**千金**蜜蜂草**纲目。[时珍曰]薷，本作菜。玉篇云，菜菜苏之类，是也。其气香，其叶柔，故以名之。草初生曰茸，孟诜食疗作香戎者，非是。俗呼蜜蜂草，象其花房也。

‖ 集解 ‖

[弘景曰] 家家有此，作菜生食，十月中取干之。[颂曰] 所在皆种，但北土差少，似白苏而叶更细，寿春及新安皆有之。彼间又有一种石香菜，生石上，茎叶更细，色黄而辛香弥甚，用之尤佳。吴人以为茵陈用之。[宗奭曰] 香薷生山野间，荆湖南北、二川皆有之。汴洛作圃种之，暑月亦作蔬菜。叶如茵陈，花茸紫，连边成穗，凡四五十房为一穗，如荆芥穗，别是一种香气。[时珍曰] 香薷有野生，有家莳。中州人三月种之，呼为香菜，以充蔬品。丹溪朱氏惟取大叶者为良，而细叶者香烈更甚，今人多用之，方茎，尖叶有刻缺，颇似黄荆叶而小，九月开紫花成穗。有细子细叶者，仅高数寸，叶如落帚叶，即石香薷也。

‖ 修治 ‖

[敩曰] 凡采得去根留叶，剉暴干，勿令犯火。服至十两，一生不得食白山桃也。[时珍曰] 八九月开花着穗时，采之阴干，入用。

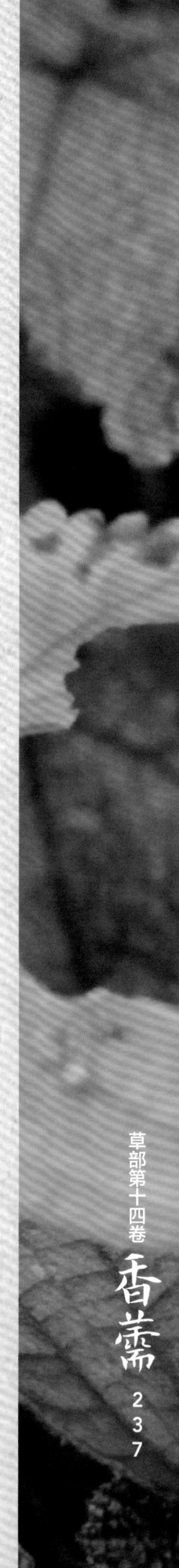

‖ **气味** ‖

辛，微温，无毒。

‖ **主治** ‖

霍乱腹痛吐下，散水肿。别录。**去热风。卒转筋者，煮汁顿服半升，即止。为末水服，止鼻衄。**孟诜。**下气，除烦热，疗呕逆冷气。**大明。**春月煮饮代茶，可无热病，调中温胃。含汁漱口，去臭气。**汪颖。**主脚气寒热。**时珍。

‖ **发明** ‖

[弘景曰] 霍乱煮饮无不瘥者，作煎除水肿尤良。[颂曰] 霍乱转筋者，单煮服之。若四肢烦冷，汗出而渴者，加蓼子同煮服。[震亨曰] 香薷属金与水，有彻上彻下之功，解暑利小便，又治水甚捷，以大叶者浓煎丸服。肺得之，清化行而热自降也。[时珍曰] 世医治暑病，以香薷饮为首药。然暑有乘凉饮冷，致阳气为阴邪所遏，遂病头痛，发热恶寒，烦躁口渴，或吐或泻，或霍乱者。宜用此药，以发越阳气，散水和脾。若饮食不节，劳役作丧之人，伤暑大热大渴，汗泄如雨，烦躁喘促，或泻或吐者，乃劳倦内伤之证，必用东垣清暑益气汤、人参白虎汤之类，以泻火益元可也。若用香薷之药，是重虚其表，而又济之以热矣。盖香薷乃夏月解表之药，如冬月之用麻黄，气虚者尤不可多服。而今人不知暑伤元气，不拘有病无病，概用代茶，谓能辟暑，真痴前说梦也。且其性温，不可热饮，反致吐逆。饮者惟宜冷服，则无拒格之患。其治水之功果有奇效。一士妻自腰以下胕肿，面目亦肿，喘急欲死，不能伏枕，大便溏泄，小便短少，服药罔效。时珍诊其脉沉而大，沉主水，大主虚，乃病后冒风所致，是名风水也。用千金神秘汤加麻黄，一服喘定十之五。再以胃苓汤吞深师薷术丸，二日小便长，肿消十之七，调理数日全安。益见古人方皆有至理，但神而明之，存乎其人而已。

‖ **附方** ‖

旧四，新六。**一切伤暑**和剂局方：香薷饮：治暑月卧湿当风，或生冷不节，真邪相干，便致吐利，或发热头痛体痛，或心腹痛，或转筋，或干呕，或四肢逆冷，或烦闷欲死，并主之。用香薷一斤，厚朴姜汁炙，白扁豆微炒，各半斤，剉散。每服五钱，水二盏，酒半盏，煎一盏，水中沉冷，连进二服立效。活人书：去扁豆，入黄连四两，姜汁同炒黄色用。**水病洪肿**胡洽居士香薷煎：用干香薷五十斤，剉，入釜中，以水淹过三寸，煮使气力都尽，去滓澄之，微火煎至可丸，丸如梧子大。一服五丸，日三服，日渐增之，以小便利则愈。苏颂图经本草。**通身水肿**深师薷术丸：治暴水风水气水，通身皆肿，服至小便利为效。用香薷叶一斤，水一斗，熬极烂去滓。再熬成膏，加白术末七两，和丸梧子大。每服十丸，米饮下，日五、夜一服。外台秘要。**四时伤寒**不正之气。用水香薷为末，热酒调服一二钱，取汗。卫生易简方。**心烦胁痛**连胸欲死者。香薷捣汁一二升服。肘后。**鼻衄不止**香薷研末，水服一钱。圣济总录。**舌上出血**如钻孔者。香薷煎汁服一升，日三服。肘后方。**口中臭气**香薷一把，煎汁含之。千金方。**小儿发迟**陈香薷二两，水一盏，煎汁三分，入猪脂半两，和匀，日日涂之。永类钤方。**白秃惨痛**即上方入胡粉，和涂之。子母秘录。

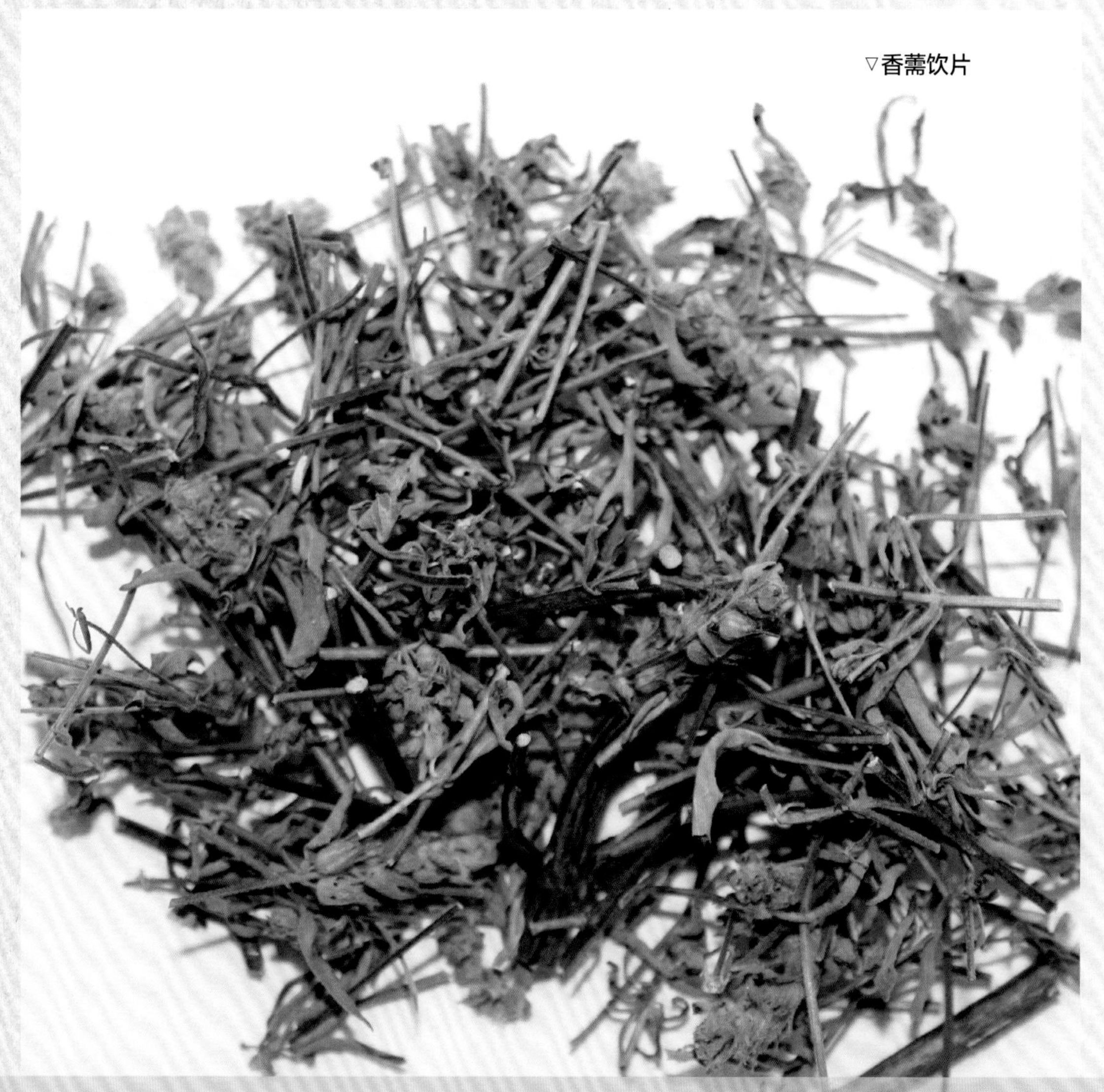

▽香薷饮片

石香薷 *Mosla chinensis* ITS2 条形码主导单倍型序列：

1 CGCATCGCGT CGCCCCCCTC CCCGCTCTGA GCGCCGTGAG GGGGGCGGAT ATTGGCCCCC CGTGCGCCCC GGCGTGCGGT
81 CGGCCCAAAT GCGATCCCTC GGCGACTCGT TTCGCGACTA GTGGTGGTTG AATAGCTCAA TCTCGTGTCT TGTCGTGCTA
161 CCGCGTCGTC CGAACGGGCA TCGAACAACG ACCCAACGGT GTTCGTGCAT TGCCGCACCG CACCTTCGAC CG

江香薷 *Mosla chinensis* 'Jiangxiangru' ITS2 条形码主导单倍型序列：

1 CGCATCGCGT CGCCCCCCTC CCCGCTCTGA GCGCCGTGAG GGGGGCGGAT ATTGGCCCCC CGTGCGCCCC GGCGTGCGGT
81 CGGCCCAAAT GCGATCCCTC GGCGACTCGT TTCGCGACTA GTGGTGGTTG AATAGCTCAA TCTCGTGTCT TGTCGTGCTA
161 CCGCGTCGTC CGAACGGGCA TCGAACAACG ACCCAACGGT GTTCGTGCAT TGCCGCACCG CACCTTCGAC CG

石香菜

宋《开宝》附

‖ **基原** ‖

据《纲目彩图》《纲目图鉴》等综合分析考证，本品为唇形植物石香薷 *Mosla chinensis* Maxim.。分布参见本卷“香薷”项下。

石香菜

△石香薷（*Mosla chinensis*）

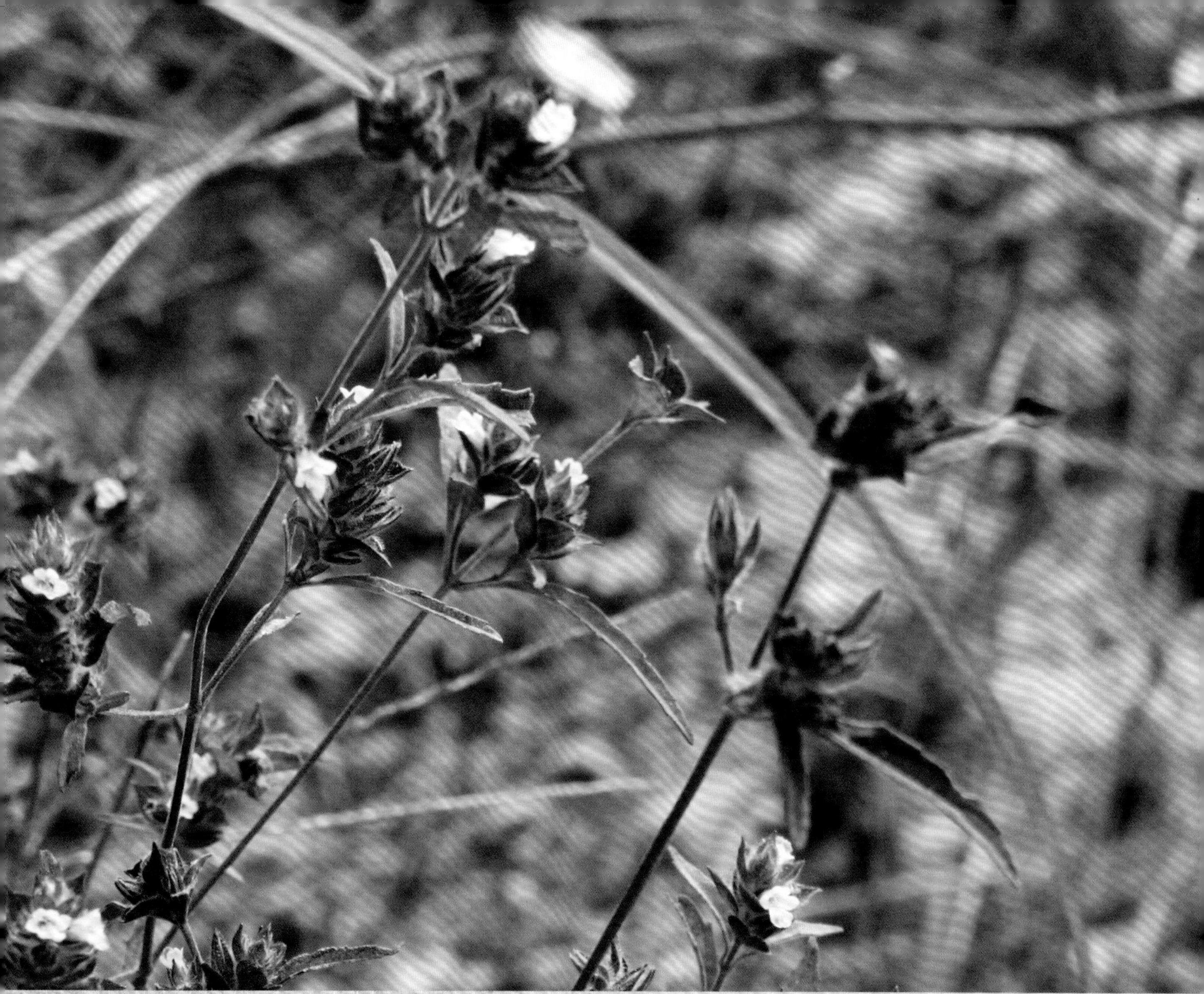

石香菜

‖ **释名** ‖

石苏。

‖ **集解** ‖

[志曰] 石香菜生蜀郡陵、荣、资、简州，及南中诸处，生山岩石缝中，二月、八月采。苗茎花实俱可用。[宗奭曰] 处处有之。但山中临水附崖处或有之，不必山岩石缝也。九月、十月尚有花。[时珍曰] 香薷、石香薷，一物也，但随所生而名尔。生平地者叶大，崖石者叶细，可通用之。

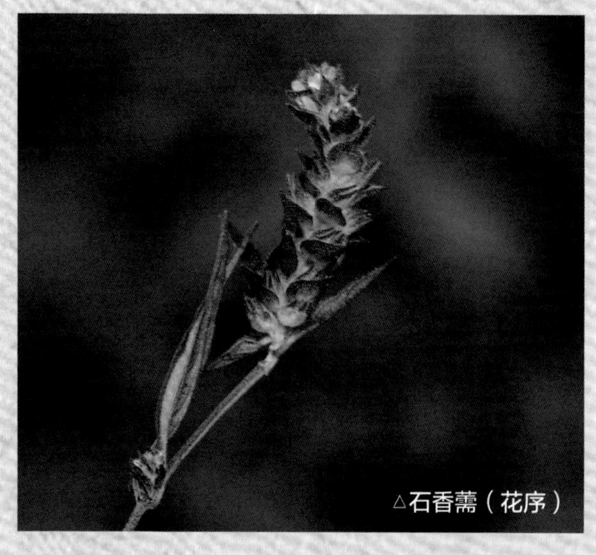

△石香薷（花序）

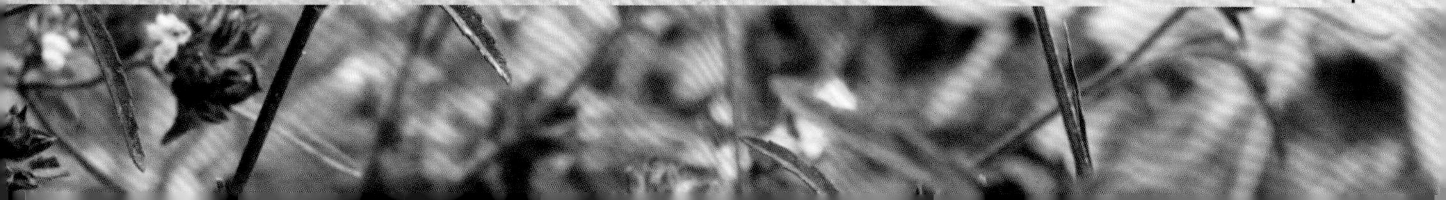

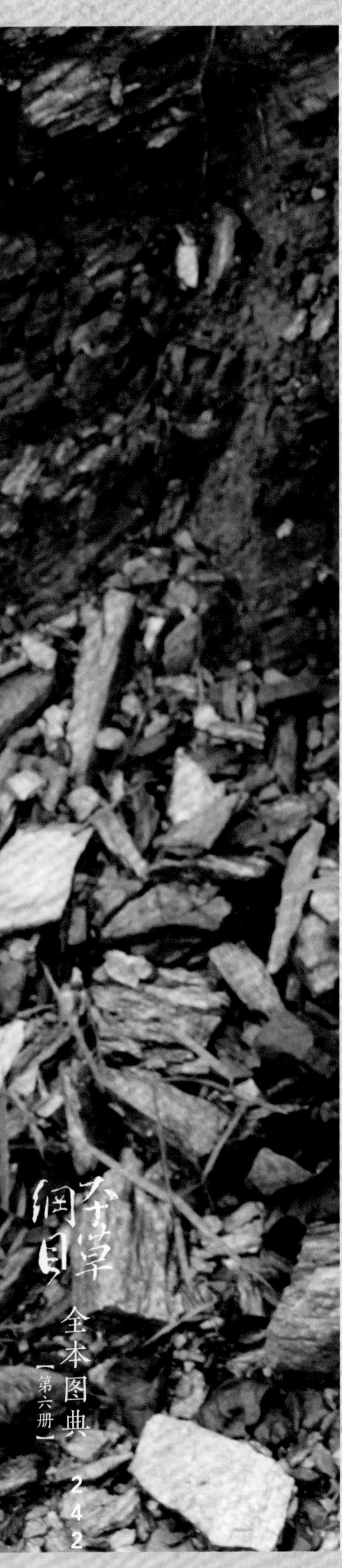

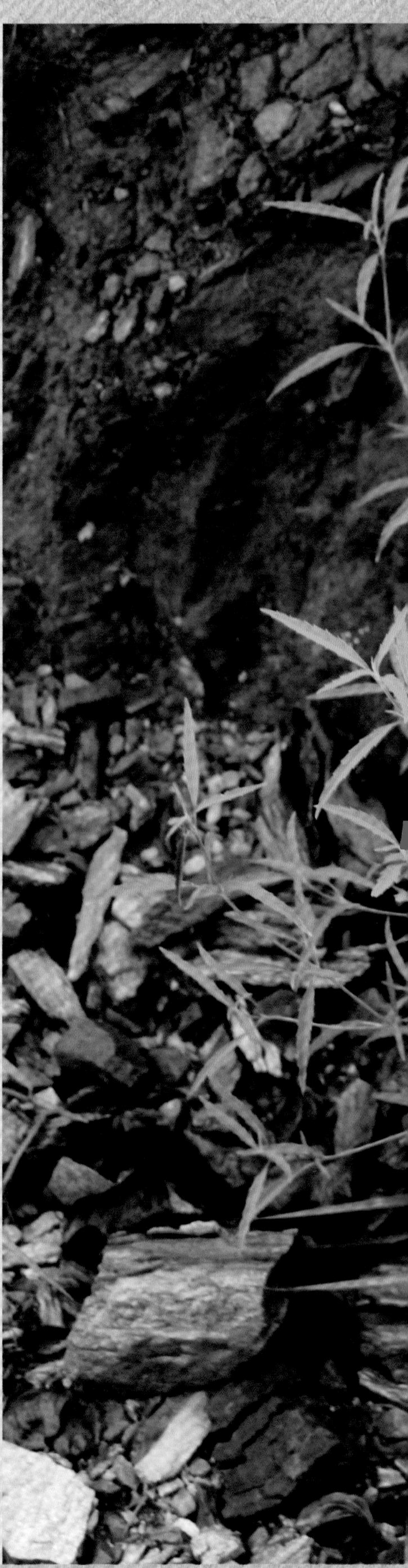

‖ **气味** ‖

辛香，温，无毒。

‖ **主治** ‖

调中温胃，止霍乱吐泻，心腹胀满，腹痛肠鸣。开宝。**功比香薷更胜。**萧炳。**制硫黄。**时珍。

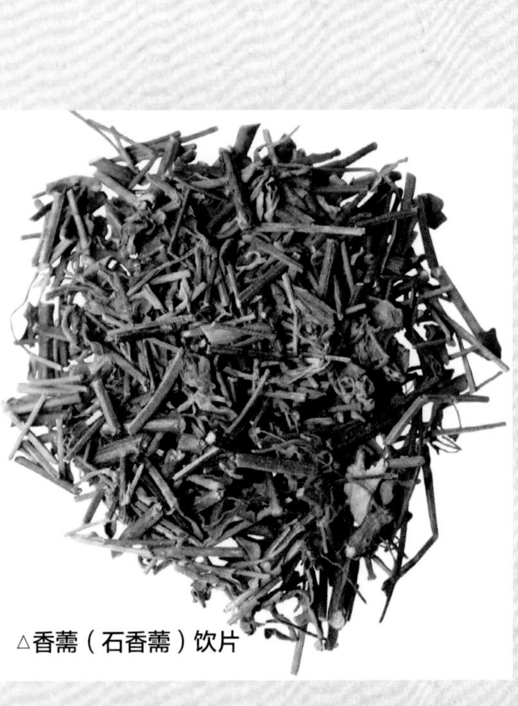

△香薷（石香薷）饮片

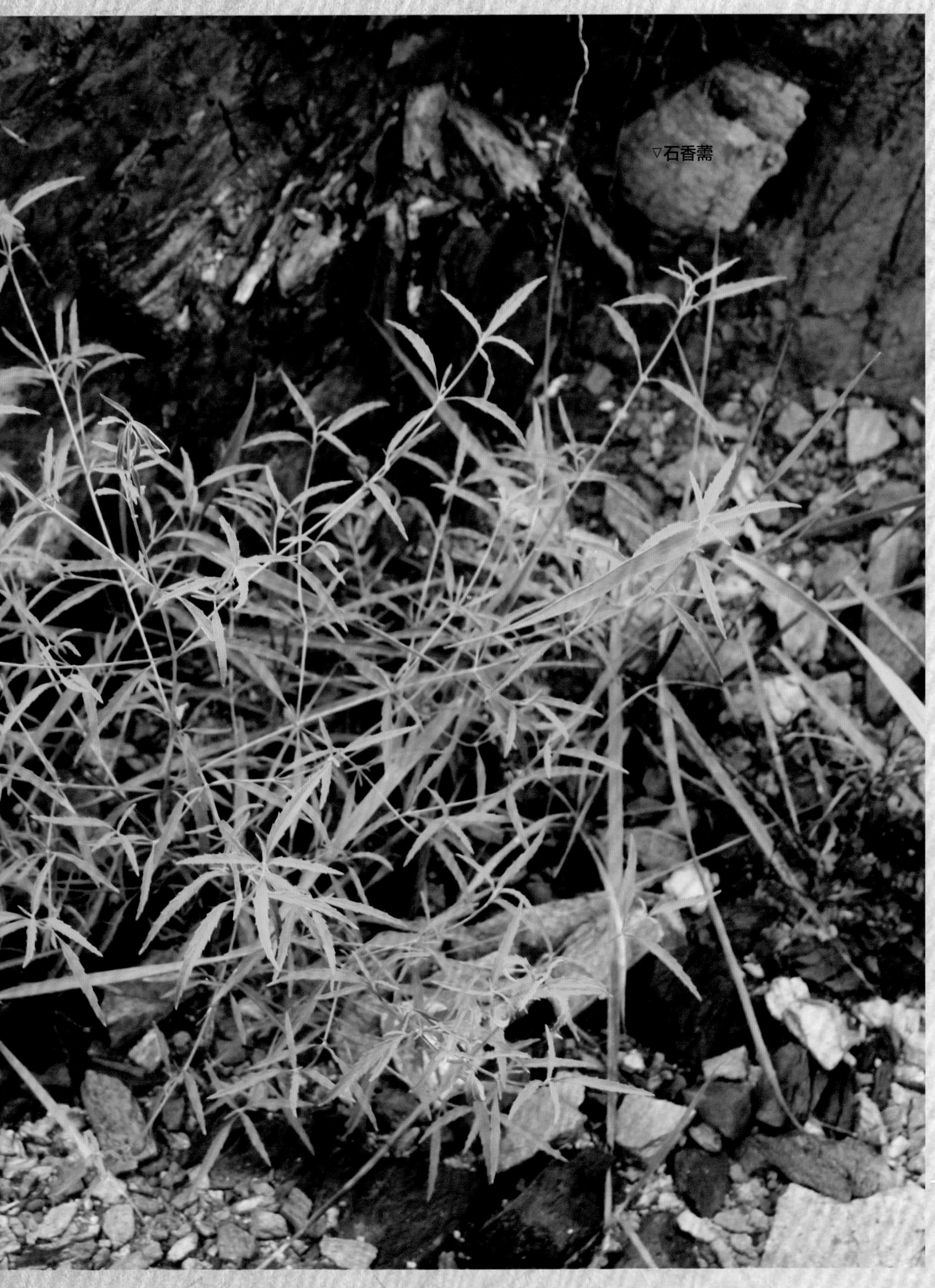
▽石香薷

‖ **基原** ‖

据《纲目彩图》《纲目图鉴》《草药大典》《汇编》等综合分析考证，本品为爵床科植物爵床 *Rostellularia procumbens* (L.) Nees。分布于华东、华南、西南及江西、福建、台湾、湖南等地。

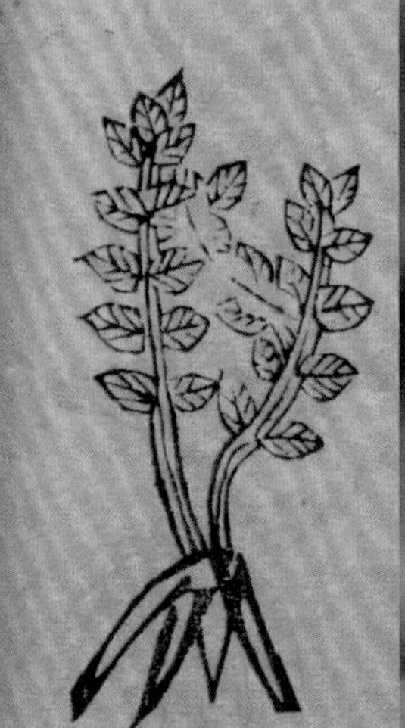

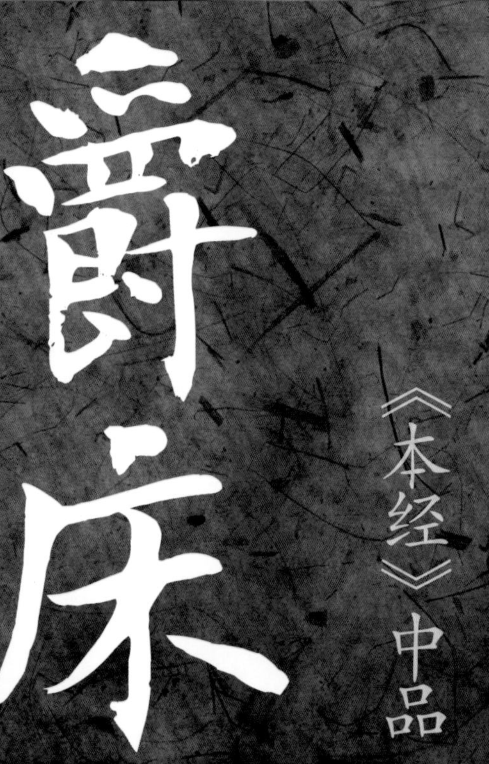

爵床

《本经》中品

△爵床（*Rostellularia procumbens*）

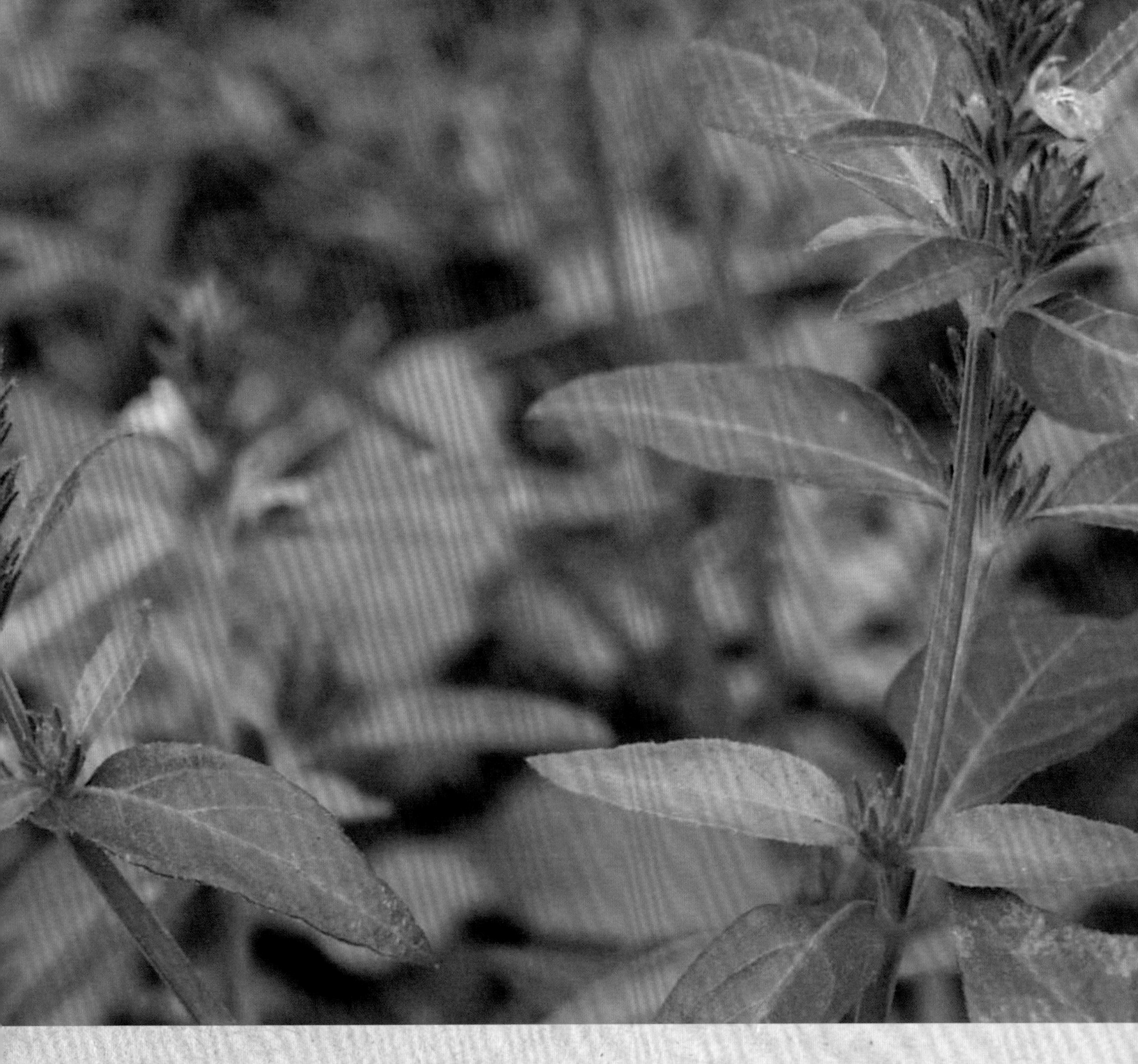

‖**释名**‖

爵麻吴普**香苏**别录**赤眼老母草**唐本。[时珍曰] 爵床不可解。按吴氏本草作爵麻，甚通。

‖**集解**‖

[别录曰] 爵床生汉中川谷及田野。[恭曰] 此草生平泽熟田近道旁，似香菜，叶长而大，或如荏且细，俗名赤眼老母草。[时珍曰] 原野甚多。方茎对节，与大叶香薷一样。但香薷搓之气香，而爵床搓之不香微臭，以此为别。

茎叶

‖ **气味** ‖

咸，寒，无毒。[时珍曰] 微辛。

‖ **主治** ‖

腰脊痛，不得着床，俯仰艰难，除热，可作浴汤。本经。疗血胀下气。治杖疮，捣汁涂之立瘥。苏恭。

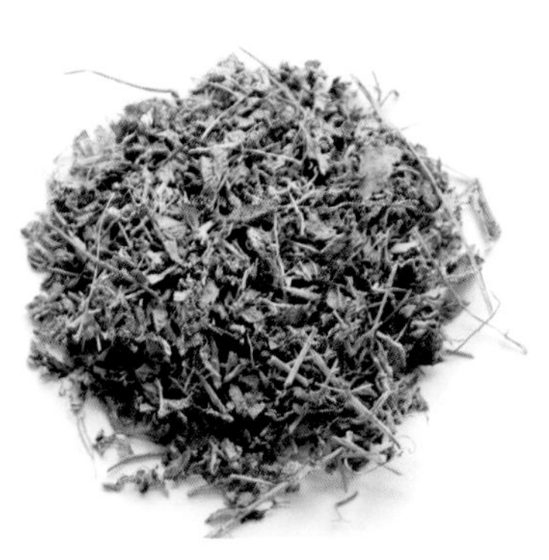

△爵床全草饮片

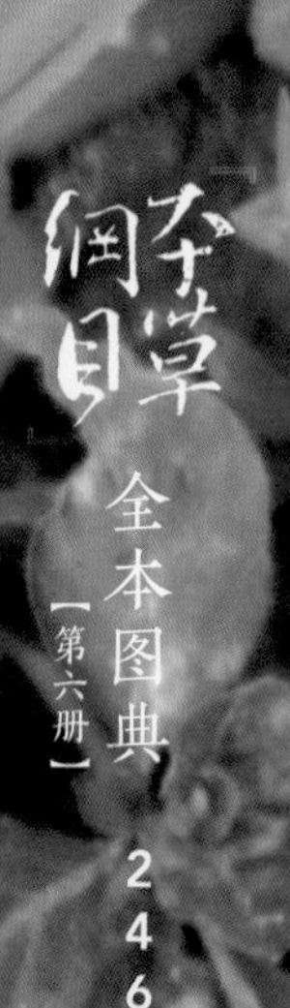

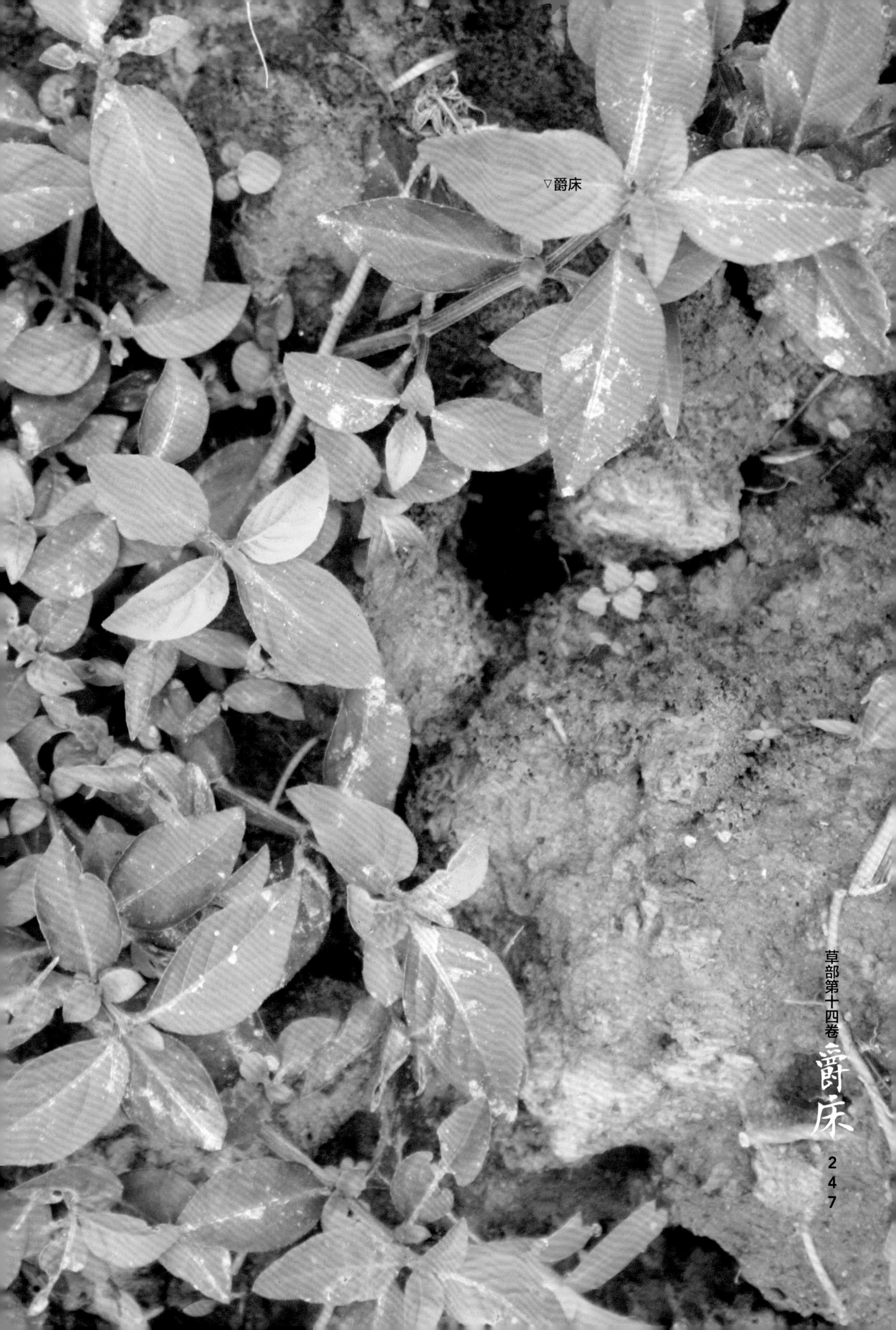
▽爵床

‖ **基原** ‖

据《纲目彩图》《纲目图鉴》《汇编》等综合分析考证，本品为荨麻科植物大伞花楼梯草 *Elatostema umbellatum* Blume var. *majus* Maxim.。分布于我国长江以南各地。《大辞典》《中华本草》认为本品为荨麻科植物赤车 *Pellionia radicans* (Sieb. et Zucc.) Wedd.。分布于华南及浙江、安徽、福建、江西、湖北等地。

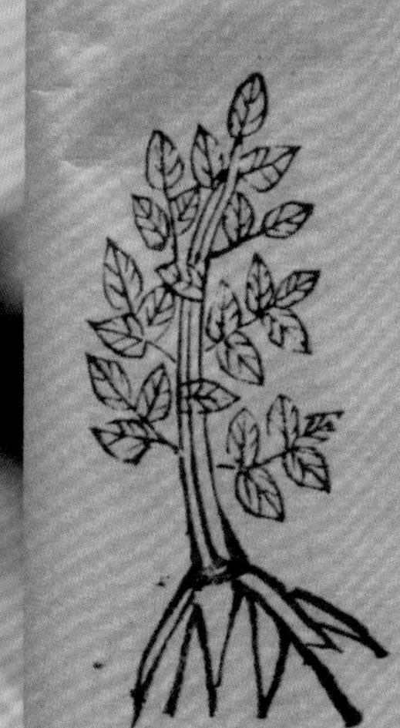

赤车使者

《唐本草》

△大伞花楼梯草（*Elatostema umbellatum*）

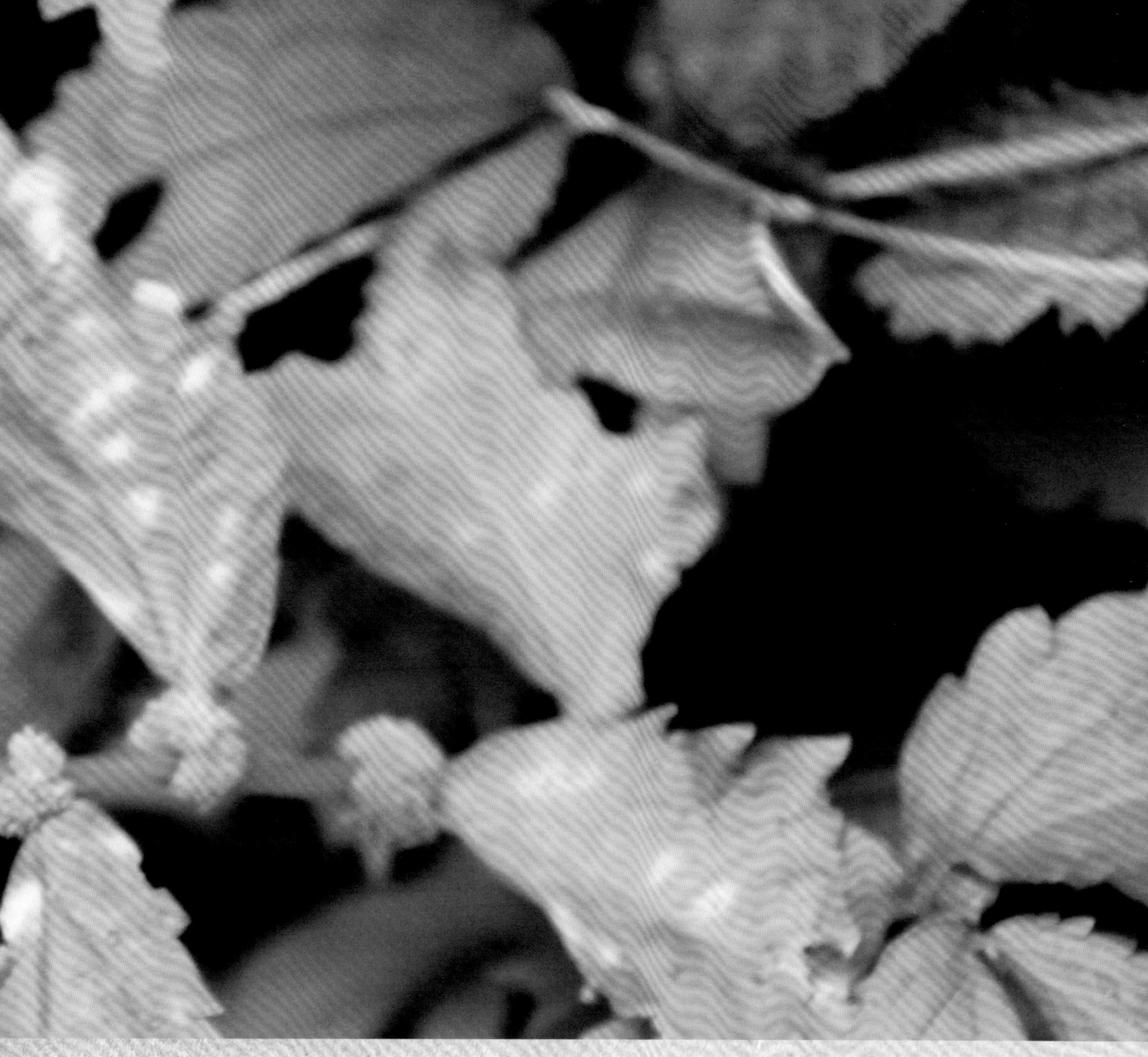

‖ **释名** ‖

小锦枝炮炙论。

‖ **集解** ‖

[恭曰] 赤车使者，苗似香菜、兰香，叶茎赤，根紫赤色，八月、九月采根，日干。[保升曰] 生荆州、襄州，根紫如茜根，二月、八月采。[时珍曰] 此与爵床相类，但以根色紫赤为别尔。

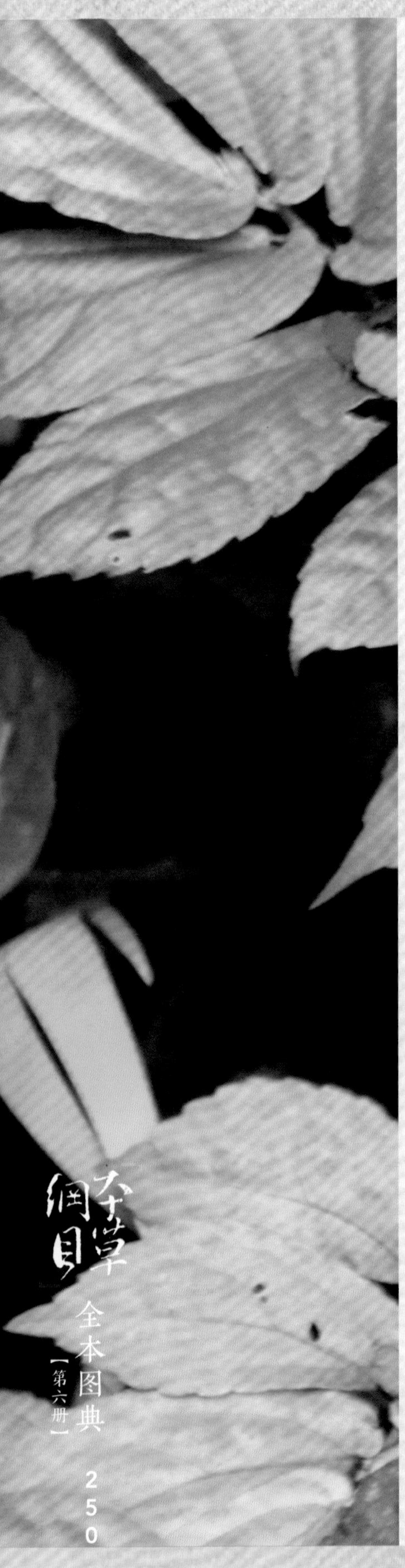

根

‖ **修治** ‖

[敩曰] 此草原名小锦枝，凡用并粗捣，以七岁童子小便拌蒸，晒干入药。

‖ **气味** ‖

辛、苦，温，有毒。[权曰] 有小毒。

‖ **主治** ‖

风冷邪疰，蛊毒癥瘕，五脏积气。苏恭。**治恶风冷气。服之悦泽肌皮，好颜色。**甄权。

‖ **发明** ‖

[颂曰] 古方治大风风痹，有赤车使者酒。今人稀用，鲜有识者。[时珍曰] 上古辟瘟疫邪气，有赤车使者丸，此药不怪，苟加询采，必能得之，但古今名称或不同耳。

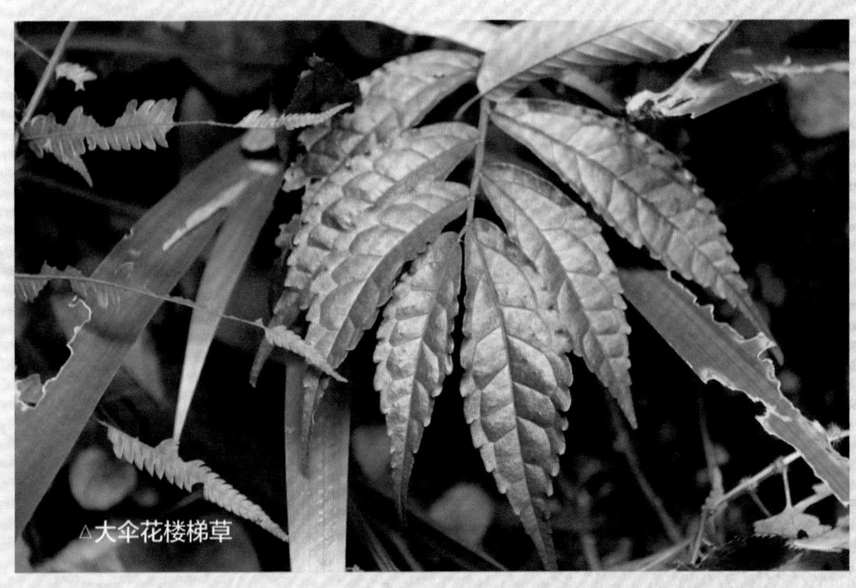
△大伞花楼梯草

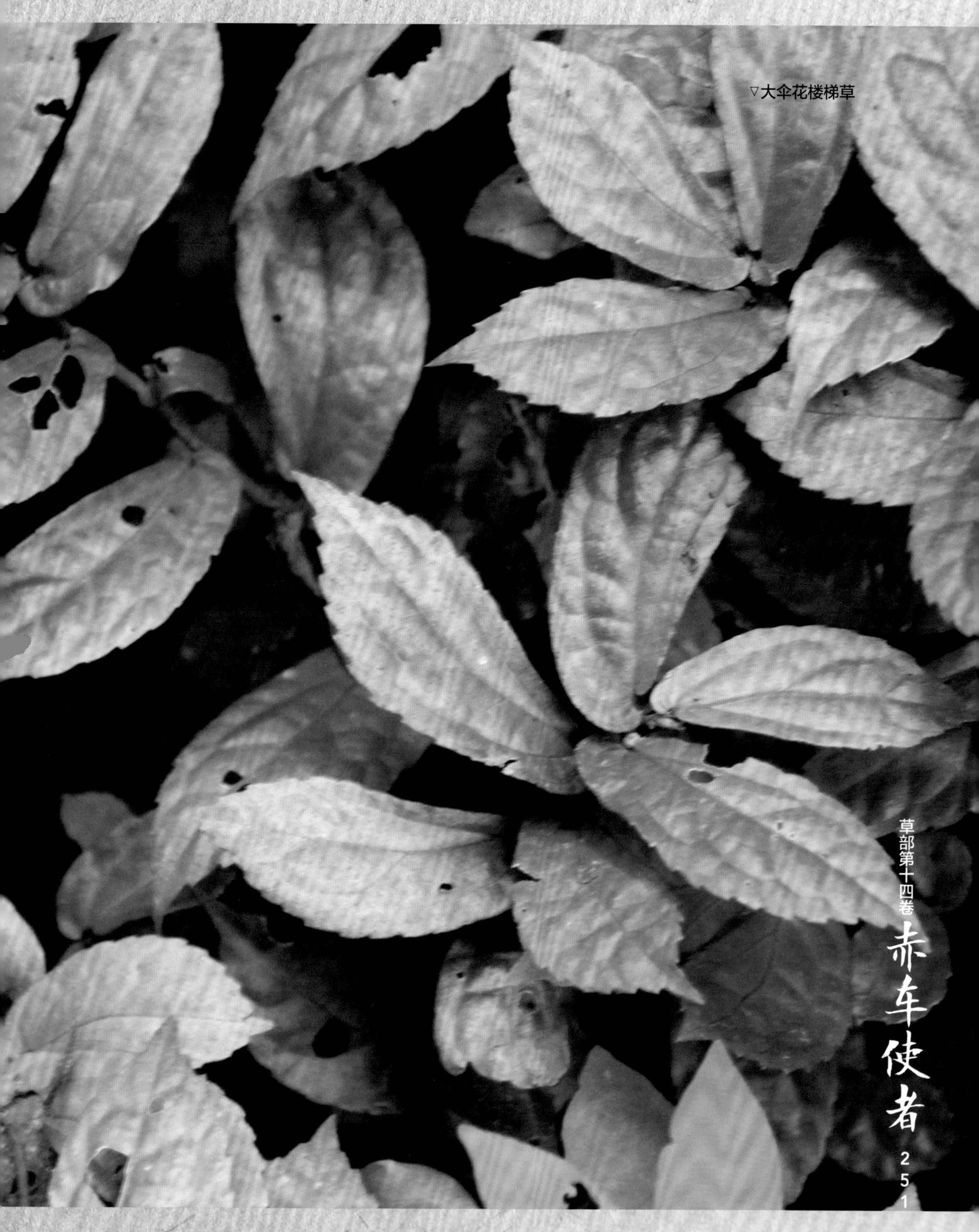
▽大伞花楼梯草

假苏

《本经》中品

‖ **基原** ‖

据《纲目彩图》《纲目图鉴》《中华本草》等综合分析考证，本品为唇形科植物荆芥 *Schizonepeta tenuifolia* Briq.。分布于东北、华北、华南、西南及陕西、甘肃等地。《药典》收载荆芥药材为唇形科植物荆芥的干燥地上部分；夏、秋二季花开到顶、穗绿时采割，除去杂质，晒干。收载荆芥穗药材为唇形科植物荆芥的干燥花穗；夏秋二季花开到顶、穗绿时采摘，除去杂质，晒干。

假蘇荆芥

△荆芥（*Schizonepeta tenuifolia*）

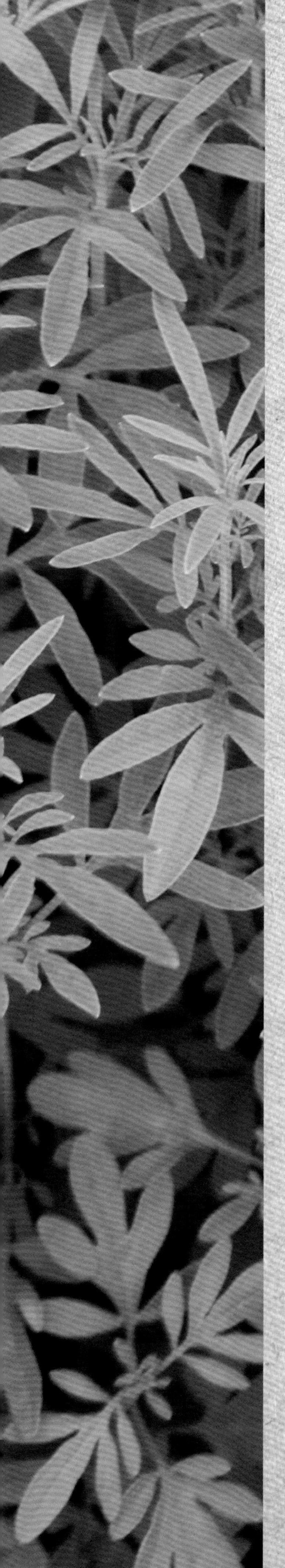

校正：自菜部移入此。

‖ **释名** ‖

姜芥别录**荆芥**吴普**鼠蓂**本经。[弘景曰] 假苏方药不复用。[恭曰] 此即菜中荆芥也，姜芥声讹尔。先居草部，今录入菜部。[士良曰] 荆芥本草呼为假苏。假苏又别是一物，叶锐，多野生，以香气似苏，故呼为苏。[颂曰] 医官陈巽言，江左人，谓假苏、荆芥实两物，苏恭以本草一名姜芥，荆姜声讹，谓为荆芥，非矣。[时珍曰] 按吴普本草云：假苏一名荆芥，叶似落藜而细，蜀中生啖之。普乃东汉末人。去别录时未远，其言当不谬，故唐人苏恭祖其说，而陈士良、苏颂复启为两物之疑，亦臆说尔。曰苏、曰姜、曰芥，皆因气味辛香，如苏、如姜、如芥也。

‖ **集解** ‖

[别录曰] 假苏生汉中川泽。[颂曰] 今处处有之。叶似落藜而细，初生香辛可啖，人取作生菜。古方稀用，近世医家为要药，并取花实成穗者，曝干入药。又有胡荆芥，俗呼新罗荆芥。又有石荆芥，生山石间。体性相近，入药亦同。[时珍曰] 荆芥原是野生，今为世用，遂多栽莳。二月布子生苗，炒食辛香。方茎细叶，似独帚叶而狭小，淡黄绿色。八月开小花，作穗成房，房如紫苏房，内有细子如葶苈子状，黄赤色，连穗收采用之。

‖ **正误** ‖

[藏器曰] 张鼎食疗本草，荆芥一名析蓂，误矣。析蓂自有本条，见草部。[时珍曰] 汪机本草会编，言假苏是白苏，亦误矣，白苏乃荏也。见后。

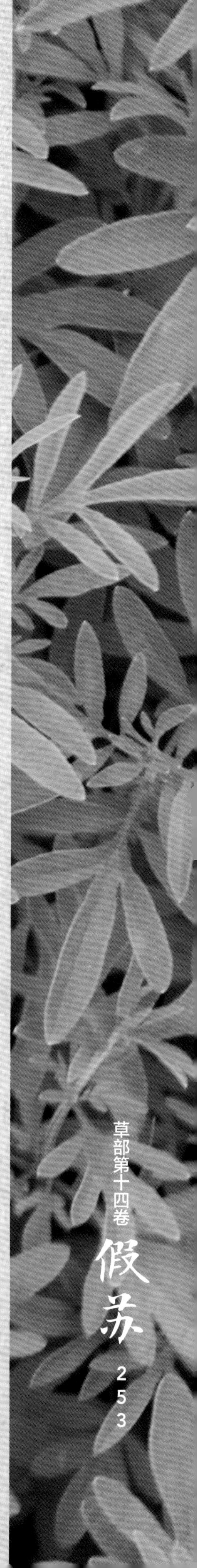

茎穗

‖气味‖

辛，温，无毒。[诜曰] 作菜食久，动渴疾，熏人五脏神。反驴肉、无鳞鱼，详后发明下。

‖主治‖

寒热鼠瘘，瘰疬生疮，破结聚气，下瘀血，除湿疸。本经。**去邪，除劳渴冷风，出汗，煮汁服之。捣烂醋和，傅丁肿肿毒。**藏器。**单用治恶风贼风，口面㖞斜，遍身𤸷痹，心虚忘事，益力添精，辟邪毒气，通利血脉，传送五脏不足气，助脾胃。**甄权。**主血劳，风气壅满，背脊疼痛，虚汗，理丈夫脚气，筋骨烦疼，及阴阳毒伤寒头痛，头旋目眩，手足筋急。**士良。**利五脏，消食下气，醒酒。作菜生熟皆可食，并煎茶饮之。以豉汁煎服，治暴伤寒，能发汗。**日华。**治妇人血风及疮疥，为要药。**苏颂。**产后中风身强直，研末酒服。**孟诜。**散风热，清头目，利咽喉，消疮肿，治项强，目中黑花，及生疮阴癞，吐血衄血，下血血痢，崩中痔漏。**时珍。

‖发明‖

[元素曰] 荆芥辛苦，气味俱薄，浮而升，阳也。[好古曰] 肝经气分药也，能搜肝气。[时珍曰] 荆芥入足厥阴经气分，其功长于祛风邪，散瘀血，破结气，消疮毒。盖厥阴乃风木也，主血，而相火寄之，故风病血病疮病为要药。其治风也，贾丞相称为再生丹，许学士谓有神圣功，戴院使许为产后要药，萧存敬呼为一捻金，陈无择隐为举卿古拜散。夫岂无故而得此隆誉哉？按唐韵：荆字举卿切，芥字古拜切。盖二字之反切，隐语以秘其方也。[又曰] 荆芥反鱼蟹河豚之说，本草医方并未言及，而稗官小说往往载之。按李鹏飞延寿书云：凡食一切无鳞鱼，忌荆芥。食黄鲿鱼后食之。令人吐血，惟地浆可解。与蟹同食，动风。又蔡绦铁围山丛话云：予居岭峤，见食黄颡鱼犯姜芥者立死，甚于钩吻。洪迈夷坚志云：吴人魏几道，啖黄颡鱼羹，后采荆芥和茶饮。少顷足痒，上彻心肺，狂走，足皮欲裂。急服药，两日乃解。陶九成辍耕录

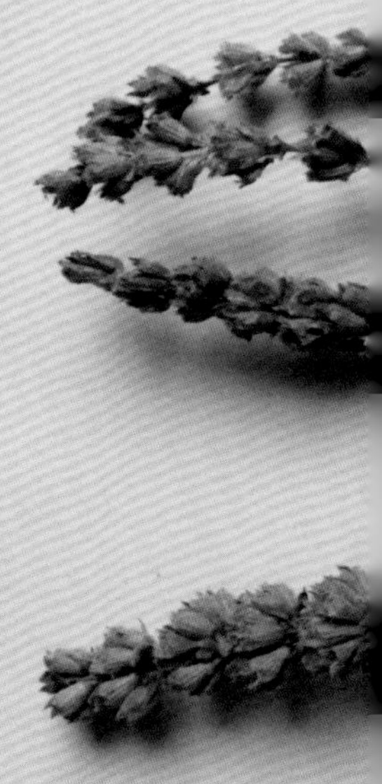

云：凡食河豚，不可服荆芥药，大相反。予在江阴见一儒者，因此丧命。苇航纪谈云：凡服荆芥风药，忌食鱼。杨诚斋曾见一人，立致于死也。时珍按：荆芥乃日用之药，其相反如此，故详录之。以为警戒。又按物类相感志言：河豚用荆芥同煮，三五次换水，则无毒。其说与诸书不同，何哉？大抵养生者，宁守前说为戒可也。

‖ **附方** ‖

旧四，新二十七。**头项风强**八月后，取荆芥穗作枕，及铺床下，立春日去之。千金方。**风热头痛**荆芥穗、石膏等分，为末。每服二钱，茶调下。永类钤方。**风热牙痛**荆芥根、乌桕根、葱根等分，煎汤频含漱之。**小儿惊痫**一百二十种。用荆芥穗二两，白矾半生半枯一两，为末，糊丸黍米大，朱砂为衣。每姜汤下二十丸，日二服。医学集成。**一切偏风**口眼㖞斜。用青荆芥一斤，青薄荷一斤，同入砂盆内研烂，生绢绞汁，于瓷器中煎成膏，漉去滓三分之一，将二分日干，为末，以膏和丸梧子大。每服三十丸，白汤下，早暮各一服。忌动风物。经验方。**中风口噤**荆芥穗为末，酒服二钱，立愈，名荆芥散。贾似道云：此方出曾公谈录，前后用之甚验。其

▽荆芥穗药材

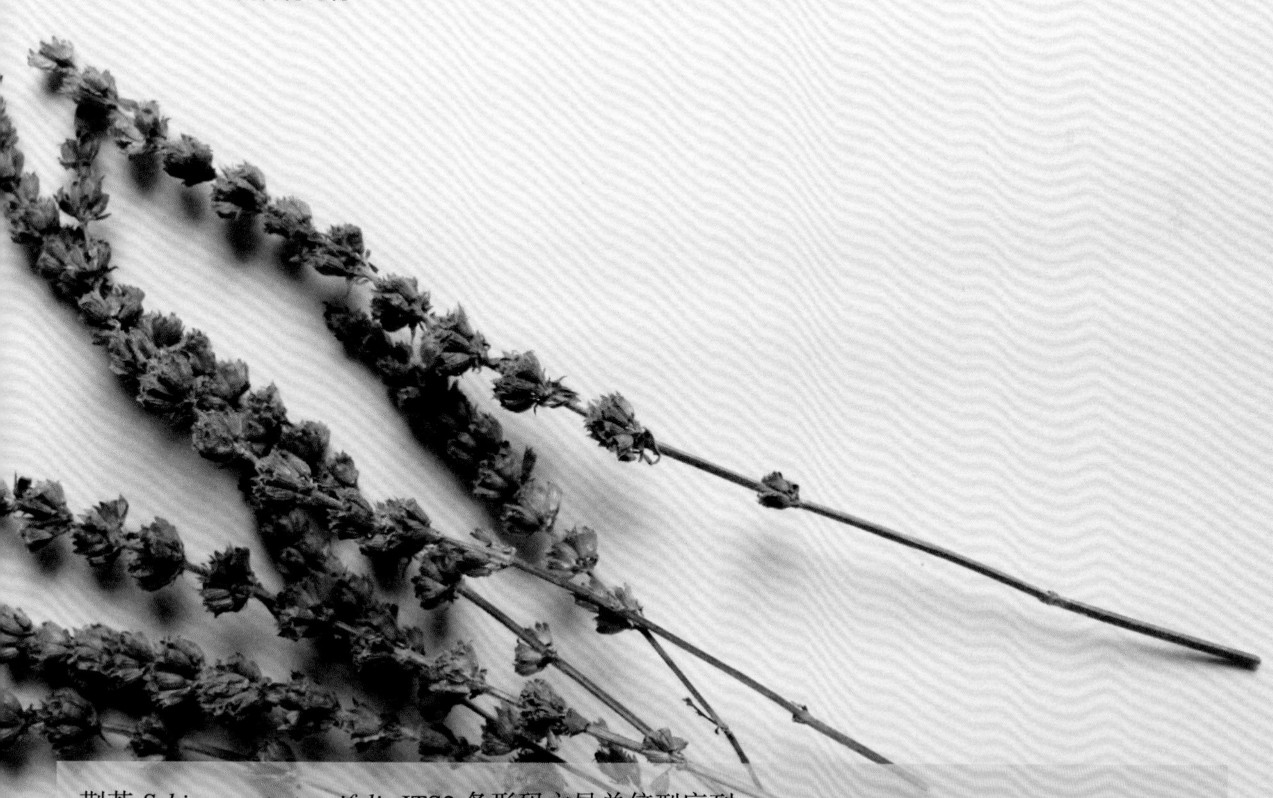

荆芥 *Schizonepeta tenuifolia* ITS2 条形码主导单倍型序列：

1 CGCATCGCGT CGCCCCCCTC CCCGTGCACA GCACGGTCGG GGTGGGGTGG ATATTGGCCC CCCGTGCATC CCGATGCGCG
81 GCCGGCCCAA ATGCGATCCC TCGGCGACTC GTGTCGCGAC AAGTGGTGGT TGAACTTATC AATCTCGCGC CGTCGTGCTC
161 CTGTGTCGTC CGAACGGGCA TCAACGAACG ACCCAACGGT GTCGGTGCCT CACAGCCCCG CACCTTCGAC CG

子名顺者，病此已革，服之立定，真再生丹也。**产后中风**华陀愈风散：治妇人产后中风口噤，手足瘛疭如角弓，或产后血运，不省人事，四肢强直，或筑心眼倒，吐泻欲死。用荆芥穗子，微焙为末。每服三钱，豆淋酒调服，或童子小便服之。口噤则挑齿灌之，龂噤则灌入鼻中，其效如神。大抵产后太暖，则汗出而腠理疏，则易于中风也。[时珍曰] 此方诸书盛称其妙。姚僧坦集验方：以酒服，名如圣散，云药下可立待应效。陈氏方名举卿古拜散。萧存敬方：用古老钱煎汤服，名一捻金。王贶指迷方：加当归等分，水煎服。许叔微本事方云：此药委有奇效神圣之功。一妇人产后睡久，及醒则昏昏如醉，不省人事。医用此药及交加散，云服后当睡，睡中必以左手搔头，用之果然。昝殷产宝方云：此病多因怒气伤肝，或忧气内郁，或坐草受风而成，急宜服此药也。戴原礼证治要诀名独行散。贾似道悦生随抄呼为再生丹。**产后迷闷**因怒气发热迷闷者。独行散：用荆芥穗，以新瓦半炒半生为末，童子小便服一二钱。若角弓反张，以豆淋酒下。或剉散，童尿煎服极妙。盖荆芥乃产后要药，而角弓反张，乃妇人急候，得此证者，十存一二而已。戴原礼要诀。**产后血运**筑心眼倒，风缩欲死者。取干荆芥穗捣筛末，每用二钱匕，童子小便一酒盏，调匀，热服立效。口噤者挑齿，口闭者灌鼻中，皆效。近世名医用之，无不如神也。图经本草。**产后血眩**风虚，精神昏冒。荆芥穗一两三钱，桃仁五钱去皮尖，炒为末，水服三钱。若喘加杏仁去皮尖炒，甘草炒，各三钱。保命集。**产后下痢**大荆芥四五穗，于盏内烧存性，不得犯油火，入麝香少许，以沸汤些须调下。此药虽微，能愈大病，不可忽之。深师方。**产后鼻衄**荆芥焙研末，童子小便服二钱，海上方也。妇人良方。**九窍出血**荆芥煎酒，通口服之。直指方。**口鼻出血**如涌泉，因酒色太过者。荆芥烧研，陈皮汤服二钱，不过二服也。**吐血不止**经验方：用荆芥连根洗，捣汁半盏服。干穗为末亦可。圣惠方：用荆芥穗为

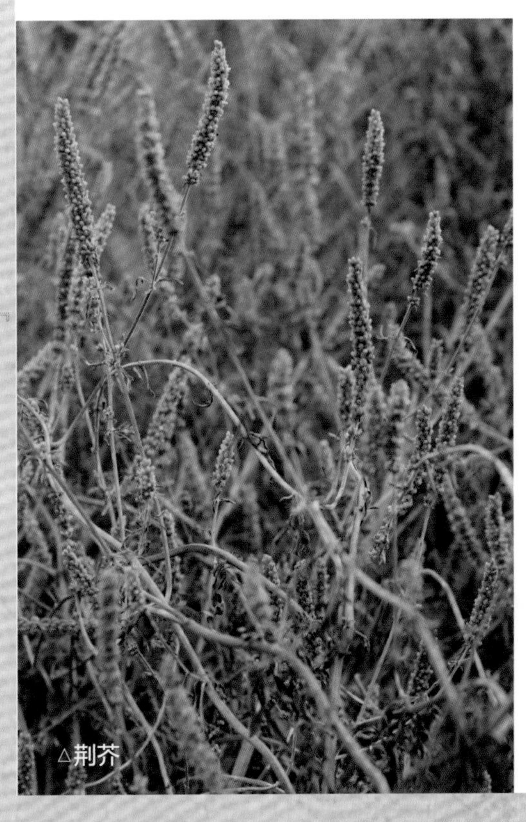

△荆芥

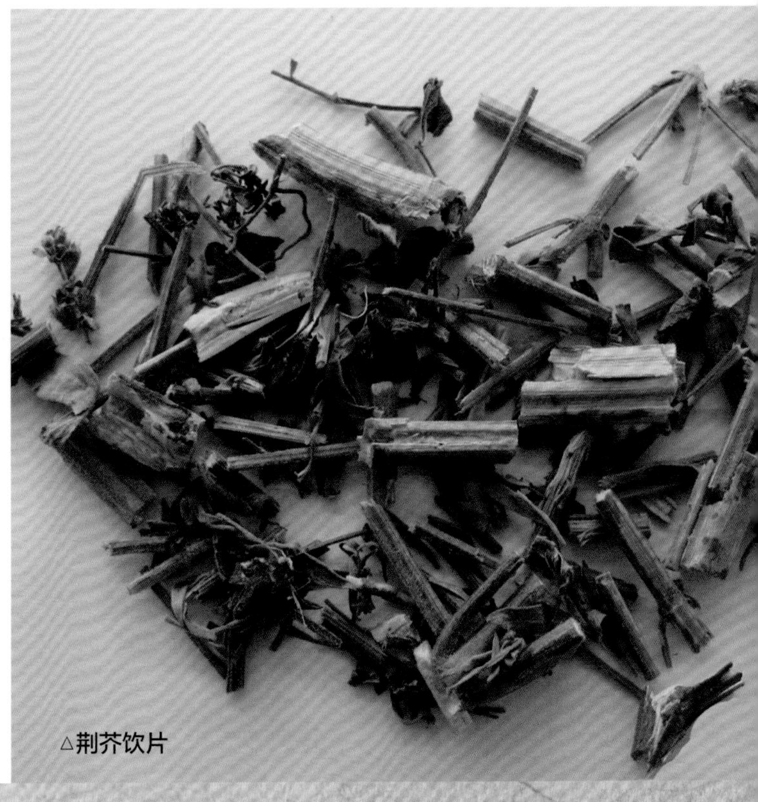

△荆芥饮片

末，生地黄汁调服二钱。**小便尿血**荆芥、缩砂等分，为末。糯米饮下三钱，日三服。集简。**崩中不止**荆芥穗于麻油灯上烧焦，为末。每服二钱，童子小便服。此夏太君娘娘方也。妇人良方。**痔漏肿痛**荆芥煮汤，日日洗之。简易方。**大便下血**经验方：用荆芥炒为末。每米饮服二钱，妇人用酒下，亦可拌面作馄饨食之。简便方：用荆芥二两，槐花一两，同炒紫为末。每服三钱，清茶送下。**小儿脱肛**荆芥、皂角等分，煎汤洗之，以铁浆涂上。亦治子宫脱出。经验方。**阴癞肿痛**荆芥穗瓦焙为散，酒服二钱，即消。寿域神方。**小儿脐肿**荆芥煎汤洗净，以煨葱刮薄出火毒，贴之即消。海上方。**瘰疬溃烂**疬疮牵至胸前两腋，块如茄子大，或牵至两肩上，四五年不能疗者，皆治之，其效如神。武进县朱守仁传，云其项不能回头，用此数日减可。如疮烂破者，用荆芥根下一段剪碎，煎沸汤温洗，良久，看烂破处紫黑，以针一刺去血，再洗三四次愈。用樟脑、雄黄等分，为末，麻油调，扫上出水。次日再洗再扫，以愈为度。活法机要。**丁肿诸毒**荆芥一握切，以水五升，煮取二升，分二服冷饮。药性论。**一切疮疥**荆芥末，以地黄自然汁熬膏，和丸梧子大。每服三五十丸，茶酒任下。普济方。**脚桠湿烂**荆芥叶捣傅之。简便方。**缠脚生疮**荆芥烧灰，葱汁调傅，先以甘草汤洗之。摘玄方。**小儿风寒**烦热有痰，不省人事。荆芥穗半两焙，麝香、片脑各一字，为末，每茶服半钱。大人亦治。普济方。**头目诸疾**一切眼疾，血劳，风气头痛，头旋目眩。荆芥穗为末，每酒服三钱。龙树论。**癃闭不通**小腹急痛，无问久新。荆芥、大黄为末，等分，每温水服三钱。小便不通，大黄减半；大便不通，荆芥减半。名倒换散。普济方。

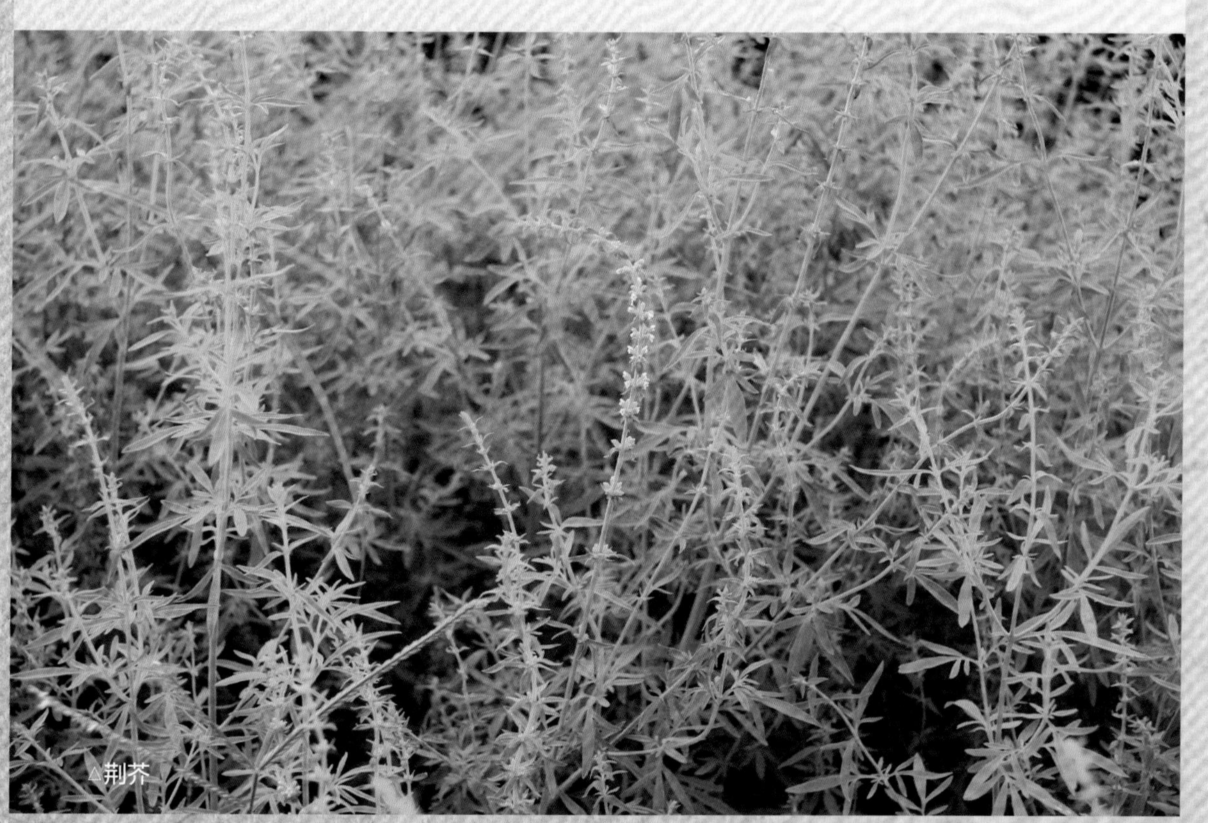
△荆芥

‖ **基原** ‖

据《纲目彩图》《纲目图鉴》《中药图鉴》《中药志》等综合分析考证，本品为唇形科植物薄荷 *Mentha haplocalyx* Briq.。分布于全国各地，主产于江苏。《药典》收载薄荷药材为唇形科植物薄荷的干燥地上部分；夏、秋二季茎叶茂盛或花开至三轮时，选晴天，分次采割，晒干或阴干。

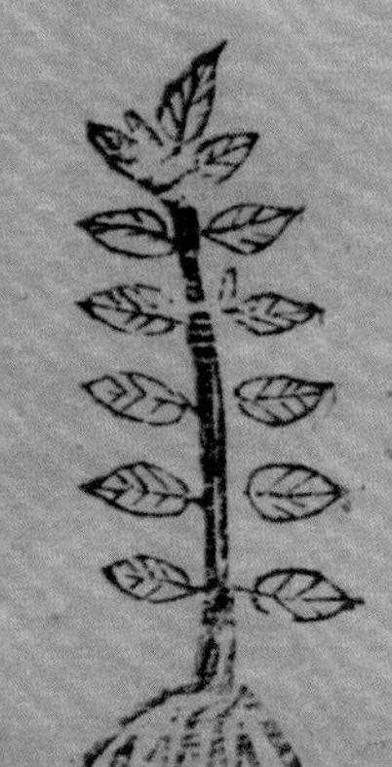

薄荷

《唐本草》

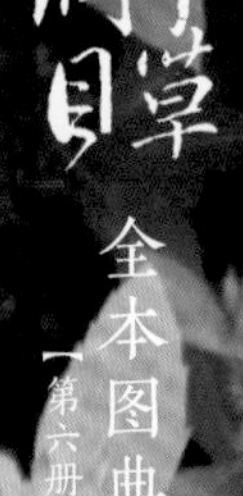

△薄荷（*Mentha haplocalyx*）

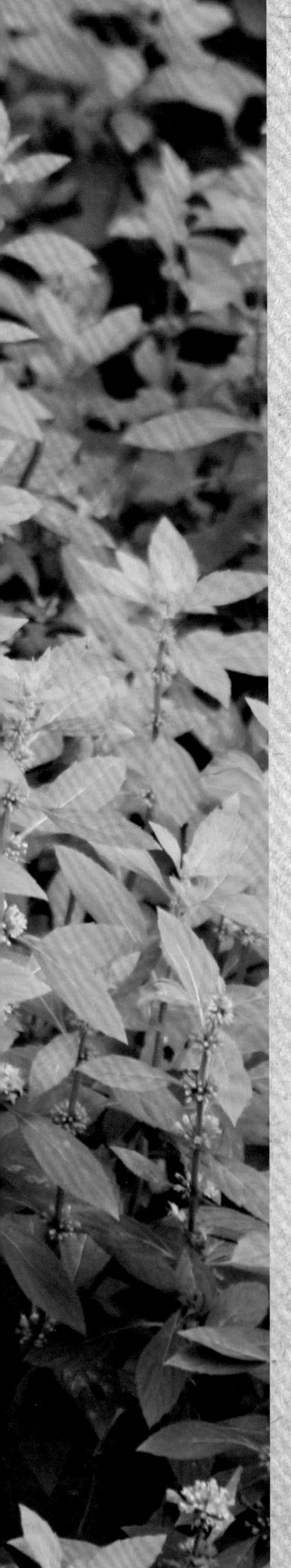

校正：自菜部移入此。

‖ **释名** ‖

菝蔺音跋活。**蕃荷菜**蕃音鄱。**吴菝蔺**食性**南薄荷**衍义**金钱薄荷。**[时珍曰] 薄荷，俗称也。陈士良食性本草作菝蔺，杨雄甘泉赋作茇葀，吕忱字林作茇苦，则薄荷之为讹称可知矣。孙思邈千金方作蕃荷，又方音之讹也。今人药用，多以苏州者为胜，故陈士良谓之吴菝蔺，以别胡菝蔺也。[宗奭曰] 世称此为南薄荷，为有一种龙脑薄荷，所以别之。[机曰] 小儿方多用金钱薄荷，谓其叶小颇圆如钱也，书作金银误矣。

‖ **集解** ‖

[颂曰] 薄荷处处有之。茎叶似荏而尖长，经冬根不死，夏秋采茎叶曝干。古方稀用，或与薤作齑食，近世治风寒为要药，故人家多莳之。又有胡薄荷，与此相类，但味少甘为别。生江浙间，彼人多以作茶饮之，俗呼新罗薄荷。近汴洛僧寺或植一二本者，天宝单方所谓连钱草者是也。又有石薄荷，生江南山石间，叶微小，至冬紫色，不闻有别功用。[恭曰] 薄荷，人家种之。亦堪生食。一种蔓生者，功用相似。[时珍曰] 薄荷，人多栽莳。二月宿根生苗，清明前后分之。方茎赤色，其叶对生，初时形长而头圆，及长则尖。吴、越、川、湖人多以代茶。苏州所莳者，茎小而气芳，江西者稍粗，川蜀者更粗，入药以苏产为胜。物类相感志云：凡收薄荷，须隔夜以粪水浇之。雨后乃刈收，则性凉，不尔不凉也。野生者，茎叶气味都相似。

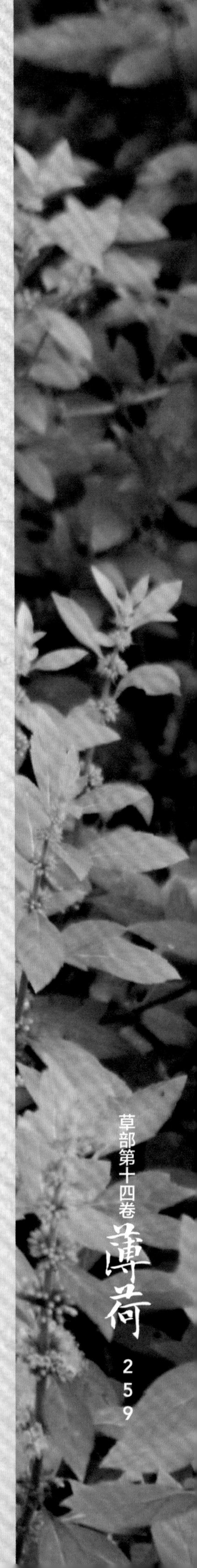

‖ **气味** ‖

辛，温，无毒。[思邈曰] 苦、辛，平。[元素曰] 辛、凉。[敩曰] 茎性燥。[甄权曰] 同薤作齑食相宜。新病瘥人勿食之，令人虚汗不止。瘦弱人久食之，动消渴病。

‖ **主治** ‖

贼风伤寒发汗，恶气心腹胀满，霍乱，宿食不消，下气，煮汁服之，发汗，大解劳乏，亦堪生食。唐本。**作菜久食，却肾气，辟邪毒，除劳气，令人口气香洁。煎汤洗漆疮。**思邈。**通利关节，发毒汗，去愤气，破血止痢。**甄权。**疗阴阳毒，伤寒头痛，四季宜食。**士良。**治中风失音吐痰。**日华。**主伤风头脑风，通关格，及小儿风涎，为要药。**苏颂。**杵汁服，去心脏风热。**孟诜。**清头目，除风热。**李杲。**利咽喉口齿诸病，治瘰疬疮疥，风瘙瘾疹。捣汁含漱，去舌胎语涩。挼叶塞鼻，止衄血。涂蜂螫蛇伤。**时珍。

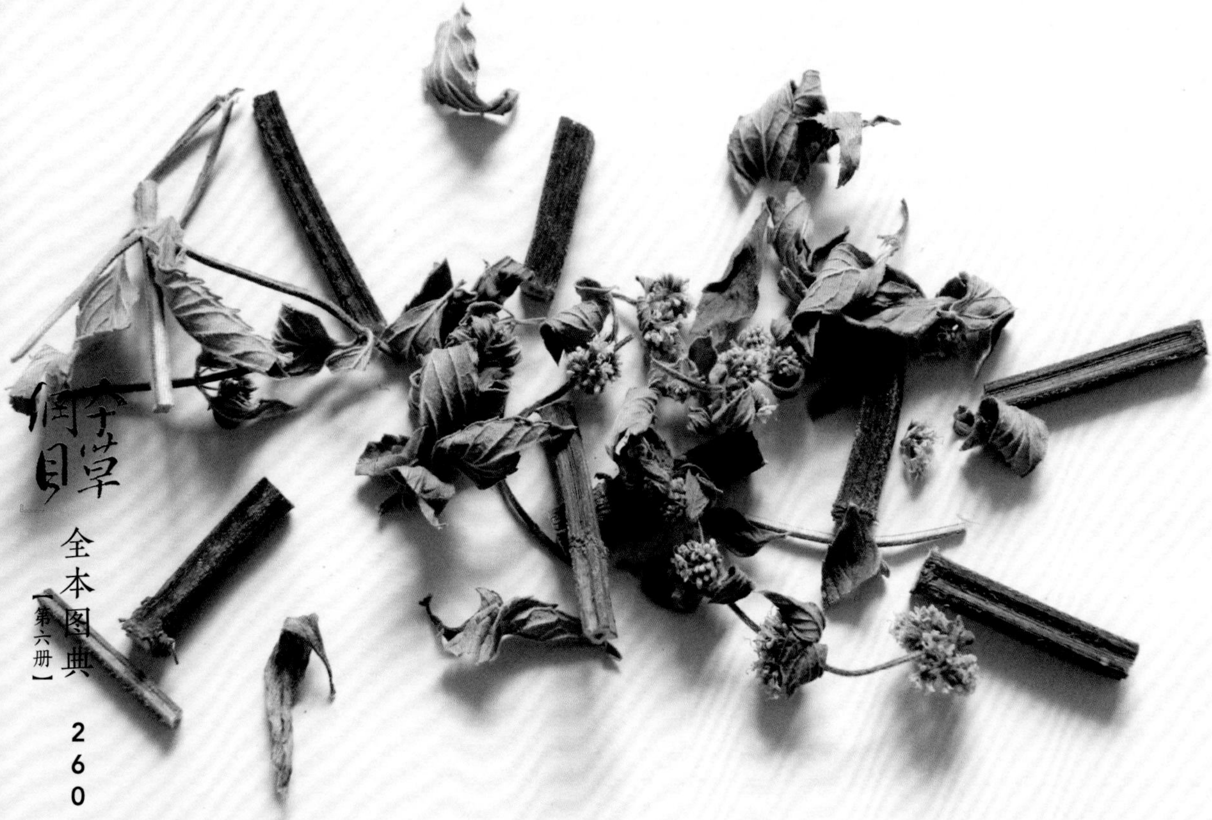

‖ **发明** ‖

[元素曰] 薄荷辛凉，气味俱薄，浮而升，阳也。故能去高巅及皮肤风热。[士良曰] 薄荷能引诸药入营卫，故能发散风寒。[宗奭曰] 小儿惊狂壮热，须此引药。又治骨蒸热劳，用其汁与众药熬为膏。猫食薄荷则醉，物相感尔。[好古曰] 薄荷，手、足厥阴气分药也。能搜肝气，又主肺盛有余肩背痛，及风寒汗出。[时珍曰] 薄荷入手太阴、足厥阴，辛能发散，凉能清利，专于消风散热，故头痛头风眼目咽喉口齿诸病，小儿惊热及瘰疬疮疥，为要药。戴原礼氏治猫咬，取其汁涂之有效，盖取其相制也。[陆农师曰] 薄荷，猫之酒也。犬，虎之酒也。桑椹，鸠之酒也。莔草，鱼之酒也。昝殷食医心镜云：薄荷煎豉汤暖酒和饮，煎茶生食，并宜。盖菜之有益者也。

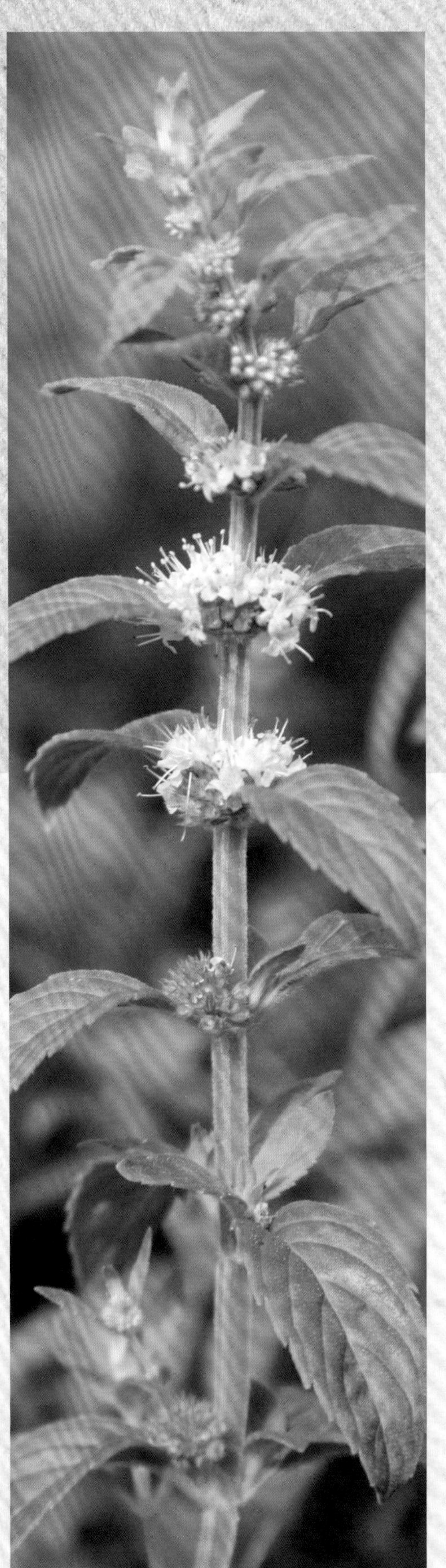

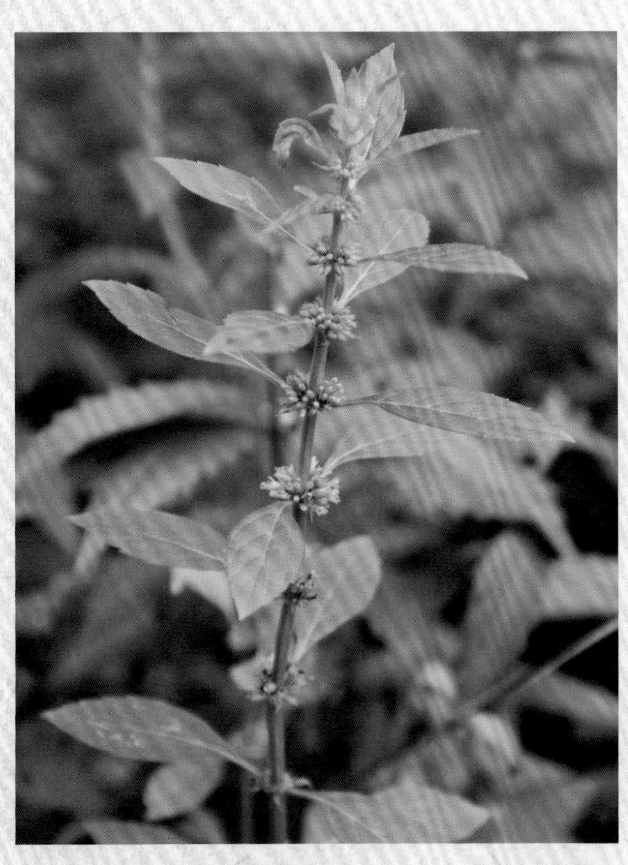

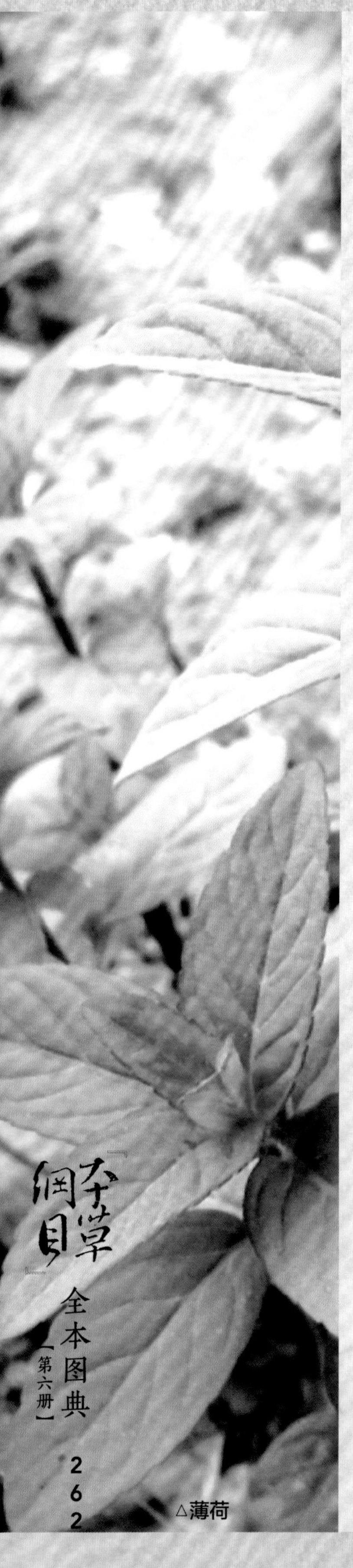

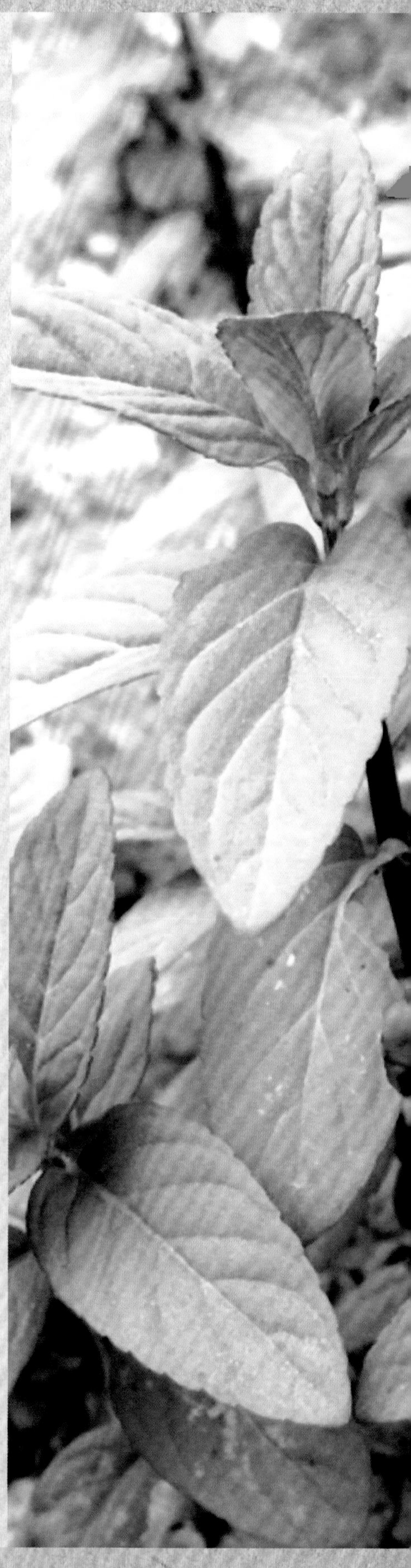

‖ **附方** ‖

旧二，新八。**清上化痰**利咽膈，治风热。以薄荷末，炼蜜丸芡子大，每噙一丸。白沙糖和之亦可。简便单方。**风气瘙痒**用大薄荷、蝉蜕等分，为末。每温酒调服一钱。永类钤方。**舌胎语蹇**薄荷自然汁，和白蜜、姜汁擦之。医学集成。**眼弦赤烂**薄荷，以生姜汁浸一宿，晒干为末。每用一钱，沸汤泡洗。明目经验方。**瘰疬结核**或破未破。以新薄荷二斤，取汁，皂荚一挺，水浸去皮，捣取汁，同于银石器内熬膏，入连翘末半两，连白青皮、陈皮，黑牵牛半生半炒，各一两，皂荚仁一两半，同捣和丸梧子大。每服三十丸，煎连翘汤下。济生方。**衄血不止**薄荷汁滴之。或以干者水煮，绵裹塞鼻。许学士本事方。**血痢不止**薄荷叶煎汤常服。普济。**水入耳中**薄荷汁滴入立效。外台秘要。**蜂虿螫伤**薄荷叶挼贴之。同上。**火毒生疮**炙火久，火气入内，两股生疮，汁水淋漓者。用薄荷煎汁频涂，立愈。张杲医说。

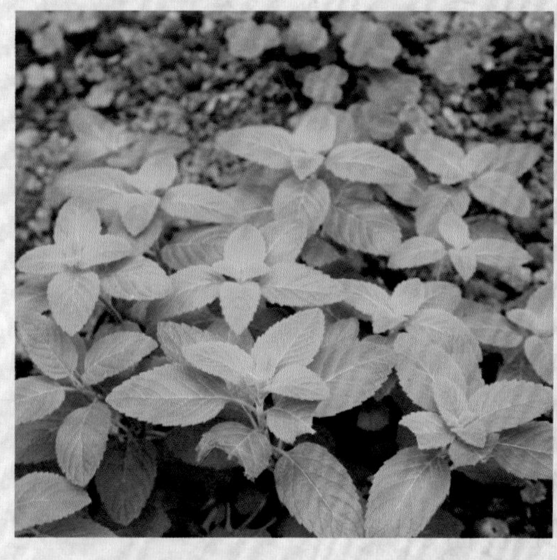

△薄荷

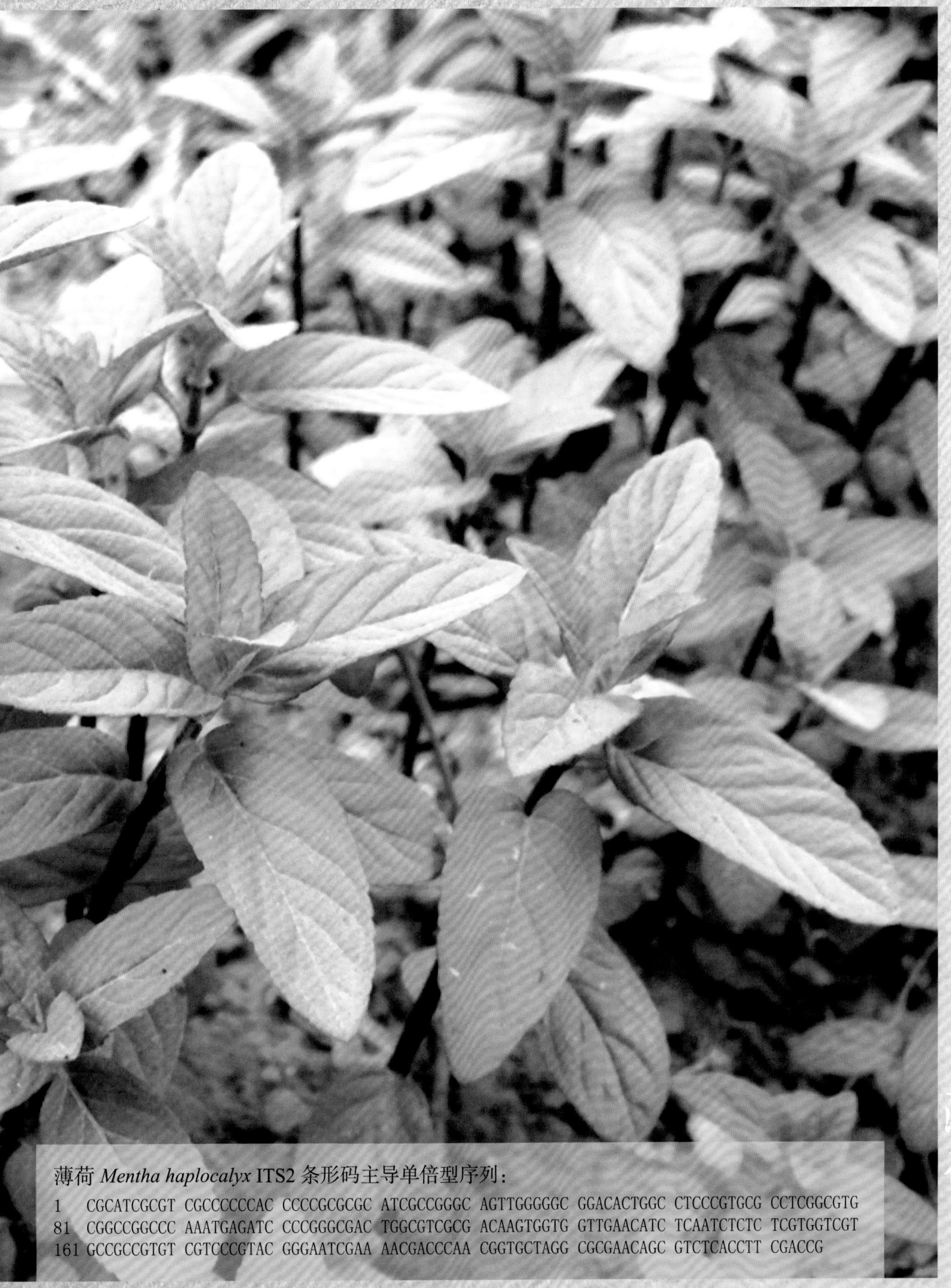

薄荷 *Mentha haplocalyx* ITS2 条形码主导单倍型序列：

1 CGCATCGCGT CGCCCCCCAC CCCCGCGCGC ATCGCCGGGC AGTTGGGGGC GGACACTGGC CTCCCGTGCG CCTCGGCGTG
81 CGGCCGGCCC AAATGAGATC CCCGGGCGAC TGGCGTCGCG ACAAGTGGTG GTTGAACATC TCAATCTCTC TCGTGGTCGT
161 GCCGCCGTGT CGTCCCGTAC GGGAATCGAA AACGACCCAA CGGTGCTAGG CGCGAACAGC GTCTCACCTT CGACCG

‖ **基原** ‖

据《纲目彩图》《药典图鉴》《中药志》《草药大典》等综合分析考证，本品为伞形科植物积雪草 *Centella asiatica* (L.) Urb.。但《中华本草》《纲目图鉴》认为本品可能为唇形科植物活血丹 *Glechoma longituba* (Nakai) Kupr.。两者在全国各地均有分布。《药典》收载积雪草药材为伞形科植物积雪草的干燥全草；夏、秋二季采收，除去泥沙，晒干。收载连钱草药材为唇形科植物活血丹的干燥地上部分；春至秋季采收，除去杂质，晒干。

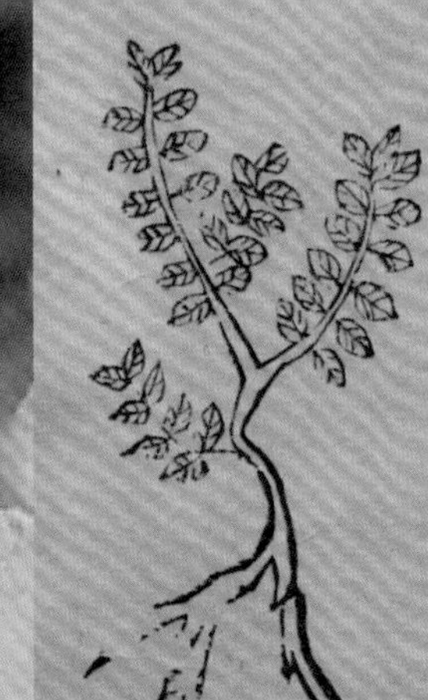

积雪草

《本经》中品

△积雪草（*Centella asiatica*）

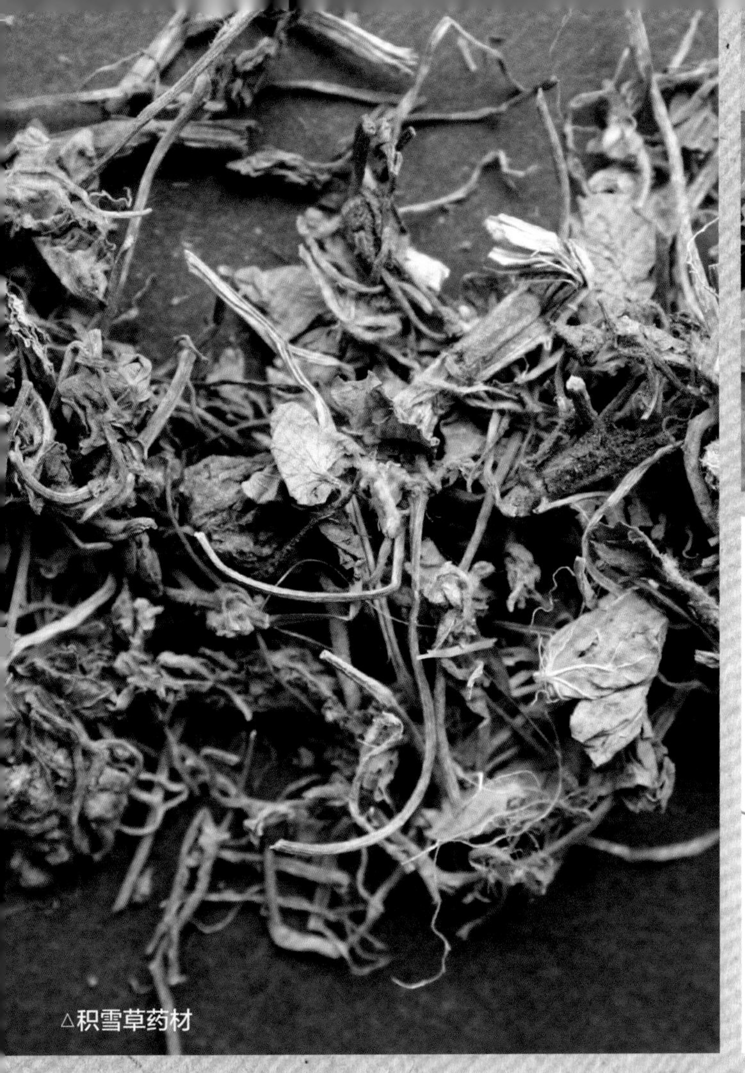
△积雪草药材

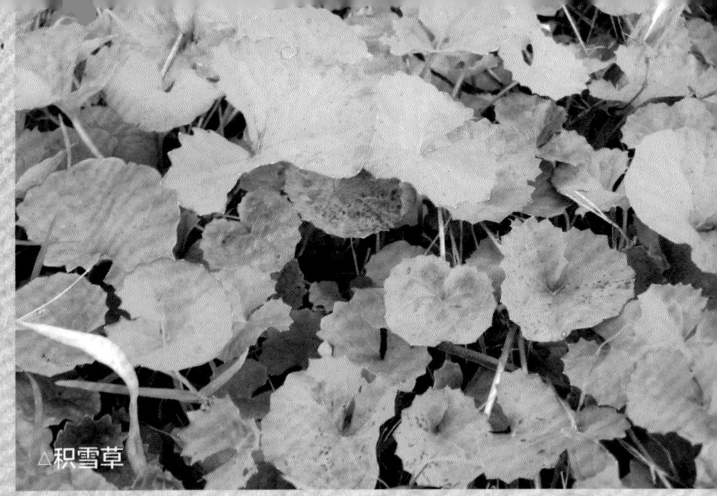
△积雪草

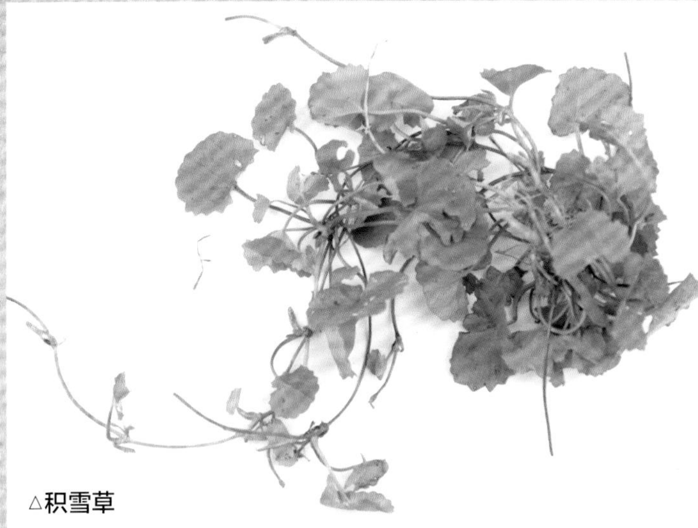
△积雪草

‖**释名**‖

胡薄荷天宝方**地钱草**唐本**连钱草**药图**海苏**。[弘景曰] 积雪草方药不用，想此草以寒凉得名耳。[恭曰] 此草叶圆如钱，荆楚人谓为地钱草，徐仪药草图名连钱草，余见下。

‖**集解**‖

[别录曰] 积雪草生荆州川谷。[恭曰] 此草叶圆大如钱，茎细而劲，蔓生溪涧侧，生处亦稀。[颂曰] 今处处有之，八九月采苗叶，阴干用。段成式酉阳杂俎云：地钱叶圆茎细，有蔓延地，一曰积雪草，一曰连钱草。谨按天宝单行方云：连钱草生咸阳下湿地，亦生临淄郡、济阳郡池泽中，甚香。俗间或云圆叶似薄荷，江东吴越丹阳郡极多，彼人常充生菜食之。河北柳城郡尽呼为海苏，好近水生，经冬不死，咸阳、洛阳亦有之。或名胡薄荷，所在皆有。单服疗女子小腹疼。[宗奭曰] 积雪草南方多有，生阴湿地，不必荆楚。形如水荇而小，面亦光洁，微尖为异，叶叶各生，今人谓之连钱草，盖取象也。[时珍曰] 按苏恭注薄荷云：一种蔓生，功用相似。苏颂图经云：胡薄荷与薄荷相类，但味少甘，生江浙间，彼人多以作茶饮，俗呼为新罗薄荷，天宝方所用连钱草是也。据二说，则积雪草即胡薄荷，乃薄荷之蔓生者尔。又臞仙庚辛玉册云：地钱，阴草也。生荆、楚、江、淮、闽、浙间，多在宫院寺庙砖砌间，叶圆似钱，引蔓铺地，香如细辛，不见开花也。

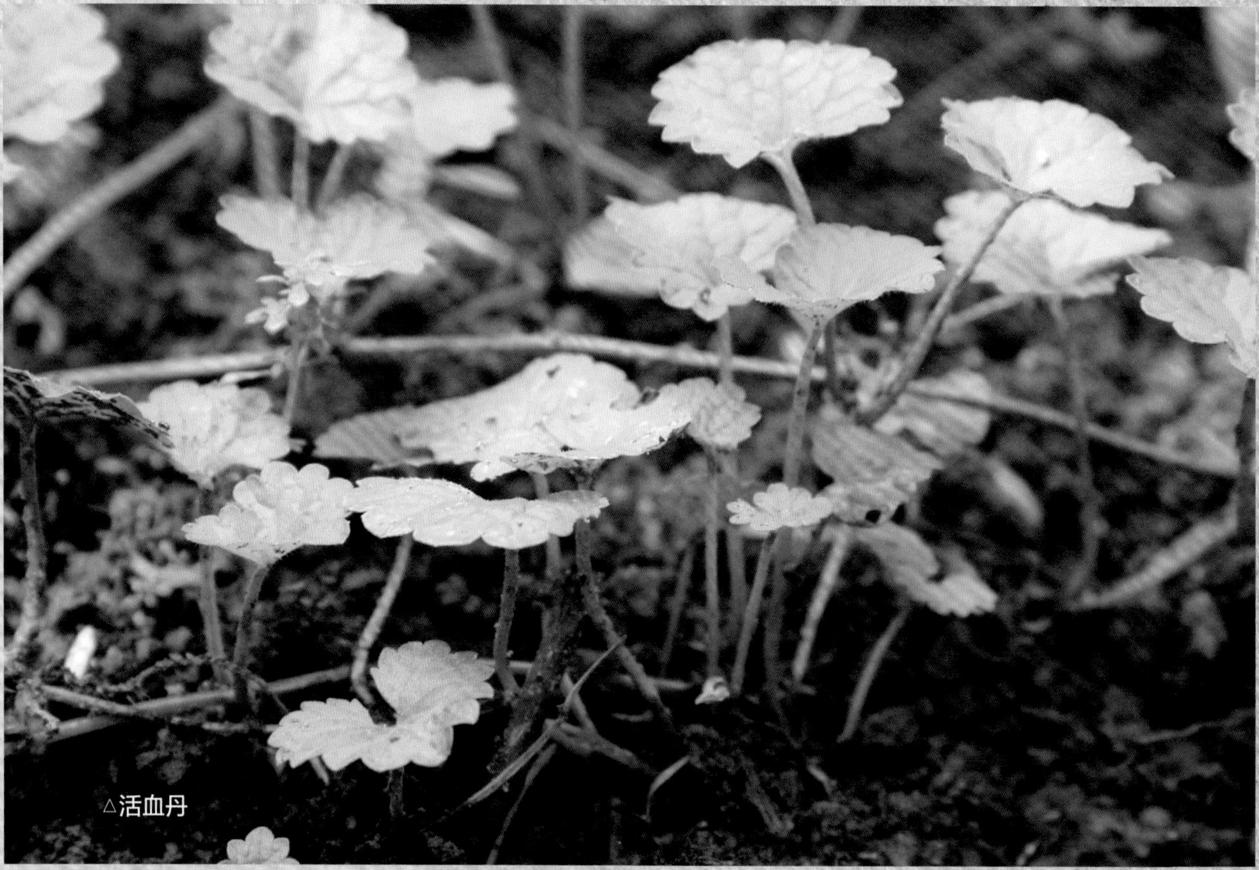

△活血丹

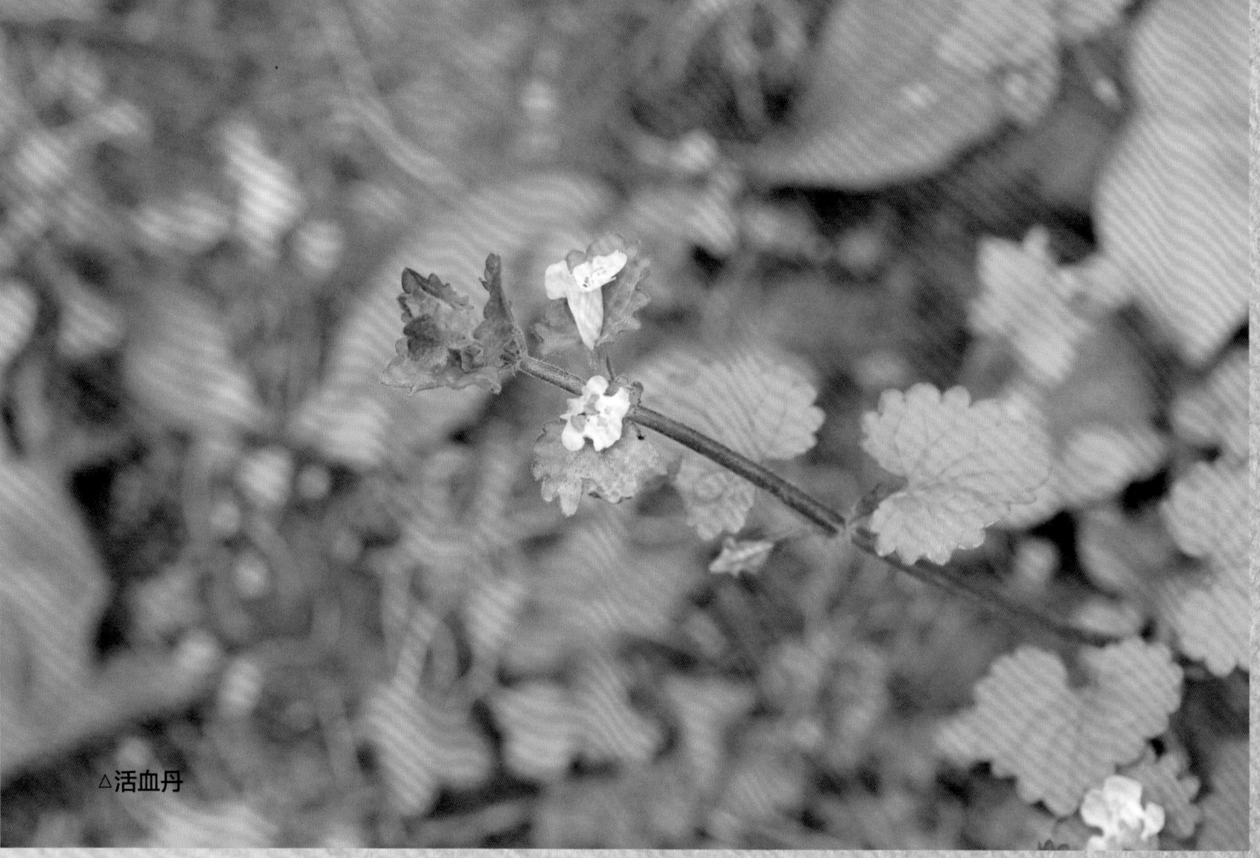
△活血丹

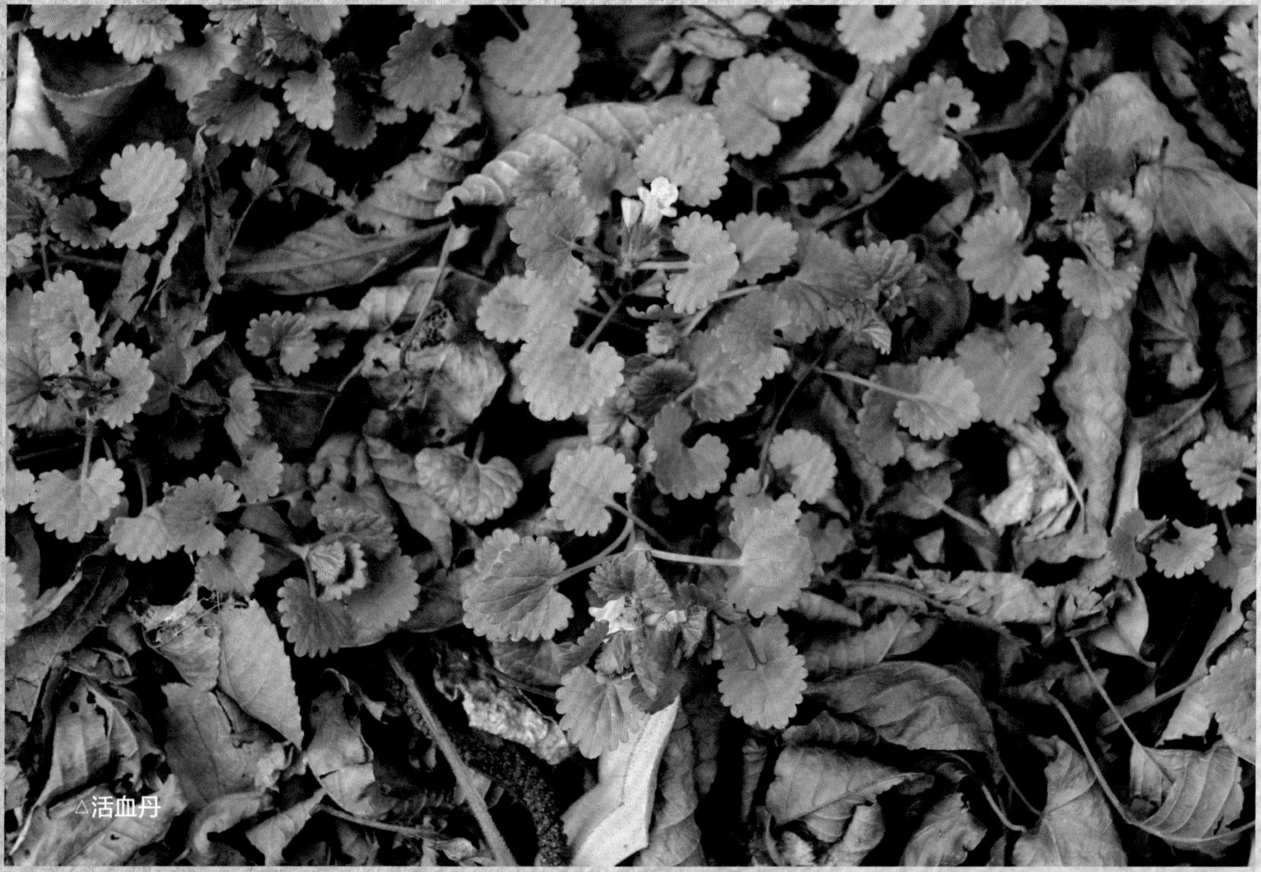

△活血丹

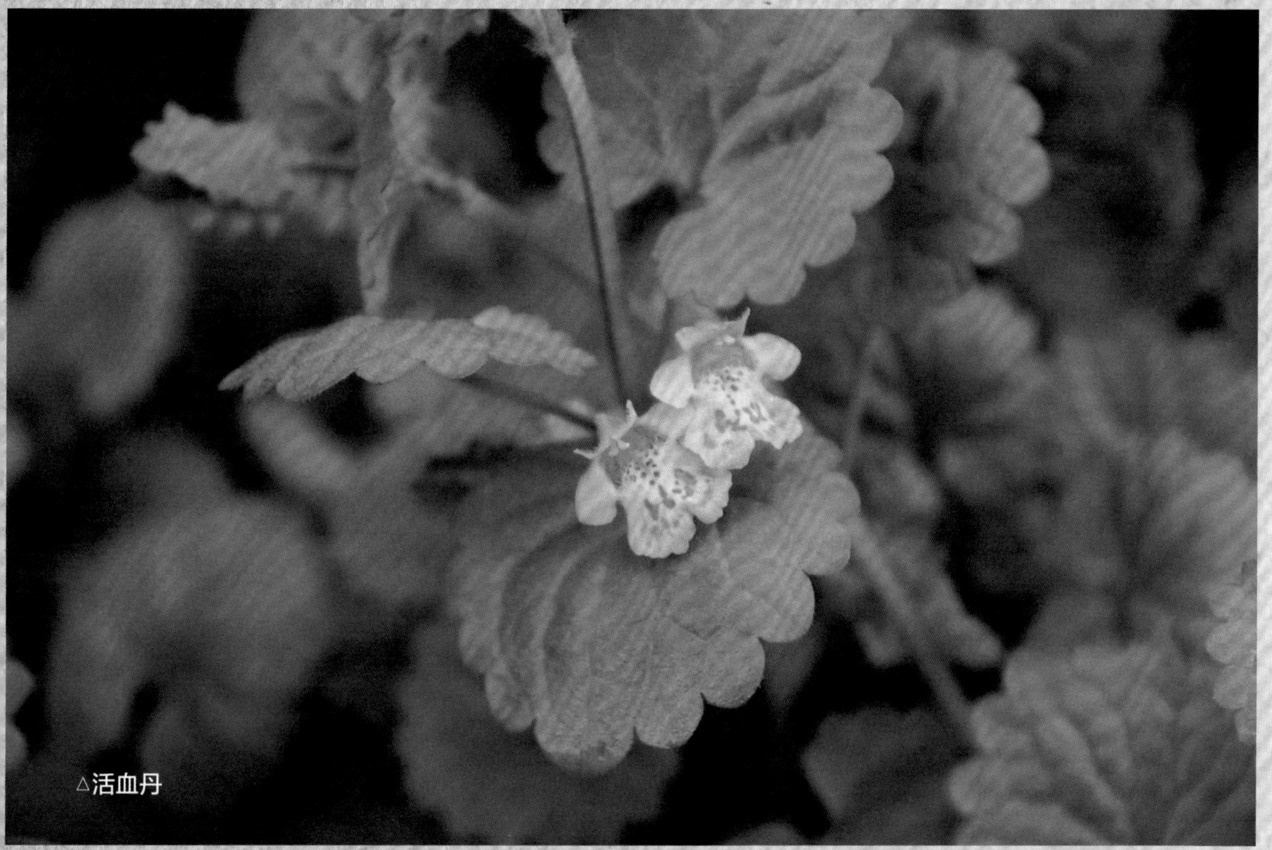

△活血丹

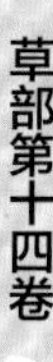

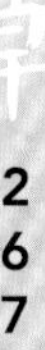

茎叶

‖**气味**‖

苦，寒，无毒。[大明曰] 苦、辛。[颂曰] 甘，平，无毒。[时珍曰] 取汁结草砂，伏硫黄。

‖**主治**‖

大热，恶疮痈疽，浸淫赤熛，皮肤赤，身热。本经。**捣傅热肿丹毒。**苏恭。**主暴热，小儿寒热，腹内热结，捣汁服之。**藏器。**单用治瘰疬鼠漏，寒热时节来往。**甄权。**以盐挼贴肿毒，并风疹疥癣。**日华。**胡荽蒿：主风气壅并攻胸膈，作汤饮之立效。**士良。**研汁点暴赤眼，良。**时珍。

‖**附方**‖

旧二，新二。**热毒痈肿**秋后收连钱草阴干为末，水调傅之，生捣亦可。寇氏衍义。**女子少腹痛**[颂曰] 天宝单行方云：女子忽得小腹中痛，月经初来，便

△活血丹

觉腰中切痛连脊间，如刀锥所刺，不可忍者。众医不别，谓是鬼疰，妄服诸药，终无所益。其疾转增。审察前状相当，即用此药。其药夏五月正放花时，即采暴干，捣筛为糁。每服二方寸匕，和好醋二小合，搅匀，平旦空腹顿服之。每旦一服，以知为度。如女子先冷者，即取前药五两，加桃仁二百枚。去皮尖，熬捣为散，以蜜为丸如梧子大。每旦空腹以饮及酒下三十丸，日再服，以愈为度。忌麻子、荞麦。图经本草方。**男女血病**九仙驱红散：治呕吐诸血及便血、妇人崩中神效。用积雪草五钱，当归酒洗、栀子仁酒炒、薄黄炒、黄连炒、条黄芩酒炒、生地黄酒洗、陈槐花炒各一钱，上部加藕节一钱五分，下部加地榆一钱五分，水二钟，煎一钟服，神效。此方得之甚秘，此草与本草主治不同，不可晓也。董炳集验方。**牙痛塞耳**用连钱草即积雪草，和水沟污泥同捣烂，随左右塞耳内。摘玄方。

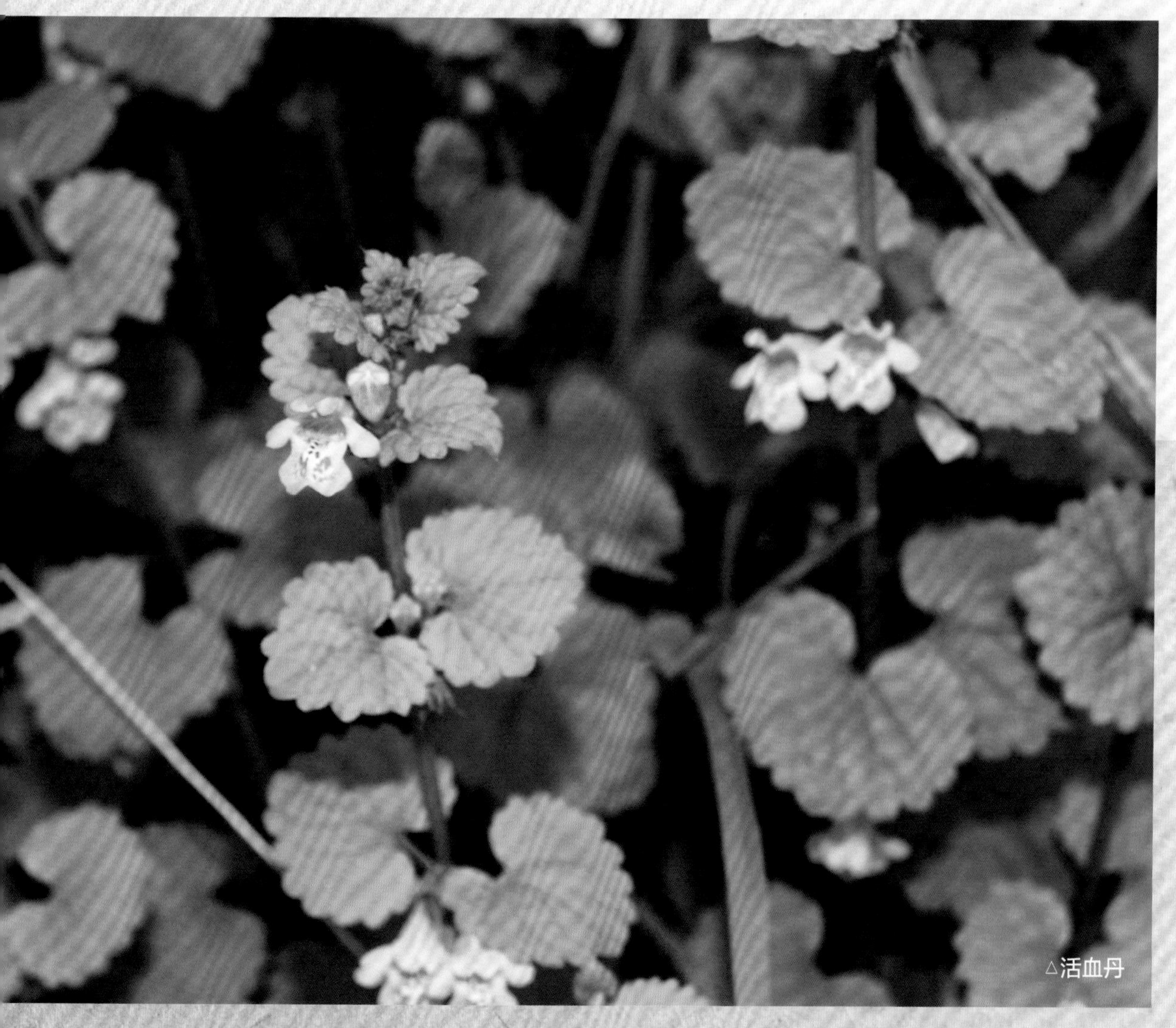
△活血丹

△活血丹（*Glechoma longituba*）

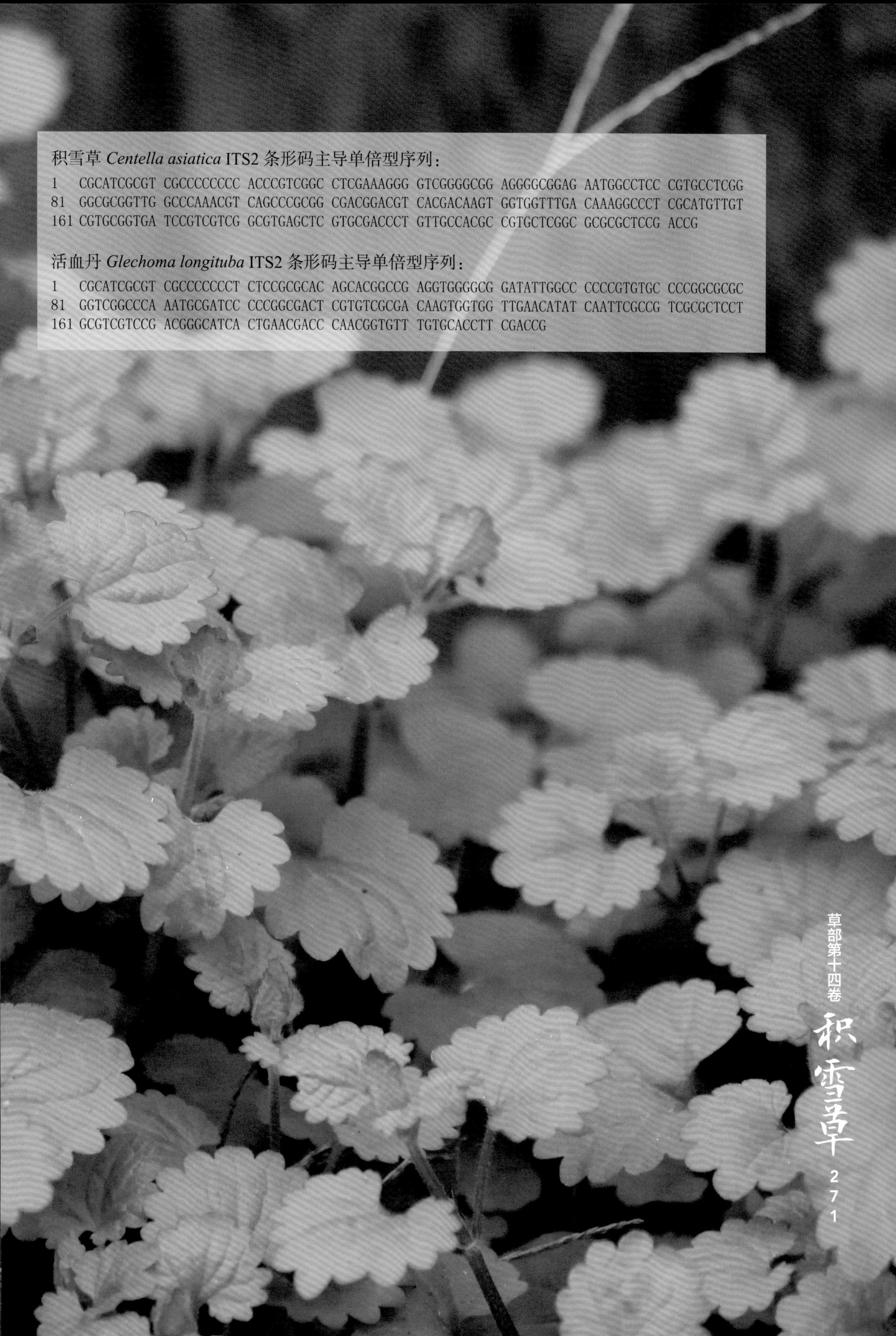

积雪草 *Centella asiatica* ITS2 条形码主导单倍型序列：

```
1   CGCATCGCGT CGCCCCCCCC ACCCGTCGGC CTCGAAAGGG GTCGGGGCGG AGGGGCGGAG AATGGCCTCC CGTGCCTCGG
81  GGCGCGGTTG GCCCAAACGT CAGCCCGCGG CGACGGACGT CACGACAAGT GGTGGTTTGA CAAAGGCCCT CGCATGTTGT
161 CGTGCGGTGA TCCGTCGTCG GCGTGAGCTC GTGCGACCCT GTTGCCACGC CGTGCTCGGC GCGCGCTCCG ACCG
```

活血丹 *Glechoma longituba* ITS2 条形码主导单倍型序列：

```
1   CGCATCGCGT CGCCCCCCCT CTCCGCGCAC AGCACGGCCG AGGTGGGGCG GATATTGGCC CCCCGTGTGC CCCGGCGCGC
81  GGTCGGCCCA AATGCGATCC CCCGGCGACT CGTGTCGCGA CAAGTGGTGG TTGAACATAT CAATTCGCCG TCGCGCTCCT
161 GCGTCGTCCG ACGGGCATCA CTGAACGACC CAACGGTGTT TGTGCACCTT CGACCG
```

苏

《别录》中品

‖ **基原** ‖

据《纲目彩图》《纲目图鉴》等综合分析考证，本品为唇形科植物紫苏 *Perilla frutescens* (L.) Britt.。全国各地均有栽培。《中华本草》认为可能还包括其变种回回苏 *Perilla frutescens* (L.) Britt. var. *crispa* (Thunb.) Hand.-Mazz.。《药典》收载紫苏子药材为唇形科植物紫苏的干燥成熟果实；秋季果实成熟时采收，除去杂质，晒干。收载紫苏叶药材为唇形科植物紫苏的干燥叶（或带嫩枝）；夏季枝叶茂盛时采收，除去杂质，晒干。收载紫苏梗药材为唇形科植物紫苏的干燥茎；秋季果实成熟后采割，除去杂质，晒干，或趁鲜切片，晒干。

紫蘇

△紫苏

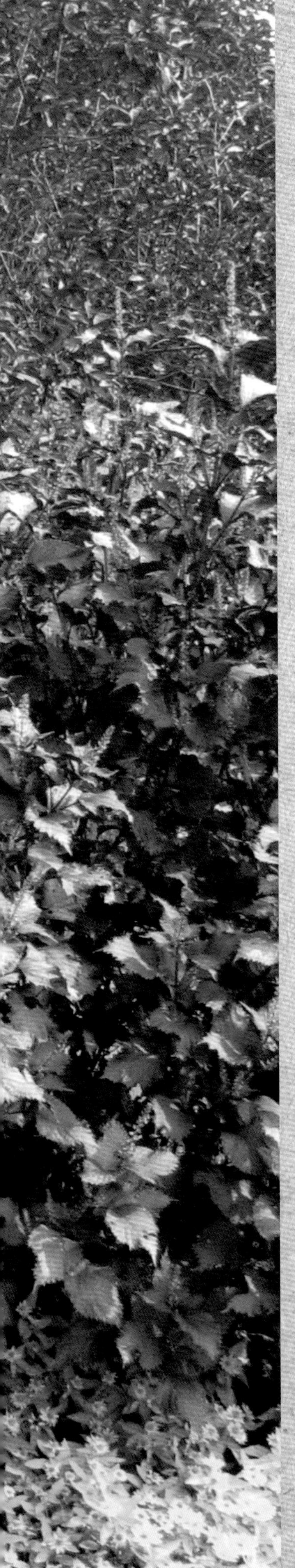

校正： 自菜部移入此。

‖ **释名** ‖

紫苏食疗**赤苏**肘后方**桂荏。**[时珍曰]苏从稣，音酥，舒畅也。苏性舒畅，行气和血，故谓之苏。曰紫苏者，以别白苏也。苏乃荏类，而味更辛如桂，故尔雅谓之桂荏。

‖ **集解** ‖

[弘景曰] 苏叶下紫色而气甚香，其无紫色不香似荏者，名野苏，不堪用。[颂曰] 苏，紫苏也。处处有之，以背面皆紫者佳。夏采茎叶，秋采子。有数种，水苏、鱼苏、山鱼苏皆是荏类，各有别条。[时珍曰] 紫苏、白苏皆以二三月下种，或宿子在地自生。其茎方，其叶团而有尖，四围有巨齿，肥地者面背皆紫，瘠地者面青背紫，其面背皆白者即白苏，乃荏也。紫苏嫩时采叶，和蔬茹之。或盐及梅卤作菹食甚香，夏月作熟汤饮之。五六月连根采收，以火煨其根，阴干则经久叶不落。八月开细紫花，成穗作房，如荆芥穗。九月半枯时收子，子细如芥子而色黄赤，亦可取油如荏油，务本新书云：凡地畔近道可种苏，以遮六畜，收子打油燃灯甚明，或熬之以油器物。丹房镜源云：苏子油，能柔五金八石。沙州记云：乞弗虏之地，不种五谷，惟食苏子。故王祯云，苏有遮护之功，又有灯油之用，不可阙也。今有一种花紫苏，其叶细齿密纽，如剪成之状，香色茎子并无异者，人称回回苏云。[敩曰] 薄荷根茎真似紫苏，但叶不同尔。薄荷茎燥，紫苏茎和。入药须以刀刮去青薄皮剉之。

茎叶

‖ **气味** ‖

辛，温，无毒。[李廷飞曰] 不可同鲤鱼食，生毒疮。

‖ **主治** ‖

下气，除寒中，其子尤良。别录。**除寒热，治一切冷气。**孟诜。**补中益气，治心腹胀满，止霍乱转筋，开胃下食，止脚气，通大小肠。**日华。**通心经，益脾胃，煮饮尤胜，与橘皮相宜。**苏颂。**解肌发表，散风寒，行气宽中，消痰利肺，和血温中止痛。定喘安胎，解鱼蟹毒。治蛇犬伤。**时珍。**以叶生食作羹，杀一切鱼肉毒。**甄权。

‖ **发明** ‖

[颂曰] 若宣通风毒，则单用茎，去节尤良。[时珍曰] 紫苏，近世要药也。其味辛，入气分；其色紫，入血分。故同橘皮、砂仁则行气安胎；同藿香、乌药，则温中止痛；同香附、麻黄，则发汗解肌；同芎䓖、当归则和血散血；同木瓜、厚朴，则散

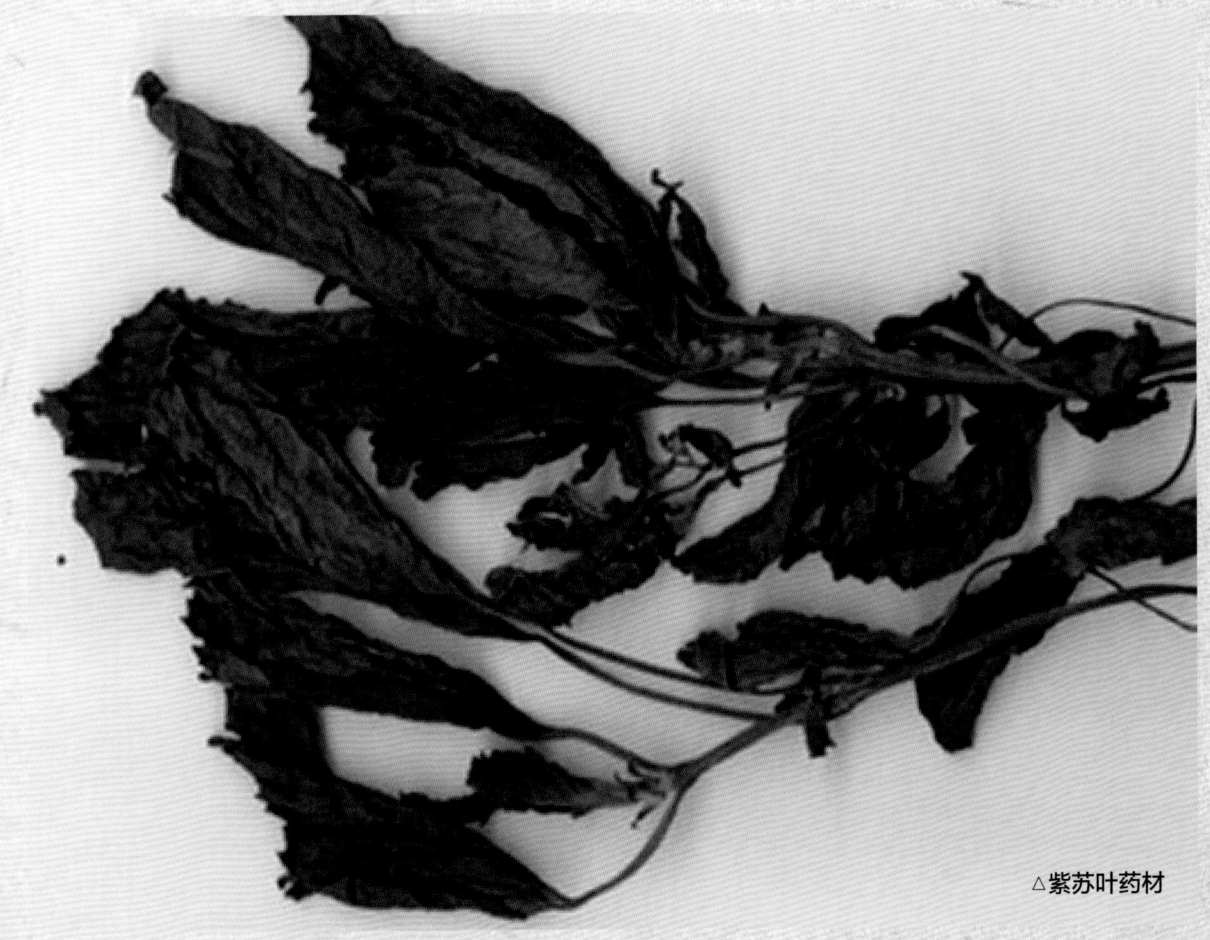

△紫苏叶药材

湿解暑，治霍乱、脚气；同桔梗、枳壳，则利膈宽肠；同杏仁、莱菔子，则消痰定喘也。[机曰]宋仁宗命翰林院定汤饮。奏曰：紫苏熟水第一。以其能下胸膈浮气也。盖不知其久则泄人真气焉。[宗奭曰]紫苏其气香，其味微辛甘能散。今人朝暮饮紫苏汤，甚无益。医家谓芳草致豪贵之疾者，此有一焉。若脾胃寒人，多致滑泄，往往不觉。

‖**正误**‖

[颂曰]苏主鸡瘕，本经不著，南齐褚澄治李道念食白瀹鸡子成瘕，以苏煮服，吐出鸡雏而愈也。[时珍曰]按南齐书，褚澄所用者蒜也，非苏也。盖二字相似，誊录误耳，苏氏欠考矣。详见蒜下。

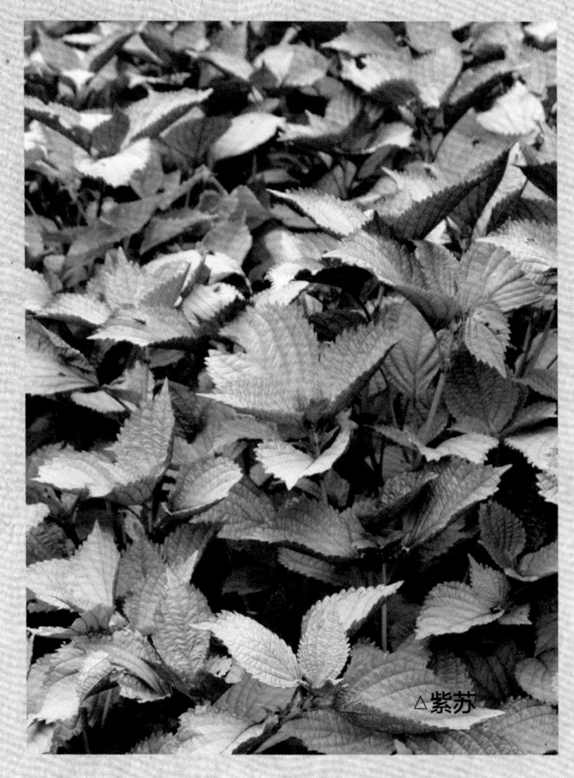

△紫苏

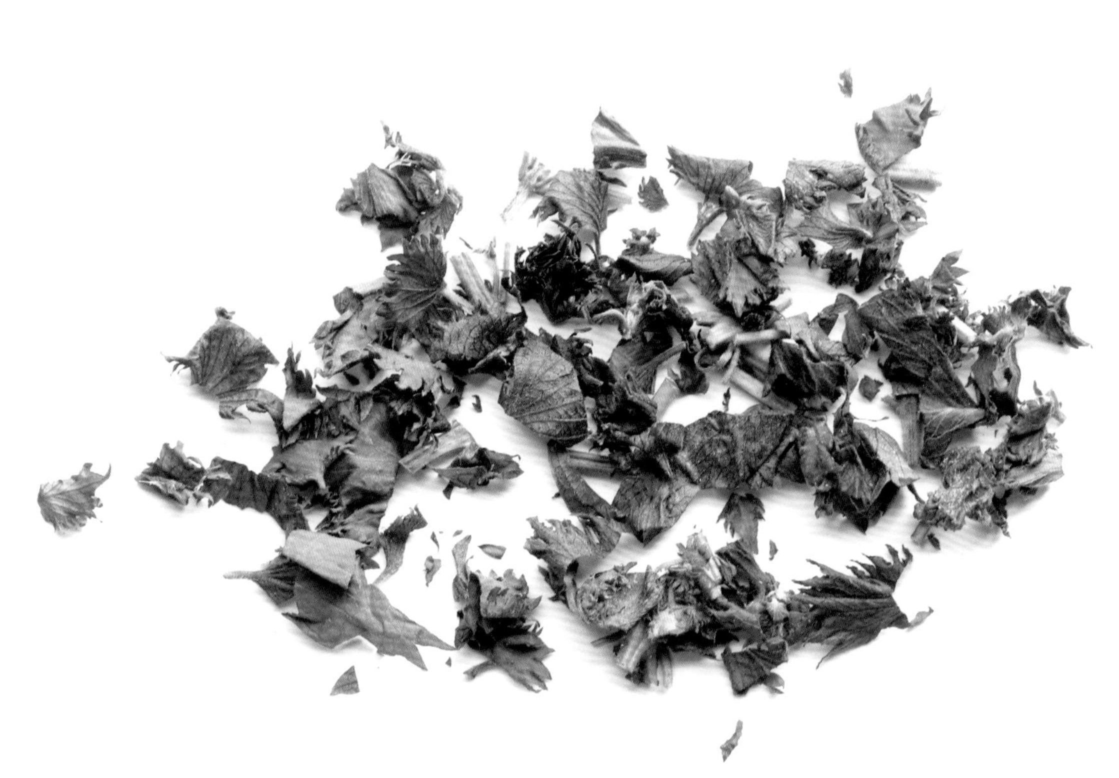

△紫苏

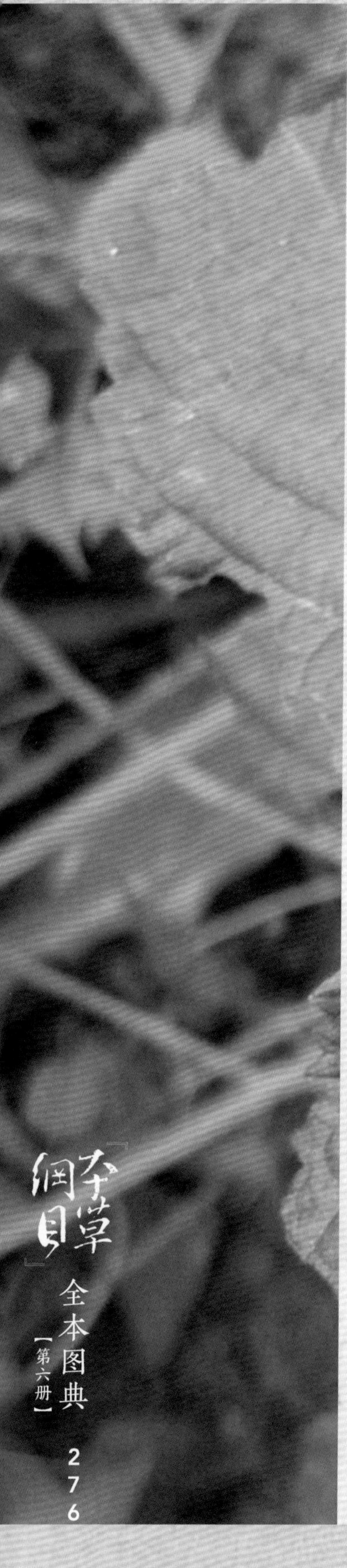

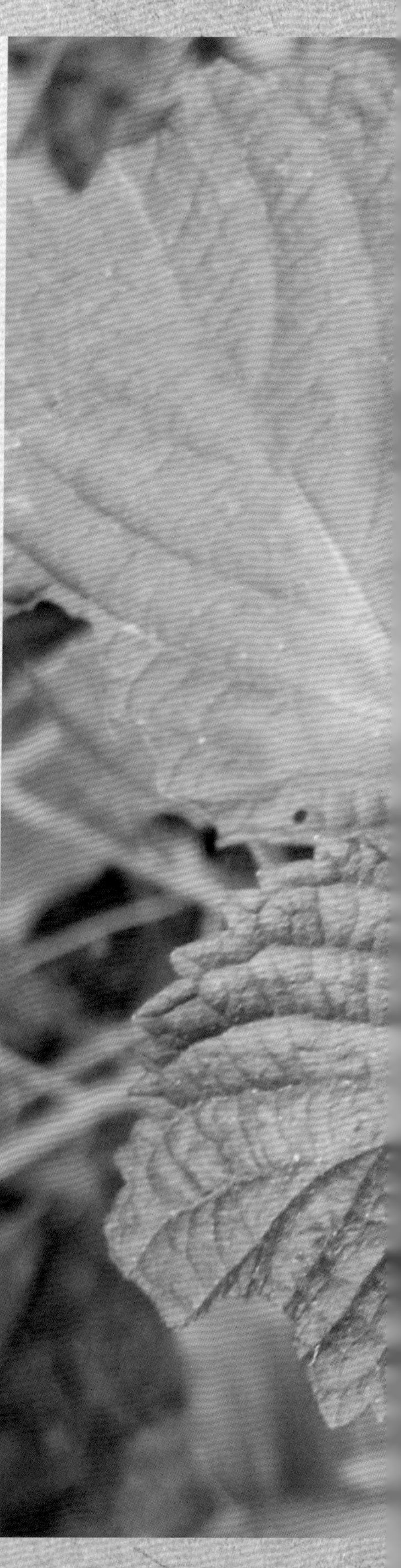

‖ **附方** ‖

旧二，新一十三。**感寒上气**苏叶三两，橘皮四两，酒四升，煮一升半，分再服。肘后方。**伤寒气喘**不止。用赤苏一把，水三升，煮一升，稍稍饮之。肘后。**劳复食复**欲死者。苏叶煮汁二升，饮之。亦可入生姜、豆豉同煮饮。肘后。**卒啘不止**香苏浓煮，顿服三升，良。千金。**霍乱胀满**未得吐下。用生苏捣汁饮之，佳。干苏煮汁亦可。肘后方。**诸失血病**紫苏不限多少，入大锅内，水煎令干，去滓熬膏，以炒熟赤豆为末，和丸梧子大。每酒下三五十丸，常服之。斗门方。**金疮出血**不止。以嫩紫苏叶、桑叶同捣贴之。永类钤方。**颠扑伤损**紫苏捣傅之，疮口自合。谈野翁试验方。**伤损血出**不止。以陈紫苏叶蘸所出血挼烂傅之，血不作脓，且愈后无瘢，甚妙也。永类钤方。**风狗咬伤**紫苏叶嚼傅之。千金方。**蛇虺伤人**紫苏叶捣饮之。千金方。**食蟹中毒**紫苏煮汁饮二升。金匮要略。**飞丝入目**令人舌上生泡。用紫苏叶嚼烂，白汤咽之。危氏得效方。**乳痈肿痛**紫苏煎汤频服，并捣封之。海上仙方。**咳逆短气**紫苏茎叶二钱，人参一钱，水一钱，煎服。普济。

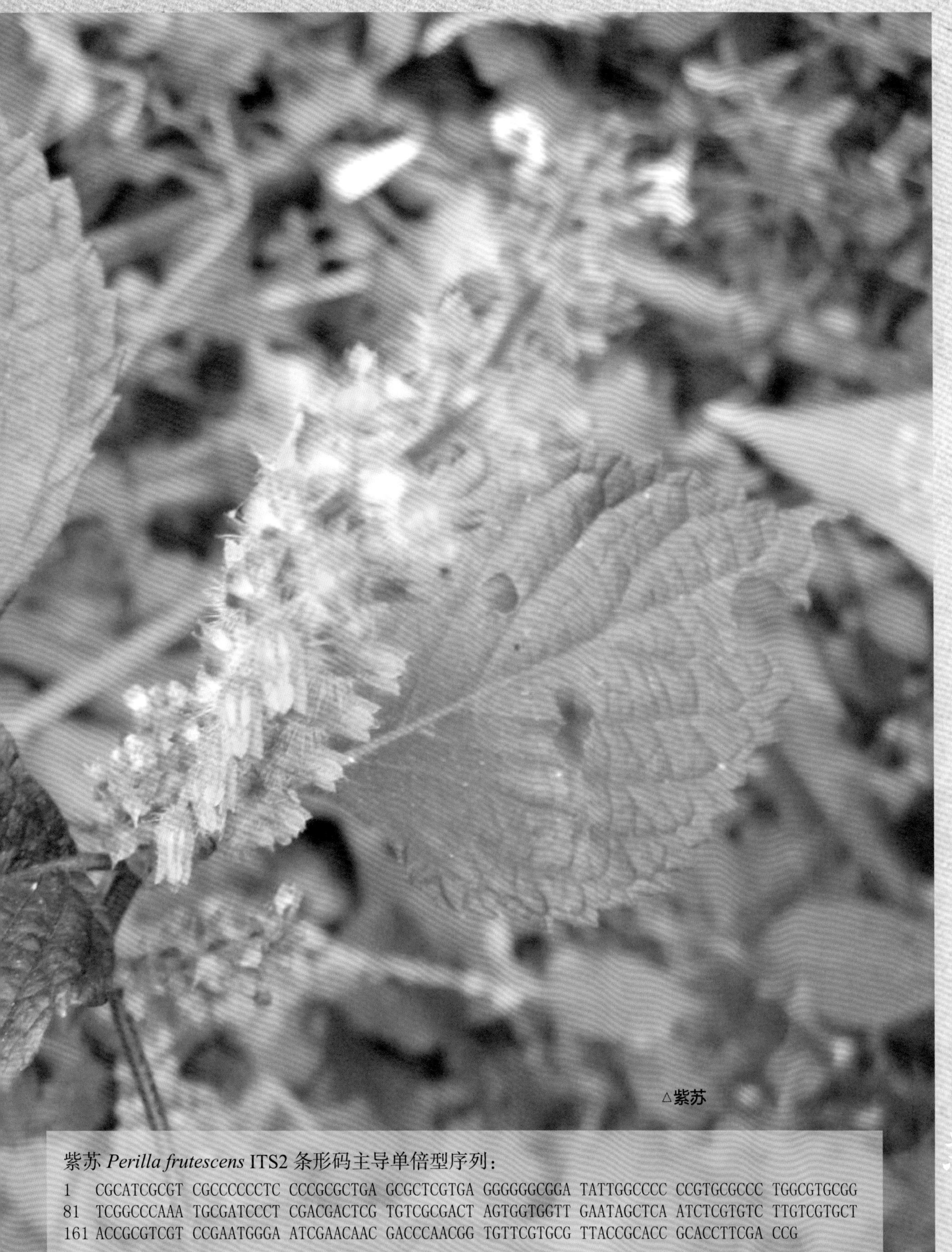

△紫苏

紫苏 *Perilla frutescens* ITS2 条形码主导单倍型序列：

1　CGCATCGCGT CGCCCCCCTC CCCGCGCTGA GCGCTCGTGA GGGGGGCGGA TATTGGCCCC CCGTGCGCCC TGGCGTGCGG
81　TCGGCCCAAA TGCGATCCCT CGACGACTCG TGTCGCGACT AGTGGTGGTT GAATAGCTCA ATCTCGTGTC TTGTCGTGCT
161 ACCGCGTCGT CCGAATGGGA ATCGAACAAC GACCCAACGG TGTTCGTGCG TTACCGCACC GCACCTTCGA CCG

子

‖ **气味** ‖

辛，温，无毒。

‖ **主治** ‖

下气，除寒温中。别录。**治上气咳逆，冷气及腰脚中湿气，风结气。研汁煮粥长食，令人肥白身香。**甄权。**调中，益五脏，止霍乱呕吐反胃，补虚劳，肥健人，利大小便，破癥结，消五膈，消痰止嗽，润心肺。**日华。**治肺气喘急。**宗奭。**治风顺气，利膈宽肠，解鱼蟹毒。**时珍。

‖ **发明** ‖

[弘景曰] 苏子下气，与橘皮相宜。[时珍曰] 苏子与叶同功。发散风气宜用叶，清利上下则宜用子也。

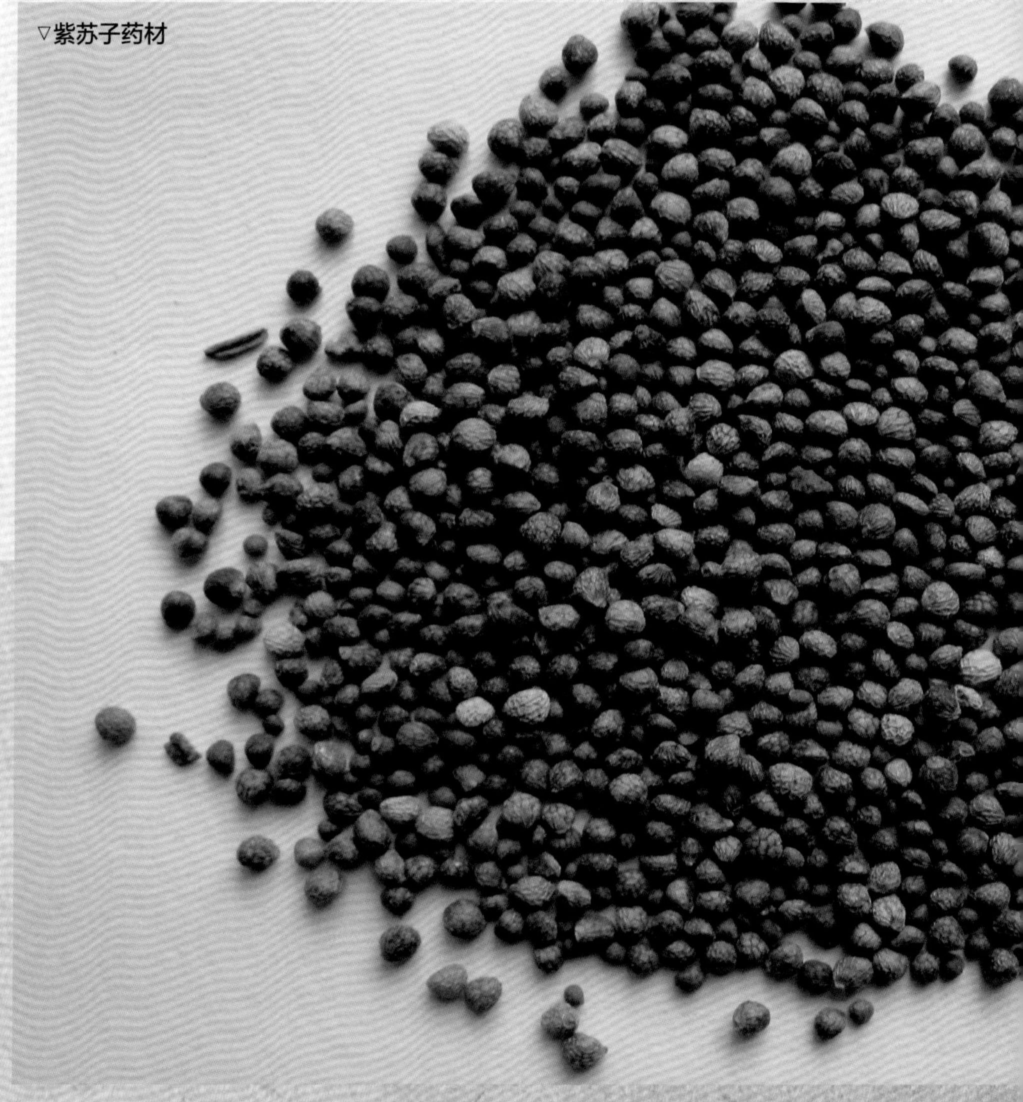

▽紫苏子药材

‖ **附方** ‖

旧三，新六。**顺气利肠**紫苏子、麻子仁等分，研烂，水滤取汁，同米煮粥食之。济生方。**治风顺气**利肠宽中。用紫苏子一升，微炒杵，以生绢袋盛，于三斗清酒中浸三宿，少少饮之。圣惠。**一切冷气**紫苏子、高良姜、橘皮等分，蜜丸梧子大。每服十丸，空心酒下。药性论。**风湿脚气**方同上。**风寒湿痹**四肢挛急，脚肿不可践地。用紫苏子二两，杵碎，以水三升，研取汁，煮粳米二合，作粥，和葱、椒、姜、豉食之。圣惠方。**消渴变水**服此令水从小便出。用紫苏子炒三两，萝卜子炒三两，为末。每服二钱，桑根白皮煎汤服，日三次。圣济总录。**梦中失精**苏子一升，熬杵研末，酒服方寸匕，日再服。外台秘要。**食蟹中毒**紫苏子煮汁饮之。金匮要略。**上气咳逆**紫苏子入水研滤汁，同粳米煮粥食。简便方。

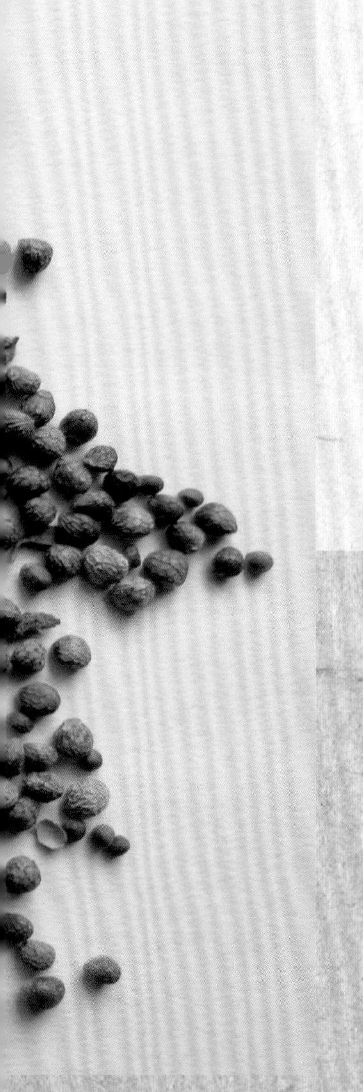

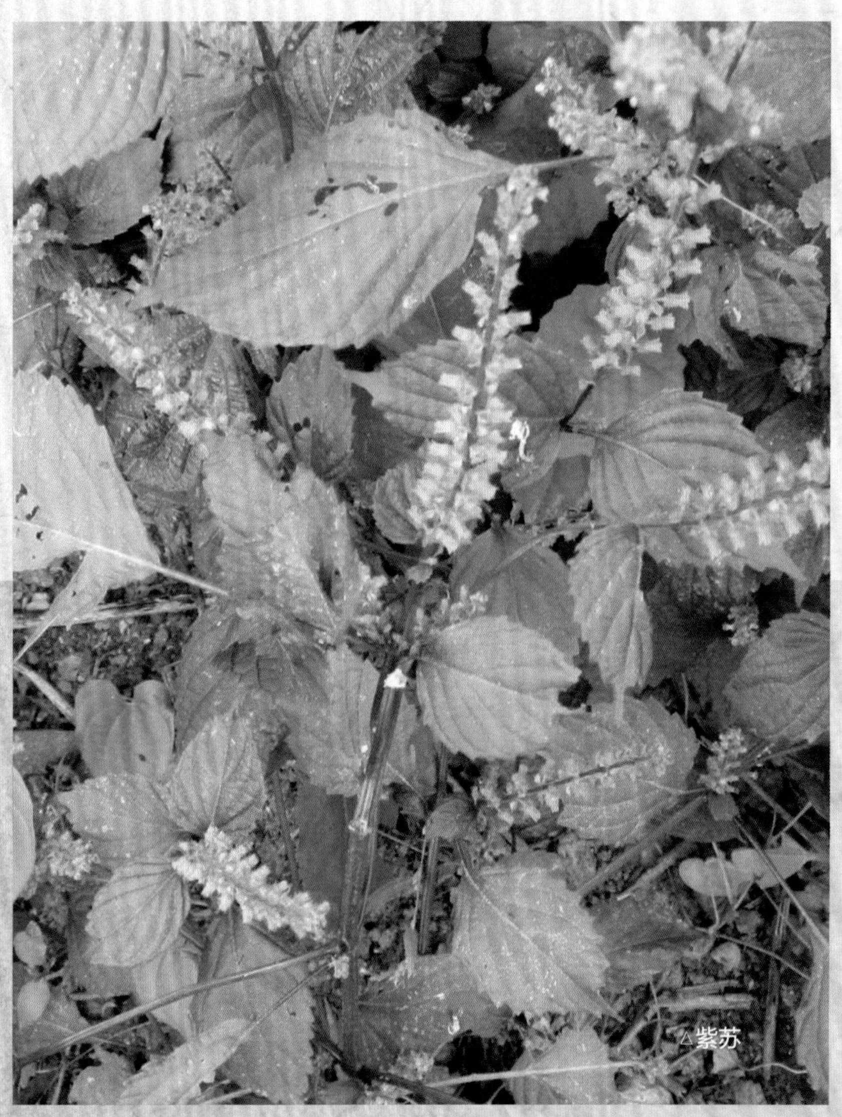

△紫苏

水苏

《本经》中品

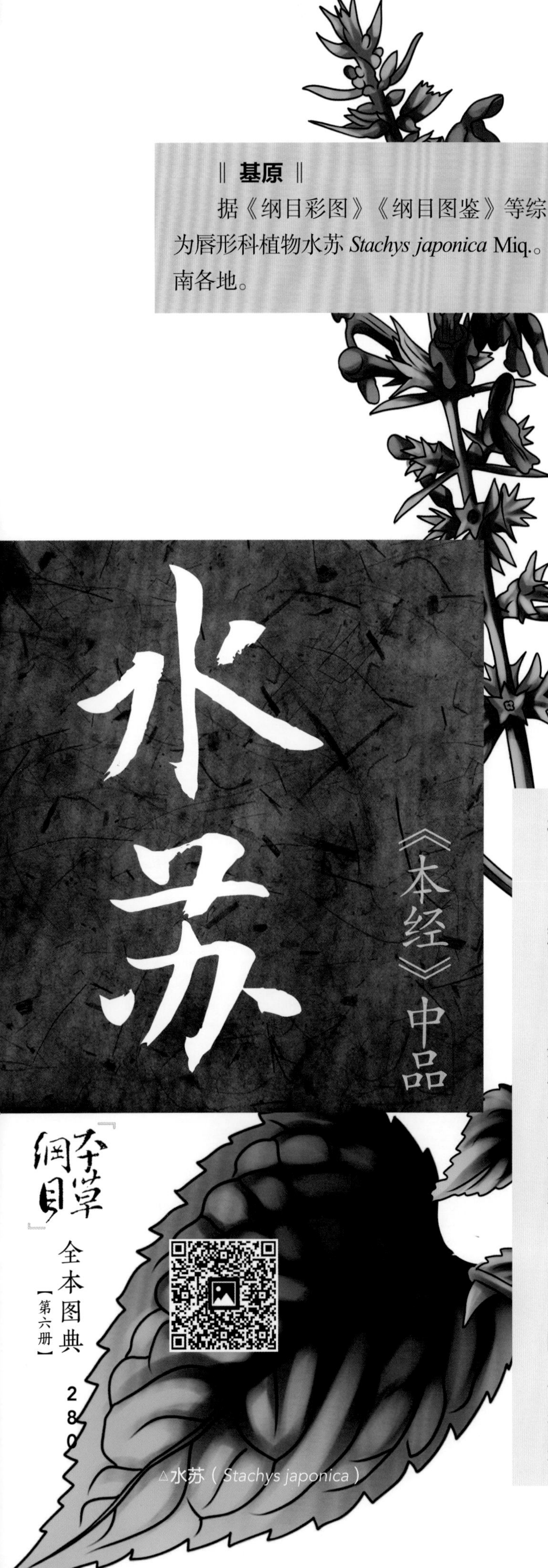

△水苏（*Stachys japonica*）

‖ **基原** ‖

据《纲目彩图》《纲目图鉴》等综合分析考证，本品为唇形科植物水苏 *Stachys japonica* Miq.。分布于我国长江以南各地。

校正：自菜部移入此。

‖ **释名** ‖

鸡苏吴普**香苏**肘后**龙脑薄荷**日用**芥葙**音祖**芥苴**并别录。[时珍曰] 此草似苏而好生水旁，故名水苏。其叶辛香，可以煮鸡，故有龙脑、香苏、鸡苏诸名。芥葙、芥苴当作芥苏，乃是一名而误录尔。亦因味辛如芥，故名。宋惠民和剂局方，有龙脑薄荷丸，专治血病。元·吴瑞日用本草，谓即水苏，必有所据也。周定王救荒本草，言薄荷即鸡苏，以生东平龙脑冈者为良，故名；陈嘉谟本草蒙筌，以薄荷种于苏州府学地名龙脑者，得名俱不同，何哉。

‖ **集解** ‖

[别录曰] 水苏生九真池泽。七月采。[弘景曰] 方药不用，莫能识；九真辽远，亦无能访之。[恭曰] 此苏生下泽水侧，苗似旋覆，两叶相当，大香馥。青、齐、河间人名为水苏，江左名为荠苧，吴会谓之鸡

苏，而陶氏更于菜部出鸡苏，误矣。[保升曰] 叶似白薇，两叶相当，花生节间，紫白色，味辛而香，六月采茎叶日干。[颂曰] 水苏处处有之，多生水岸旁。南人多以作菜。江北甚多，而人不取食。又江左人谓鸡苏、水苏是两种。陈藏器谓荠苧自是一物，非水苏。水苏叶有雁齿，气香而辛；荠苧叶上有毛，稍长，气臭也。又茵陈注云：江南所用茵陈，茎叶都似家茵陈而大，高三四尺，气极芬香，味甘辛，俗名龙脑薄荷。[宗奭曰] 水苏气味与紫苏不同，辛而不和，然状一如苏。但面不紫，及周围槎牙如雁齿耳。[瑞曰] 水苏即鸡苏，俗呼为龙脑薄荷。[时珍曰] 水苏、荠苧一类二种尔。水苏气香，荠苧气臭为异。水苏三月生苗，方茎中虚，叶似苏叶而微长，密齿，面皱色青，对节生，气甚辛烈。六七月开花成穗，如苏穗，水红色。穗中有细子，状如荆芥子，可种易生，宿根亦自生。沃地者苗高四五尺。

茎叶

‖**气味**‖

辛，微温，无毒。

‖**主治**‖

下气杀谷，除饮食，辟口臭，去邪毒，辟恶气。久服通神明，轻身耐老。本经。**主吐血衄血血崩。**别录。**治肺痿血痢，崩中带下。**日华。**主诸气疾及脚肿。**苏颂。**酿酒渍酒及酒煮汁常服，治头风目眩，及产后中风。恶血不止，服之弥妙。**孟诜。**作生菜食，除胃间酸水。**时珍。

‖**发明**‖

[时珍曰] 鸡苏之功，专于理血下气，清肺辟恶消谷，故太平和剂局方治吐血衄血、唾血咳血、下血血淋、口臭口苦、口甜喉腥、邪热诸病，有龙脑薄荷丸方，药多不录。用治血病，果有殊效也。

‖**附方**‖

旧六，新九。**漏血欲死**鸡苏煮汁一升服之。梅师方。**吐血下血**鸡苏茎叶煎汁饮之。梅师方。**吐血咳嗽**龙脑薄荷焙研末，米饮服一钱，取效。**衄血不止**梅师方：用鸡苏五合，香豉二合，同捣，搓如枣核大，纳鼻孔中，即止。圣惠方：用鸡苏二两，防风一两，为末。每服二钱，温水下，仍以叶塞鼻。普济方：用龙脑薄荷、生地黄等分，为末，冷水服。**脑热鼻渊**肺壅多涕。鸡苏叶、麦门冬、川芎䓖、桑白皮炒、黄芪炙、甘草炙、生地黄焙，等分为末，炼蜜丸梧子大。每服四十丸，人参汤下。圣济总录。**风热头痛**热结上焦，致生风气，痰厥头痛。用水苏叶五两，皂荚炙去皮子三两，芫花醋炒焦一两，为末，炼蜜丸梧子大。每服二十丸，食后荆芥汤下。圣惠方。**耳卒聋闭**鸡苏叶生捣，绵裹塞之。孟诜食疗。**沐发令香**鸡苏煮汁，或烧灰淋汁，沐之。普济。**头生白屑**方同上。**暑月目昏**多眵泪生。龙脑薄荷叶捣烂，生绢绞汁，点之。圣济总录。**霍乱困笃**鸡苏三两，水二升，煎一升，分三服。圣惠。**中诸鱼毒**香苏浓煮汁饮之，良。肘后方。**蛇虺螫伤**龙脑薄荷叶研末，酒服，并涂之。易简方。

荠苧

《拾遗》

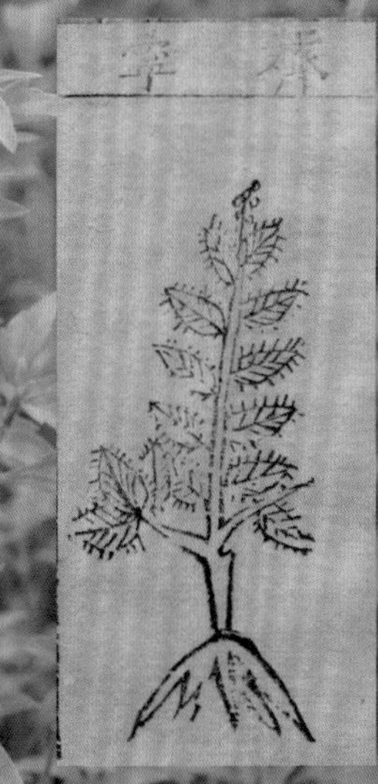

‖ **基原** ‖

据《纲目彩图》《纲目图鉴》《中华本草》等综合分析考证，本品为唇形科植物荠苧 *Mosla grosseserratum* Maxim.。分布于我国黑龙江、吉林、辽宁、江苏、浙江、安徽、福建等地。

‖ **释名** ‖

臭苏日华**青白苏**。**[时珍曰]** 日华子释水苏云，一名臭苏，一名青白苏，正此草也，误作水苏尔。其形似水苏而臭，似白苏而青，故有二名。

‖ **集解** ‖

[藏器曰] 按苏恭言，江左名水苏为荠苧。按水苏叶有雁齿，气香而辛。荠苧叶稍长，其上有毛，气臭，亦可为生菜。**[时珍曰]** 荠苧处处平地有之。叶似野苏而稍长，有毛气臭。山人茹之，味不甚佳。

茎叶

‖ **气味** ‖

辛，温，无毒。

‖ **主治** ‖

冷气泄痢。生食，除胸间酸水。挼碎，傅蚁瘘。藏器。

‖ **附录** ‖

石荠苧**[藏器曰]** 味辛，温，无毒。主风冷气，疮疥瘙痒，痔瘘下血，煮汁服之。生山石间，细叶紫花，高一二尺，山人用之。

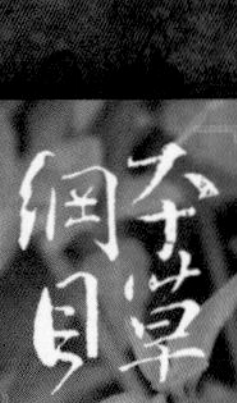